胃癌病因及早诊早治

主　编　袁　媛

副主编　张　忠　高　华　郭晓临

科学出版社

北　京

内 容 简 介

本书从胃癌三级预防的角度，系统阐述了胃癌病因与一级预防、胃癌早诊早治与二级预防，胃癌规范化治疗及转移复发监控与三级预防的基本理论与研究进展以及胃癌防治研究资源平台及实验技术。全书共分四篇二十三章，内容系统丰富、主题明晰、科学前沿与应用普及并重。既有国内外最新研究成果，又有编著者研究团队的经验总结。本书内容可为胃癌预防、诊断、治疗及康复等专业人士提供参考，也可满足普通读者寻医问药需求。

图书在版编目(CIP)数据

胃癌病因及早诊早治 / 袁媛主编．—北京：科学出版社，2013.2
全国高等医药院校研究生教学用书
ISBN 978-7-03-036688-7

Ⅰ. 胃…　Ⅱ. 袁…　Ⅲ. 胃癌-诊疗-研究生-教材　Ⅳ. R735.2

中国版本图书馆 CIP 数据核字(2013)第 026828 号

责任编辑：周万灏 / 责任校对：陈玉凤
责任印制：徐晓晨 / 封面设计：范璧合

科 学 出 版 社 出版
北京东黄城根北街 16 号
邮政编码：100717
http://www.sciencep.com
北京东华虎彩印刷有限公司 印刷
科学出版社发行　各地新华书店经销
*
2013 年 3 月第 一 版　开本：787×1092　1/16
2018 年 1 月第二次印刷　印张：26
字数：596 000
定价：168.00元
（如有印装质量问题，我社负责调换）

《胃癌病因及早诊早治》编委名单

顾　　问　张荫昌

主　　编　袁　媛

副 主 编　张　忠　高　华　郭晓临

主编单位　中国医科大学附属一院

编　　委　(以姓氏笔画为序)

于秀文	教授	(齐齐哈尔医学院病理教研室)
马　锐	主任医师	(辽宁省肿瘤医院内四科)
王旭光	副教授	(沈阳医学院基础医学院病理教研室)
王　莹	高级工程师	(国家沈阳新药安全评价研究中心)
白维君	主任医师	(辽宁省肿瘤医院内五科)
宁佩芳	副主任医师	(辽宁省肿瘤医院病理科)
邢承忠	教授	(中国医科大学附属一院肿瘤外科)
邢晓静	副主任医师	(辽宁省肿瘤医院内二科)
朴　瑛	副主任医师	(沈阳军区总医院肿瘤内科)
刘　飒	副主任医师	(中国医科大学附属四院肿瘤内科)
孙丽萍	副教授	(中国医科大学附属一院肿瘤研究所)
孙明军	教授	(中国医科大学附属一院消化内科)
李茵茵	主任医师	(沈阳市胸科医院肿瘤中心)
张　忠	教授	(沈阳医学院基础医学院病理教研室)
张　晔	副教授	(中国医科大学附属一院肿瘤内科)
陈铁军	副主任医师	(本溪市中心医院肿瘤内科)
哈敏文	教授	(辽宁医学院附属一院肿瘤科)
宫月华	副教授	(中国医科大学附属一院肿瘤研究所)
袁　媛	教授	(中国医科大学附属一院肿瘤研究所)
徐　倩	讲师	(中国医科大学附属一院肿瘤研究所)
高　华	教授	(中国食品药品检定研究院药理室)
郭君巧	主任医师	(辽宁省疾病预防控制中心)
郭晓临	教授	(中国医科大学附属一院检验科)
戴文颖	主任医师	(沈阳市第六人民医院消化科)

参与本书编写其他人员　(以姓氏笔画为序)

王艳丽　朱延美　李　萍　李傲迪　何红梅　何彩云　张文陆
陈　威　陈莫耶　柳云恩　徐　莹　康　丹　董奇观　景晶晶

秘　　书　景晶晶

序 一

耄耋之年，欣闻《胃癌病因及早诊早治》一书即将出版。这是我们在胃癌研究领域几十年工作成果的又一积淀，也是袁媛教授与其学生们多年来砥砺奋进，继承与创新的学术结晶，更是她们在胃癌防治研究领域协作与拼搏的团队名片。

回首八十年代初，我们以医务工作者的使命感，从零开始在我国胃癌高发地区辽宁庄河建立起胃癌防治现场，艰苦的环境，简陋的条件，从事着流行病学调查及肿瘤病理学研究，难中有乐，苦中有甜。那时，袁媛教授刚刚走出校门，便义无反顾地加入到我们的研究团队中。正是这一选择，注定了她今生要走一条艰辛拼搏之路，要品味科研工作的难与苦、乐与甜。

时光荏苒，转瞬间三十载匆匆流逝，老一辈手中的旗帜已稳稳地高擎于年轻人手中，更加鲜艳、更加夺目。三十年来，袁媛教授及其科研团队连续获得国家“八五”、“九五”和“十五”科技攻关项目资助；相继开展“973”重大基础研究项目协作研究；承担多项国家自然科学基金项目。她们系统探讨了胃癌高发地区病因因素及发病机制，多项学术观点引起国内外同行共鸣；建立的两轮胃癌优化筛查方案被列入国家胃癌筛查技术方案，在全国胃癌高发区推广应用；创建了全国首家胃癌早诊早治示范基地，带出了一支服务基层的胃癌防治医疗队伍；培养了一大批肿瘤专业学术骨干及技术人才；构建了不可多得的胃癌高发区自然人群遗传资源平台；率先在临床应用“血清胃功能检测”新方法，填补了我国胃病实验诊断的空白。作为长者，我欣赏袁媛教授甘于寂寞，执着科学研究的毅力；作为医务工作者，我更敬佩她甘于奉献，服务基层百姓的精神。全国“五一”劳动奖章、全国先进工作者的崇高荣誉，她当之无愧。

九旬高龄，一份书稿令我回忆诸多，感触诸多。对自己为之奋斗的事业后继有人，甚觉欣慰。此书付梓之际，作序抒怀，对袁媛教授及其研究团队寄予勉励和希望，对我国胃癌防治工作前景充满信心！

张荫昌

中国医科大学肿瘤研究所

2012年12月

序　二

胃癌是世界范围内最常见的恶性肿瘤之一。胃癌防控对于社会发展和人类健康至关重要。长期以来,中国医科大学附属一院肿瘤病因与筛查研究室(肿瘤研究所第三研究室)在袁媛教授的带领下始终致力于胃癌防治事业,以病理学为基础,宏观层面向流行病学拓宽,微观层面向分子生物学深入,从基础到临床,从实验室到现场,从个体到人群,对胃癌病因及发病机制、早期诊断、早期治疗及预防进行了系统研究,获得了极为宝贵的第一手研究资料,特别是胃癌高发地区人群防治研究的资料尤为可贵。

本书为袁媛教授的研究团队多年工作的经验总结和国内外最新研究成果的综述,是我国第一部从肿瘤预防的角度聚焦胃癌病因及早诊早治的专著。本书最大的亮点就在于,编著者独具匠心地以胃癌三级预防为主线,分层次介绍了胃癌病因及早诊早治相关内容,可使读者在“怎么看”胃癌的基础上,知道对胃癌“怎么防”。全书涉及胃癌病因与一级预防、胃癌“三早”与二级预防、胃癌规范化治疗及监控与三级预防、胃癌防治研究可利用的资源及方法学等诸多方面。内容系统丰富、主题明晰、科学前沿与应用普及并重,既为专业人士提供了业务参考,也可满足普通读者的需求。

二十年前,袁媛教授是我指导的首届博士生之一。二十年后的今天,她已成长为肿瘤防治研究领域的学科带头人,也陆续指导了七十余名博士、硕士研究生。本书作者几乎全部是袁媛教授的学生,他们也都在各自的工作岗位上取得了出色的成绩。掂着手中沉甸甸的书稿,心中充满骄傲与喜悦。谨为序向读者和同道们推荐介绍《胃癌病因及早诊早治》这部书,期望读者开卷有益,学有收获;期望编著者们继续深入研究,不断积累资料,为有效控制胃癌,造福大众而努力。

何安光

中国医科大学病理学教研室

2012 年 12 月

前　　言

胃癌是我国高发肿瘤，曾高居恶性肿瘤榜首多年。据卫生部公布的最新数据显示，胃癌死亡率目前排在肺癌、肝癌之后，居第三位。在我国，胃癌分布有明显的地区差异，高发于东南沿海、西北、华北、东北等部分人口众多的农村地区。在广大的农村高发地区，胃癌仍然排位第一。长期以来，国内外学者对胃癌病因进行了广泛而深入的研究，取得了许多重要进展，为胃癌防治提供了科学依据。

随着胃癌病因研究的不断深入，有针对性地预防胃癌已成为可能。胃癌预防主要包括三个层次。一级预防包括胃癌的病因学及发病学预防。病因学预防针对胃癌发病危险因素采取预防措施，消除或避免致癌因素；发病学预防针对癌前疾病采取干预措施，阻断癌前病变演变成癌或使其逆转为正常细胞。通过胃癌一级预防，可以降低胃癌发病率；二级预防为胃癌“三早”，即：早期发现、早期诊断和早期治疗，其核心内容是将胃癌患者在早期阶段发现，为其争取早期治疗时机。通过胃癌二级预防，可以降低胃癌死亡率；三级预防包括胃癌临床规范化治疗，控制转移与复发，促进患者康复。通过胃癌三级预防，可以提高患者生存质量，延长生存期。随着医学研究不断进步，胃癌防治工作的重心将由第三级预防逐步向一、二级预防转移，最终实现对胃癌的根本控制。

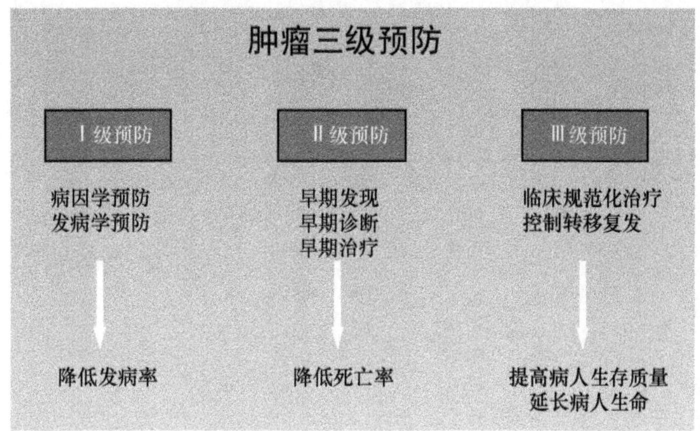

本书从胃癌三级预防的角度，系统阐述了胃癌病因与一级预防、胃癌“三早”与二级预防、胃癌规范化治疗及监控与三级预防的基本理论与研究进展以及胃癌防治研究资源平台及实验技术。既有国内外最新研究成果，又有编著者研究团队的经验总结。期望本书内容为胃癌的预防、早诊、治疗、康复及研究提供参考。参与本书编写的人员全部来自胃癌防治研究第一线，既有三十年胃癌防治研究经验的老师，又有刚刚上路，立志胃癌防治研究的学生。无论师生长幼，编著者的共同心愿是总结经验，服务读者。

主编　袁　媛

2012 年 12 月

目　录

第一篇　胃癌病因与一级预防

第一章　胃癌的流行病学特征 ……… (1)
第一节　胃癌的地区分布 ………… (1)
一、胃癌在世界范围内的分布 … (1)
二、胃癌在我国的地理分布 …… (2)
三、胃癌在我国的城乡分布 …… (2)
四、胃癌地理分布的影响因素 … (3)
第二节　胃癌的人群分布 ………… (3)
一、胃癌性别分布 ……………… (3)
二、胃癌年龄分布 ……………… (3)
三、胃癌种族分布 ……………… (5)
四、胃癌职业分布 ……………… (5)
第三节　胃癌的时间变化趋势 …… (6)
一、全球胃癌时间变化趋势 …… (6)
二、我国胃癌时间变化趋势 …… (7)
三、胃癌时间变化趋势的影响因素 ………………………… (8)
第二章　饮食及理化因素与胃癌 …… (11)
第一节　饮食因素与胃癌 ………… (11)
一、饮食中的高危因素 ………… (11)
二、饮食中的保护因素 ………… (13)
第二节　理化因素与胃癌 ………… (16)
一、化学因素 …………………… (16)
二、物理因素 …………………… (18)
第三章　感染因素与胃癌 …………… (20)
第一节　幽门螺杆菌与胃癌 ……… (20)
一、幽门螺杆菌基本生物学特征 ………………………… (20)
二、幽门螺杆菌感染流行病学特征 ………………………… (25)
三、幽门螺杆菌相关性胃疾病 ………………………… (27)
四、幽门螺杆菌致胃黏膜癌变机制 ………………………… (31)
五、幽门螺杆菌感染的诊断 …… (35)
六、幽门螺杆菌感染的治疗 …… (37)
第二节　EB 病毒与胃癌 ………… (40)
一、EBV 相关胃癌的临床流行病学 ………………………… (40)
二、EBV 相关胃癌的临床病理特征 ………………………… (41)
三、EBV 相关胃癌发病机制的研究 ………………………… (42)
四、EBV 相关胃癌的诊断及治疗 ………………………… (42)
五、幽门螺杆菌感染与 EBV 相关胃癌 ……………………… (43)
第四章　遗传因素与胃癌 …………… (47)
第一节　家族聚集性胃癌相关遗传因素 ……………………… (47)
一、CDH1 基因种系突变 ……… (48)
二、其他基因种系突变 ………… (48)
第二节　散发性胃癌相关遗传因素 ………………………… (49)
一、代谢酶基因多态 …………… (50)
二、DNA 修复基因多态 ………… (51)
三、免疫相关基因多态 ………… (53)
四、胃黏膜功能相关基因多态 …… (55)
第三节　遗传因素-环境因素交互作用与胃癌 ………………… (56)
一、基因多态-H. pylori 感染交互作用 ………………………… (57)
二、基因多态-吸烟、饮酒交互作用 ………………………… (60)
第四节　胃癌易感基因的筛选鉴定 ………………………… (60)
一、候选基因关联研究(CGAS) … (61)
二、全基因组关联研究(GWAS) ………………………… (61)

第五章 免疫因素与胃癌 …………… (66)
第一节 胃的免疫学基础 ………… (66)
一、胃非特异性免疫功能 ……… (66)
二、胃特异性免疫功能 ………… (67)
第二节 机体防御胃癌的免疫机制 …………………………… (68)
一、机体防御胃癌的体液免疫机制 ………………………… (68)
二、机体防御胃癌的细胞免疫机制 ………………………… (69)
第三节 免疫逃逸与胃癌 ………… (71)
一、胃癌细胞的免疫原性 ……… (71)
二、胃癌细胞的免疫逃逸机制…… (72)
第六章 精神心理及行为因素与胃癌 ………………………………… (76)
第一节 精神心理因素与胃癌 …… (76)
一、心理因素 …………………… (76)
二、精神因素 …………………… (77)
三、精神心理因素致癌的机制…… (77)
四、社会因素 …………………… (78)
第二节 行为因素与胃癌 ………… (78)
一、不良生活方式 ……………… (79)
二、不良饮食习惯 ……………… (80)
第七章 癌前状态与胃癌 ……………… (82)
第一节 胃癌前疾病 ……………… (82)
一、慢性萎缩性胃炎 …………… (82)
二、胃的溃疡性病变 …………… (88)
三、胃息肉 ……………………… (92)
四、残胃 ………………………… (93)
五、Menetrier 病 ……………… (94)
第二节 胃癌前病变 ……………… (94)
一、胃黏膜上皮异型增生 ……… (94)
二、胃黏膜肠上皮化生 ……… (102)
第八章 胃癌的发病机制 ………… (108)
第一节 胃癌多因素多阶段发病机制 …………………… (108)
一、胃癌多因素多阶段发病机制 …………………………… (108)
二、胃癌变过程相关分子事件 …………………………… (109)
第二节 与胃癌细胞生物学行为相关的信号转导通路 … (114)
一、细胞生长和增殖相关信号转导通路 ………………… (114)
二、细胞周期相关信号转导通路 …………………………… (119)
三、凋亡相关信号转导通路 … (120)
四、血管生成相关信号通路 … (121)
五、细胞黏附和迁移相关信号转导通路 ……………………… (121)
第九章 胃癌一级预防 …………… (127)
第一节 胃癌病因学预防 ……… (127)
一、饮食防癌 ………………… (127)
二、行为防癌 ………………… (127)
三、职业防癌 ………………… (128)
四、环境防癌 ………………… (128)
第二节 胃癌发病学预防 ……… (128)
一、根除幽门螺杆菌 ………… (128)
二、治疗癌前疾病 …………… (129)
三、阻断癌前病变 …………… (131)

第二篇 胃癌“三早”与二级预防

第十章 胃癌临床病理分期 ……… (136)
第一节 国际抗癌联盟(UICC)胃癌TNM 分期 ……………… (136)
一、T 原发肿瘤……………………… (137)
二、N 区域淋巴结………………… (137)
三、M 远处转移 ………………… (138)
第二节 日本胃癌分期 ………… (138)
一、T 原发肿瘤…………………… (139)
二、N 淋巴结转移……………… (139)
三、M 有无其他转移及部位 … (139)
四、H 肝转移(TNM 记载为 M1HEP) …………………………… (139)
五、P 腹膜转移(TNM 记载为 M1PER) …………………………… (140)
六、CY 腹腔冲洗液细胞学检查(TNM 记载为 cy+) ……… (140)

第三节　我国胃癌 TNM 分期 ……（140）
一、T 原发肿瘤 ……（141）
二、N 淋巴结转移 ……（141）
三、M 远处转移 ……（141）
第十一章　胃癌病理分型 ……（143）
第一节　早期胃癌病理分型 ……（143）
一、早期胃癌的概念 ……（143）
二、早期胃癌的大体分型 ……（144）
三、早期胃癌的组织学分型 …（145）
四、早期胃癌的特殊类型 ……（146）
第二节　进展期胃癌病理分型 …（147）
一、进展期胃癌的大体分型 …（147）
二、进展期胃癌的组织学分型 …（149）
三、胃癌的组织学分型与生物学行为 ……（152）
第十二章　胃癌分子分型及分子分期 ……（156）
第一节　肿瘤分子分型及分子分期 ……（156）
一、肿瘤分子分型及分子分期生物学基础 ……（156）
二、肿瘤分子分型主要研究方法 ……（158）
三、肿瘤分子分型 ……（159）
四、肿瘤分子分期 ……（161）
第二节　胃癌分子分型和分子分期 ……（162）
一、胃癌分子生物学特征 ……（162）
二、胃癌分子分型 ……（163）
三、胃癌分子分期 ……（164）
第十三章　胃癌诊断及鉴别诊断 …（167）
第一节　胃癌临床症状及体征 …（167）
一、胃癌的一般症状 ……（167）
二、胃癌的一般体征 ……（168）
三、早期胃癌的症状和体征 …（168）
第二节　胃癌诊断及鉴别诊断 …（169）
一、胃癌常用的诊断方法 ……（169）
二、胃癌与其他疾病鉴别诊断 ……（172）
第十四章　胃癌二级预防 ……（174）
第一节　胃癌早期发现——胃癌筛查 ……（174）
一、肿瘤筛查的一般原则 ……（174）
二、胃癌筛查及其评价 ……（176）
第二节　胃癌早期诊断 ……（185）
一、早期胃癌内镜诊断 ……（186）
二、早期胃癌 X 线诊断 ……（189）
三、早期胃癌生物标志物诊断 ……（190）
第三节　胃癌早期治疗 ……（197）

第三篇　胃癌规范化治疗及监控与三级预防

第十五章　胃癌规范化治疗 ……（198）
第一节　早期胃癌胃镜治疗 ……（198）
一、内镜下黏膜切除术（endoscopic mucosal resection，EMR） …（198）
二、内镜下黏膜剥离术（endoscopic submucosal dissection，ESD） ……（201）
三、其他胃镜下治疗方法 ……（203）
第二节　胃癌手术治疗 ……（204）
一、进展期胃癌的手术治疗 …（205）
二、早期胃癌的手术治疗 ……（206）
第三节　胃癌化学治疗 ……（211）
一、术前新辅助化疗 ……（211）
二、术后辅助化疗 ……（212）
三、晚期及复发转移胃癌的姑息化疗 ……（213）
第四节　胃癌放射治疗 ……（216）
一、胃癌放疗概述 ……（216）
二、胃癌放疗的应用 ……（217）
三、胃癌调强放射治疗 ……（222）
第五节　胃癌生物免疫治疗 ……（224）
一、生物免疫治疗概述 ……（224）
二、生物免疫治疗的分类及在胃癌治疗中的应用 ……（224）
第六节　胃癌中医药治疗 ……（234）
一、中医药治疗胃癌的基本理论 …（234）

二、胃癌的中医药临床治疗 …（235）
第七节 胃癌姑息治疗 …………（237）
一、姑息性手术 ………………（237）
二、姑息性放疗 ………………（238）
三、姑息性化疗 ………………（238）
四、疼痛治疗 …………………（238）
五、临终关怀 …………………（239）
第十六章 胃癌疗效评价及预后评估 …………………………（241）
第一节 胃癌的疗效评价 ………（241）
一、临床评价标准 ……………（241）
二、临床评估方法 ……………（243）
三、生存质量的评价 …………（247）
四、临床受益反应（clinical benefit response，CBR）……………（248）
五、毒副反应评价 ……………（248）
六、经济（成本）/效果 …………（249）
第二节 胃癌药物治疗敏感性预测 …………………………（250）
一、胃癌药物敏感性实验 ……（251）
二、胃癌靶向治疗药物敏感性预测 ……………………………（258）
三、胃癌常规化疗药物敏感性预测 ……………………………（258）
第三节 胃癌预后评估 …………（262）
一、影响胃癌预后的基本因素 …（263）
二、分子生物学预后指标 ……（273）
第十七章 胃癌三级预防 …………（288）
第一节 胃癌浸润转移 …………（288）
一、胃癌浸润转移过程 ………（288）
二、胃癌浸润转移的分子生物学基础 ……………………………（291）
第二节 胃癌转移复发监控 ……（298）
一、胃癌复发转移的分类 ……（299）
二、胃癌术后复发转移的原因 ……………………………（299）
三、胃癌术后复发转移的预防 ……………………………（300）
四、胃癌复发转移的监控 ……（301）
第三节 胃癌康复指导及心理干预 …………………………（302）
一、合理饮食 …………………（302）
二、适量运动 …………………（303）
三、规律生活 …………………（303）
四、随访复查 …………………（303）
五、心理干预 …………………（303）

第四篇 胃癌防治研究资源平台及方法学

第十八章 肿瘤遗传资源平台及其应用 …………………………（307）
第一节 肿瘤遗传资源平台建设概述 …………………（307）
一、肿瘤组织标本库概述 ……（308）
二、肿瘤组织标本库的发展趋势及存在的问题 ……………（309）
第二节 肿瘤遗传资源平台建设规范 …………………………（311）
一、肿瘤组织标本库建立的工作流程 ………………………（311）
二、肿瘤遗传资源样本收集、整理及保存的技术规范及质量控制 ………………………（311）
三、肿瘤组织标本长期保存的质量控制 …………………（314）
四、肿瘤组织标本的信息化管理 ……………………………（314）
第三节 肿瘤遗传资源平台的共享和应用 …………………（315）
一、主要的国际性肿瘤遗传资源共享平台 …………………（315）
二、肿瘤遗传资源平台共享应用的伦理学及保密性要求 …（317）
第四节 胃癌遗传资源平台的建设和应用 …………………（319）
一、临床胃癌组织标本的采集与保存 ………………………（319）
二、胃癌高发现场胃癌组织标本的采集与保存 ………（320）

第十九章 肿瘤生物信息学资源及其应用 ……………………（324）
第一节 肿瘤专业网站 …………（324）
一、国际性肿瘤专业网站 ……（324）
二、中文肿瘤专业网站 ………（326）
第二节 期刊 ……………………（327）
一、国际性肿瘤专业期刊 ……（327）
二、中文肿瘤专业期刊 ………（330）
第三节 著作与讲义 ……………（330）
一、权威著作 …………………（330）
二、网络重要讲义及其他重要资源 ………………………（332）
第四节 标准与指南 ……………（333）
一、美国临床肿瘤学会(American Society of Clinical Oncology, ASCO)的实践指南 ………（333）
二、美国综合癌症网(National Comprehensive Cancer Network,NCCN)的肿瘤学临床实践指南(The NCCN Clinical Practice Guidelines in Oncology) ………………（333）
三、加拿大安大略省癌症医疗网(Cancer Care Ontario)的实践指南 ………………………（334）
第五节 数据库 …………………（334）
一、美国国立癌症研究所的临床试验数据库(Clinical trials) ………………………………………（334）
二、美国癌症研究所的医师数据查询 PDQ®（Physician Data Query）………………………（334）
三、美国生物技术信息中心的癌症染色体数据库(Cancer Chromosomes-NCBI) ………（336）
四、国际癌症研究署(International Agency for Research on Cancer, IARC)的癌症数据库………（336）
第六节 辞典与百科全书 ………（337）
一、辞典 ………………………（337）
二、百科全书 …………………（337）
第七节 图谱与影像资源 ………（337）
一、美国癌症研究所的视觉在线(NCI Visuals Online)………（337）
二、肿瘤学与血液学的遗传学和细胞遗传学图谱(Atlas of Genetics and Cytogenetics in Oncology and Haematology) ………………（338）
三、生命科学前沿网的肿瘤学图谱(Tumor AtlasFrontiers in Bioscience) …………………（338）
四、威斯康星细胞遗传学服务网(University of Wisconsin Cytogenetic Services Laboratory) ………（338）
第二十章 实验动物在胃癌研究中的应用 ……………………（339）
第一节 实验动物的选择 ………（339）
一、非人灵长类动物 …………（339）
二、犬或猪 ……………………（340）
三、雪貂 ………………………（340）
四、猫 …………………………（340）
五、啮齿类动物 ………………（340）
六、转基因或基因敲除的动物模型 ………………………（341）
第二节 动物模型的建立方法 …（341）
一、化学诱导胃癌动物模型 …（341）
二、H. pylori 感染动物模型 ……（342）
三、胃癌自发瘤动物模型 ……（343）
四、胃癌细胞株移植动物模型 ………………………………（343）
五、人胃癌异种移植动物模型 ………………………………（343）
六、转基因动物模型 …………（344）
第三节 成瘤动物的观察 ………（344）
一、成瘤动物的观察 …………（344）
二、动物成瘤率的影响因素 …（345）
第二十一章 细胞培养在胃癌研究中的应用 ………………（348）
第一节 组织细胞的原代培养 …（348）
一、原代培养方法 ……………（348）
二、原代培养实验实例:正常

胃黏膜上皮细胞 …………（349）
第二节 细胞的传代培养 ………（350）
一、传代细胞的培养 …………（350）
二、已建系细胞的培养 ………（353）
第三节 细胞三维培养 …………（354）
一、细胞三维培养外基质的替代材料 …………（354）
二、三维培养细胞需具备的性质 …………（355）
三、三维培养细胞的制备方法 …………（355）
第四节 胃上皮细胞及肿瘤细胞的培养鉴定 ……………（356）
一、胃上皮细胞的培养及鉴定 …………（356）
二、肿瘤细胞的培养及鉴定 …（357）
第五节 细胞转化及其生物学特性鉴定 ………………（358）

第二十二章 幽门螺杆菌培养在胃癌研究中的应用 …（363）

第一节 常用体外培养幽门螺杆菌菌株 …………………（363）
一、Genbank 中已知基因组序列的 H. pylori 菌株……………（363）
二、H. pylori 菌株在胃癌研究中的应用 ……………………（364）
第二节 幽门螺杆菌培养方法 …（365）
一、胃黏膜活检标本的采集及运输 ………………………（365）
二、H. pylori 的分离培养 ………（366）
三、H. pylori 培养的鉴定 ………（367）
第三节 幽门螺杆菌培养在胃癌研究中的应用 ………（367）
一、H. pylori 体外与胃上皮细胞相互作用模型 ……………（368）
二、H. pylori 体内感染动物模型 …………………………（369）

第二十三章 实验技术在胃癌研究中的应用 ………………（372）

第一节 标本采集及制备 ………（372）
一、标本的采集 ………………（372）
二、标本的制备 ………………（373）
第二节 形态学观察技术 ………（375）
一、免疫组织化学技术 ………（375）
二、免疫荧光化学 ……………（376）
三、免疫电镜 …………………（377）
四、多肽对照、自动化纳米免疫组化 ……………………（378）
第三节 分子生物学技术 ………（379）
一、DNA 提取技术 ……………（379）
二、PCR 技术 …………………（381）
三、电泳技术 …………………（383）
四、RNA 提取技术 ……………（384）
五、Real-time PCR 技术 ………（385）
六、蛋白质印迹法 ……………（385）
七、分子克隆技术 ……………（387）
八、萤光素酶报告基因系统 …（389）
九、电泳迁移率实验（EMSA） …（390）
十、染色质免疫共沉淀技术（ChIP） ……………………………（391）
十一、甲基化相关技术 ………（393）
第四节 高通量组学技术 ………（394）
一、基因组学：DNA 测序和比较基因组学杂交 …………（394）
二、转录组学：微阵列芯片 ……（395）
三、代谢组学 …………………（396）
四、蛋白质组学：二维电泳、质谱分析 ………………………（397）

主编后记 ……………………………………（402）

第一篇 胃癌病因与一级预防

水有源兮木有本，细与穷源探本根
未雨绸缪，防患于未然

胃癌是我国最常见的恶性肿瘤之一。一般认为胃癌的发生常在癌变之前经历相当漫长的演变过程，是一个多步骤、逐渐进展的过程。然而，胃癌病因复杂，确切发病机制尚不清楚。因此，从不同层面探究和总结胃癌的流行病学特征和病因因素，制定针对控制和避免已知危险因素的有效的预防策略，对于胃癌的防治研究具有重大的理论意义和应用价值。

第一章 胃癌的流行病学特征

随着社会经济的快速发展、人民生活水平的迅速提高及生活方式的巨大转变，人群的疾病谱、死亡谱正在发生变化。胃癌等慢病的发病、死亡以及相关危险因素的流行日益上升，正在严重威胁人类的健康和生命，并给个人、家庭和社会带来巨大的经济损失和负担，成为重要的公共卫生问题。研究胃癌的流行病学特征，可以有针对性的调整胃癌防治策略，使胃癌高发群体及时得到识别，做到胃癌的早发现早治疗，对胃癌的防治具有积极意义。

第一节 胃癌的地区分布

一、胃癌在世界范围内的分布

胃癌的发病率和死亡率在不同国家、不同地区、不同人群的差别很大，大约70%的胃癌病例发生在发展中国家，其中约50%患者在东亚。2008年全球不同地区胃癌发病与死亡情况见表1-1。男性胃癌标化发病率是女性的2倍，男性胃癌标化发病率最高为42.4/10万（东亚），最低为3.9/10万（北非）；女性胃癌标化发病率最高为18.3/10万（东亚），最低为2.2/10万（南非）。胃癌发病率在30/10万以上的国家分布在欧洲东北部、亚洲东北部和拉丁美洲；西欧、北美和大洋洲的国家多属中发区；而西亚、南亚和非洲的国家多属低发区。胃癌在全球的高发国家主要有日本、智利、哥斯达黎加、中国及部分北欧国家。胃癌不论男女均居癌症死亡的第二位，东亚地区胃癌死亡率最高（男性为28.1/10万，女性为13.0/10万），胃癌死亡率较低的国家有新西兰、丹麦、澳大利亚，美国最低。北美地区胃癌死亡率为男性为2.8/10万，女性为1.5/10万。

在许多国家观察到胃癌死亡率呈现由北向南的梯度变化，这个现象在北半球尤为明显。美国白人胃癌死亡率以西北和北方中部各州最高（>20/10万），西南各州最低（<16/10万）。前南斯拉夫、英国、冰岛、意大利、西班牙等地亦相继发现了此种趋势。上述材料提示

北半球的胃癌高危因素随地球纬度增加而递增,同时另有资料表明南半球诸国(至少在中美、南美的温带和亚热带地区)胃癌高危因素也随地球纬度增加而增加。

表 1-1　2008 年全球不同地区胃癌发病与死亡情况表

估计人数(1,000)	男		女		合计	
	发病	死亡	发病	死亡	发病	死亡
全球	640	463	348	273	988	736
发达国家	173	110	101	70	274	180
发展中国家	467	353	246	202	713	555
非洲地区(AFRO)	10	9	8	8	18	17
美洲地区(PAHO)	54	40	35	27	89	67
东地中海地区(EMRO)	15	14	8	7	23	21
欧洲地区(EURO)	99	79	66	54	165	133
东南亚地区(SEARO)	39	37	28	25	67	62
西太平洋地区(WPRO)	420	282	201	150	621	432
IARC 成员国(21 countries)	185	114	107	72	292	186
美国	13	6	8	4	21	10
中国	315	231	148	121	463	352
印度	21	20	13	12	34	32
欧洲联盟(EU-27)	50	37	32	24	82	61

(IARC,2008)

二、胃癌在我国的地理分布

我国胃癌的地区分布特点是全国范围内均有发生,但以西部山地丘陵地带和东南沿海地带高发,主要集中在西北三省、区(青海、宁夏、甘肃),华东三省(福建、江苏、山东)及东北三省(辽宁、吉林、黑龙江)。胃癌死亡率以东部、西北部为最高,往东经由甘肃河西走廊、陕北、宁夏、内蒙古、辽宁,然后沿海南下到胶东半岛及江浙一带,形成我国胃癌的高发地带。广东、广西等华南地区以及云贵高原为胃癌低发区。2007 年中国东部胃癌死亡率为 22.67/10 万,中部为 21.14/10 万,西部为 18.11/10 万,2008 年中国东部胃癌死亡率为 22.24/10 万,中部为 21.07/10 万,西部为 17.87/10 万。我国具代表性的胃癌高发地区包括福建省长乐市、甘肃省武威市、山东省临朐县及辽宁省庄河市等。

三、胃癌在我国的城乡分布

在世界范围内胃癌的城乡发病率差异显著,总体上农村居民发病率高于城市居民或显著高于城市居民。在我国这种差异较显著(如甘肃河西地区),但也存在城区发病率高于农村的地区(如成都地区)。1990 ~ 1992 年中国恶性肿瘤死亡抽样回顾调查数据显示城市胃癌死亡率为 19.44/10 万,农村胃癌死亡率为 27.16/10 万;2004 ~ 2005 年中国恶性肿瘤死亡抽样回顾调查数据显示城市胃癌死亡率为 22.50/10 万,农村胃癌死亡率为 25.59/10 万;2008 年全国疾病监测系统城乡死因监测数据显示,城市胃癌死亡率为 9.53/10 万,农村胃癌死亡率为 21. 71/10 万。2011 年全国肿瘤登记中心收集 41 个登记处覆盖人口 66 138 784 人(城市 52 158 495 人,农村 13 980 289 人)报告的新发恶性肿瘤,胃癌发病和死亡均占第二位,农村地区发病以食管癌、胃癌为主的消化系统恶性肿瘤较多,在女性中胃癌发病居第三位。

四、胃癌地理分布的影响因素

胃癌的地理流行病学研究已经表明胃癌的地理分布存在明显的差异,其发病率和死亡率随地球纬度增加而增加。进一步分析发现,胃癌发病率和死亡率与地质、土壤、水质、气候等自然地理因素和经济作物、饮食习惯、生活水平、交通运输、医疗保健等人文地理因素有密切关系,上述因素的变化和改善使世界胃癌呈逐年下降趋势。农村胃癌发病率较高的原因主要是生活条件差、生活习惯不良和由于交通闭塞,文化知识落后影响了早期诊断。城市胃癌发病率高于农村与工业废水排放所致水质污染、化肥滥用等直接影响市民日常生活因素有关,还与城区的医疗水平(特别是早期诊断手段和医疗技术)、医院对胃癌报病率提高及居民经济收入增加,病后求医者增多等有直接关系。

第二节　胃癌的人群分布

一、胃癌性别分布

世界各国胃癌发病率和死亡率都是男性高于女性,男女性别比值为(1.5 ~3.0) : 1。在高发区,胃癌性别比值较高。男性 40 岁后发病率明显增高,男女性别比值随之增大。世界胃癌发病率在男性中继肺癌之后居于第二位,在女性中继乳腺癌、宫颈癌及大(结)肠癌之后位居第四位。2008 年 IARC 数据显示胃癌的男女比例为 1. 8,男女发病比例在不同国家范围从 1. 1 ~2. 3 不等,胃癌发病率高的地区男女比例也相对较高。David M 等还发现,通常在 40 岁以下的人群组男女发病比例接近 1,而在高年龄组男女发病比例则相对较高;还有研究显示男女发病比例在肠型胃癌中较弥漫型胃癌中高。在我国胃癌亦多见于男性,发病率男女比例 1990 ~1992 年为 1. 93 : 1,2005 年为 2. 13 : 1,2008 年为 2. 12 : 1。国内发病性别比高于平均水平的地区有河南[(3. 10-3. 80) : 1]、福建长乐(3. 61 : 1)、甘肃河西地区(3. 14 : 1)、甘肃武威[(3. 04 ~3. 10) : 1]、青海(3. 21 : 1)和辽宁庄河(2. 80 : 1)等地,其他地区的发病率基本都在(2. 0 ~2. 7) : 1,低于 2. 0 : 1 的地区较少见。遗传因素及其他内外源性因素(如性激素分泌差异,饮食习惯及行为因素差异等)的影响可能导致了胃癌分布的男高女低。

二、胃癌年龄分布

英国 2008 年的年龄别发病率显示:55 岁以下胃癌的发病百分率不到 10% ,而 60 岁后发病率明显增高。澳大利亚 2007 年胃癌的平均年龄为 69. 5 岁,75 岁的发病风险为 1/130,随年龄增大,85 岁的发病风险增为 1/62。我国胃癌的发病率随年龄的增长而上升,40 岁后发病率上升明显,达到峰值后逐渐缓慢下降(图1-1)。近年来有资料提出青年人胃癌发病率呈上升趋势,据国内报道占胃癌总数的2.2%~11.4%。1976~1991年间青年人胃癌分析结果显示青年组胃癌发病男、女之比为1:1.2,比值随年龄而增加,至50~59岁达高峰为2.8:1。青年组胃癌女性所占比例较高,35岁以后男性发病率明显上升,以50~59岁组差别最显著,65岁以后男、女发病率又趋于接近。青年女性胃癌在青年人胃癌发病率中占较大比例。三次全国死因调查的胃癌死亡率均随年龄增长而升高,升高的相对速度基本一致;死亡高峰年龄第一次为70~75岁,第二次为75~80岁,第三次为80~85岁,呈高峰年龄延迟现象。2004~2005年,不论男女20~69岁各年龄组死亡率均较前两次调查有所下降,男性、女性的年龄别胃癌死亡率变化率趋势基本一致。在城市和农村,三次调查的胃癌死亡率均随年龄增长而升高,同样显示出高峰年龄延迟现象。2004~2005年与第二次调查相比,城市20~49岁和55~74岁胃癌死亡年龄有明显下降,下降幅度大于10%,其中20-和25-岁下降幅度最大,大于50%;在农村与第二次调查相比,15~74岁胃癌死亡年龄也有明显下降,下降大于20%。胃癌发病高峰年龄的延迟可能与我国人口老龄化有关。

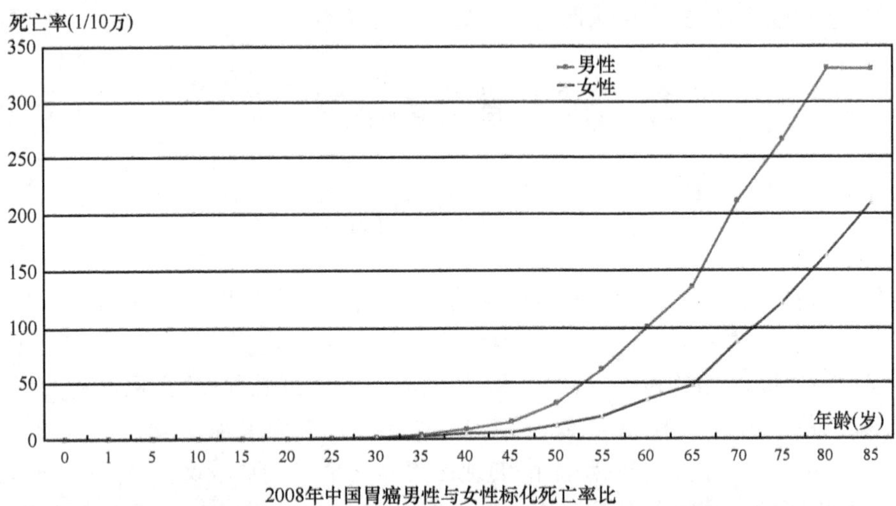

2008年中国胃癌男性与女性标化死亡率比

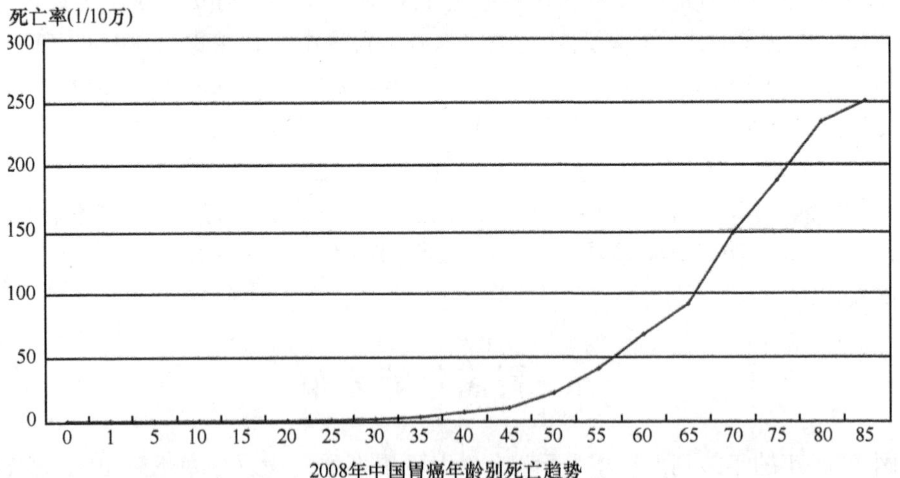

2008年中国胃癌年龄别死亡趋势

图1-1 2008年中国胃癌死亡情况

三、胃癌种族分布

不同种族人群的胃癌发病率不同。胃癌的发病存在种族差异，在发达国家一般经济社会地位较低的种族胃癌发病率高。据美国 SEER1990 年数据统计，黑人与白人相比，其相对危险度为（经年龄-性别调整后）1.93（95% 可信区间：1.82 ~ 2.04）。2008 年 SEER 公布的数据显示：在美国从 1975 ~ 2007 年间黑色人种的发病率均明显高于白色人种，在 1975 年至 20 世纪 80 年代初黑色人种的胃癌发病率呈逐年增长趋势，这与社会经济状况和某些病因影响有关。在对洛杉矶种族进行比较分析后（以白人为参照，经年龄-性别调整）得出以下数据（表 1-2）：黑人的相对危险度为 1.84（95% 可信区间：1.68 ~ 2.00），中国人的相对危险度为 1.87（95% 可信区间：1.56 ~ 2.21），日本人和韩国人的相对危险度为 3.84（95% 可信区间：3.45 ~ 4.26），这可以反映出在日常饮食和生活环境的差异。据澳大利亚南部 1977 ~ 1996 年统计数据显示，当地的土著居民的胃癌发病率比高加索人（白人）和其他非亚洲居民高，其相对危险度（经年龄-性别调后）为 2.21（95% 可信区间：1.24 ~ 3.64）。亚洲居民的发病率和非土著居民的发病率相似。土著居民的发病率高可能与他们的生活条件艰苦，没有良好的储存食物的方法和饮食中缺少新鲜的蔬菜和水果等因素有关。

另外比较发现，胃癌的组织学好发部位在不同人种中的分布也存在差异：贲门癌在男性中发病率较女性高；在爱尔兰、澳大利亚、新西兰、中国、北美及北欧地区发病率较高；在非洲地区、日本和欧洲南部地区发病率较低；在美国白人男性中的发病较其他美国人种高；在贲门癌中，男女比例较非贲门癌高，如表 1-3 所示（1996 年数据），贲门癌的男女比例为 3.0 ~ 5.3，非贲门癌中男女比例则为 1.8 ~ 2.4。

表 1-2　胃癌发病的种族分布

种族	相对危险度（95% 可信区间）
黑人	1.84（1.68，2.00）
中国人	1.87（1.56，2.21）
日本人和韩国人	3.84（3.45，4.26）

注：以白人为参照，经年龄-性别调整

表 1-3　不同部位胃癌的种族分布差异

国家地区	贲门癌			非贲门癌		
	男性	女性	男女比	男性	女性	男女比
中国上海	8.1	2.0	4.1	38.5	19	2.0
日本广岛	4.6	1.5	3.1	78.6	34.4	2.3
欧盟	2.9	0.6	4.8	13.1	5.6	2.3
澳大利亚	2.1	0.4	5.3	8.1	3.8	2.1
新西兰（非毛利人）	2.9	0.6	4.8	8.1	3.8	2.1
美国白人	2.9	0.5	5.8	4.6	2.5	1.8
美国黑人	1.8	0.5	3.6	12.7	5.4	2.4

四、胃癌职业分布

大量流行病学调查发现，胃癌高发的常见职业有：粉尘作业、化工行业、橡胶行业及核工业;常见的职业暴露因素为粉尘,铅,沥青烟,3、4-B(a)P,甲醛,亚硝胺类,氯丁二烯;吸烟、饮酒与职业暴露对胃癌有协同作用。Munos 认为胃癌危险性的增高与某些职业有关,如煤矿工、从事非铁金属工作的工人、翻砂工、锻工、煤气工人及暴露于矽尘的工人。在前瞻性研究中观察到胃癌调整死亡率较高的职业有:矿工及采石工为 341.9/10 万,交通运输工 140.5/10 万,服务工为 124.6/10 万和书写工为 123.8/10 万。农民、伐木工、渔民的死亡率为 118.2/10 万,技工、产品加工工为 116.4/10 万,均高于特殊专业技术工(105.2/10 万)、售货员(96.1/10 万)、经理和官员(65.4/10 万)。目前胃癌与职业的关系仍不明确,有人曾对煤尘的致癌机制提出了各种假说,这些假说为今后研究胃癌提供了某些线索。胃癌是多因素作用的结果,工作环境中的某些物质在胃癌发病中可能起一定作用,但有关职业暴露与胃癌危险性的流行病学研究结果不尽一致,而且对特殊工作场所的研究也不够充分,职业人群的胃癌目前还没有被确认为职业性肿瘤。

第三节　胃癌的时间变化趋势

一、全球胃癌时间变化趋势

据国际癌症研究机构(IARC)《世界癌症报告 2008》公布,2008 年在世界范围内,新增胃癌病例 988 602 人,死于胃癌 737 419 人,发病率(年龄标化率)为 14.1/10 万(男性为 19.8/10 万,女性为 9.1/10 万),死亡率(年龄标化率)为 10.3/10 万(男性为 14.2/10 万,女性为 6.9/10 万),占世界同期主要恶性肿瘤死亡人数的 9.7%,居肿瘤相关死因的第 3 位。

胃癌发病率在世界大部分地区呈现逐年下降的趋势,但不同国家下降的幅度和起步的时间不同。20 世纪 30 年代胃癌是美国主要的癌症死因,但近年来,其发病率显著下降,男女胃癌发病率由 1930 年的 33/10 万和 30/10 万分别下降为 1995 年的 6.9/10 万和 2.9/10 万,到 2008 年的 5.8/10 万和 2.8/10 万。胃癌高发国日本在 20 世纪 50 年代后发病率也开始下降,男女胃癌发病率由 1960 年的 95.5/10 万和 47.4/10 万分别下降为 1995 年的 53.0/10 万和 21.3/10 万及 2008 年的 42.4/10 万和 18.3/10 万。在澳大利亚,男性胃癌死亡率也由 1950 年的 25.9/10 万稳步下降至 1994 年的 6.7/10 万及 2008 年的 7.4/10 万(表 1-4)。20 世纪 80 年代,胃癌在欧洲男性中是继直肠癌后的第二大肿瘤,在女性中是继乳腺癌和直肠癌后的第三大肿瘤,到 2011 年胃癌在男性中为第五位,在女性中则是为第 6 位的恶性肿瘤,如果按照这种速度继续下降,从 2005 年到 2030 年胃癌的发病率在欧洲将下降 66%,而胃癌的绝对死亡数将下降 50%。可见胃癌死亡率较高的国家开始下降时间一般较晚,但一开始下降则表现十分明显。与此同时,部分国家与地区如太平洋岛屿的男性夏威夷人的胃癌仍呈上升趋势。总体来说,近几十年胃癌的发病率在不断地下降,但有研究指出这种下降趋势主要是由非贲门胃癌的发病下降引起,在许多发达国家胃贲门癌呈现逐年上升的趋势。从 1990 年到 2003 年间,英国的非贲门胃癌在男性和女性均呈下降趋势,但男性的胃贲门癌却呈现逐年上升趋势。这种情况的出现在其他亚洲国家也有报道。报道显示贲门胃癌的发生与食管末端 Barrett's 食管癌的高发趋势基本一致,这种肿瘤的病因与病理类型也与非贲门癌不大相同。近 10 年来,美国有报导显示胃贲门部和食管下段的腺癌呈上升趋势。贲门部胃腺癌的发病上升趋势同样在英国、瑞典、澳大利亚和瑞士也有报导。

表 1-4 胃癌发病时间趋势

国家地区	时间区间	胃癌发病率下降趋势		
美国	1930～2008 年	1930 年	男性	33/10 万
			女性	30/10 万
		1995 年	男性	6.9/10 万
			女性	2.9/10 万
		2008 年	男性	5.8/10 万
			女性	2.8/10 万
日本	1960～2008 年	1960 年	男性	95.5/10 万
			女性	47.4/10 万
		1995 年	男性	53.0/10 万
			女性	21.3/10 万
		2008 年	男性	42.4/10 万
			女性	18.3/10 万
澳大利亚	1950～2008 年	1950 年	男性	25.9/10 万
		1994 年	男性	6.7/10 万
		2008 年	男性	7.4/10 万

二、我国胃癌时间变化趋势

中国 2008 年估计新增胃癌病例 464 439 人，死于胃癌者 352 315 人，发病率(年龄标化率)为 17.9/10 万(男性为 25.4/10 万，女性为 10.82/10 万)，死亡率(年龄标化率)为 11.8/10 万(男性为 16.9/10 万，女性为 7.1/10 万)，占世界同期主要恶性肿瘤死亡人数的 18.0%。我国胃癌发病和死亡水平与世界其他国家比较，处于较高水平。胃癌早筛、早诊、早治三级预防及监控制度必须长期坚持，胃癌动态变化趋势是制定预防对策的指南针。

我国胃癌发病率从 20 世纪 80 年代中后期开始下降，主要表现在大中城市和大部分农村地区发病率的降低，以原来高发区的下降趋势明显。例如上海市 1991 年的胃癌发病率(男性 45.4/10 万，女性 18.9/10 万)较 1999 年(男性 35.8/10 万，女性 17.9/10 万)下降，男性下降了 21.1%，女性下降了 5.3%。福建省长乐市 1988 年胃癌调整发病率(男性 106.63/10 万，女性 28.54/10 万)比 2002 年(男性 65.33/10 万，女性 20.88/10 万)显著下降，男性下降了 38.73%，女性下降了 26.84%。甘肃省武威市胃癌粗发病率 1996～2000 年较 1991～1995 年下降 5.25/10 万，下降幅度为 8.58%(粗发病率 1991～1995 年：男性 90.22/10 万，女性 30.97/10 万，合计 61.21/10 万；1996～2000 年：男性 82.45/10 万，女性 28.06/10 万，合计 55.96/10 万)。辽宁省庄河市胃癌发病率(年龄校正后)2005～2010 年下降了 7.84/10 万，年均下降幅度为 4.82%；同一时期，当地年龄标化死亡率从 32.74/10 万下降到 17.28/10 万，年均下降幅度为 12.23%。

胃贲门部和食管下段腺癌呈上升的趋势在我国也有报导，主要集中在经济较发达地区和原食管癌的高发地区。近年来，我国胃癌发病率呈上升趋势的地区有哈尔滨(1997～2003 年)、宁城和天津(1991～2000 年)、河北磁县(1988～1997 年)、江苏泰兴市(1991～

1995年)、广西百色地区(1984~1998年)、江西鄱阳湖地区(1988~1996年)、湖北潜江市江汉油田矿区(1996~2004年)等(表1-5)。

表1-5 我国胃癌发病率呈上升趋势的地区

地区	时间区间/年
哈尔滨	1997~2003
宁城和天津	1991~2000
河北磁县	1988~1997
江苏泰兴市	1991~1995
广西百色地区	1984~1998
江西鄱阳湖地区	1988~1996
湖北潜江市江汉油田矿区	1996~2004

20世纪70年代全国第一次死因调查以来,胃癌的死亡率先升后降,但仍处于较高水平。1973~1975年第一次全国调查显示,胃癌的中标死亡率合计为17.70/10万,男性为24.10/10万,女性为11.80/10万,在恶性肿瘤死因构成中占23.45%,居恶性肿瘤死因顺位第一位;1990~1992年,胃癌死亡率稍有上升,中标死亡率合计为21.76/10万,男性为30.12/10万,女性为13.8/10万,占恶性肿瘤死因构成23.24%,仍位居首位;与第一次调查相比,胃癌中标死亡率上升22.94%。2004~2005年第三次全国调查结果显示,胃癌的中标死亡率合计为16.16/10万,男性为22.50/10万,女性为9.99/10万,在恶性肿瘤死因构成中占18.19%,胃癌中标死亡率较第二次调查降低25.74%,较第一次调查降低8.70%。一项对10年来我国胃癌高发现场报告中指出:我国近10年来,胃癌标化死亡率下降25.7%,有可比资料的5个胃癌高发区分别为:河北赞皇、涉县、河南林县(林州)、济源、福建长乐,其标化死亡率仍高于全国水平2.2~3.9倍,但较10年前降幅达26.9%~62.3%;降幅较全国水平明显较大。

三、胃癌时间变化趋势的影响因素

胃癌发病率的下降与社会经济的发展、饮食结构的改善及医疗技术水平的提高等因素有关。随着经济发展、生活水平的提高,居民家庭冰箱普及率的上升,保证了食物的新鲜度,有利于减少胃内亚硝胺类化合物的形成。同时居民饮食结构的改善也使水果、蔬菜的食用量逐渐增多,增加了抗氧化营养素的摄入量。医疗水平的提高,胃镜的广泛使用能及时发现胃癌前疾病及癌前病变,及时治疗并有效防止这些疾病(病变)发展成胃癌。研究显示,日本胃癌的下降与有效的筛查政策有很大关系,2007年日本胃癌的筛查率为11.8%,在1970年到1990年间日本胃癌死亡人数在男性每年平均下降3.7人次,在女性平均下降2.2人次,胃癌的筛查率与胃癌的死亡率相关(相关系数:0.833;回归斜率:3.60;$P<0.001$)。幽门螺杆菌根除对日本胃癌下降也有重要的贡献,日本胃癌研究组的研究显示,幽门螺杆菌的根除治疗使胃癌的发生降低了1/3,如果坚持实行持续有效的筛查制度和幽门螺杆菌感染控制措施,在未来的5年内日本将有大约150 000人免于胃癌的死亡,10年内胃癌发病率将有80%~90%的下降幅度。从全球来看,胃癌发病率与死亡率的下降趋势除了与胃癌筛查和幽门螺杆菌的控制相关外,还与社会经济水平提高、饮食的改变、吸烟、饮酒率的下降及冰箱的使用有关。

从本章的流行病学分析可以看出,近50年来虽然胃癌发病率和死亡率总体上呈下降趋势,但是下降的趋势逐渐变缓,趋于平稳阶段。青年人胃癌尤其是青年女性胃癌近年来呈上升趋势,可以预测到胃癌发病率的性别比例将会有所降低,而且发病的年龄也有趋于年轻化的趋势,但这种变化趋势的出现和多方面的因素有关,目前还不能得到确切的肯定。

胃癌的地理分布在明显差异的基础上，伴随各地经济的发展、生活水平的提高将会有一定的降低。移民流行病学提示环境因素对胃癌发生起主要作用，特别是在人生早期。胃癌流行病因将会逐步得到控制和预防，相关高发病率的职业的发病率会有所降低。当然，要全面综合地对胃癌的进行预防和治疗，需要多方面长期的合作，这一工作仍然任重而道远，需要我们继续对胃癌的流行病学给予高度的重视。

（袁　媛　郭军巧）

参考文献

1. 卫生部卫生统计信息中心．中国恶性肿瘤危险因素研究[A1]. 2003. 北京．中国协和医科大学出版社
2. Kamangar F, Dores GM, Anderson WF. Patterns of cancer incidence, mortality, and prevalence across five continents: defining priorities to reduce cancer disparities in different geographic regions of the world. J Clin Oncol, 2006, 24(14): 2137-2150.
3. Ferlay J, Shin HR, Bray F, et al. Estimates of worldwide burden of cancer in 2008: GLOBOCAN 2008. Int J Cancer, 2010, 127(12): 2893-2917.
4. Jemal A, Bray F, Center MM, et al. Global cancer statistics. CA Cancer J Clin, 2011, 61(2): 69-90.
5. Jemal A, Siegel R, Xu J, et al. Cancer statistics, 2010. CA Cancer J Clin, 2010. 60(5): 277-300.
6. Mackay J. The Cancer Atlas. American Cancer Society. Atlanta, 2006. 128.
7. Plesnicar S, Plesnicar A. Cancer: a reality in the emerging world. Semin Oncol, 2001, 28(2): 210-216.
8. Parkin DM. The global health burden of infection-associated cancers in the year 2002. Int J Cancer, 2006, 118(12): 3030-3044.
9. Thun MJ, DeLancey JO, Center MM, et al. The global burden of cancer: priorities for prevention. Carcinogenesis, 2010, 31(1): 100-110.
10. Jemal A, Thomas A, Murray T, et al. Cancer statistics, 2002. CA Cancer J Clin, 2002, 52(1): 23-47.
11. Mellstedt H. Cancer initiatives in developing countries. Ann Oncol, 2006, 17(Suppl 8): 24-31.
12. Sankaranarayanan R, Swaminathan R, Brenner H, et al. Cancer survival in Africa, Asia, and Central America: a population-based study. Lancet Oncol, 2010, 11(2): 165-173.
13. Kanavos P. The rising burden of cancer in the developing world. Ann Oncol, 2006, 17(Suppl 8): 15-23.
14. Ma X, Yu H. Global burden of cancer. Yale J Biol Med, 2006, 79(3-4): 85-94.
15. 张思维，陈万青，王乐．中国肿瘤登记工作30年．中国肿瘤，2009，(04)：256-259.
16. 赵平，孔灵芝．中国肿瘤死亡报告(全国第三次死因回顾抽样调查). 2010. 北京．人民卫生出版社
17. 陈竺．全国第三次死因回顾抽样调查报告．2008. 北京．中国协和医科大学出版社
18. 孙秀娣，周有尚，张思维等．中国胃癌死亡率20年变化情况分析及其发展趋势预测．中华肿瘤杂志，2004，26(1)：4-6.
19. 罗盛，马峻岭，陈景武．恶性肿瘤死亡率地域分布的趋势面分析．中国卫生统计，2008，(04)：357-359.
20. IARC monographs on the evaluation of carcinogenic risks to humans. Vol. 100 [Internet]. Lyon: IARC, 2012. Available at http://monographs. iarc. fr/index. pH. pylori.
21. Parkin DM, Khlat M. Studies of cancer in migrants: rationale and methodology. Eur J Cancer 1996, 32(5): 761-771.
22. Ferlay J, Shin HR, Bray F, et al. GLOBOCAN 2008, v1. 2, Cancer Incidence and Mortality Worldwide: IARC CancerBase No. 10 [Internet]. 2010. Available: http://globocan. iarc. fr
23. Amiri M, Janssen F, Kunst AE. The decline in stomach cancer mortality: exploration of future trends in seven European countries. Eur J Epidemiol, 2011, 26(1): 23-28.
24. Jing JJ, Liu HY, Hao JK, et al. Analysis of mortality trend of gastric cancer in Zhuanghe county, Liaoning Province from 2004 to 2010. China Cancer, 2012, 1(21): 13-17.
25. 赵平，孔灵芝．中国肿瘤死亡报告(全国第三次死因回顾抽样调查). 2010. 北京．人民卫生出版社
26. 董志伟，乔友林，李连弟等．中国癌症高发现场报告．中国肿瘤，2009，(1)：4-9.
27. 袁媛．辽宁省庄河地区胃癌高发现场高危人群综合防治研究．中国肿瘤，2005，(5)：307-311.
28. 史奎雄．胃癌流行病．胃肠病学杂志，2002，7(3)：166-167.
29. Yoshida M, Kondo K, Tada T. The relation between the cancer screening rate and the cancer mortality rate in Japan. J Med In-

vest. 2010. 57(3-4):251-259.

30. Asaka M, Kato M, Graham DY. Strategy for eliminating gastric cancer in Japan. Helicobacter, 2010, 15(6):486-490.

31. Asaka M, Kato M, Graham DY. Prevention of gastric cancer by Helicobacter pylori eradication. Intern Med, 2010, 49(7):633-636.

32. Jarosz M, Sekula W, Rychlik E, et al. Impact of diet on long-term decline in gastric cancer incidence in Poland. World J Gastroenterol, 2011, 17(1):89-97.

33. Aarts MJ, der Aa MA v, Coebergh JW, et al. Reduction of socioeconomic inequality in cancer incidence in the South of the Netherlands during 1996-2008. Eur J Cancer, 2010, 46(14):2633-2646.

34. Jemal A, Center MM, DeSantis C, et al. Global patterns of cancer incidence and mortality rates and trends. Cancer Epidemiol Biomarkers Prev, 2010, 19(8):1893-907.

35. Cancer Stats stomach cancer-UK. Cancer Research UK, 2007, 1-8.

36. Deans C, Yeo MS, Soe MY, et al. Cancer of the gastric cardia is rising in incidence in an Asian population and is associated with adverse outcome. World J Surg, 2011, 35(3):617-624.

37. 姜庆五. 2003. 流行病学. 北京:科学出版社

38. 袁媛,周宝森,高华等. 胃癌高发现场高危人群综合干预研究方案实施. 中国肿瘤,200O,9(3):118-119.

39. 郑荣寿,张思维,吴良有等. 中国肿瘤登记地区2008年恶性肿瘤发病和死亡分析. 中国肿瘤,2012,21(1):1-12.

40. 周丽雅,薛艳,林三仁等. 北京地区25年来消化性溃疡及胃癌发病情况的演变. 中华内科杂志,2005,44(6):431-433.

41. Roder DM. The epidemiology of gastric cancer. GastricCancer, 2002, 5(Suppl 1):5-11.

42. Ling Yang. Incidence and mortality of gastric cancer in China. World Journal of Gastroenterology, 2006, 12(1):17-20.

43. 王永川. 魏丽娟. 刘俊田. 等,发达与发展中国家癌症发病率与死亡率的比较与分析. 中国肿瘤临床,2012,39(10):679-682.

44. Gong Yuehua, Sun Liping, Liu Yanhou, et al. Pathological features of gastric cancer in Zhuanghe high-risk area in China during 1992-2005. Chin J Cancer Res, 2008, 20(4):262-267.

45. Jing JJ, Liu HY, Hao JK, et al. Gastric cancer incidence and mortality in Zhuanghe, China, between 2005 and 2010. World J Gastroenterol, 2012, 18(11):1262-1269.

46. 景晶晶,刘绘园,郝金宽等. 2004-2010年庄河地区胃癌死亡情况及趋势分析. 中国肿瘤,2012,21(1):13-17.

第二章　饮食及理化因素与胃癌

在日常生活中，有许多理化因素直接或者间接参与了癌症的发生和发展。饮食习惯及饮食中的化学因素在胃癌发病中所起的作用已被广为关注。大量动物学实验及流行病学资料已经证实饮食对胃癌具有特别重要的意义。合理健康的膳食，避免一些癌前高危理化因素，对预防胃癌的发生及胃癌的预后都有很好的作用。

第一节　饮食因素与胃癌

近年来很多流行病学与实验室研究阐述了饮食与胃癌之间的关系。饮食中的高危因素有、高盐饮食、霉变食物、高碳水化合物伴低蛋白食物、酒精以及不良饮食习惯等；保护因素有新鲜蔬菜与水果、抗氧化营养素、豆制品与牛奶以及大蒜和绿茶等。

一、饮食中的高危因素

（一）N-亚硝基化合物相关饮食

在许多人类食物和水中存在 NOC 或其前体物，如鱼肉、乳产品、蔬菜和瓜果、麦芽和啤酒以及海水、河水、井水等，这些食品和水中的 NOC 前体物或生成的 NOC 含量高低与贮藏、烹调或加工以及水源所在地地质结构、污染情况密切关联。人类主要通过饮食、饮水等途径吸收进入体内。肉、鱼等动物性食品中含有丰富的蛋白质、脂肪和少量的胺类物质。在其腌制、烘焙等加工处理过程中，尤其是在油煎、油炸等烹调过程中可以产生较多的胺类化合物。腌肉、熏鱼等加工肉类制品中含有大量亚硝酸盐，极易形成亚硝酸胺，在胃中直接诱发肿瘤，这也是沿海地区胃癌高发，及日本人胃癌发病率高的原因之一。腐烂变质的鱼肉类，也可以产生大量的胺类，包括二甲胺、三甲胺、腐胺、脂肪族聚胺、精脒、精胺、吡咯烷、氨基乙酰-L-甘氨酸和胶原蛋白等。这些胺类化合物能与亚硝酸盐反应产生亚硝胺。由于腌制、贮藏和烹调方法的不同，各类鱼肉制品中亚硝胺的含量有一定差异。发酵食品中酱油、醋、酒、啤酒和酸菜中均可检测出含有 NOC，除啤酒及酸菜外，一般含量$<5\mu g/kg$。啤酒中 NOC 的形成与大麦芽的干燥有关。现因啤酒生产工艺有所改变，其亚硝胺的含量也明显降低。鱼露是我国东南沿海胃癌高发区居民自制的传统调味品，福建长乐探讨鱼露与胃癌关系的病例-对照研究发现，鱼露中含有丰富的 NOC 前体物质，经亚硝化后具有致突变性和致癌性。

（二）高盐饮食

高盐饮食对胃癌的发生有促进作用。实验研究证实高浓度的盐可损伤胃黏膜，导致胃腔内壁细胞的萎缩和脱落，增加机体对致癌物的易感性，使 DNA 的合成和细胞增殖增加，最终导致胃癌的发生。高盐食物还能使胃酸分泌减少，抑制前列腺素 E 的合成。前列腺素 E 具有提高胃黏膜抵抗力的作用，如果其合成减少，就会使胃黏膜易受各种有害因子攻击而损伤，发生胃部病变。同样高盐及盐渍食物中还含有大量的硝酸盐，它在胃内被还原菌转变为亚硝酸盐，然后与食物中的胺结合成亚硝酸胺，具有极强的致癌性。

有动物模型研究显示盐摄入具有引起胃炎和促进胃致癌原的作用。此外一项在 24 个国家进行的生态学研究在人群水平评估了高盐和硝酸盐摄入对胃癌死亡率的重要性,结果发现,男女胃癌死亡率与钠和硝酸盐均显著相关,且与钠的关系较硝酸盐更强。马来西亚最近一项研究中,咸鱼和咸菜的高摄入与胃癌显著相关。一项使用蒙古沙鼠的研究同时研究了幽门螺杆菌(H. pylori)感染及高盐浓度对沙鼠胃黏膜癌前病变的影响,结果显示,高盐饮食本身不足以诱发胃黏膜的癌变,但它可以促进 H. pylori 在胃癌发病中的作用。辽宁庄河胃癌高发区一项研究发现,当地特色食品咸猪肉具有强致突变性及黏膜损伤作用,在膳食结构基本相同条件下,常年食用自腌咸猪肉居民,其胃黏膜上皮呈现不同程度的异型增生乃至癌变。

(三) 霉变食物

全球特别是西方国家近几十年来胃癌发生率下降,普遍认为这一现象可能与推广冰箱,食物保藏新鲜和霉变食物减少有关。我国胃癌综合考察报告指出胃癌高发区粮食与食品霉菌污染严重,高发区慢性胃病患者空腹胃液真菌检出率显著高于低发区。现研究较多的为黄曲霉毒素(AFT)、杂色曲霉毒素(ST)、镰刀毒素(FC)等。杂色曲霉菌占优势产毒菌的第一位,并与胃内亚硝酸盐的含量及慢性病变的严重程度呈正相关。河北赞皇县(胃癌高发区)玉米面样品中检出了黄曲霉素 B_2 和杂色曲霉毒素。有研究者在胃癌患者的癌组织和癌旁组织中检出了 ST 与 DNA 形成的加合物(DNA_ST)。一些科学家用林县粮食样品中分离出来的互隔交链孢霉诱发出了大鼠前胃乳头状瘤及前胃鳞癌。福建省长乐市进行的胃癌高发现场的病因学研究中发现:当地的主粮地瓜丝提取液霉菌培养分离出黄曲霉、局限曲霉、镰刀菌、白曲菌、杂色曲霉、黑曲霉、米曲霉等,隔年地瓜丝为 100%,当年地瓜丝为 52%,提示霉菌感染可能是长乐市胃癌病因之一。

(四) 高碳水化合物伴低蛋白食物

国内外流行病学调查表明,高碳水化合物伴低蛋白食物是胃癌发生的危险因素,病例组的摄入量往往高于对照组,两者之间有显著性差异。其作用机理有学者认为是高碳水化合物饮食可损伤胃黏膜,增加对致癌物的吸收之故;有学者认为是高碳水化合物本身并不一定有损害作用,关键在于其所伴随的低蛋白饮食使胃黏膜损伤后的修复功能减弱,这种营养失衡与胃癌的发病有关,或者使胃液内分解硝酸盐和亚硝酸盐的酶类物质减少之故;也有学者认为可能在于这类食物对胃酸的缓冲能力较弱,使胃内 pH 降低,从而使胃液内亚硝胺、亚硝酸胺合成增多之故。考虑到我国以高碳水化合物的谷类和玉米等为主食,其在胃癌病因中的作用需要进一步研究。Hakaman 等完成的一个国际性有关每人谷物消耗量与胃癌死亡率的研究发现其相关系数为 0.75。动物实验表明高碳水化合物饮食可损伤胃黏膜,增加对致癌物的吸收。也有报道指出糖类的大量摄入特别是单糖类的摄入也能使患胃癌的危险性增加。

(五) 酒精

酒精饮料可使胃黏膜产生红斑和糜烂损伤。目前研究认为酒精引起胃黏膜损伤的机制包括如下几方面。①乙醇对胃黏膜上皮细胞的直接损伤:酒精可破坏胃黏膜上皮细胞的完整性,从而使胃黏膜屏障,引起 H^+ 反弥散,进一步加重胃黏膜损伤。②乙醇对黏膜下血管损伤:主要引起血管内皮损伤,使血管扩张,血流缓慢,血浆外渗,小血管破裂,黏膜下出血等改变。从而破坏了胃黏膜屏障，引起 H^+ 反弥散，进一步加重胃黏膜损伤。③由于黏膜上皮及血管内皮损伤，受损伤黏膜局部产生大量炎性介质，引起中性粒细胞浸润，进一步加重局部黏膜损伤，从而使胃黏膜损伤的程度加重。④部分患者在乙醇的作用下。可引起黏膜下血管扩张，出现一过性胃酸分泌升高，加之胃黏膜完整性受到破坏，使 H^+ 逆流机会增加，从而加重胃黏膜局部损伤。⑤乙醇通过上述机制可导致胃黏膜充血、水肿、糜烂出血。动物实验证明当胃内酒精浓度超过 14% 即可破坏胃黏膜屏障，但对于酒精摄入量与胃癌风险的关系并未得出一致的结论。早期一项 meta 分析的结果显示，酒精摄入对于增加胃癌发病风险具有中度作用，个体每天增加 25g 酒精摄入其胃癌风险为 1.07(95% CI：1.04～1.10)。

二、饮食中的保护因素

（一）新鲜蔬菜和水果

许多流行病学研究都对蔬菜和水果的摄入与胃癌发病风险的关系进行了评价，这些研究普遍认为大量食用新鲜蔬菜和水果可以降低胃癌的发生，尤其是生葱属蔬菜和柑橘类水果。一项 meta 分析结果显示，水果对于降低胃癌发病风险的作用强于蔬菜。国内外许多流行病学调查研究表明新鲜蔬菜(黄绿色蔬菜)水果的摄入量与胃癌死亡率呈负相关。有国外学者指出，多食新鲜蔬菜、水果、低盐饮食，同时避免抽烟能够减少 2/3～3/4 的胃癌的发生。近期，两项欧洲大型队列研究按照解剖部位进行划分，对蔬菜和水果摄入与胃癌的风险进行了调查，发现蔬菜和水果主要对非贲门胃癌而不是胃贲门癌具有保护作用。蔬菜和水果含有大量的具有防止自由基介导损伤的抗氧化剂(某些致癌物在体内可形成自由基)，如 β-胡萝卜素和维生素 E，还有与抑制胃癌发生密切关联的维生素 C 等。绿色蔬菜、柑橘类水果富含维生素 C，黄绿色蔬菜维生素 E、C 的含量比较多，它们能阻断人体内外亚硝胺的合成反应。维生素 C 除了自身的抗氧化作用和清除自由基的作用外，还可以加强维生素 E 的作用。维生素 A、E 除具有抗氧化作用，还能够增强机体免疫力，调节细胞分化，防止胃黏膜变性、坏死。还有学者认为维生素 C 抑制了胃癌发生的细菌性危险因素 H. pylori 的生长。此外新鲜蔬菜和水果中含有多酚类、黄酮及类黄酮、花生四烯酸等致癌物的阻断剂及抑制剂。

（二）抗氧化营养素

1. 类胡萝卜素 类胡萝卜素是一种脂溶性化合物，很多蔬菜和水果中都富含类胡萝卜素。α-胡萝卜素，β-胡萝卜素，番茄红素，叶黄素和 β-隐黄素是饮食及人体中含量最丰富的类胡萝卜素。动物实验结果显示，类胡萝卜素可以抑制化学诱导的胃肿瘤的发生和发展，并认为类胡萝卜素作为抗氧化剂抑制胃癌的机制可能包括：中和活性氧自由基，保护 DNA 免受氧化损伤，抑制细胞增殖并诱导凋亡；调节细胞-细胞间信息传递；增强宿主免疫功能；及降低 H. pylori 细菌负荷并减轻胃黏膜炎症。一些研究结果还提示，番茄红素可抑制吸烟所诱导的 p53 基因磷酸化和 p53 靶基因改变，并抑制胃黏膜细胞增殖和凋亡等改变。流行病学调查结果总体认为提高番茄摄入量(主要含番茄红素)以及血浆内的高番茄红素水平可以降低胃癌的发病风险。然而，对于 α-胡萝卜素，β-胡萝卜素，叶黄素和 β-隐黄素等是否与胃癌发病风险相关，流行病学调查并未得出一致的结论。哥伦比亚一项随机化研究发现，对于每日补充 β-胡萝卜素(30mg)的个体，经 6 年随访后，其多灶性萎缩及肠化的转归率明显增高。但是，在中国林县胃癌高发区的一项人群调查中，研究者对 29 584 例高危个体随机进行补充抗氧化剂的治疗 β-胡萝卜素(15mg),维生素 E(30mg),硒(50mg),经 5.3 年随访后,胃癌发病率和死亡率并无明显降低。

2. 维生素 C 维生素 C(抗坏血酸)是一种水溶性抗氧化剂,在蔬菜和水果中含量较高,它还可以促进氧化的维生素 E 重新转化为维生素 E。动物研究关于维生素 C 在诱导胃癌中的作用其结论并不一致,有的研究认为其具有抑制作用,有的显示无作用,还有的认为是促进作用。无论如何,维生素 C 对于胃癌发生的影响可能与以下的一些机制有关:维生素 C 可以清除氧自由基,从而降低胃黏膜氧化应激,DNA 损伤和胃炎;它可以抑制胃的亚硝化作用,减少胃内 NOS 的生成;它可以增强宿主的免疫功能;它对 H. pylori 的生长和毒力作用具有直接的影响;它可以抑制胃细胞的增殖并诱导凋亡。流行病学研究结果相对一致,病例-对照研究结果普遍认为维生素 C 和胃癌风险具有负相关性。大多数的前瞻性队列研究也得出了类似的结论,EPIC(European Pro-spective Investigation into Cancer and Nutrition)队列研究发现,血清维生素 C 水平与胃癌发病风险降低有关,并且这种关联在不同的组织部位(贲门,非贲门),组织病理类型(肠型,弥漫型),以及 H. pylori 感染状态下仍然存在。然而,特异性干预试验的结果大多无说服力。Correa 等在组织学诊断为多灶性萎缩和(或)肠化生患者中进行了一项化学预防的随机对照试验。患者分别给予 H. pylori 根除三联疗法和(或)饮食补充维生素 C、B、胡萝卜素或相应安慰剂。维生素 C 干预使萎缩患者的萎缩消退率显著增加(RR:50;95% CI:17 ~ 144)。肠化生患者的肠化生消退率的 RR 值为 3.3(95% CI:1.1 ~9.5)。但其他 3 项随机对照试验显示补充维生素 C 对预防胃癌前病变的进展并无明显益处。总体来说,综合考虑相对一致的流行病学证据及生物学上的合理性,饮食中添加维生素 C 被认为可能会降低胃癌发病风险。

3. 维生素 E 维生素 E(生育酚)是一种强的脂溶性抗氧化剂。在动物实验中,维生素 E 表现出了以下能力:减少胃氧化应激以及胃黏膜细胞壁中脂类的过氧化反应;抑制亚硝化作用;降低化学诱导的胃肿瘤的发生,一些研究认为当维生素 E 与其他抗氧化剂联合使用时,这种效应更为明显。流行病学调查的结果不尽相同。多项队列研究结果均提示,血浆 α-生育酚的水平升高与胃癌发病风险降低有关。但是,上海和荷兰的队列研究并未得出与之相同的结论。在大多数研究中,研究中均未发现 γ-生育酚的水平与胃癌发病风险的关联。一些随机干预实验评价了维生素 E 作为单一或联合抗氧化剂在胃癌一级预防和二级预防中的作用,但是这些实验的结果未能提供维生素 E 在降低胃癌发病风险方面的有力证据。尽管其中一些研究发现补充维生素 E 对于降低胃癌发病风险具有一定作用,但其得出的结果并不具有统计学差异。

4. 硒 硒是人体必需的一种微量元素,硒的生物学效应主要是通过硒蛋白的功能来实现的,涉及多条生物学通路,包括:抗氧化防御,可以减少氧化应激和 DNA 损伤;诱导致癌原解毒过程中的Ⅱ期结合酶并减少 DNA 加合物的形成;抑制细胞增殖,并通过 p53 肿瘤抑制基因促进 DNA 修复和凋亡;使蛋白激酶 C 失活(肿瘤进展过程中的一种关键受体);维持正常 DNA 甲基化;生成活性甲状腺素;增强免疫功能、生育能力及肌肉功能。流行病学调查结果显示硒与胃癌发病风险呈负相关,并且这种关联在低硒状态的个体中更为明显。我国一项研究随机检测了 8 省 24 个地区居民的血硒水平,发现总癌症标化死亡率与血硒水平负相关,呈现这种关系的肿瘤依次为食管癌、胃癌和肝癌。在中国林县的一项前瞻性研究中,血清基础硒水平与胃贲门癌的发病率和死亡率的降低显著相关。然而,也有一些其他的研究并未发现硒水平与胃癌风险的关联。

(三) 豆制品、牛奶

流行病学调查表明豆制品、牛奶对胃癌起保护作用,大量食用豆类植物或豆制品能减少胃癌的发生。从实验室的角度认为大豆的抗癌作用主要源于其中的异黄酮成分,特别是染料木黄酮,它具有诱导肿瘤细胞凋亡的作用。最近,有人通过 MTT 法和集落形成试验观察染料木黄酮对 SGC-7901 细胞(来自人胃癌细胞系)生长作用的影响,结果在 MTT 试验中,当染料木黄酮浓度为 1. 25mg/L 时即对 SGC-7901 细胞生长有抑制作用,当剂量达到 5mg/L 和 10mg/L 时,抑制作用明显,抑制率达 52. 1% 。染料木黄酮也可以抑制胃癌细胞的集落形成,抑制作用呈剂量效应关系。流行病学调查也验证了豆制品的保护作用。在河南胃癌高发区济源县进行的前瞻性研究表明豆类和蛋类食品可减少胃癌的发生。但有文献认为许多调查都没有剔除相关的混杂因素,如与食用发酵或未发酵豆制品相关的盐、蔬菜/水果等混杂因素的干扰。因此,流行病学调查结果的 OR 值值得商榷。

牛奶对胃癌具有抑制作用。实验室研究发现牛奶脂肪中含有大量潜在抗癌活性成分,如共轭型亚酸,它可以降低由化学物质诱导的小鼠表皮肿瘤以及小鼠前胃癌的发生率。牛奶中的磷脂、鞘磷脂通过其生物活性代谢产物酰基鞘氨醇和鞘氨醇参与 3 种主要的抑制细胞增殖的途径即抑制细胞生长、诱导分化和细胞凋亡而影响肿瘤的形成。另外牛奶中所有三酰基甘油类约 1/3 都含有一分子的丁酸,而丁酸是广泛的肿瘤细胞系的一种潜在增殖抑制剂及分化和细胞凋亡促进剂。牛奶中还含有其他潜在的抗癌剂,如 β-胡萝卜素、β-芷香酮及绵子酚等。流行病学调查也证实牛奶有保护作用。一项病例对照研究计算出经常食用奶及奶制品可降低胃癌相对危险性 51. 8% 。

(四) 大蒜、绿茶

大蒜为百合科多年生草本植物,其中防癌、抗癌的组分归为三类:蒜氨酸及其分解产物、蒜氨酸类似物、含硫氨基酸。国内外有关大蒜对胃癌有抑制作用的文献很多,而且认为效果特别明显。如发现大蒜提取物中的双丙烯基硫化物和丙烯基甲基三硫化物对肿瘤的发生均有非常好的抑制作用、大蒜能够提高诱癌过程中机体细胞的免疫功能从而抑制胃癌发生、大蒜油对癌细胞形态结构有明显的影响,使癌细胞的裸鼠致瘤性得到明显抑制,细胞间通讯得到明显恢复,可上调抑癌基因 p53、p21 的表达水平,诱导肿瘤细胞分化,同时诱导肿瘤细胞凋亡等等。经常食用大蒜、醋类、豆及豆制品可降低胃癌相对危险性 50% 以上。因此,大蒜很可能是一种较理想的干预胃癌发生的食物。中国及意大利的流行病研究资料显示,随着大蒜及有关葱属植物食用量的增加,胃癌发生的危险性下降。哈尔滨市饮食与胃癌的调查研究也显示食用大蒜具有很好地预防胃癌发生的作用,经常食用大蒜者与不食用者相比,可减少胃癌的相对危险性 53% 。在我国山东对胃癌发病与饮食关系的调查表明,无食生蒜习惯的栖霞县人群胃癌死亡率是习食生蒜的苍山县人群胃癌死亡率的 12 倍,为 34. 74/10 万比 2. 88/10 万。

饮茶是中华民族的传统,许多研究表明,饮绿茶对胃癌是一个有效的保护因素,实验室证实茶叶有此作用主要是因为茶叶中的维生素 C、E 和茶多酚具有的抗氧化活性,以及能调控致癌物代谢酶类,截捕终末致癌因子,抑制亚硝化反应,抑制与细胞增殖相关的活性,诱导细胞凋亡和细胞停滞;通过调控生长因子受体的连结而阻断有丝分裂信号传导,阻断核内癌基因的表达等达到抗癌目的。有报道指出茶叶提取物的亚硝化阻断作用明显高于同剂量的维生素 C。有人模拟胃液条件下研究绿茶对胃癌癌前高危因素及癌细胞增殖的干预作用,发现绿茶能有效消除亚硝酸钠,对鱼露亚硝酸钠诱导的胃黏膜增生有一定的抑制保护作用,对酒精引起的胃黏膜出血有减弱作用,并且对胃癌细胞株 FGC-85 细胞株增殖有抑制作用。抑制和保护作用随着茶浓度的增大而增大,呈现剂量反应关系。绿茶与胃癌之间无关联的流行病学调查研究也有报道,如与中国同样有饮茶爱好的近邻日本,有学者通过对26311名居民进行长时间的追踪随访,结果在调整性别、年龄、慢性病史、吸烟、饮酒以及其他饮食因素的可能影响下,饮绿茶的RR值仅在1.1~1.2之间。目前的meta分析结果尚未得出具有倾向性的结论,因此,绿茶与胃癌之间的关系需要进一步深入研究。

应该指出饮食因素是比较复杂的,受多种因素的影响,由于地域、气候、生活习惯不同,导致了地区间、人群间以及不同个体间胃癌发病的差异。与遗传因素不同,饮食因素可后天改变而降低癌症的风险。饮食是人生活所必须,制定和推行合理的膳食结构,科学的食物加工、烹调方法,远胜于化学药物预防疾病,后者不仅价格昂贵,而且多有副作用。随着科学的发展和人们对食物防病、防癌作用的认识不断提高,将会发现更多的食物具有防病、防癌的作用,合理组合天然食物进行饮食防病、防癌是完全可行的。与此同时,在某些地区如确有证据表明某种癌症的高发与营养素缺乏有关,则应通过强化食品予以补充。总之,饮食调节是一种简便易行、行之有效且价格低廉的胃癌防治手段,进一步明确胃癌发病中饮食的风险和保护因素对于胃癌的病因预防具有重要意义。

第二节 理化因素与胃癌

世界卫生组织指出,人类恶性肿瘤的90%与环境因素有关,其中最主要的是与环境中理化学因素有关。目前已证实可对动物致癌的化学物有100多种,通过流行病学调查证实对人类有致癌作用的达30多种。而物理因素成为与人类癌症有关的危险因素,常常是由于人们的生活和生产活动造成的,目前一般认为,物理致癌因素主要与职业性癌症相关。

一、化学因素

(一) N-亚硝基化合物

胃癌病因相关的理化因素有很多种,其中以NOC最受重视。NOC可分为亚硝胺、亚硝酸胺、亚硝基氨基酸、亚硝基肽等,其中亚硝酸胺和亚硝胺较为稳定。NOC致癌的特点为:①本身不致癌,需要经过活化,只能在代谢活跃的组织中致癌,其在生理条件的pH下不稳定,分解后产生致癌的N-乙酰硝基胺而致癌。②致癌性强:剂量远远小于芳香胺及偶氮燃料。③对多种属动物均有致癌作用。④不同化学结构的NOC有特异的器官亲和性。⑤存在剂量效应关系。⑥能与其他致癌物产生协同作用。⑦在体内活动范围广。

目前有两个普遍接受的胃癌病因经典学说,即提出于20世纪80年代的Mirvish的"亚硝酸胺病因学说"和Correa的病因模型。这两个学说的核心都强调前体物NO_2^-、NO_3^-和胺类、酰胺类等含氮化合物随膳食、饮水等进入胃内,在一定条件下发生亚硝化反应,形成致癌性NOC,导致胃黏膜癌变。大部分流行病学研究也从不同侧面验证了上述说法。据联合国环境规划署1987年报道:已发现的130多种亚硝胺中,80%以上都可以使实验动物致癌;智利报道胃癌发生与硝石化肥污染水源有关;哥伦比亚报道胃癌高发区与其井水硝酸盐浓度有关;日本报道胃癌与其井水硝酸盐浓度有关;我国报道男性胃癌死亡率最高地区福建省长乐市,与其81%的井水硝酸盐含量超标直接相关。有研究发现,胃癌患者与正常对照人群在摄入富含NOC或其前体物的食物或饮用水的量的方面存在显著性差异。另一方面,新鲜蔬菜、水果的摄入量与胃癌发病率呈负相关。该类食品有丰富的维生素 C、维生素 E 及多酚类化合物,它们能阻断体内外的亚硝化作用,从而可能降低人类接触 NOC 的水平,这与 NOC 学说呈一致性。

此外,人胃内可以合成 NOC。胃内生成亚硝胺、亚硝酸胺的产量与胃液 pH 有一定关系,pH 越低,亚硝胺、亚硝酸胺越多。亚硝酸盐在 pH 为 1 ~ 4 时极易和胃内胺类物质形成亚硝胺,对胃黏膜有较高的致癌作用。研究发现福建莆田地区胃病患者空腹胃液中存在亚硝酸胺,之后一项胃癌高低发地区的对比研究也得到了相似结果,并发现胃癌高发地区胃液的 pH 比低发地区低,且提示慢性萎缩性胃炎和异型增生与 NOC 致胃癌过程关系密切。在低发地区 pH 高者亚硝酸胺阳性率高于 pH 低者,高发地区无此现象。这些结果首次为亚硝酸胺暴露与人胃癌的流行存在正相关关系提供了直接的流行病学证据,并且提示慢性萎缩性胃炎和胃黏膜异型增生与亚硝酸胺致胃癌过程关系密切。但是,针对胃癌的 NOC 学说中也存在一些异议。如加拿大 John A Van Leeuwen 和芬兰 Paul Knekt 等就发现饮食来源和饮水来源的硝酸盐、亚硝酸盐与胃癌的发生无相关关系。

(二) 多环芳烃

多环芳烃化合物是煤、石油、煤焦油、烟草等有机化合物的热解或不完全燃烧产物。是最早被发现的环境致癌物。至今仍是数量上最多的一类致癌物。经过已往大量的研究表明,多环芳烃类化合物,尤其是杂环胺类化合物具有致突变和致癌作用。目前,由动物实验证实的有较强致癌性的多环烃有:苯并(a)芘、苯并(a)蒽、苯并(b)荧蒽、二苯并(a、h)芘、二苯并(a、h)蒽等,其中以苯并(a)芘的致癌作用最强。这类致癌物的主要污染源是焦化、炼油、煤气等工厂和汽车、飞机等交通运输工具排放的尾气。在家庭炉灶和熏制食品中也含有大量的苯并(a)芘等多环芳烃。食物在火上烟熏煎烤的时候有机化合物高温分解和不完全燃烧可以形成多环芳烃类化合物,多环芳烃进入哺乳动物体内后,被代谢活化为高毒性的代谢产物,可以不可逆地损伤生物大分子并在体内导致多种毒性效应,包括细胞毒性、遗传毒性、免疫毒性、致畸性和致癌性等。近 30 年来,冰岛居民食用熏制食品减少,新鲜食品增加,胃癌发病率呈下降趋势。日本调查资料也显示,有 20% 的家庭经常食用烤鱼,并在烤鱼中分析出多环芳烃化合物,食用量与胃癌死亡率呈正相关。蛋白质和氨基酸在高温下的分解物具有致突变作用,推测某些地区胃癌高发与食品中的多环芳烃化合物有关。乌拉圭是胃癌高发国家,当地人喜欢食用腌制熏肉类食品,当地开展的一项病例对照研究显示,膳食中含杂环胺 2-氨基-1-甲基-6-苯基咪唑(4,5-b)吡啶时,患胃癌危险增加近 4 倍,若同时暴露于亚硝基二甲胺,则胃癌患病风险将显著增加,OR 达 12. 7(95% CI:7. 7 ~21. 2)。

(三) 职业暴露相关化学因素

职业暴露于某些金属,有机溶剂,粉尘等增加胃癌的危险性。Cocco 于 1998 年报道 1984 ~1992 年期间美国 24 个州工业职业暴露与胃癌关系的研究对 1023 名工人观察了 20 年,发生胃癌 56 例,与非工厂工人比较胃癌患病率明显升高。对其中的暴露物质成分发现,暴露于硫酸尘雾的危险性为 2. 0(95% CI:1. 0 ~3. 9)、暴露于铅危险性增加了 30% ~60% 、暴露于石棉的危险性增加 50% 。瑞典 Ekstrom 于 1999 年报道职业暴露与胃癌的发生有关联,金属行业工人胃癌危险性增加 46% ,10 年工龄以上增加 65% ,暴露于除草剂危险性增加 70% ,感染 H. pylori 又暴露于含苯氧基乙酸化合物,胃癌的危险性为 3. 42(95% CI:1. 41 ~

8.26)。国际癌症研究所、美国环保局和世界卫生组织已公认石棉为人类致癌物,致肺癌和间皮瘤已经确认,但对是否能致胃癌仍有争议,在澳大利亚开展的一项重度石棉暴露的研究未能发现胃癌死亡率与暴露强度、工龄和暴露开始时间存在统计学联系,应用 meta 法综合 27 个队列研究资料,单纯接触温石棉的工人胃癌死亡风险增高,SMR = 1.27。

二、物理因素

目前比较明确已知的导致胃癌的物理因素主要是电离辐射和放射线。已知日本长崎和广岛原子弹爆炸后居民中包括胃癌在内的肿瘤发生率增加。最佳证据来源于日本广岛和长崎原子弹爆炸后幸存者前瞻性研究,随访期间 80 000 名遭到和辐射的幸存者中有 2600 名患胃癌,1980 ~ 1999 年对核爆炸幸存者随访 485 575 人后,有 1270 名患胃癌,Poisson 回归分析显示电离辐射治疗的患者胃癌发生率研究资料证实了这种联系。1998 年,Gusev 报道了苏联 Semipalatinsk 核试验地区高剂量照射人群癌发生率的变化,暴露开始于 1956 年,到 1970 年癌发生率增加(第一峰)主要是食管癌,此后下降,到 1980 年后癌发生率又再次增加(第二峰),主要是胃癌和肝癌。一项德国的铀矿队列研究发现胃癌死亡率与职业性暴露于砷的灰尘、细小的灰尘、α 和低线性能量转移辐射的吸收剂量正相关,但未达统计学上显著相关。

(高　华)

参考文献

1. Palli D. Epidemiology of gastric cancer:an evaluation of available evidence. J Gastroenterol,2000,35(12):84-89.

2. JakszynP,Gonzalez CA. Nitrosamine and related food intake and gastric and oesophageal cancer risk:a systematic review of the epidemiological evidence. World J Gastroenterol,2006,12:4296-4303.

3. Chun Yuh Yang,Ming Fen Cheng,Shang Shyue Tsai,et al. Calcium,magnesium,and nitrate in drinking water and gastric cancer mortality. Jpn J Cancer Res,1998,89:124-130.

4. John H Cummings,Sheila A Bingham. Diet and the prevention of cancer. BM J,1998,317(7173):1636-1640.

5. John A Van Leeuvwen,David Waltner-Toews,Tom Abernathy,et al. Associations between stomach cancer incidence and drinking water contamination with atrazine and nitrate in Ontario(Canada)agroecosystems,1987-1991. Int J Epidemiol,1999,28(5):836-840.

6. Paul Knekt,Ritva Jarvinen,Jan Dich. Risk of colorectal and other gastro-intestinal cancers after exposure to nitrate,nitrite and N-Nitroso Compounds:A Follow-up Study. Int J Cancer,1999,80(6):852-856.

7. Goh KL,Cheah PL,Md N,et al. Ethnicity and H. pylori as risk factors for gastric cancer in Malaysia:a prospective case control study. Am J Gastroenterol,2007,102:40-45.

8. Rogers AB,Taylor NS,Whary MT,et al. Helicobacter pylori but not high salt induces gastric intraepithelial neoplasia in B6129 mice. Cancer Res,2005,65:10709-10715.

9. 陈增春,陈建顺. 胃癌高发现场的病因学研究. 中国肿瘤,2000,9(12):534-535.

10. Yuan Yuan,Lin Huizhi,Zhang Yinchang. Study on the pathoenetic effect of salted pork from a high risk area of stomach cancer in China. China Natl J New Gastroenterol,1997,3(2):93-94.

11. Chen Tiejun,Ha Minwen,Gong Yuehua,et al. Effect of allitridi on inducing mitotic arrest in human gastric cell line SGC-7901 and its possible mechanisms. Chin J Cancer Res,2008,20(2):126-132.

12. Zhang Wenlu,Ha Minwen,Gong Yuehua,et al. Allicin induces apoptosis in gastric cancer cells through activation of both extrinsic and intrinsic pathways. Oncol Rep,2010,24(6):1585-1592.

13. Wang Ying,Liu Bo,Gong Yuehua,et al. Susceptibility to allitridi of Helicobacter pylori with different genotypes in gastric diseases. Chin J Cancer Res,2008,20(4):268-273.

14. Mathew A,Gangadharan P,Varghese C,et al. Diet and stomach cancer:a case-control study in South India. Eur J C ancer

Prev,2000,9(2):89-97.

15. Kodama M,Kodama T. In search of the cause of gastric cancer. In Vivo,2000,14(1):125-38.

16. Bagnardi V,Blangiardo M,La Vecchia C,et al. Alcohol consumption and the risk of cancer:a meta-analysis. Alcohol Res Health,2001,25:263-270.

17. IARC Handbooks of Cancer Prevention,Vol. 8. Fruits and Vegetables. Lyon,France:IARC Press,2003.

18. Nouraie M,Pietinen P,Kamangar F,et al. Fruits,vegetables,and antioxidants and risk of gastric cancer among male smokers. Cancer Epidemiol Biomarkers Prev,2005,14:2087-2092.

19. Gonzalez CA,Pera G,Agudo A,et al. Fruit and vegetable intake and the risk of stomach and oesophagus adenocarcinoma in the European Prospective Investigation into Cancer and Nutrition(EPIC-EURGAST). Int J Cancer,2006,118:2559-2566.

20. Lunet N,Lacerda-Vieira A,Barros H. Fruit and vegetables consumption and gastric cancer:a systematic review and meta-analysis of cohort studies. Nutr Cancer,2005,53:1-10.

21. Velmurugan B,Mani A,Nagini S. Combination of S-allylcysteine and lycopene induces apoptosis bymodulat-ing Bcl-2,Bax,Bim and caspases during experimental gastric carcinogenesis. Eur J Cancer Prev,2005,14:387-393.

22. Velmurugan B,Nagini S. Combination chemoprevention of experimental gastric carcinogenesis by s-allylcysteine and lycopene:modulatory effects on glutathione redox cycle antioxidants. J Med Food,2005,8:494-501.

23. Goswami UC,Sharma N. Efficiency of a few retinoids and carotenoids in vivo in controlling benzo[a]pyrene-induced forestomach tumour in female Swiss mice. Br J Nutr,2005,94:540-543.

24. Krinsky NI,Johnson EJ. Carotenoid actions and their relation to health and disease. Mol Aspects Med,2005,26:459-516.

25. Liu C,Russell RM,WangXD. Lycopene supplementationpre-vents smoke-induced changes inp53,p53 phosphorylation,cell proliferation,and apoptosis in the gastric mucosa of ferrets. J Nutr,2006,136:106-111.

26. Jenab M,Riboli E,Ferrari P,et al. Plasma and dietary vitamin C levels and risk of gastric cancer in the European Prospective Investigation into Cancer and Nutrition(EPIC-EURGAST). Carcinogenesis,2006,27:2250-2257.

27. Plummer M,Vivas J,Lopez G,Bravo JC,et al. Chemoprevention of precancerous gastric lesions with antioxidant vitamin supplementation:a randomized trial in a high-risk population. J Natl Cancer Inst,2007,99:137-146.

28. You WC,Brown LM,Zhang L,et al. Randomized double-blind factorial trial of three treatments to reduce the prevalence of precancerous gastric lesions. J Natl Cancer Inst,2006,98:974-983.

29. Jacobs EJ,Connell CJ,McCullough ML,et al. Vitamin C,vitamin E,and multivitamin supplement use and stomach cancer mortality in the Cancer Prevention Study II cohort. Cancer Epidemiol Biomarkers Prev,2002,11:35-41.

30. Sun YQ,Girgensone I,Leanderson P,et al. Effects of antioxidant vitamin supplements onHelicobacter pylori-induced gastritis in Mongolian gerbils. Helicobacter,2005,10:33-42.

31. Yuan JM,Ross RK,Gao YT,et al. Prediag-nostic levels of serum micronutrients in relation to risk of gastric cancer in Shanghai,China. Cancer Epidemiol Biom-arkers Prev,2004,13:1772-1780.

32. Rayman MP. The importance of selenium to human health. Lancet,2000,356:233-241.

33. Rayman MP. Selenium in cancer prevention:a review of the evidence and mechanism of action. Proc Nutr Soc,2005,64:527-542.

34. Wu AH,Yang D,Pike MC. A meta-analysis of soy foods and risk of stomach cancer:the problem of potential confounders. Cancer Epidemiol Biomarkers Prev,2000,9(10):1051-1058.

35. Gill HS,Cross ML. Anti cancer properties of bovine milk. Br J Nutr,2000,84(Suppl):S161-166.

36. Kim JY,Kwon O. Garlic intake and cancer risk:an analysis using the Food and Drug Administration's evidence-based review system for the scientific evaluation of health claims. Am J Clin Nutr,2009,89(1):257-264。

37. Sasazuki S,Tamakoshi A,Matsuo K,et al. Green tea consumption and gastric cancer risk:an evaluation based on a systematic review of epidemiologic evidence among the Japanese population. Jpn J Clin Oncol,2012,42(4):335-346.

38. Yang CS,Wang X. Green tea and cancer prevention. Nutr Cancer,2010,62(7):931-937.

39. Zhou Y,Li N,Zhuang W,et al. Green tea and gastric cancer risk:meta-analysis of epidemiologic studies. Asia Pac J Clin Nutr,2008,17(1):159-165.

第三章　感染因素与胃癌

机体受到某些病毒、细菌,以及寄生虫的感染是目前公认的导致特殊肿瘤发生的强有力的危险因素。2002 年一项对 0.19 亿病例的研究发现,世界肿瘤发病率的 17.8% 归因于感染性疾病,其中幽门螺杆菌(Helicobacter pylori,H. pylori)感染又是最主要因素(占 5.5%),使其成为肿瘤发生中最重要的感染因素,其在恶性肿瘤发生中的作用仅次于吸烟,紧随其后的感染因素包括人乳头瘤病毒、乙肝病毒、丙肝病毒、EB 病毒(EBV)、人类免疫缺陷病毒、人疱疹病毒-8 等。目前研究发现,H. pylori 感染与 75.0% 的非贲门胃癌及 63.4% 的胃癌有关。最近的一项包含 70 篇文章的 meta 分析研究表明,在胃癌病例中 EBV 感染率可以达到 8.7%,EBV 感染与非常见组织学类型癌——淋巴样胃癌相关性大于 90%。本章将主要从 H. pylori 与 EBV 两个方面介绍感染性因素与胃癌的关系。

第一节　幽门螺杆菌与胃癌

H. pylori 是一种世界范围人类感染的病原菌,在人群中具有较高的感染率。H. pylori 在我国普通人群的感染率可达到 50% ~ 80%,并以每年 1% ~ 2% 的速度增加。由于部分 H. pylori 感染者会发展为慢性胃炎、十二指肠肠炎、消化性溃疡、胃癌、黏膜相关性淋巴瘤等疾病,WHO 癌症中心于 1994 年将 H. pylori 列为第一类致癌因子。对 H. pylori 感染的精确诊断可为医生治疗胃肠病人提供可靠的依据,指导临床用药。大量研究表明,早期采用根除 H. pylori 的预防治疗可明显降低胃炎、胃溃疡、十二指肠溃疡等疾病的发生率,另有报道指出根除 H. pylori 治疗的人群发生胃癌的危险性明显降低。

一、幽门螺杆菌基本生物学特征

(一) H. pylori 的基本形态

H. pylori 是一种单极、多鞭毛、末端钝圆、螺旋形弯曲的细菌。长 2.5 ~ 4.0μm,宽 0.5 ~ 1.0μm。革兰染色阴性,有动力。在胃黏膜上皮细胞表面常呈典型的螺旋状或弧形。在固体培养基上生长时,除典型的形态外,有时可出现杆状或圆球状。

(二) H. pylori 的超微结构

电镜下,菌体的一端可见 4 ~ 7 条带鞘的鞭毛。分裂时,则两端均可见鞭毛。每一鞭毛根部均可见一圆球状根基,位于菌体细胞壁内侧,鞭毛由此向菌体外伸出,鞭毛是 H. pylori 的动力器官。细菌经鞣酸处理,可见包裹其外面厚达 40 nm 的糖萼。电镜下,它呈细丝网状与胃黏膜上皮细胞连接,称之为纤毛或菌毛,菌毛是黏附于胃上皮细胞表面的主要物质基础。

(三) 生理学特征

H. pylori 具有很强的运动能力,可以穿透覆盖于胃黏膜上皮细胞的黏液层。其稳定生长需要依靠含 5% ~ 8% 氧气的微环境,最适温度 37℃,pH6.6 ~ 7.2。延长培养时间,典型形态的H. pylori会发生圆球样变化，生长环境不良、氧张力升高、碱性环境、温度升高或者阿莫西林干预均可导致球形变。H. pylori对临床微生物实验中常用于鉴定肠道细菌的大多数经典生化实验不起反应。氧化酶、触酶、尿素酶、碱性磷酸酶、谷氨酰转肽酶、亮氨酸肽酶这七种酶反应可作为H. pylori生化鉴定的依据。

（四）H. pylori基因组结构及特征

1987年，H. pylori 26695菌株分离于英国一个慢性胃炎患者。1994年，H. pylori J99菌株分离于美国一位十二指肠溃疡患者，现对两株H. pylori全基因组序列测定分析工作已完成，对比显示见表3-1。以下以标准菌株26695来说明H. pylori基因组的结构特征。

表3-1　H. pylori 26695与J99菌株基因组比较

基因特征	26695株	J99株
大小	1667867bp	1643831bp
(G+C)%	39	39
可预测功能的ORFs	895	875
未知功能的ORFs	290	275
H. Pylori	367	345
两者共有的ORFs	1406	1406
两者特有的ORFs	117	89

H. pylori 26695菌株染色体为双股环状DNA，全基因大小为1667867bp，与流感嗜血杆菌相似，仅为大肠杆菌的1/3，这可能与其定居于胃黏膜下层，不能有效利用复杂有机物有关。目前已确定了1590个编码蛋白质的开放阅读框（ORFs），其平均大小为945bp，编码区占全基因组的91%，与其他原核生物相似。基因组中存在两套严格的插入序列（IS）：IS605（长605bp）和IS606（长606bp）元件，包括5个IS605和2个IS606全基因拷贝；8个IS605和2个IS606部分拷贝。这两个元件分别由tnpA和tnpB基因组成，编码转座酶TnpA和TnpB。另外，IS605还与H. pylori cagA毒力岛的基因重组有关。用限制性内切酶进行酶切分析发现，基因组中有5个G+C含量不同的区域，平均G+C含量为39%。其中1区和3区含有一个或多个IS605拷贝，两侧分别为5SrRNA和521bp的重复序列；2区为cagA-PAI区，两侧为31bp的重复序列；4区为编码β和β′RNA聚合酶区；5区包含了DNA加工、修饰有关的基因。

从H. pylori 26695菌株基因组中已克隆到了50多个管家基因。tRNA基因有36种，由7个基因簇和12个单拷贝基因组成；rRNA基因由两套独立的23S-5SrRNA基因、16SrRNA基因、一个5SrRNA单拷贝基因和一个结构RNA基因组成。在H. pylori基因组中，23SrRNA和5SrRNA基因通常连接在一起，而16SrRNA基因与23S/5SrRNA基因簇间常间隔有其他基因。与23S/5SrRNA基因簇相连的是一段6kb的重复序列，此重复序列包含约有5个开放阅读框的操纵子，但其编码的5种蛋白质与现有的蛋白质数据库间无同源性。在H. pylori染色体中，还发现38个重复序列家族，其同源性约为97%，长度从0.47kb到3.8kb不等，其功能有待进一步研究。

大约有50%的H. pylori含有质粒，大小约为1.5～40kb，目前完整核苷酸序列已经确定的H. pylori质粒有两种，分别是1.5kb的PHPK 255和3.5kb的PHPM 180，初步认为PHPK

255 以滚环复制方式进行复制,而 PHPM 180 以 θ 型机制进行复制。

(五) H. pylori 主要致病基因

H. pylori 从进入宿主胃内到导致不同临床结局发生主要经历三个重要阶段:①稳定定植于胃黏膜上皮细胞;②逃避宿主免疫系统攻击;③释放毒素损伤胃黏膜。明确参与 H. pylori 致病过程不同阶段的主要毒力因子及其致病机制可以指导疾病防控工作的开展,如 H. pylori 感染的预防、新疫苗的研制以及在确定感染后制定有针对性的治疗策略,即在 H. pylori 感染的不同阶段特异性阻断其主要致病因子的功能以达到控制疾病发生发展的目的。以下从黏附定植相关、免疫逃逸相关、黏膜效应相关等方面介绍 H. pylori 与疾病的相关毒力因子。

1. 黏附定植相关因子 黏附定植是 H. pylori 感染致病的前提条件。此过程至少包括两个步骤,一是 H. pylori 在 pH 缓冲机制的保护下穿过黏液层快速移动到 pH 相对中性的胃黏膜表面;二是通过外膜蛋白(outer membrane protein,OMP)牢固黏附于胃黏膜上皮细胞。参与 pH 缓冲的毒力因子主要包括尿素酶系统;目前已知的 OMP 主要有 BabA、SabA 和 OipA 等。

(1) 尿素酶系统:H. pylori 一个重要特征是可以分泌大量尿素酶,该系统是 H. pylori 抵抗胃内酸环境变化的重要工具。尿素酶系统至少涉及 7 个基因:ureA 和 ureB 编码尿素酶的两个亚单位;ureE、ureF、ureG 及 ureH 编码酶活性相关的辅助蛋白;ureI 编码尿素通道蛋白,可以将尿素运输到细胞质内。H. pylori 通过质子门控通道摄取尿素,水解后将氨和二氧化碳释放到胞液和周质,在 H. pylori 表面形成中性微环境,使其免受胃酸的侵蚀。氨对 H. pylori 的保护作用可以使细菌在 pH 为 2. 5 的高酸环境下仍保持 50%~60% 的代谢活性,而尿素酶缺失的 H. pylori 适应能力显著下降。另外,氨可以直接导致胃上皮细胞的损伤和炎症反应,干扰正常的氢离子代谢,使之反向扩散入胃上皮细胞。近年来研究发现,尿素酶可以结合胃上皮细胞表面Ⅱ型 MHC 分子并且诱导细胞凋亡,这种靶向黏附特性和定植的发现揭示了 H. pylori 致病的新机制,开发抗Ⅱ型 MHC 抗体可能有效阻断 H. pylori 的靶向黏附和定植,减少细胞损伤。

(2) 外膜蛋白家族

1) 血型抗原结合黏附素:血型抗原结合黏附素(blood-group antigen binding adhesion,BabA)是目前研究较为深入的 OMP 家族中的一员,由 babA2 基因编码,可以与胃黏膜上皮细胞表面的 $Lewis^b$ 抗原以及 ABO 抗原结合,是 H. pylori 最具特征性的黏附因子,在定植过程中起重要作用。在西方人群中,babA2 与严重的胃黏膜炎症、十二指肠溃疡及胃癌的发生密切相关,且 babA2 与其他毒力基因连锁存在时,如在 cagA+/vacAs1+/babA2+的 H. pylori 菌株感染的患者中严重胃疾病发生的风险明显升高。BabA 能否成为预测临床结局的毒力因子标志物还存在争议:在我国台湾和巴西的人群中并没有发现 BabA 与疾病的相关性,而在伊朗和土耳其人群中发现 BabA 的存在可以增加胃癌的发病风险,可能成为严重胃损伤发生的预警标志物。

2) 唾液酸结合黏附素:唾液酸结合黏附素(sialic acid-binding Adhesion,SabA)与胃黏膜上皮细胞表面的鞘糖脂唾液酸化 $Lewis^x$ 抗原结合,曾有研究认为 SabA 具有增加胃癌发生风险和降低十二指肠溃疡发病风险的双重作用,SabA 阳性菌株可使胃体胃窦中性粒细胞浸润减弱并诱发胃窦部严重肠上皮化生以及萎缩性胃炎。SabA 可刺激细菌利用损伤细胞所释放的营养物质,当胃内微环境发生改变或炎症反应过强,SabA 将发生时相变化,基因表达处于关闭状态,使 H. pylori 远离发生强炎症反应的上皮细胞,以确保长期定植和感染,同时,H. pylori 黏附定植能力、细菌密度以及诱导炎症反应能力均明显下降。

3）前炎性外膜蛋白：前炎性外膜蛋白（outer inflammatory protein A，OipA）在胃黏膜上皮细胞表面的结合受体尚不清楚。目前，OipA 与疾病相关性存在争议，可能与 H. pylori 感染的地域性及人种有关。在欧洲东南部人群中，感染 OipA 阳性菌株提示消化性溃疡的发生；而在意大利，没有发现 OipA 与疾病的相关性。oipA 基因存在功能性（on）和非功能性（off）两种状态，只有处于功能性状态才能表达 OipA 蛋白，这种相变受 oipA 基因 5′末端 CT 双核苷酸数目这一滑链修复机制的调节，使 H. pylori 可以快速适应胃内微环境的改变，且 oipA 基因的功能状态与 CagA、VacAs1、BabA2 的存在密切相关。Yamaoka 认为 OipA 可以导致严重的中性粒细胞浸润，诱导 IL-8 释放，使胃十二指肠溃疡以及胃癌的发病风险升高。

2. 免疫逃逸相关因子 免疫逃逸是 H. pylori 长期感染宿主的关键策略。H. pylori 感染可以引发宿主固有免疫和适应性免疫应答，导致大量中性粒细胞、单核细胞及巨噬细胞浸润，但是强炎症反应却无法彻底清除 H. pylori，这与其免疫逃逸策略有关，相关因子主要包括肽聚糖的结构修饰、脂多糖抗原表位变化等。

（1）肽聚糖（peptidoglycan，PG）是 H. pylori 细胞壁中的一道主要保护屏障，其进入宿主细胞的方式包括Ⅳ型分泌系统的协助以及外膜囊泡的传递。PG 与宿主细胞受体 Nod1 相互作用启动 NF-κB 依赖性炎症应答机制，促进 IL-8 等细胞因子的释放。进入细胞的 PG 还可以激活 P13K-AKT 信号通路，导致细胞凋亡减少迁移增加，通过与 Nod1 相互作用触发细胞内信号级联反应诱导Ⅰ型干扰素产生，从而激活下游转录因子 ISGF3 引起 Th1 应答，这些信号传导途径的激活都与增加胃癌的发病风险密切相关。PG 的结构性修饰是病原微生物逃避宿主固有免疫的机制之一，但 H. pylori 是否通过 PG 结构修饰来逃避或改变宿主免疫应答并不十分清楚。近年来发现 PgdA（H. pylori310）在氧化应激的条件下显著高表达，具有 PG-N-脱乙酰酶活性，可以催化 PG 结构修饰。pgdA 突变的 H. pylori 菌株与野生株相比，能够诱导更强的炎症反应，对溶菌酶的耐受性明显下降，因此认为 PG 脱乙酰基后能够增强对溶菌酶的抗性，减弱炎症反应，有效逃避宿主免疫监视。PG 结构修饰可以使 Nod 受体对 PG 敏感性减弱从而改变宿主的免疫应答；也有研究认为 PG 结构修饰可以通过防止溶菌酶降解以及释放 Nod 配体来改变 Nod 信号转导通路，同时细菌片段以及易被宿主受体识别的细胞壁成分的释放减少，这都是 PG 通过脱乙酰化来逃避宿主免疫防御的有力证据。

（2）脂多糖（lipopolysaccharide，LPS）是革兰阴性菌内毒素，在细菌裂解后被释放出来，H. pylori 的 LPS 与其他细菌相比具有较低的内毒素活性和较弱的刺激巨噬细胞产生细胞因子的能力，且能负向调节宿主巨噬细胞 TLR4 介导的信号转导途径。纯化的 LPS 与 TLR4 相互作用的实验中发现，H. pylori LPS 不能被 TLR4 敏感的识别，可能导致细胞表面的 TLR4 受体表达下降，细胞因子产生减少，从而逃避宿主免疫监视。研究证实，LPS 可以减弱宿主吞噬细胞活性，降低宿主对细菌的清除能力，这种能力可以被 LPS 结合蛋白（rLBP）抑制。Ramarao 的研究数据表明，H. pylori 抑制吞噬细胞活性对其在宿主的持续感染及免疫逃逸过程中至关重要。H. pylori 的 LPS 另一个重要特征是能够表达 O-抗原 Lewis，$Le^{x/y}$ 不稳定存在并且可以产生可逆性的相位变化，其与人细胞表面的 Lewis 血型抗原相似，这种分子模仿的机制使细菌可以逃避宿主免疫识别，获得更强的适应能力，同时这种结构相似性也可能诱导宿主产生自身抗体，间接造成损伤。

3. 黏膜效应相关因子 黏膜效应是 H. pylori 致病的决定因素。H. pylori 成功定植于宿主胃黏膜上皮细胞后，产生大量毒力因子，如 CagA、VacA 以及 DupA、Tipα 等，这些毒力因子在宿主细胞增殖、凋亡、转化等生物学效应的改变过程中起重要作用，导致不同临床结局的发生。

（1）细胞毒素相关基因蛋白（cytotoxin-assosiated gene A，CagA）由 H. pylori 致病岛 Cag-PAI 上的 cagA 基因编码，通过Ⅳ型分泌系统进入宿主细胞，是一种免疫原性蛋白，分子量为 120kDa～140kDa，根据 CagA 表达情况通常将 H. pylori 分为 CagA 阳性及 CagA 阴性菌株，感染 CagA 阳性菌株的人群胃癌发病风险明显升高。然而 CagA 与疾病相关性存在明显的地域差异，在西方国家感染携带 CagA 阳性菌株的人群更容易罹患消化性溃疡和胃癌；而在东亚地区，大部分 H. pylori 菌株都为 CagA 阳性，不能建立其与疾病结局的联系。因此，H. pylori 的致病性不能简单的由 CagA 的有无来解释。CagA 基因具有明显多态性，来源于 3′端可变区重复序列，在蛋白水平上表现为羧基端 EPIYA（谷氨酸-脯氨酸-异亮氨酸-酪氨酸-丙氨酸）基序重复序列的差异。依据 EPIYA 基序差异，H. pylori 被划分为西方型和东亚型菌株；西方型菌株包含 EPIYA-A、EPIYA-B、EPIYA-C 基序，东亚型菌株中包含 EPIYA-A、EPIYA-B、EPIYA-D 基序。感染东亚型菌株的人群发生胃黏膜萎缩和胃癌的风险增加。

CagA 可以通过磷酸化和非磷酸化依赖性效应诱导疾病的发生。EPIYA 基序被 Ab1 和 Src 激酶磷酸化，磷酸化 CagA 激活 SH-2，从而持续激活细胞内 ERK1/2，Crk 以及 C 端 Src 激酶，导致细胞骨架重建和细胞伸长。东亚型与西方型菌株相比，表现出更强的 SH-2 结合活性，这可能解释了东亚型菌株致病性更强的原因。非磷酸化 CagA 靶向作用于细胞黏附蛋白 E-cadherin，肝细胞生长因子受体 c-Met，以及 PAR1b/MAPK，从而诱导炎症反应发生以及破坏细胞连接，使细胞失去极性。非磷酸化 CagA 还可以通过调节支架蛋白 ZO-1 和紧密连接蛋白 JAM 的募集，将细菌的附件结合在宿主细胞膜上，导致紧密连接和黏附连接的装配和功能被破坏。

（2）空泡毒素（vacuolating cytoxin A，vacA）存在于所有 H. pylori 菌株中。vacA 基因编码的前毒素在分泌中裂解为成熟的 88 kDa 的毒素单体，作为可溶性蛋白通过Ⅴ型分泌系统释放到细胞外区域。vacA 基因多态性导致了 VacA 蛋白的不同毒性水平，vacA 基因信号区 S 及中间区 m 分别存在两个等位基因 S1、S2、m1、m2，细胞毒性最强的是 s1m1$^+$菌株，s2m2 没有细胞毒活性，而 s2m1 的基因型非常罕见。在西方国家，感染 vacA s1m1+菌株的个体罹患消化性溃疡和胃癌的风险明显升高，但是在东亚地区，几乎所有的 H. pylori 菌株都为 s1m1 型，与临床结局没有相关性。vacA 基因的中间体区 i 区也存在两个等位基因 i1 和 i2，s1/m1 菌株都被划分为 i1 型，s2/m2 都被划分为 i2 型，s1/m2 既可以划为 i1 也可以划分为 i2 型，i1 型致病性更强。研究发现，伊朗人群中 i 区比 s 区 m 区甚至 CagA 更能有效地决定胃癌发生的风险。然而，在东亚和东南亚等胃癌高发区却没有发现 vacA i 区亚型与疾病发病风险的相关性。vacA 基因上还存在一个与疾病相关的区域—缺失区 d 区，存在于 i 区和 m 区之间，分为 d1（无缺失）和 d2（存在 69-81 bp 缺失）。西方人群中 d1 是胃黏膜萎缩发生的高风险因素；然而，几乎所有的东亚菌株都被划分为 s1/i1/d1。目前 i 区和 d 区功能及其与疾病相关性尚不清楚，有待进一步探讨。vacA 可以参与氯离子通道形成、减弱上皮细胞紧密连接、诱导线粒体细胞色素 C 释放致上皮细胞及白细胞凋亡、与细胞膜表面受体结合诱发炎症反应等造成黏膜细胞严重损伤。

（3）十二指肠溃疡启动基因（duodenal ulcer promoting gene，A）：Lu 于 2005 年发现了一个具有疾病特异性的毒力因子，具有增加十二指肠溃疡的发生风险并且降低萎缩性胃炎及胃癌发病风险的双重功能，命名为十二指肠溃疡启动基因，即 dupA。但是，目前对于 dupA 基因与胃疾病相关性的研究结论存在争议，来自于中国、印度的研究支持 Lu 的结论，认为 dupA 是十二指肠溃疡发生的生物标志物；而在比利时、南非、北美地区以及日本都没有发现

dupA 的疾病特异性。dupA 与 VirB4 ATPase 高度同源，dupA 与其周围多个 Vir 基因共同组成 dupA 基因簇，即第三种 T4SS 系统，命名为 tfs3a，感染含有 tfs3a 的 H. pylori 明显增加了十二指肠溃疡的发病风险。Hussein 发现 dupA 基因具有多态性，在该基因 3′端可能存在一个腺嘌呤的插入使终止密码子改变，从而使开放阅读框延伸至 1884 bp，形成了 dupA1 等位基因，而非延伸形式称为 dupA2，dupA1 是该基因活化形式，可以诱导细胞因子的产生，可能作为十二指肠溃疡的标志基因，部分的解释了 dupA 基因与疾病相关性存在人群差异的原因。dupA 基因可以通过活化 NFκB 及 AP-1 激活 IL-8 基因启动子的转录，诱导 IL-8 产生，引发胃窦为主的炎症反应；而最近研究指出携带有完整 dupA 基因的 H. pylori 菌株还可以诱导单核细胞大量释放 IL-12、IL-23 等细胞因子，导致十二指肠溃疡发生。

（4）肿瘤坏死因子诱导蛋白（TNF-alpha inducing protein）：Suganuma 在 H. pylori 中发现了一个新的基因（H. pylori0596），命名为肿瘤坏死因子 α（TNF-α）诱导蛋白（Tipα）基因，Tipα 分子量为 19 kDa，以同型二聚体的形式分泌，是一个与肿瘤启动激活有关的毒力因子。Tipα 与 H. pylori 其他毒力因子没有相似性，其分泌方式并不依赖于Ⅳ型分泌系统，可能通过特异结合蛋白与宿主作用。Tipα 可以诱导 TNF-α、IL-1 等炎症因子及多种趋化因子高表达，诱发炎症，该基因缺失突变体诱导 TNF-α 表达及细胞转化能力明显下降。同时该蛋白可以在 Ras 蛋白的协同作用下发挥强大的肿瘤启动激活作用，其机制与核因子 κB 相关。近年来研究进一步发现 Tipα 与细胞表面的核仁素靶向结合，通过穿梭机制将 Tipα 蛋白从细胞膜转移入细胞核激活 NF-κB 信号转导通路，从而调控 TNF-α 的表达及诱导细胞转化。根据 Tipα 的存在，H. Pylori 形成了新的分类方法：CagPAI+Tipα+；CagPAI+Tipα-；CagPAI-Tipα+；CagPAI-Tipα-。Tipα 以及核仁素可能成为胃癌预防和治疗的潜在分子靶标。

4. 其他　Basak 发现 H. pylori175 是 H. pylori 分泌的蛋白，具有肽酰辅氨酰顺反式异构酶（PPIase）活性，属于 Pin1 家族，通过与 TLR-4 以及 ASK-1 相互作用，诱导胃上皮细胞凋亡；促使巨噬细胞释放 IL-6，引发胃炎；还可以诱导 VGFR 产生，增加罹患消化性溃疡及胃癌的发病风险。Gong 在浅表性胃炎-胃癌来源 H. pylori 菌株的差异基因筛选中发现 slyD 是胃癌来源菌株高拷贝基因，其编码蛋白属于 PPIase FK506 家族，体外实验表明 slyD 可能参与了细胞增殖、转化与凋亡。可能与胃癌的发生密切相关。Hoy 发现 HtrA 可以裂解细胞黏附蛋白 E-cadherin，从而扰乱上皮的屏障功能，为其他因子侵入细胞提供有利条件，可能与 CagA 具有协同作用，这可能为 H. pylori 长期定植和致病的机制提供了一个新思路，有可能成为干预治疗的靶点。

二、幽门螺杆菌感染流行病学特征

（一）H. pylori 感染的流行及地理分布

H. pylori 感染具有明显的地域差异。在发展中国家，80% 以上的人口为 H. pylori 感染阳性，其中包括了年轻人。在工业化发达国家里，H. pylori 感染率通常达到 40%，并且在儿童、青少年中感染率低于成人及老年人。在地域方面，H. pylori 感染的流行与社会经济水平，特别是儿童时期的居住情况呈负相关。在美国开展的一项对白人、黑人的队列研究探讨了当前及儿童期的社会经济水平与 H. pylori 感染的关系。研究表明，儿童期较低的社会经济水平与 H. pylori 感染的流行呈负相关，而与当前的社会经济水平无关。探索不同人群间 H. pylori 感染的差异，发现其与职业、家庭收入水平、居住状况有关。一项针对出生后在不同的社会经济水平下共同生活或分开生活的同卵及异卵双胞胎的研究，结果表明 H. pylori 感染与儿童期居住密度及家庭的低收入水平密切相关。在人群及种族之间，H. pylori 感染主要与不同的暴露因素有关，如文化背景、社会、饮食及环境因素，而与遗传因素无关。在美国不同群体中，儿童期 H. pylori 感染都与社会经济水平有关。家庭经济状况良好的 10～19 岁儿童，H. pylori 感染率为 20%，而来自低收入水平相同年龄的儿童，其感染率为 60%。一项对居住在意大利城市及乡村儿童的研究表明，在乡村居住的儿童，血清 H. pylori 的感染率明显高于城市儿童。

在亚太地区，孟加拉 H. pylori 的血清学感染率为 92%；印度为 79%，越南为 74.6%，澳大利亚为 15.1%。近几年来工业化水平升高的亚洲国家，其感染率仍高于澳大利亚。在东亚国家，中国 H. pylori 感染率为 58.07%，日本为 39.3%，韩国为 59.6%，台湾为 54.5%。在南亚国家，马来西亚感染率为 35.9%，新加坡为 31%，泰国为 57%。

根据 H. pylori 的地理来源，发现其感染跟随着人类的迁徙。最近，一项对马来西亚三个群体（马来西亚、中国、印度）的研究表明，在大多数马来西亚及印度人中，H. pylori 菌株有相同的起源，而在中国人中，其菌株来源不同。研究得出结论，在马来西亚群体中，最初是没有 H. pylori 感染的，其目前的感染是在其他群体中通过交叉感染获得的。

（二）H. pylori 感染流行趋势的变化

尽管在某些地区 H. pylori 感染率很高，但在世界范围内 H. pylori 感染呈下降趋势。例如日本松本的一项研究表明，从 1986～1994 年间，9～70 岁年龄中 H. pylori 感染率下降了 20%。对俄罗斯圣彼得堡居住的儿童进行了两项研究。第一项研究在 1995 年开展，第二项研究是在十年后，采用 ELISA 方法，检测 H. pylori-IgG 水平，评价 H. pylori 的感染状况。研究表明在 1995 年，H. pylori 的感染率为 44%，十年后下降到 13%。在两项研究中，感染率都随年龄而提高。在 1995 年，5 岁以下儿童 H. pylori 感染率为 30%，十年后相同年龄组感染率仅为 2%。

目前的研究表明，在工业化国家里，H. pylori 感染的年龄校正流行呈下降趋势，这与儿童时期生活条件的改善、感染减少有关。尽管 H. pylori 感染是慢性的，而且可能是终生的。1992 年就有利用血清学检测的报道发现在发达及发展中国家，其有自发性下降的趋势，并且利用呼气实验及组织学检测得到进一步的证实。另一项队列研究，对 212 名居住在相同社区，在相同学校就读白人、黑人儿童进行研究，表明在两个种族之间 H. pylori 的感染模式存在差异。在 7～9 岁儿童中，19% 有 H. pylori 感染（占黑人的 40%，占白人的 11%）。观察 12 年后，更多的黑人儿童持续感染（也可能是再次感染）而白人儿童的感染减少了 50%。这表明在黑人儿童中，H. pylori 高感染率及低清除率可能由于其医疗设施及更多的暴露于感染环境有关。

在日本山区儿童及成人中进行了一项队列研究，评价了 9 年间 H. pylori 感染的血清流行病学趋势。在同一时期，相同人群中，利用横断面调查也比较了血清学结果。研究也发现，H. pylori 感染的消失率高于其获得率，相同的研究结果在两个横断面研究中得到证实。特别值得提到的是，在每个年龄组中 H. pylori 感染都呈下降趋势。在观察期 H. pylori 感染率的下降并不表明在儿童期获得感染情况的变化，而表明了 H. pylori 感染的丢失。与获得感染相比高度的感染丢失可能与一代代生活条件的改善有关，或者与医疗条件改善，利用抗生素治疗其他疾病有关。

（三）H. pylori 感染的传播

到目前为止，H. pylori 的确切传播方式仍有争论。大量研究证实，人与人之间的传播是通过粪-口途径及口-口途径。大多数研究结果认为，传播是在家庭范围内进行的。一项研究调查了 41 个家庭 H. pylori 的感染状况。在公布 H. pylori 检测结果之前，选出父母之一作为先证者。研究结果表明，如果先证者为阳性，家庭中子女及配偶均为阳性。如果先证者为阴性，那么子女及配偶也多为阴性。无论先证者是父亲或是母亲结果没有差异。因此，密切的接触及家庭卫生状况是产生 H. pylori 感染差异的重要原因。另一项研究利用 PCR 为基础的 RAPD 指纹检测了 11 个家庭 32 名成员中 H. pylori 基因组的同源性。结果证实，H. pylori 是在家庭内传播的，强烈地支持 H. pylori 在人与人之间的传播是一种最根本的途径。也有报道，H. pylori 在兄弟姐妹间是按照出生顺序传播的。对哥伦比亚乡村 2 ~ 9 岁 684 名儿童的研究发现，随年龄的提高，感染的危险性随之提高。研究结果表明，H. pylori 更易在年龄接近的兄弟姐妹间传播，由年龄大的向年龄小的传播。因此，H. pylori 的传播是暴露在感染环境下的人与人间的传播。

H. pylori 的口口途径传播是基于其能够在胃液中生存，能通过返流或呕吐到达口腔。早期研究报道，可以从呕吐物中培养 H. pylori，表明 H. pylori 可以通过胃肠道疾病特别是呕吐物传播。无论是粪口途径还是口口途径，H. pylori 的传播方式都使其从感染患者向医务人员传播成为可能，特别是内镜医生。在内镜医生中感染危险性提高的报道目前还有争议，有的报道无增高，有的报道有 5 倍增高。

通过污染的食物及水传播 H. pylori 也存在争议。秘鲁和哈萨克斯坦研究发现，污染的水可能是 H. pylori 传播的危险因素之一。一项研究对 10 ~ 60 岁无症状个体家庭环境的各个方面及水情况进行的研究，得出结论 H. pylori 感染是通过水传播的，降低 H. pylori 的传播率需要全面地提高环境卫生，包括废水处理，清洁水源，食物安全，以及改善家庭卫生状况。印度的一项研究检测了 500 例年龄从 30 到 79 岁的成人，每例收集了三块黏膜以评价 H. pylori 的感染状况。利用 PCR 方法检测 H. pylori 16srRNA，喝井水的人 H. pylori 感染率为 92%，喝自来水的人 H. pylori 感染率为 75%。H. pylori 感染率在饮水结晶指数低的人群中为 88%，在饮水结晶指数高的人群中为 33%。也有研究表明，H. pylori 感染的传播可以通过饮用加热水而大范围降低。目前，还没有从环境特别是从饮用水中，培养出有活力的 H. pylori 的有效方法，阻碍了对 H. pylori 真正流行病学及危险性的评价。日本的一项研究发现，儿童最常饮用的牛奶中，有 H. pylori 的存在。采用半槽式 PCR、培养及电镜的方法，可以从原料奶中培养出 H. pylori，而不能从巴士灭菌奶中培养出 H. pylori。

三、幽门螺杆菌相关性胃疾病

自从 Marshall 和 Warren 发现 H. pylori 以来，人们已经认识到 H. pylori 感染可以导致多种上消化道疾病，如胃炎（gastritis，78% ~ 82%）、消化性溃疡（peptic ulcer，10% ~ 20%）、胃腺癌（gastritic adenocarcinoma，1% ~ 2%）及胃黏膜相关性淋巴组织淋巴瘤（mucoso-associated lymphoid tissue，MALT）（<1%）。这些发现不仅仅提高了人们对胃疾病诊治的认识，也为了解慢性感染性疾病的致病机制提供了有价值的线索。在过去的 20 年里，人们已经将 H. pylori 感染与胃癌发生建立联系，1994 年，国际癌症机构将其定义为 I 类致癌因子。

（一）H. pylori 相关性胃炎

胃炎指胃黏膜炎症反应。胃炎可分为急性胃炎和慢性胃炎两种。H. pylori 定植可导致胃窦及胃体黏膜内中性粒细胞、单核细胞、淋巴细胞的浸润，导致急、慢性胃炎的发生。

1. 急性胃炎 有关急性期感染的数据很少，最近，人们建立了 H. pylori 人感染模型，利用 H. pylori 特征明确的实验株感染健康志愿者，建立急性期感染的对照研究。这些研究发现，H. pylori 急性定植感染与短暂的非特异性消化不良，如饱胀、恶心、呕吐以及近端、远端或全胃黏膜重度炎症有关。在这一阶段通常伴有胃酸减少，将会持续数月。目前还不清楚是否 H. pylori 最初的定植能够自发清除或者导致胃炎的发生及其发生频率如何。对儿童患者利用血清或呼气实验的随访研究表明，这一年龄段感染 H. pylori 可以自发消失。这种现象在成人患者中或某些特殊情况下如萎缩性胃炎中并未出现。然而，对同卵双生研究表明，无论他们是否生活在一起，其 H. pylori 感染水平存在一致性。这样的一致性在异卵双生个体中并未发现。这些结果表明，一些个体容易引发 H. pylori 定植，而其他个体能够防止 H. pylori 定植或清除 H. pylori 定植。在许多发展中国家，年轻人中 H. pylori 的暴露水平很高，然而一些个体却不会发生 H. pylori 的长期定植感染也支持上述观点。

2. 慢性胃炎 当 H. pylori 定植感染持续存在，胃酸分泌水平与胃炎的分布之间存在密切的相关关系。这种相关关系有赖于胃酸对细菌生长的影响及在胃酸分泌调控下细菌生长和黏膜炎症反应之间的相互作用。这种相互作用决定 H. pylori 感染的临床结局是非常重要的。在基础胃酸分泌情况下，H. pylori 主要定植于患者胃窦部，此处负责泌酸的壁细胞很少。这种定植模式与胃窦为主的炎症有关。这类患者的胃体黏膜标本主要表现为慢性非活跃型炎症及数量很少的 H. pylori 表层定植。无论何种原因造成的胃酸分泌受损的患者，在胃窦及胃体均有相同的细菌分布，胃体部 H. pylori 与黏膜接触的更为紧密，导致以胃体为主的全胃胃炎。胃酸分泌的减少可能是由于萎缩性胃炎导致的壁细胞数目的减少，也可能是酸分泌能力完整而壁细胞功能受到了抑制，如迷走神经离断或抑酸药物的使用，特别是质子泵抑制剂 PPI。结果表现为激活了的胃体部急性炎症反应进一步加重了低酸，因为局部的炎症因子，如 IL-1β，对胃壁细胞功能具有强力的抑制作用。有多项研究支持这种现象。首先，H. pylori 胃体胃炎常常伴有低酸，H. pylori 根除治疗通常会引起胃酸分泌的增高。其次，H. pylori 胃体胃炎可以增加 PPIs 的抑酸效果。因此，H. pylori 阳性胃食管返流性疾病（gastroesophageal reflux disease，GERD）患者对 PPI 治疗的反应性早于症状的改变及食管炎的愈合，然而这种影响作用很小，这就意味着对于 GERD 患者 PPI 治疗剂量的判定通常不需要考虑 H. pylori 水平。第三方面支持急性胃体胃炎胃酸抑制的作用与来自最近的研究，携带有促炎因子多态型的个体发生胃体为主的全胃炎的风险性更高，并可以进一步发展成为肠化生、萎缩性胃炎甚至胃癌。

过去几年中，不断有证据表明 H. pylori 和自身免疫胃炎之间存在潜在的关联。通常推测产生这种关联的主要原因为 H. pylori 感染触发自身免疫性疾病，最终发展成为自体免疫胃炎和恶性贫血。在这种假设中，分子模拟起着核心的作用，即 H. pylori 抗原和宿主胃黏膜自身抗原之间存在交叉反应，导致自身免疫过程。然而，H. pylori 长期感染与恶性贫血之间的因果联系并未得到证实，其原因为在萎缩性胃炎中 H. pylori 定植减少甚至消失、H. pylori 根除几年后血清学检测为阴性、自身免疫性胃炎的发病率较低，以及自身免疫性胃炎早期并无明显症状进而影响了疾病的诊断。二者相关性有待于进一步大规模 H. pylori 阳性患者的队列研究加以评价。

（二）H. pylori 与功能性消化不良（FD）

功能性消化不良（Fuccienal dyspepsia，FD）是一种常见的普通疾病，在美国及西方国家里，约有 25% 的成人有消化不良症状，这其中少于一半的患者寻求医学治疗，消化不良占初诊患者的 5%。有证据表明 H. pylori 感染与功能性消化不良有关，但是二者之间的确切关系仍然不明。H. pylori 根除治疗对于功能性消化不良是否有效仍有争议。有学者综述发现，H. pylori 根除对消化不良症状有微弱的、有统计学意义的改善。美国胃肠病学会及欧洲共识推荐对轻度的、未经治疗的年轻消化不良患者采用“检查和治疗策略”（test and treatment Strategy）。对 H. pylori 感染的诊断性检查比胃镜检查费用低廉。然而在美国的许多地区，消化不良呈下降趋势，经济学模型研究表明处理消化不良的费-效比最合理的方法为经验性抑酸治疗。

（三）H. pylori 与消化性溃疡（PUD）

消化性溃疡，包括胃及十二指肠溃疡，是一种常见的疾病，每年影响数亿人口的健康，导致严重的经济负担。胃溃疡主要发生在体窦交界处小弯侧，十二指肠溃疡通常发生在十二指肠球部或幽门部。两种溃疡均被定义为黏膜缺损小于 0. 5cm 且穿透黏膜肌层。在大多数西方国家里，十二指肠溃疡发病率高于胃溃疡，而胃溃疡的死亡率则更高。在日本，胃溃疡的发病率及死亡率均高于十二指肠溃疡。引起消化性溃疡的两个最重要原因包括，H. pylori 感染和非甾体类抗炎药（Nonsteroidal Anti-inflammatory drugs，NSAIDS）。大约 90% 的消化性溃疡归因于这两种因素。有充足的证据表明 H. pylori 能够直接引起胃及十二指肠黏膜的损伤，而 NSAIDs 通过扰乱黏膜的防御机制间接促进了黏膜损伤。据估计，H. pylori 阳性患者发生消化性溃疡的危险性为 15%～20%。最近的流行病学研究表明消化性溃疡有明显下降趋势，其原因可能为 H. pylori 感染率的下降及有效的抗生素的治疗。

消化性溃疡最严重并发症为出血，占 H. pylori 相关性 PUD 的 10%～20%，是非静脉曲张性上消化道出血最重要的原因。最近的国际会议推荐对消化性溃疡出血患者要检查 H. pylori 感染情况，阳性患者需要进行根除治疗，并需进行随访以确定根除效果。

（四）H. pylori 与胃癌（GC）

早在 1994 年，国际癌症机构已将 H. pylori 定义为 I 类致癌因子。目前，已有 1000 多篇文献报道了 H. pylori 与胃癌发生有关，这些研究包括观察性研究，如生态学、病例-对照及队列研究，H. pylori 根除的临床实验研究，病理研究及动物模型研究等。在人类观察性研究中，病例-对照研究表明 H. pylori 感染与癌症的相关危险度很低（仅升高 1. 8 倍）。目前认为，这些研究可能低估了真正的危险性，因为在胃黏膜发生恶性转化时，H. pylori 定植减少。利用 meta 分析的巢式病例对照研究表明，H. pylori 导致胃癌的相对危险度很高。H. pylori 感染与胃癌相关性的最引人注目的观察证据来自于纵向的队列研究。在日本进行的一项大规模前瞻性实验研究发现，1 246 例 H. pylori 感染者中，36 例发展为胃癌，而 280 非感染对照组中无一例发展为胃癌（相对危险度 OR 无限大）。对 1 225 例台湾患者的前瞻性研究证实了这种“无限大”的相对危险度（$P<0.015$）。并非所有患者感染的 H. pylori 都相同，因此增加了流行病学研究的复杂性。具有抗 H. pylori CagA 蛋白抗体的个体发生胃癌的危险性更高。Meta 分析结果表明，CagA 阳性比 CagA 阴性菌株发生非胃窦性癌的风险提高 2

倍。胃癌与 H. pylori 的多样性相似，也有两种主要的类型：肠型和弥漫型。尽管有报道 H. pylori 与两种组织学类型的肿瘤都有关，CagA 能够明显提高肠型胃癌发生的危险性，因为肠型胃癌是从炎症、萎缩性胃炎、肠化发展起来的，而与弥漫型胃癌不相关，因为后者可能是从 E-cadherin 突变的干细胞发展起来的。

H. pylori 引起胃癌的决定性实验证据落后于观察性研究结果，原因在于这些实验性研究很难开展。通过根除 H. pylori 进行的肿瘤二级预防随机临床对照实验需要大量的患者及长期的随访时间。为了克服这一问题，大量的研究者利用胃癌前病变（如多位点的萎缩及肠化）作为替代评价 H. pylori 根除对恶性进程的影响。总的来说，这些结果表明 H. pylori 根除能够改善癌前病变，尽管改变是很缓慢的，且并非在每个个体均能看到。在一些研究中，尽管根除 H. pylori，一些实质性的癌前状态仍会继续恶化。更为复杂的是，一项有关胃癌的随机临床实验直至完成时也未观察到 H. pylori 根除与疾病预防之间有明显的关系，尽管在无癌前状态的年轻患者中趋势向好。与之相反，在日本对 544 名患者的一项随机开放标签实验中，在接受“辅助性”H. pylori 根除的内镜下切除的早期胃癌患者中，二次复发率低于没有接受辅助性治疗患者（OR=0.35，95% CI：间 0.16～0.78）。因此，尽管来自人类的实验数据很少，这些研究结果支持 H. pylori 与胃癌有关，根除治疗能够提供帮助。基于上述这些观察性及实验性的研究结果，人们得出结论 H. pylori 在人群中对胃癌的归因危险度为 0.75。

（五）H. pylori 与黏膜相关性淋巴组织淋巴瘤（MALT）

所有 H. pylori 感染者发生 MALT 淋巴瘤的危险性升高。大多数 MALT 淋巴瘤患者为 H. pylori 感染者。在少数病例中，来自这些黏膜组织的单克隆 B 细胞通过慢性 T 细胞来源的抗原刺激可以增殖形成 MALT 淋巴瘤。在 H. pylori 感染者中 MALT 淋巴瘤的发生占所有感染者的 1%，但是由于诊断的争议，以及这种疾病相对少见，尚没有得到确切的数据。胃癌，由于其为不可逆性病变，通过根除 H. pylori 并不能够获得根除性治疗，而在 MALT 淋巴瘤中，根除细菌感染能够使 60%～80% 的 I 期低级别 MALT 淋巴瘤患者完全缓解。然而，在 H. pylori 根除后完全缓解的病人中有 10%～35% 的病人会再发，因此对这些人群实施长期随访观察是必要的。在个别患者中，MALT 再发可能是由于染色体（11；18）（q21；q21）出现易位，产生 API2-MALT1 融合基因有关。API2 参与了凋亡途径，融合基因的产生导致了凋亡的抑制。一些研究表明，带有这种融合基因的 MALT 淋巴瘤患者对 H. pylori 根除治疗很少或基本无应答。尽管存在这些现象，在马斯特里赫特Ⅳ中依然推荐 H. pylori 根除治疗为 MALT 淋巴瘤的一线选择。

（六）胃食管返流性疾病（GERD）

GERD 与 H. pylori 感染的关系一直是悬而未决的，因为在 H. pylori 阳性与阴性患者中 GERD 的发生频率相同。尽管存在争议，人们观察到在 GERD 患者中细菌的感染率低，并且在根除 H. pylori 的患者中 GERD 发病率提高，表明细菌对 GERD 存在保护作用。而且，H. pylori 感染诱导的胃体胃炎减少了胃酸的分泌，因此可以防止 GERD 的发生。然而，冲突的证据依然存在，例如有研究表明，H. pylori 根除对 GERD 新发病例或对已有病例在疾病缓解期病情加重均没有关系。H. pylori 与 GERD 之间这种负相关关系是否真实存在，在得到科学性结论之前尚需做进一步的深入研究。

（七）H. pylori 与胃外疾病

Gasbarrini 及其同事最早报道了 H. pylori 在特发性血小板减少性紫癜（idiopathic thrombocytic purpura，ITP）中的可能作用。后续研究表明，ITP 患者血小板数在根除 H. pylori 后可以恢复到正常水平。而且，对 H. pylori 根除治疗有效果的患者抗 CagA 抗体滴度水平明显低于无反应患者，表明 CagA 在 ITP 致病机制中的作用。

大量研究也表明 H. pylori 感染与另一种胃外疾病缺铁性贫血（iron deficiency anemia，IDA）有关。在不明原因的 IDA 患者中 H. pylori 的感染率很高，H. pylori 根除治疗后患者血红蛋白水平趋于正常。尽管血清转铁蛋白（transferrin）和铁水平正常，在 H. pylori 感染的儿童中血清转铁蛋白受体（sTFR）水平明显升高，表明 H. pylori 感染可能与 sTFR 水平更相关。

与 GERD 类似，研究表明 H. pylori 感染与哮喘、过敏及遗传性过敏症呈负相关。在无遗传过敏倾向的儿童中，H. pylori 感染与湿疹呈负相关。而且，由于在儿童期微生物暴露的减少可导致遗传性过敏症提高，在诊断为上述疾病患者中是否应当根除 H. pylori 依然存在争议。

四、幽门螺杆菌致胃黏膜癌变机制

目前，胃癌是唯一被认为与细菌感染有关的人类恶性肿瘤。1994 年国际癌症研究机构（IARC）得出结论："有充足的证据表明，人类 H. pylori 感染是主要的致癌因素"；"实验动物研究结论尚不足以支持感染 H. pylori 可以引起癌变发生"。之后，人们一直在寻找 H. pylori 引起胃癌变的实验证据，特别是利用蒙古沙土鼠模型。2009 年，IARC 对实验证据进行了重新评估，认为 H. pylori 是胃腺癌及胃黏膜相关性淋巴组织淋巴瘤（MALT）的主要病因。

（一）H. pylori 相关炎症反应介导胃黏膜癌变

尽管 H. pylori 诱导胃癌变发生的可能机制目前并不清楚，目前研究认为，炎症是最重要的致癌变因素。H. pylori 诱导的炎症可以提高氧自由基水平，促进细胞凋亡、坏死及细胞增殖。除此之外，H. pylori 还可以在体内、外减弱 DNA 修复能力。H. pylori 诱导的炎症反应作为胃癌发生的危险因素受以下三方面证据的支持。首先，H. pylori 诱导的炎症反应越重，发生恶变的可能性越大；其次，具有促炎性细胞因子多态的宿主胃癌发生风险增高；第三，非甾体类抗炎药物能够降低胃癌发生风险。

炎症与肿瘤关系的提出最早可以追溯到 1863 年 Virchow 提出的肿瘤起源于慢性炎症部位的假说。今天，尽管人们已经认识到了炎症与肿瘤的关系，但其机制仍然不清楚。慢性炎症可以导致氧化应激损伤，白细胞增多，其他巨噬细胞产生活性氧，进而提高增殖细胞发生突变的风险。在感染 H. pylori 6 个月的转基因鼠模型中，可以看到突变率有明显提高。小鼠感染鼠相关的 H. felis 螺杆菌研究发现，骨间充质来源细胞（BMDCs）移植到慢性炎症部位——特别是组织损伤的部位，能够诱导过量的凋亡及毁灭内源性组织干细胞。在有炎症的胃部，BMDCs 细胞可以恶化为腺癌。

位于人 IL1B 基因启动子区多态与 IL-1β 高表达有关（一种前炎症性细胞因子与抑酸特性有关），提高了发生萎缩性胃炎及胃腺癌的风险。这种关系仅仅出现在 H. pylori 感染人群，提示宿主与环境相互作用的重要性及炎症在癌变过程中的重要性。最近实验研究发现，在壁细胞过表达人 IL-1β 的转基因小鼠，一年后能自发地发展成为胃炎及不典型增生，当其感染 H. felis 后可以进一步发展为胃癌。

除 IL-1β 外,高表达 TNFα 多态(一种促炎性细胞因子)也能够提高胃癌风险。Oguma 等人,近期研究发现在胃癌中 TNFα 表达与异常 β-catenin 信号有关。他们利用过表达 WNT1 的转基因鼠,发现在胃上皮细胞内 WNT1 受角蛋白-19(K19-Wnt1)启动子的调控,这些鼠可以发展成为胃不典型增生。在不典型增生的部位,胃上皮细胞核内出现 β-catenin,细胞周围有巨噬细胞浸润。体外实验研究发现,激活巨噬细胞的条件性培养基诱导了胃上皮细胞的 β-catenin 信号,通过抑制 TNFα 而使信号减弱。TNFα 能够诱导 AKT 的磷酸化及 GSK3β 的磷酸化,释放 β-catenin 转位入核。利用 H. felis 感染 K19-Wnt1 鼠再现了实验结果,能够导致巨噬细胞的浸润,β-catenin 在增殖细胞内的累积。H. felis 感染能够导致壁细胞的缺失,这些细胞是胃腺体上皮细胞分化所需的。这些结果形成了一个模型,微生物诱导的胃炎通过 Wnt 介导的途径促进了胃上皮的高增殖及异常分化。

与炎症有关的氧化应激损伤在胃癌变中发挥重要作用,包括对蛋白质、脂类、DNA 的损伤,能够导致细胞周期的改变,提高细胞死亡。炎症可以导致氧化应激损伤,例如:①细菌产生的超氧化物;②细菌诱导胃上皮细胞产生活性氧;③H. pylori 感染可以降低天然的抗氧化剂维生素 C 水平。炎症可以刺激产生几种来源的活性氧包括:白细胞释放活性氧及活性氮物质;TNF-α 通过提高活性氧发挥作用;由 H. pylori 激活的淋巴细胞释放活性氧。人类研究表明,在感染患者的胃黏膜可以累积活性氧,可以提高 DNA 氧化损伤水平。体外研究表明,由炎症诱导的氧化应激能够导致与细胞增殖,癌变,细胞骨架功能及细胞防御机制有关的蛋白质改变。上皮细胞对氧化应激反应的一个很重要的决定因素为 DNA 修复酶——脱嘌呤嘧啶内切核酸酶(AP endonuclease-1)。最近研究表明,在 H. pylori 感染及诱导氧化应激时其表达水平升高。这种酶在 H. pylori 诱导的细胞信号中发挥重要作用。一项间接的流行病学证据表明氧化应激在胃癌变中发挥重要作用,大量的抗氧化饮食如新鲜水果和蔬菜,能够降低胃癌及不典型增生的风险。哥伦比亚一项给予抗氧化剂的干预实验研究表明,抗氧化剂对胃黏膜的保护作用等同于 H. pylori 根除治疗。来自日本的一项相似的研究表明,补充 VitC 能够抑制萎缩性胃炎的进展。

慢性炎症能够促进凋亡,剩余的组织可以产生代偿性的增殖反应。细胞增殖与凋亡的动态平衡对于维持内环境的稳定是非常重要的。凋亡降低及增殖提高有利于胃癌变的发生。异常细胞的持续性生长有利于基因突变的累积,进而导致肿瘤的发生。已有文献报道,在 H. pylori 感染时胃上皮细胞存在细胞增殖率的提高及凋亡指数的降低。调控细胞周期相关基因的转录因子 c-fos 表达水平在 H. pylori 感染黏膜高于正常或癌前病变黏膜。COX-2 能够干扰细胞增殖与凋亡的平衡在 H. pylori 相关黏膜中也存在异常表达。COX-2 的过表达出现在 H. pylori 阳性胃炎中,也出现在癌前病变,萎缩性胃炎及肠化和胃癌中,表明 COX-2 在胃癌变早期即发挥作用。

(二) H. pylori 毒力因子促进胃黏膜癌变

H. pylori 菌株之间存在巨大变异,遗传学的改变是通过基因内部变化,如点突变,重组,链错配,及基因内部的重组产生的。通过利用 16S rRNA PCR 及高通量测序分析表明,H. pylori 在胃内并非唯一生存的微生物,而是作为胃微生态系统中的一员。尽管 H. pylori 作为胃内的一种优势性物种,其他微生物的出现为其提供了遗传资源库,促进 H. pylori 新物种特性的产生,可能影响了胃癌变的发生发展。大量研究证实,多种 H. pylori 毒力因子参与了胃癌变过程。

1. H. pylori 空泡毒素(vacuolating cytotoxin A, VacA)　H. pylori vacA 基因编码 VacA 蛋白,可以使培养上皮细胞空泡变性,也刺激了胃上皮细胞的凋亡。短暂表达 VacA p33 结构域或全长 VacA 可以诱导线粒体细胞色素 C 的释放,导致 caspase3 的激活,包含 s1 信号区等位基因的 VacA 蛋白与 s2 等位基因或 VacA 突变缺失疏水性氨基末端的 VacA 蛋白相比可以诱导高水平的细胞凋亡。VacA 也可以影响宿主免疫反应,导致细菌持续定植,提高细胞发生转化的风险。VacA 能够与整合素 β_2 结合,通过抑制 Ca^{2+} 流动,下调 Ca^{2+} 依赖性磷酸酶,干扰 IL-2 介导的信号途径,阻止抗原依赖的转化 T 细胞的增殖,进而抑制激活 T 细胞的核转录因子及其靶基因 IL-2、高亲和性 IL-2 受体 α 的激活(IL2RA)。VacA 对人原代 $CD4^+$ T 细胞的影响不同于转化 T 细胞,能够抑制 IL-2 诱导的细胞周期的进程,以 NFAT-非依赖的方式抑制细胞增殖。总体来说这些结果表明,VacA 抑制了由细菌抗原激活的 T 细胞,从而使 H. pylori 能够逃避宿主免疫反应。

大多数有关 VacA 与胃癌之间的联系证据来自于流行病学调查。体外研究发现,表达有活性 VacA 菌株比无活性 VacA 菌株发生胃癌的危险性更高。这种关系与目前发现的 vacA 基因型的分布一致。在远端胃癌高发的地区,如哥伦比亚和日本,大多数 H. pylori 菌株包含 vacA s1 和 m1 等位基因。相比之下,动物研究获得了混淆的结果,一些学者认为 VacA 提高了 H. pylori 的定植能力,诱导了胃的损伤,然而其他学者并未得出这样的结论。利用动物模型系统评价 VacA 的作用存在局限性,例如,人 T 细胞对 VacA 敏感,而鼠对其不敏感。由于这些毒力因子是作为一个整体共同存在于 H. pylori 菌株的,仅仅从流行病学研究数据判定哪种细菌因素对胃疾病结局贡献最大是很困难的。

2. 外膜蛋白(outer membrane proteins, OMPs)　H. pylori 可以表达多种 OMPs,它们可以结合胃上皮细胞表面特定的受体。BabA,是高度保守的 OMPs 家族成员之一,能够黏附胃上皮细胞表面的 Lewis 抗原 Le^b(又称 MUC5AC);H. pylori babA2 菌株能够提高胃癌的危险性。唾液酸结合黏附素(sialic acid-binding Adhesion, SabA)能够结合唾液酸化的 lewis x 抗原(Le^x,又称 FUT4),它是一个已知的肿瘤抗原,胃不典型增生的标志物,在胃黏膜出现炎症时上调。对人类 lewis 抗原的进一步研究发现,H. pylori 脂多糖(LPS)O 抗原包含多种人类的 lewis 抗原,包括,Le^x,Le^y(又称 FUT3),Le^a and Le^b;并且失活 Le^x 和 Le^y 编码基因能够阻止 H. pylori 定植于小鼠。大约 85% H. pylori 临床分离株能够表达 Le^x 和 Le^y,尽管两种都可以被检测到,但仅有一种是占主导地位的。体外研究发现,H. pylori lewis 抗原能够发生相位转变。利用猕猴或鼠的体内研究表明,定植细菌的 Lewis 抗原表达模式随宿主的表达模式而改变。在表达 Le^b 的转基因鼠或野生型鼠中,喂食表达 Le^x 和 Le^y 的 H. pylori 菌株,仅仅恢复表达 Le^b 的菌株能够定植,推测这种转变是由半乳糖苷转移酶介导的。这些结果表明 Lewis 有利于分子模拟,通过细菌与宿主共同的表位防止抗体的产生,使 H. pylori 逃避宿主的免疫系统。

OipA 最初被认为是炎症反应诱导蛋白,基于 oipA 异构体突变能够减少胃上皮细胞 IL-8 的产生。体内利用胃黏膜标本的实验研究也表明,功能性的 oipA 与胃黏膜高表达 IL-8 有关。动物实验研究表明,OipA 在细菌胃黏膜定植方面发挥作用。在利用鼠感染 H. pylori 野生株 CPY2052 及 oipA 突变株实验中,与野生株相比,感染突变株的小鼠,细菌胃内定植密度减少。在蒙古沙土鼠的一项研究中,TN2 野生型 H. pylori oipA 突变株不引起感染。相比之下,野生型 H. pylori 菌株 7. 13 的 oipA 突变株可以引起动物感染。然而,感染 oipA 突变菌株的动物都不发展为胃癌,而感染野生型菌株的动物有 27% 发展为胃癌。这些动物研究表明，OipA 在胃癌发生中具有毒力作用。

3. cag 毒力基因岛 另一个影响致病性的 H. pylori 菌株特异性物质为 cag 毒力基因岛，cag+与 cag-菌株相比能够明显提高远端胃癌的危险性。在 cag 致病岛上的编码基因能够形成输出微生物蛋白质的Ⅳ型分泌系统（T4SS）。致病岛的末端基因产物 CagA 可以通过 T4SS 进入宿主细胞内，进而被磷酸化。鼠转基因表达 CagA 能够诱导胃上皮细胞增殖，发生癌变，CagA 在体内外均能减弱凋亡，提示其可能为细菌的一种癌蛋白。

1990 年首次报道了在 cagA 第二重复区 EPIYA 序列的数量与胃癌有关。在西方国家，感染携带多个 EPIYA-C 片段菌株的个体胃癌发病率高于携带一个 EPIYA-C 片段的个体（即 ABCCC 与 ABC 比较）。然而，几乎所有的东亚菌株都包含一个 EPIYA-D 片段，因此仅仅考虑重复片段在东亚地区区分胃炎与胃癌是很困难的。考虑到重复片段的功能，在重复区带有大量 EPIYA 片段的 H. pylori 菌株可能对酸的抗性弱。这样的结论似乎表明，包含多个 EPIYA 片段的 H. pylori 菌株能够在低胃酸分泌的萎缩性胃炎或胃癌条件下生存。果真如此的话，多 EPIYA 片段的菌株仅仅在萎缩开始后才能流行，而非引起萎缩的原因，可能是萎缩作用的结果。

此外，也有研究表明恶性肿瘤更多见于东亚型 CagA 菌株的转基因小鼠，而非西方型 CagA 菌株的转基因小鼠。体内研究发现，东亚型 CagA 比西方型 CagA 致癌性更强。然而，在这些转基因小鼠模型中，胃癌的发生并未经历炎症过程，而且在其他胃外脏器也发生恶性肿瘤，说明这种模型并不一定适用于人类疾病。

尽管上述 H. pylori 自身因素在致胃癌变发生过程作用非常重要，但它们仅仅为 H. pylori 致病因素的一部分。首先，由于 H. pylori 由 1600 个基因组成，还可能存在其他的致病基因。其次，胃癌的发病率随环境因素如饮食（盐的摄入量）或移民等变化明显。宿主因素（如 IL-1 多态性）及感染的耐受（早期感染与十二指肠溃疡，晚期感染与胃癌），也是决定是否癌变的重要因素，这些不同的因素之间在疾病发生发展过程中是相互作用的。

（三）H. pylori 感染引起表观遗传学改变导致胃黏膜癌变

表观遗传学变化通常包括 4 类，即 DNA 甲基化、组蛋白修饰、染色体重塑、microRNA。H. pylori 感染可以诱导胃黏膜大量基因启动子异常甲基化，包括细胞生长相关基因 p16（INK4a），p14（ARF）和 APC；DNA 修复基因 hMLH1，BRCA1 和 MGMT；细胞黏附基因 E-cadherin；以及其他基因如 LOX，FLNC，HRASLS，AND1，THBD 和 p41ARC，这些基因甲基化多发生在胃癌患者中。在 H. pylori 感染个体中，基因甲基化水平升高，细菌根除后甲基化水平下降，表明甲基化水平的变化是由于细菌感染引起的。基因异常甲基化可以作为肿瘤早期及进展期阶段主要的分子事件，高水平甲基化在肿瘤晚期发生频率更高。胃癌组织中与非癌组织相比也存在高水平的甲基化，可以用来解释 H. pylori 相关性胃癌黏膜变的机制。

近期人们研究发现，组蛋白修饰在胃癌发生发展中也具有非常重要的作用。组蛋白去乙酰酶过表达可以导致组蛋白高乙酰化，与胃癌、乳腺癌多种肿瘤发生有关。在某些肿瘤患者中，过表达磷酸化组蛋白 H3Ser10 与胃癌预后有关。尽管组蛋白修饰异常在炎症促发肿瘤中的作用已经被证实，H. pylori 感染水平在组蛋白修饰异常与肿瘤发生中的作用至今仍不清楚，在这一领域还有待于进一步深入研究。在鼠巨噬细胞中，H. pylori 0175 能够诱导 IL-6 启动子组蛋白 H 3S10 磷酸化，这与提高 IL-6mRNA 和蛋白质表达有关。这些结果表明，H. pylori 致病机制可能与组蛋白修饰有关。未来的研究需要进一步澄清 H. pylori 诱导的组蛋白修饰与胃癌发生之间的关系。

最近，众多研究聚焦于 H. pylori、干细胞和胃癌。一些学者认为，H. pylori 最先破坏了壁细胞，进而改变了上皮细胞的成熟过程。另一些学者认为，H. pylori 相关性炎症募集了周边的及骨髓间充质的干细胞转移到胃黏膜，进而使其转变成为肿瘤干细胞。最强有力的证据来自 Houghton 等人的实验研究，他们在 C57BL/6 小鼠中证实了胃恶性起源细胞来自于骨髓间充质干细胞。然而，Giannakis 等人研究发现，H. pylori 存在于胃干细胞内。他们进一步研究发现，来自胃癌患者的一个分离株与同一例患者未患癌 4 年前的分离株相比，与胃干细胞的关系更为密切，引起更为明显的细胞功能异常调控，表明 H. pylori 与宿主上皮细胞之间存在信号网络。最终，这种"内共生"关系可能在疾病发生发展中发挥重要作用。

五、幽门螺杆菌感染的诊断

自从 1982 年 H. pylori 被发现以来，人们发明了很多检测 H. pylori 感染的方法。除了传统的侵袭性或非侵袭性诊断方法，在 H. pylori 分子诊断方面，也建立了很多原创性的方法。

（一）侵袭性检查

1. 内镜检查　内镜方法用于体外在病变胃黏膜处可视性地检测 H. pylori。在放大 1 100 倍后，可以观察到移动的 H. pylori，为内镜下检测 H. pylori 带来了希望。Kim 等人利用内镜对 103 例患者进行分类，发现胃黏膜表面有四种模式改变：扁平，不规则，乳头状或非结构化与新悉尼分类系统的组织学胃炎比较发现 91% 的非扁平型有组织学可诊断的胃炎，而其中 96% 被证实有 H. pylori 感染。在另一项研究中，利用内镜可以将胃体分为四种类型，并与组织学结果进行相关性比较，结果发现，Ⅰ型代表正常胃黏膜，Ⅱ和Ⅲ型代表 H. pylori 感染黏膜，Ⅳ型代表萎缩黏膜。内镜检查结果的灵敏度、特异度在Ⅰ型为 92.7% 和 100%，Ⅱ、Ⅲ型总计为 100% 和 92.7%。

根据胃小凹的特点，窄带成像技术可以帮助人们区别四种不同的胃黏膜。日本对 106 例患者的研究表明，内镜检查预测 H. pylori 感染具有很好的敏感性和特异性，并且可以预测 3 型肠上皮化生（IM）。

2. 快速尿素酶检测　利用胃黏膜活检标本检测 H. pylori 感染有几种方法。活检的黏膜标本通常取自胃幽门前区，同时从胃底部取活检黏膜可以提高检测的灵敏度，特别是对于近期服用过 PPI 的患者。以尿素酶为基础的方法通常将活检黏膜放置在含有尿素及 pH 敏感性染料的溶液中。如果存在 H. pylori，尿素酶可以分解尿素产生氨，使溶液的 pH 升高，颜色发生改变。为了减少假阴性结果，做检测前也应尽量避免使用 PPI、H_2 受体拮抗剂、抗生素等。

2010 年，Vaira 等提出一项新的快速尿素酶检测（Rapid Urea Test，RUT）。这项检查可以在 5 分钟内评价黏膜是否有 H. pylori 感染。在 375 例患者中，将这种方法与两种已知的 RUT 方法，PyloriTek 和 CLO-test 进行比较，新检测方法在 1，5，60 分钟时，其灵敏度分别为（90.3%，94.5% 和 96.2%），与 PyloriTek 的灵敏度具有可比性，特异度达到 100%。而 CLO-test 方法在观察早期时间点其灵敏度不高。

3. 组织学检查　另一种利用活检黏膜诊断 H. pylori 感染的方法为常规组织学检查。如果存在 H. pylori 感染，在 HE 或 Giemsa 染色切片上可以看到呈螺旋形弯曲杆状的 H. pylori 及相关组织学病理改变。组织学检查的局限性在于诊断判定者之间的主观差异。

研究发现,胃黏膜病变为肠化、不典型增生及淋巴滤泡形成时,医生之间利用组织学方法诊断 H. pylori 感染具有良好的一致性;如病变为萎缩,医生之间诊断的一致性较差。

4. 细菌培养 尽管可以利用活检黏膜进行 H. pylori 培养并同时进行抗生素药敏实验,但是由于培养设备复杂、培养方法灵敏度差均限制了细菌培养诊断 H. pylori 的应用。过去数年里,细菌培养并未取得明显进展。然而,在比较液体培养基添加剂时发现,β 环糊精在细菌生长能力及生存能力方面,等同于胎儿牛血清。在细菌培养 72 小时也可以推迟球形体的形成。

5. 分子生物学检测

(1) 检测:采用 PCR 及 real-time PCR 方法可以进行 H. pylori 的分子检测。例如,在日本进行的一项研究,对 3 具已知 H. pylori 阳性尸体沿消化道 14 个点对 23SrDNA 进行 PCR 检测,H. pylori 经常检出的部位分别是在胃内 5 个点,十二指肠 1 个点,偶尔也在肠道内检出。68 位胆囊结石和胆囊炎患者进行了 H. pylori PCR 和培养检测:15 例标本 PCR 法证实为阳性,但培养为阴性,表明胆囊很少有细菌存在或胆汁具有抑制细菌生长的作用。

利用 real-time PCR 方法可以检测克拉霉素的抗药性及预测克拉霉素三联疗法的临床结局。与 E 试验方法比较,两种方法的一致性仅为 71. 2% ,由 real-time PCR 方法检出的耐药频率更高。由 E-test 法检出携带克拉霉素耐药株的患者中,有 55. 5% 是可以治愈的(92. 4% 是敏感的),real-time PCR 法检出携带克拉霉素耐药株的患者中,有 70. 9% 是可以治愈的(94. 5% 是敏感的)。随着人们对不同器官微生物感兴趣程度的增加,16Sr RNA 分子分析开始应用于胃部细菌感染的研究。胃炎患者与正常对照相比,共有 8 群,133 个亚群的细菌被鉴定出来,包括大量的厚壁菌门及厚壁菌门中的链球菌。Vecsei 等在 143 例儿童中应用以 23SrDNA 为基础的 real-time PCR 商品化试剂盒用来检测 H. pylori 及其克拉霉素的敏感性。结果发现,其检测 H. pylori 的敏感性,特异性分别为 83. 8% 和 98. 4% ,克拉霉素耐药性分别为 89. 2% 和 100% 。

PCR 方法也可以作为非侵袭的方法检测粪便中的 H. pylori。在一项研究中,人们利用特异性 PCR 方法检测了粪便中的 H. pylori。在 100 例患者中,22 人检测到了 H. pylori DNA,而血清学阳性者为 15 人,二者没有很好的相关性。另有 13 名患者在结肠发现有除 H. pylori 以外的其他种螺杆菌存在。

(2) 分型:除了利用 PCR,real-time PCR 方法进行分子检测外还可以用来对 H. pylori cagA,vacA s 和 m 多态及 iceA,oip 等已知毒力因子进行分子分型。例如,利用 PCR 方法对 CagA 蛋白 EPIYA 酪氨酸磷酸化基序进行分型检测,结果发现几乎所有印度人携带 EPIYA-C 型基序的菌株,几乎所有中国人携带 EPIYA-D 型基序菌株(东亚型),在马来人中,C 型(61. 5%)或 D 型(38. 5%)基序的菌株均可以见到。不同人种携带不同菌株的现象可以部分的解释马来西亚胃癌发病率高的原因。

Monstein 等利用一种新 PCR 扩增及测序技术对 cagA EPIYA 基序进行快速的分子分型。这是一个自动化的毛细管电泳和扩增测序,在 PCR 扩增时,利用 M13-和 T7-序列标签引物测序。此种方法也可以检测 H. pylori 的混合菌株。

(二) 非侵袭性检测

1. 尿素呼气实验(urea breath test,UBT) 目前使用的尿素酶呼气实验包括吸入 13C-标记或 14C-标记尿素两种方法,它们在患者体内能够被 H. pylori 产生的尿素转变为标记的二氧化碳。这种检测方法的灵敏度、特异度均可以达到95% 。

2. 粪便检查(粪抗原检测)　H. pylori 感染也可以利用多或单克隆抗体检测粪便样本中 H. pylori 特异性抗原。单克隆抗体比多克隆抗体检测更为准确,灵敏度、特异度均到达95%。无论是呼气实验还是粪抗原检测,患者至少停用 PPI 2 周以上、H_2 受体拮抗剂停用24 小时以上且 4 周内没有服用过抗生素,这些药物能够抑制感染,降低检测的灵敏度。

3. H. pylori 抗体的血清学检测　血清 H. pylori-IgG 抗体检测通常用来评价 H. pylori 感染。对血清学检测的 meta 分析结果表明,其灵敏度、特异度分别为 85% 和 79%。不同人群中血清学检测的 cutoff 值不同,检测结果通常用阳性、阴性、临界来表示。由于 H. pylori 感染是一种慢性感染,因此可以用 ELISA 方法对 IgG 抗体进行检测。马斯特里赫特共识Ⅳ指出并非所有血清学检测结果均是一致的,由于在不同试剂产品检测的准确性存在差异,只有经过验证的血清 IgG 抗体检测产品才能在临床推荐使用。商品化的检测试剂盒采用了不同的抗原提取物。有些试剂盒的准确性可以大于 90%。同时马斯特里赫特共识指出,血清学检查是唯一不受胃内局部变化影响的方法,而这些胃内的变化会导致其他检测方法的假阴性结果。这是因为 H. pylori 抗体,特别是针对特异性 CagA 抗原的抗体,不会由于细菌数量的减少或 H. pylori 在胃内消失时间的长短,如数月甚至数年而消失。但胃内 H. pylori 数量可能会因抗生素的使用,抗酸药的使用或是溃疡出血而减少,也会因组织处于癌前或癌变状态如肠化或 MALT 淋巴瘤而减少。血清学检测方法不能用来判定感染的根除情况,因为细菌感染根除后,抗体可以持续数月仍被检测到。H. pylori 血清学检测组合胃蛋白酶原Ⅰ/Ⅱ(PG Ⅰ/Ⅱ)比值,构成了诊断癌前状态的一种非侵袭性方法。Guariso 等评价了 GastroPanel(BioHit, Helsinki, Finland),即组合 PGI、II、G17、H. pylori 血清学检测对 554 名儿童进行评价,并且认为这种方法是有效的。此外,Leja 等也报道了利用 PGI/II 在 241 例患者中判定萎缩性胃炎,其灵敏度、特异度分别达到 83%,87%。Kim 等评价了 H. pylori 血清学及 PG 检测萎缩性胃炎的效果。他们得出结论,PG 水平与很多因素有关,如 H. pylori 感染水平,年龄,性别。他们建议,根据 H. pylori 水平,对 PGI/II 比值的 cutoff 值进行分层,能够更准确地检出萎缩性胃炎患者。

到目前为止,在 H. pylori 的诊断方面尚未取得突破性进展。在 H. pylori 感染呈下降趋势的地区,以活检为基础的方法,特别是组织学方法,应用越来越少。诊断技术的选择是非常关键的,可以影响检测的准确性。因此,在选择一种检测方法之前,应当明确其优缺点非常重要。

六、幽门螺杆菌感染的治疗

H. pylori 感染的治疗,是其自 20 世纪 80 年代初发现以来临床医生面临的难题。这样的挑战包括如何选择正确的抗生素组合,如何控制胃内 pH 以确保根除,如何避免抗生素耐药性的发生以及如何确保患者的依从性。作为有效的根除治疗,其根除率应该达到 80% 以上。最近,在实践中的许多最常见的方案根除率已经下降,一般是由于依从性差和抗生素耐药性共同作用的结果。为推动和规范 H. pylori 相关疾病的防治,国际和国内先后制定了若干共识意见,包括第二次亚太共识,第二次世界胃肠病学组织(WGO)发展中国家共识,第四次马斯特里赫特(Maastricht)国际共识等。我国 H. pylori 诊治共识共达成 4 次,第四次马斯特里赫特全国幽门螺杆菌(H. pylori)感染处理共识报告于 2012 年 10 月 30 日发布。

（一）一线治疗（标准三联疗法）

两个方案：质子泵抑制剂（PPI）+克拉霉素+阿莫西林及 PPI+克拉霉素+甲硝唑。由于方案中均包括克拉霉素，故在克拉霉素耐药性高的地区应用受到限制。在菌株对克拉霉素敏感的地区，根除率为 87.8%，当菌株对克拉霉素耐药时根除率仅为 18.3%。最近的马斯特里赫特指南认为克拉霉素耐药性超过 15%～20% 的地区为耐药区。我国报道的克拉霉素耐药率为 27%～38%。

（二）二线治疗

大约 20% 的患者在接受一线治疗后失败，需要进行有效的二线治疗根除 H. pylori 感染。许多公认的二线疗法当前正在使用，但最常见的是以铋剂为基础及以左氧氟沙星为基础的疗法。经典铋剂四联方案由铋剂+PPI+四环素+甲硝唑组成。WGO 共识表明，两种抗生素也可用克拉霉素+阿莫西林。其他抗生素如呋喃唑酮、左氧氟沙星也有用于铋剂四联方案。经典四联 10d 方案在欧洲多中心大样本研究中的根除率为按方案（PP）分析为 93%，按意向治疗（ITT）分析为 80%，而作为对照的标准三联方案 7d 根除率仅为 70% 和 55%。国内研究也显示，经典四联方案 10d 根除率为 89.4%（ITT）和 91.6%（PP），作为对照的标准三联方案 7d 的根除率为 63.5%（ITT）和 65.1%（PP）。标准三联方案加铋剂疗效可提高约 10%～14%。PPI+阿莫西林+呋喃唑酮+铋剂疗程 2 周，较不加铋剂的对照组疗效提高 15%～20%。

左氧氟沙星三联方案：该方案的初衷是用左氧氟沙星替代高耐药性的克拉霉素，以提高根除率。我国多中心，大样本的研究显示，左氧氟沙星三联方案 7d 作为初次治疗 PP 分析的根除率为 83%，与标准三联疗法 7d 的 78.2% 相当，疗效不够理想。此外，氟喹诺酮类药物耐药性的快速增加，限制了以左氧氟沙星为基础的 H. pylori 二线根除治疗的应用。另一个值得关注的问题是氟喹诺酮类药物的副作用。在一项 4.6 万接受左氧氟沙星治疗的患者中，有 704 例肌腱炎的报道，其他研究也报道过肝脏毒性。

（三）三线治疗

一线和二线治疗均失败的患者，首先受到质疑的是患者的依从性。解决的办法是根据临床的经验或是针对个体对抗生素的敏感性进行治疗。两个最常见的经验性用药方案为：PPI+利福平+阿莫西林或 PPI+呋喃唑酮+阿莫西林。一项针对利福平的研究发现，在治疗失败的患者中其作为二线治疗药物根除率可达 95%，作为三线或更后续治疗的根除率为 68%。另一项研究针对标准一线治疗及用铋剂为基础的二线治疗失败患者，利福平的根除率可达 79%。但是，治疗 H. pylori 感染时大量使用利福平将导致更多结核杆菌耐药株的出现。而且在治疗过程中出现过严重的骨髓毒性及眼部副作用。因此，该方案在我国并不作为推荐使用。

呋喃唑酮也是用于治疗的一个很好的选择。一项对 10 名患者的研究发现，在一线，二线及利福平治疗失败后，组合 PPI 及阿莫西林，呋喃唑酮的根除率可达 60%。当研究者将这些数据整合，研究呋喃唑酮用于三线及后续治疗失败病例时，其有效率达到 65%。

（四）序贯疗法

经典方案由两个 5d 组成：前 5d PPI+阿莫西林，后 5d PPI+克拉霉素+甲硝唑。有荟萃分析表明,序贯疗法的根除率大于90%,高于标准三联方案7d或10d的根除率,序贯疗法可在一定程度上克服克拉霉素及甲硝唑耐药,但这些研究主要在意大利进行。Maastricht Ⅳ共识推荐序贯疗法作为供选择的一线方案,但亚太共识则认为亚洲目前的资料不足以推荐序贯疗法。我国多中心、大样本研究显示,经典序贯疗法PP分析的根除率为75.2%,而作为对照的标准三联方案10d根除率为75.1%(P=0.528),序贯疗法未显示优势。

(五) 伴同疗法

将序贯疗法中的3种抗生素和PPI合起来一起服用,即伴同疗法。因此后者是前者相对应的方案。事实上,伴同疗法的出现早于序贯疗法。荟萃分析表明,伴同疗法的根除率与序贯疗法基本相同,高于标准三联方案,我国缺乏相关研究资料。

(六) 辅助治疗

辅助疗法在H. pylori根除治疗中也会提供一些帮助。益生菌可以作为一个有用的辅助治疗方法。在2008年进行的一项研究,利用益生菌根除治疗H. pylori无副作用,并且增加了根除率。然而,另一个研究发现,益生菌虽然没有增加副作用,但也没有提高根除效果及依从性。疫苗接种是一种控制H. pylori的手段,可以降低H. pylori相关性胃疾病的发生。这一方法首先于2004年在人类志愿者接种,其后进行了疫苗Ⅰ期临床试验,制造商声称疫苗是安全的,在试验早期具有免疫原性。

目前,基于上述共识意见及研究证据,结合我国国情,对Maastricht-Ⅳ共识推荐的方案在我国的适用性,刘文忠等人总结了适合我国国情的H. pylori治疗方案:①标准三联方案:应淘汰或至少不适合在我国大多数地区使用。理由:我国克拉霉素耐药率远远超过15%~20%阈值;根除率低于或远低于80%,延长疗程作用有限;四联疗法方案根除率更高。②序贯疗法:不应采用。理由:在我国多中心、大样本研究中未显示优势;铋剂四联疗法疗效更可靠。③伴同疗法:不应采用。理由:铋剂替代一种抗生素可能更妥当(减少不良反应,补救治疗时选择抗生素有更多余地);缺乏我国的资料。④左氧氟沙星三联疗法:不应采用。理由:我国左氧氟沙星耐药率已接近或超过克拉霉素;临床应用根除率不理想;联合铋剂四联疗法可能提高疗效。⑤铋剂四联疗法:无新的方案问世之前,应作为我国根除H. pylori最主要或唯一方案。理由:我国有铋剂,要充分利用铋剂在根除H. pylori中的优势(Maastrichit-Ⅳ共识强调,无铋剂时再采用序贯疗法或伴同疗法);与上述4种方案相比,根除率更高;铋剂廉价、安全性较高。

在进行H. pylori感染根除时,建立有效的和可以接受的治疗方案,是医生和病人面临的相同问题。根除率的下降需要采用以实践为基础的临床实验来解决。但是,可能的情况是,成功根除H. pylori的方法已经存在,而它们只需用得其所。人们反复强调,如果依从性好,坚持明确的治疗方案,将会获得很好的治疗效果。例如,2008年在芬兰三级转诊中心的一项研究发现,在644例患者中,如果确保患者依从性,按照马斯特里赫特指南进行标准的一线和二线治疗,及针对抗生素敏感性进行三线治疗,根除率达到100%。另一项在2009年希腊的研究发现,利用马斯特里赫特指南进行三线治疗,根除率达到98.1%。此外,2008年的研究评价了10年间,500名患者中,至少有一次根除治疗失败史者,不同治疗的有效性,并认为可以构建一个整体治疗策略,以最大限度地根除H. pylori,这一策略是以四种连续治疗为基础的。在这些研究中的关键因素是要保证治疗的依从性,以及后续方案的提供以确保彻底根除。在多中心的随访研究发现，这是非常可能的，动员病人，以实现高水平的依从性，从而确保根除率。然而，寻找新的治疗策略以克服抗生素耐药性问题也是非常重要的，同时也需要我们提高工作效率，提高患者的依从性。如果不能获得依从性，无论采用何种方法治疗 H. pylori 感染都会存在抗药性问题。

（宫月华　陈莫耶）

第二节　EB 病毒与胃癌

EB 病毒（Epstien-Barr 病毒，EBV）是一种 DNA 病毒，感染人类可引起鼻咽癌（NPC）、传染性单核细胞增多症、伯基特淋巴瘤（Burkitt lymphom a，BL）、霍奇金病、T 细胞淋巴瘤、机会性淋巴瘤等。自 Burke 于 1990 年首次报告 EBV 与胃癌相关以来，众多学者采用 PCR、DNA-ISH（DNA 原位杂交技术）及 EBER-ISH［EB（EBVaGc）编码 RNA 的原位杂交技术］，相继在淋巴上皮瘤样胃癌及其他类型的胃癌细胞中检出 EBV，1993 年 Tokunaga 等将“经 EBER-ISH 证实胃癌细胞内存在 EBV 者”定义为“EBV 相关胃癌（EBVaGC）”。几项观察结果支持 EBV 是一些胃癌的病因，包括在所有 EBV 阳性肿瘤的肿瘤细胞中一致出现 EBV 而在周围正常上皮细胞中不出现。然而 EBV 与胃癌变发生的确切作用至今仍不清楚。

一、EBV 相关胃癌的临床流行病学

（一）EBVaGC 的地域分布

早期的研究认为，EBV 检出率在不同地区、种族、性别及不同年龄之间有所差异。从地域上看，就目前为止的调查结果比较，美、日、中的阳性率为 16%：6.9%：3.6%，胃癌发生率较低的美国，其 EBVaGC 的发生率却很高（原因尚待研究）。而在我国沈阳市和长沙市之间比较，阳性率也有较大差异（6.1% 和 1.6%），表明中国人内部也存在地域的差异。在不同地区 EBVaGC 在胃癌中所占频率为 1.3% 到 20.1%，平均值为 10.0%，比例最高的为日本，可以达到 20.1%，其后为德国占 18.0%，智利占 16.8%，美国占 16.0%，最低的为巴布亚新几内亚占 1.3%，巴基斯坦占 1.9%。根据最近的一项 meta 分析结果表明，EBVaGC 占胃癌频率的汇总估计，在美国，欧洲，亚洲分别为 9.9%，9.2%，和 8.3%。因此，每年大约有 80 000 患者发展为 EBVaGC，是最为普遍的 EBV-相关性肿瘤。EBVaGC 不同于发生在局部地区的 Burkitt 淋巴瘤或鼻咽癌，是全人类普遍存在的。

墨西哥一项研究还表明环境因素可能影响 EBVaGC 的不同病理学特征。最近研究认为饮食习惯也会对 EBVaGC 的发生发展产生一定的影响。EBVaGC 患者多有高盐饮食习惯，而与吸烟等关系不大。但 Koriyama C 等通过对日本 EBVaGC 患者的研究发现，EBVaGC 与病人年龄、性别、种族、肿瘤浸润深度以及组织学类型等均无明显关系，而与胃黏膜的机械损伤有较明显的相关性。

（二）EBVaGC 的年龄性别分布

大多数研究表明 EBVaGC 的发病率没有明显的年龄相关性。然而，在墨西哥的一项研究表明，随年龄的提高，发病率提高。相反，几项研究表明，EBVaGC 的发病率随年龄提高而

降低。是否 EBVaGC 发病具有年龄依赖性以及其确切机制如何都有赖于进一步阐明。尽管 EBVaGC 与年龄的相关性尚不明确,有证据表明 EBVaGC 与男性高度相关。到目前为止,没有明确报道 EBVaGC 以女性为主的证据。在日本,EBVaGC 男性患者是女性的 3 倍。最近的一项 meta 分析结果表明,男性 EBVaGC 发病率高于女性两倍。男性患者高发的结果表明生活方式及职业因素可能对 EBVaGC 的发生有作用。性别相关的激素或免疫因素也可能会影响 EBVaGC 的发展。

(三) EBV 感染的传播

大多数研究者认为 EBV 通过唾液传播,原发性 EBV 感染主要发生在口咽部黏膜。EBV 在人类宿主的两种截然不同的生命周期:一种是产生新的感染性病毒颗粒的裂解形式,感染的 B 淋巴细胞溶解而死亡,释出病毒颗粒,繁殖出 EBV 进而感染周边上皮细胞与 B 淋巴细胞,将感染扩大;另一种是使病毒处于休眠状态的持续感染的潜伏感染的形式。EBV 已经演化出生命周期,即模仿抗原激活 B 细胞的分化途径,使病毒进入机体成为隐性感染者,作为记忆 B 细胞而保留下来生命周期。通过淋巴细胞分化的各个阶段感染细胞,EBV 能够进入适合长期潜伏的持久性和定期激活的细胞类型。然而,它存在于 B 细胞生长的各个阶段,能够感染某些上皮细胞,可以有致病性的后果,可以促进不同群体的淋巴瘤和癌的发展。也有研究发现,在淋巴瘤、鼻咽癌患者血清检出病毒 DNA,提示病毒在人体可能存在其他感染途径,如血液传染等。

二、EBV 相关胃癌的临床病理特征

EBVaGC 可以表现出一些不同的临床病理特征。除上述 EBVaGC 主要发生在男性外,EBVaGC 存在肿瘤位置和组织学类型的不同。EBVaGC 并非均匀地分布在胃内每一个部位。在胃贲门及胃体部 EBVaGC 是胃窦部 2 到 4 倍或更多。一项 meta 分析结果表明,EBVaGC 在弥漫型胃癌比肠型胃癌中更常见。EBVaGC 在弥漫型胃癌中的整体比值比为 1.745。相反,另一项 meta 分析结果表明,EBV 在弥漫型及肠型胃癌中没有差别。另一项有趣的发现是,在淋巴上皮样癌中(LELC)EBV 的感染率超过 80%。LELC 是一种特殊类型的低分化癌伴随大量淋巴细胞浸润。在这种特殊亚型中 EBV 的高感染,从某种程度上表明 EBV 可以影响肿瘤的组织学类型,在这种胃癌的发生中扮演重要角色。

早期 EBVaGC 肉眼观察多以 IIC 型为主,在溃疡边缘有稍微隆起的现象,在进展期癌多呈缓坡隆起型,貌似淋巴瘤为其特点。根据宿主细胞免疫反应 EBVaGC 可以细分为 3 个组织学亚型:淋巴上皮样癌(lymphoepithelioma-like carcinoma,LELC),克罗恩样淋巴细胞反应样癌(carcinoma with Crohn's disease-like lymphocyticreaction,CLR)和传统的胃腺癌。LELC 被定义为:①肿瘤边缘有明确的界定;②密集淋巴细胞浸润程度,即肿瘤中浸润淋巴细胞的数量大于整个肿瘤组织中肿瘤细胞;③细胞质边界模糊,有一个合胞增长方式形成不良的腺体结构;④没有结缔组织生成,特别是在胃黏膜内的阶段,LELC 显示了"花边图案"的连接和融合的肿瘤腺体组成。克罗恩病样淋巴反应(CLR)的淋巴癌定义为:①每个组织切片的肿瘤边缘有 3 个或更多淋巴细胞滤泡的生发中心的片状淋巴细胞浸润;②与肿瘤细胞数相比,淋巴细胞少;③不停地有小管或腺体形成;④很少或没有结缔组织生成;在此病理亚型,突出的特点是促纤维增生性反应比传统的腺癌少。相比 LELC 或 CLR 有更广泛的淋巴细胞浸润,传统

胃腺癌表现很少的淋巴细胞浸润,显著的结缔组织增生,很少形成具有突出的生发中心的淋巴滤泡。研究发现 EBVaGC 癌较少发生淋巴结转移,EBVaGC 中 LELC 亚型的患者表现出最好的预后和无病生存率,其次是 CLR 亚型,最差的是传统的胃腺癌。

三、EBV 相关胃癌发病机制的研究

胃癌的发生机制目前并不十分清楚,但是大多数学者认为,它是一种多因素及多阶段的发展过程。在致病生物因素中,H. pylori 是过去一段时间及当今的研究热点之一。但自 1990 年 Burke 首次报道 1 例 EBV 阳性的胃癌以来,不少学者已开始探讨 EBV 感染与胃癌的关系。

在 EBVaGC 中首先出现的分子异常是在许多癌症相关基因的启动子区 CpG 岛甲基化,使用胃癌细胞系的重组 EBV 感染的实验系统表明,病毒潜伏膜蛋白 2A(LMP2A)负责促进 DNA 甲基化。LMP2A 通过磷酸化 STAT3 上调细胞 DNMT1,从而使抑癌基因 PTEN 基因 CpG 甲基化。EBV 感染的胃细胞中 DNA 甲基化可能是由于细胞过度防御外源 DNA,最终导致 EBVaGC 的发展。

EBV 癌基因 LMP1 在 EBVaGC 中表达很少,而 EBV 编码的小分子 RNA 几乎在每一个 EBVaGC 细胞中均有表达,表明了小 RNA 在癌的发生和发展中的重要作用。此外,在 EBVaGC 中频繁观察到甲基化驱动的抑癌基因下调,可能给了癌细胞选择性的优势。EBV 在 EBVaGC 发生之前被激活因为抗 EBV 相关抗原的抗体包括 EBV 病毒衣壳抗原(VCA)在诊断前血清中表现增高。在 EBVaGC 中人类白细胞抗原-DR11 的频率较高,认为组织相容性复合体限制 EBV 核抗原 1 抗原表位识别可能提高 EBV 活化。淋巴细胞激活 EBV 感染胃癌细胞的 EBV 被认为是 EBVaGC 发展的第一步。

最近的研究表明,在胃癌组织中 EBV 表达的蛋白质不同于在 Burkitt 淋巴瘤和鼻咽癌,提示在胃癌中不同的致癌机制。Kume 等发现 EBV 阳性的胃癌组织中肿瘤细胞凋亡数量显著降低,而 BEl-2 的蛋白表达明显增高,提示 EBV 感染后可能通过 BCl-2 抑制细胞凋亡的作用参与胃癌的发生。另一项研究结果显示,EBV 感染胃癌 BGC823 细胞后,胃癌细胞的增殖能力显著提高,细胞周期中 S 期细胞比例增高,提示 EBV 感染有可能通过促进细胞增殖和干扰细胞周期参与胃癌的发生。

许多研究都集中在病毒潜伏蛋白的功能分析和解释,以便更好地了解他们在肿瘤发生过程中的作用。最近,人们的注意力已指向表达于潜伏感染细胞中的 miRNA。miRNA 是短的非编码 RNA,平均长度为 22 个核苷酸,后转录调节调节其基因的表达。有研究表明,miRNA 在肿瘤中上调,意味着它们在肿瘤的发展中可以发挥类似癌基因的作用。

四、EBV 相关胃癌的诊断及治疗

EBER 是 EBV 基因编码的无 3'端的多聚腺苷结构的小 RNA。包括 EBER1 和 EBER2,分别由 166bp 和 172bp 组成,其本身不编码任何蛋白,是目前所知的在潜伏感染时 EBV 转录最丰富的 RNA,估计每个细胞内约 10^7 个拷贝,具有稳定的结构,不易被核酸酶降解,因此认为 EBER-ISH 是检测 EBVaGC 癌最敏感的指标。另外近年来研究发现许多 EBV 感染性疾病,都伴随 EBV 抗体效价的上升,Burkitt 淋巴瘤、鼻咽癌、传染性单核细胞增多症、慢性活动性 EBV 感染等均可通过检测 EBV 抗体的上升来诊断。在 EBVaGC 癌抗 VCA-IgG,抗

EA-IgG 抗体效价与非 EBVaGC 癌及正常人相比,有明显上升,特别是抗 VCA-IgA 抗体的上升可以认为是疾病发生的危险标记物,因此检测抗 VCA-IgA 抗体在临床上有重要意义。该学者又经过二年的研究发现,EBVaGC 癌 VCA-IgG、EA-IgG、EBV 抗体效价上升,其中 EA-IgG 上升是特异性的,可以作为肿瘤标志物在临床应用,而抗 VCA-IgM,IgA,EA-IgA 若抗体效价在 10 倍以下则可认为无临床意义。

从临床角度讲,诊断 EBVaGC 最有效的手段是胃镜检查,虽然没有区分镜下所见的描述,但有关于黏膜下癌结节淋巴基质的报道。在这种情况下,有描述说特征性黏膜下瘤样突起没有明确的肿瘤边缘。LELC 亚型的其中一种表现为黏膜下肿块,可误诊为黏膜下肿瘤。在这种情况下,内镜超声显示低回声黏膜下肿块(相应的淋巴肿瘤细胞和淋巴细胞浸润间质组成)位于胃壁的黏膜下层的回声是 LELC 从而与其他黏膜下肿瘤区分。若黏膜下肿瘤的内镜诊断经验少,可以多次深挖活检从而证实癌的存在。在治疗方面,目前对 EBVaGC 的治疗同一般胃癌治疗的方法。换句话说,即对胃癌的治疗忽略了 EBV 的水平,仅仅依靠其临床病理特点,如 pTNM 分期。由于 EBV 在 EBVaGC 中发挥重要作用,基于目前病毒-宿主相互作用的理解,有几种治疗方法值得推荐。一种有前景的方法是利用去甲基化试剂,如 5-氮杂胞苷,恢复 EBV 导致的裂解性感染,最终导致感染细胞的溶解。这种方法对于 EBVaGC 可能具有特别的优点,因为肿瘤抑癌基因经常发生甲基化。另一个可能的治疗方法是通过蛋白酶抑制剂激活重要的胸苷激酶,例如硼替佐米。理论上,施与放射性标记底物所产生的反应将导致放射性终产物特定性地定位到 EBVaGC。然而,这些试剂的放射性及副作用可能是制约其使用的缺点,应当进行深入研究。

五、幽门螺杆菌感染与 EBV 相关胃癌

近年来随着对 H. pylori 以及 EBV 感染研究的进展,有关胃部疾患的病理生理认识正在发生明显的变化。从淋巴瘤和鼻咽癌等与 EBV 相关肿瘤的研究来看,由 EBV 所致肿瘤需要某些致癌因子参加,在 EBV 相关胃癌方面相当于肠上皮化生和萎缩性胃炎是其背景病变。众所周知癌前病变包括胃黏膜的非典型增生及某些类型的肠上皮化生,而肠上皮化生与 H. pylori 感染有很大的关系。柳井秀雄等人检测 124 例胃癌中有 12 例(占 9.7%)为 EBV 相关胃癌,其中 90% 的 EBV 相关胃癌癌巢周围存在肠上皮化生,他们利用胃镜在胃内取活检,对表示与 EBV 潜伏感染有关的 EBNA1 及 LMP1 行免疫组化染色,发现肠上皮化生病例大约 60% 有阳性细胞,进而证明癌前病变中有潜伏 EBV 感染。EBVaGC 的胃周围黏膜和非 EBVaGC 同样见明显的肠上皮化生和萎缩性胃炎征象,但在正常黏膜及肠上皮化生胃黏膜及萎缩性胃炎细胞内未检测到 EBER 阳性细胞,而 EBVaGC 癌周围黏膜同时伴随有 H. pylori 感染。对 EBV 相关早期胃癌研究结果提示,伴 H. pylori 感染的萎缩性胃炎和有肠上皮化生的胃黏膜可由 EBV 感染而发展为肿瘤。在对胃黏膜相关恶性淋巴瘤(MALT)的研究中发现 92% ~98% 存在 H. pylori 感染,近期研究证实 MALT 与 EBV 密切相关,故考虑由于 H. pylori 及 EBV 所导致的慢性炎症引起 EBVaGC 的发生。具体地说,第一步由于 H. pylori 所致肠上皮化生导致组织重建,使胃黏膜细胞丧失正常功能,为肿瘤细胞的形成作了环境准备,第二阶段为在此基础上 EBV 提供了“永生化”细胞导致肿瘤发生。H. pylori 与 EBV 在人体内是如何感染胃上皮细胞进而发生癌变是近年来需要解决的最大难题,有学者报道 EBV-DNA 在非癌细胞内也可检测到。如果 H. pylori 和 EBV 是胃癌病因的话,在胃癌

发生之前 H. pylori 和 EBV 必须感染了上皮细胞，以此为线索发现 EBV 相关胃癌同时伴有慢性萎缩胃炎，而 H. pylori 与萎缩性胃炎和胃癌的发生有关。

关于 EBVaGC 癌的研究还在继续深入，EBV 导致胃癌发生的机理、作用还有许多不十分明了之处，有必要对 EBVaGC 癌的基因变化进行详细探讨。期待 EBV 相关胃癌发病机制及诊断治疗研究的进步，从而提高胃癌的综合治疗效果。

（宫月华　李茵茵）

参考文献

1. M. Blanca Piazuelo, Meira Epplein, and Pelayo Correa. Gastric cancer: An infectious disease. Infect Dis Clin North Am, 2010, 24(4): 853-869.
2. Peter Malfertheiner, Francis Megraud, Colm A O' Morain, et al. The European Helicobacter Study Group (EHSG) Management of Helicobacter pylori infection-the Maastricht IV/Florence Consensus Report. Gut, 2012, 61: 646-664.
3. D. Brent Polk, Richard M. Peek Jr. Helicobacter pylori: gastric cancer and beyond. Nat Rev Cancer, 2010, 10(6): 403-414.
4. Song-Ze Ding, Joanna B Goldberg, Masanori Hatakeyama. Helicobacter pylori infection, oncogenic pathways and epigenetic mechanisms in gastric carcinogenesis. Future Oncol. 2010 May; 6(5): 851-862.
5. Meltem Yalinay Cirak, Yakut Akyön, Francis Mégraud. Diagnosis of Helicobacter pylori. Helicobacter 12(Suppl. 1): 4-9
6. Kenneth E. L. McColl. Helicobacter pylori Infection. N Engl J Med, 2010, 362: 1597-604.
7. 刘文忠，萧树东．幽门螺杆菌新国际共识解读．胃肠病学，2012，17(1)：1-4.
8. Dorer MS, Talarico S, Salama NR. Helicobacter pylori ´s unconventional role in health and disease. PLoS Pathog, 2009, 5: e1000544.
9. Franco AT, Johnston E, Krishna U, et al. Regulation of gastric carcinogenesis by Helicobacter pylori virulence factors. Cancer Res, 2008, 68: 379-387.
10. Naomi Ohnishi, Hitomi Yuasa, Shinya Tanaka, et al. Transgenic expression of Helicobacter pylori CagA induces gastrointestinal and hematopoietic neoplasms in mouse. Proc. Natl Acad. Sci, 2008, 105: 1003-1008.
11. Schmidt HM, Sönke Andres, Nadeem O Kaakoush, et al. The prevalence of the duodenal ulcer promoting gene (dupA) in Helicobacter pylori isolates varies by ethnic group and is not universally associated with disease development: a case-control study. Gut Pathog, 2009, 1: 5.
12. Luisa F. Jiménez-Soto, Stefan Kutter, et al. Helicobacter pylori type IV secretion apparatus exploits beta1 integrin in a novel RGD-independent manner. PLoS Pathog, 2009, 5: e1000684.
13. S Tu, G Bhagat, G Cui, et al. Overexpression of interleukin-1beta induces gastric inflammation and cancer and mobilizes myeloid-derived suppressor cells in mice. Cancer Cell, 2008, 14: 408-419.
14. KOguma, H Oshima, M Aoki, et al. Activated macrophages promote Wnt signalling through tumour necrosis factor-alpha in gastric tumour cells. EMBO J, 2008, 27: 1671-1681.
15. Yamaoka Y, Kato M, Asaka M. Geographic differences in gastric can-cer incidence can be explained by differences between Helicobacter pylori strains. Intern Med, 2008, 47: 1077-1083.
16. Cuzick J, Otto F, Baron JA et al. Aspirin and non-steroidal anti-inflam-matory drugs for cancer prevention: an international consensus state-ment. Lancet Oncol, 2009, 10: 501-507.
17. Chiba T, Marusawa H, Seno H, et al. Mechanism for gastric cancer development by Helicobacter pylori infection. J Gastroenterol Hepatol, 2008, 23(8 Pt 1): 1175-1181.
18. Giannakis M, Chen SL, Karam SM, et al. Helicobact-er pylori evolution during progression from chronic atrophic gastritis to gastric cancer and its impact on gastric stem cells. Proc Natl Acad Sci USA, 2008, 105: 4358-4363.
19. Maekita T, Nakazawa K, Mihara M, et al. High levels of aberrant DNA methylation in Helicobacter pylori-infected gastric mucosae and its possible association with gastric cancer risk. Clin. Cancer Res, 2006, 12(3 Pt 1): 989-995.
20. Ushijima T, Nakajima T, Maekita T. DNA methylation as a marker for the past and future. J. Gastroenterol, 2006, 41(5): 401-407.

21. Weichert W, Roske A, Gekeler V, et al. Association of patterns of class I histone deacetylase expression with patient prognosis in gastric cancer: a retrospective analysis. Lancet Oncol, 2008, 9(2): 139-148.

22. Vakil NH. pylori treatment: new wine in old bottles? Am J Gastroenterol, 2009, 104: 26-30.

23. Chey WD, Wong BC. American College of Gastroenterology guideline on the management of Helicobacter pylori infection. Am J Gastroenterol, 2007, 102: 1808-25.

24. Romano M, Iovene MR, Russo MI, et al. Failure of first-line eradication treatment significantly increases preva-lence of antimicrobial-resistant Helicobacter pylori clinical iso-lates. J Clin Pathol, 2008, 61: 1112-5.

25. Gisbert JP. Rescue regimens after Helicobacter pylori treatment failure. World J Gastroenterol, 2008, 21: 14.

26. Gisbert JP, Bermejo F, Castro-Ferna′ ndez M, et al. Second-line rescue ther-apy with levofloxacin afterH. pylori treatment failure: a Span-ish multicenter study of 300 patients. Am J Gastroenterol, 2008, 103: 71-6.

27. Hung KH, Sheu BS, Chang WL, et al. Prevalence of primary fluoroquinolone resistance among clinical isolates of Helicobacter pylori at a University Hospital in Southern Taiwan. Helicobacter, 2009, 14: 61-5.

28. Chang WL, Sheu BS, Cheng HC, et al. Resistance to metronidazole, clarithromycin and levofloxacin of Helicobacter pylori before and after clarithromycin-based therapy in Taiwan. J Gastroenterol Hepatol, 2009, 24(7): 1230-1235.

29. Suzuki S, Suzuki H, Nishizawa T, et al. Past rifampicin dosing deter-mines rifabutin resistance of Helicobacter pylori. Digestion, 2009, 79: 1-4.

30. De Francesco V, Ierardi E, Hassan C, et al. Furazolidone therapy for Helicobacter pylori: is it effective and safe? World J Gastroenterol, 2009, 21: 15.

31. Cheng H, Hu FL. Furazolidone, amoxicillin, bismuth and rabep-razole quadruple rescue therapy for the eradication of Helicobacter pylori. World J Gastroenterol, 2009, 15: 860-4.

32. Abbas Z, Yakoob J, Abid S, et al. Furazolidone, coamoxiclav, colloidal bismuth subcitrate, and esomeprazole for patients who failed to eradicateHelicobacter pylori with triple therapy. Dig Dis Sci, 2009, 54(9): 1953-7.

33. Graham DY. Efficient identification and evaluation of effective Helicobacter pylori therapies. Clin Gastroenterol Hepatol, 2009, 7: 145-8.

34. Vakil N, Vaira D. Sequential therapy for Helicobacter pylori: time to consider making the switch? JAMA, 2008, 17: 300.

35. Tong JL, Ran ZH, Shen J, et al. Sequential therapy vs. stan-dard triple therapies for Helicobacter pylori infection: a meta-analysis. J Clin Pharm Ther, 2009, 34: 41-53.

36. O' Morain CA, O' Connor JP. Is sequential therapy superior to standard triple therapy for the treatment of Helicobacter pylori infection? Nat Clin Pract Gastroenterol Hepatol, 2009, 6: 8-9.

37. Essa AS, Kramer JR, Graham DY, et al. Meta-analysis: four-drug, three-antibiotic, non-bismuth-containing "concomi-tant therapy" versus triple therapy for Helicobacter pylori eradi-cation. Helicobacter, 2009, 14: 109-18.

38. Scaccianoce G, Zullo A, Hassan C, et al. Triple therapies plus different probiotics forHelicobacter pylori eradication. Eur Rev Med Pharmacol Sci, 2008, 12: 251-6.

39. Kim MN, Kim N, Lee SH, et al. The effects of probiotics on PPI-triple therapy for Helicobacter pylori eradication. Helicobacter, 2008, 13: 261-8.

40. Malfertheiner P, Schultze V, Rosenkranz B, et al. Safety and immunogenicity of an intramuscular Helicobacter pylori vaccine in noninfected volunteers: a phase I study. Gastroenterology, 2008, 135: 787-95.

41. Seppa la K, Kosunen TU, Veijola L, et al. Cure of Helicobacter pylori infection in all compliant patients: report on 644 subjects. Scand J Gastroenterol, 2008, 43: 1149-50.

42. Gisbert JP, Gisbert JL, Marcos S, et al. Empirical rescue therapy after Helicobacter pylori treatment failure: a 10-year single-centre study of 500 patients. Aliment Pharmacol Ther, 2008, 27: 346-54.

43. Stenstrom B, Mendis A, Marshall B. Helicobacter pylori-the latest in diagnosis and treatment. Aust Fam Physician, 2008, 37: 608-12.

44. Thorley-Lawson DA, Allday MJ. The curious case of the tumour virus: 50 years of Burkitt′s lymphoma. Nat Rev Microbiol, 2008, 6: 913-924.

45. Suzuki R, Yamaguchi M, Izutsu K, et al. Prospective measurement of Epstein-Barr virus-DNA in plasma and peripheral blood mononuclear cells of extranodal NK/T-cell lymphoma, nasal type. Blood, 2011, 118: 6018-6022.

46. Baizig NM, Morand P, Seigneurin JM, et al. Complementary determination of Epstein-Barr virus DNA load and serum markers for nasopharyngeal carcinoma screening and early detection in individuals at risk in Tunisia. Eur Arch Otorhinolaryngol, 2012, 269(3):1005-11.

47. Sousa H, Pinto-Correia AL, Medeiros R, et al. Epstein-Barr virus is associated with gastric carcinoma: the question is what is the significance? World J Gastroenterol, 2008, 14:4347-4351.

48. Song HJ, Kim KM. Pathology of epstein-barr virus-associated gastric carcinoma and its relationship to prognosis. Gut Liver, 2011, 5:143-148.

49. Uozaki H, Fukayama M. Epstein-Barr virus and gas-tric carcinoma--viral carcinogenesis through epigen-etic mechanisms. Int J Clin Exp Pathol, 2008, 1:198-216.

50. Lee JH, Kim SH, Han SH, et al. Clinicopathological and molecular characteristics of Epstein-Barr virus-associated gastric carcinoma: a meta-analysis. J Gastroenterol Hepatol, 2009, 24:354-365.

51. Fukayama M, Ushiku T. Epstein-Barr virus-associated gastric carcinoma. Pathol Res Pract, 2011, 207:529-537.

52. Qiu J, Cosmopoulos K, Pegtel M, et al. A novel persistence associated EBV miRNA expression profile is disrupted in neoplasia. PLoS Pathog, 2011, 7: e1002193-21901094.

53. Kim SW, Shin HC, Kim IY, et al. Epstein-Barr virus-associated lympho epithelioma-like gastric carcinoma presenting as a submucosal mass: CT findings with pathologic cor-relation. Korean J Radiol, 2010, 11:697-700.

54. Gong Yue-hua, Sun Li-ping, Wang Lan, et al. Serum Pepsinogen and Osteopontin for Gastric Ccancer Screening. Chinese Journal of Cancer Research, 2007, 19(3):153-158

55. Wang Ying, Liu Bo, Gong Yue-hua, et al. Susceptibility to allitridi of Helicobacter pylori with different genotypes in gastric diseases. Chin J Cancer Res, 2008, 20(4):268-273.

56. Y. H. Gong, L. P. Sun, S. G. Jin, et al. Comparative study of serology and histology based detection of Helicobacter pylori infections-a large population-based study of 7241 subjects from China. European Journal of Clinical Microbiology & Infectious, 2010, 29:907-911.

57. Gong YH, Chen M, Xu Y, et al. Subtractive hybridization analysis of gastric diseases-associated Helicobacter pylori identifies peptidyl-prolyl isomerase as a potential marker for gastric cancer. FEMS Microbiol Lett, 2011, 320(2):103-109.

58. Yu XW, Xu Y, Gong YH, et al. Helicobacter pylori induces malignant transformation of gastric epithelial cells in vitro. APMIS, 2011, 119(3):187-197.

59. Yunen Liu, Yuehua Gong, Liping Sun, et al. Relationship between H. pylori Virulence Genotypes and Gastric Diseases. Polish Journal of Microbiology, 2012, 61(2):147-150.

60. Xu Y, Jing JJ, Gong YH, et al. Changes in biological and virulent characteristics of Helicobacter pylori exposed to high salt. Asian Pac J Cancer Prev, 2011, 12(10):2637-2641.

61. Yue-Hua Gong, Ying Wang, Yuan Yuan. Distribution of Helicobacter pylori in north China. World J Gastroenterol, 2005, 11(23):3523-3527.

62. 陈莫耶,宫月华,袁媛．不同胃疾病来源幽门螺杆菌菌株 PPIase 编码基因分布频率及其意义．世界华人消化杂志, 2012,20(2): 155-159.

63. 陈莫耶,袁媛．幽门螺杆菌不同感染阶段的相关毒力因子及其致病性．世界华人消化杂志,2012,20(30): 2937-2943.

64. 柳云恩,于秀文,董楠楠,等．幽门螺杆菌在不同胃部疾病中的定植状态．中华医学杂志, 2008,88(4):230-232.

65. 柳云恩,宫月华,孙丽萍,等．人胃粘膜幽门螺杆菌基因亚型检测与胃疾病．中华医学杂志,2008,88(19):1342-1346.

第四章　遗传因素与胃癌

肿瘤是否遗传？近年来，随着遗传学、分子遗传学的进展，疾病发病学概念上已发生了质的变化，认为“几乎所有疾病的发生都是环境与遗传相互作用的结果，都与遗传因素有关，差别只是各自的影响程度不同”。肿瘤流行病学、临床统计学和病因学实验研究发现，肿瘤不仅与遗传有着密切关系，而且遗传因素在肿瘤发生中起着重要作用。肿瘤与遗传的关系问题，已成为现代生物学和医学遗传学的一个重要的研究课题。

胃癌发生是遗传和环境等多种多因素共同作用、多阶段累积的复杂过程，除幽门螺杆菌(H. pylori)感染、硝酸盐饮食、吸烟等环境危险因素外，遗传因素在胃癌病因学中起着重要作用，特别是在环境致病条件作用下，机体内某些基因发生改变，从而导致细胞增殖与分化的平衡失调，使细胞发生癌变。研究认为：基因异常是细胞癌变的基础；各种致癌因子是启动基因突变的诱因。基因可影响个体对高危环境的选择，修饰机体对环境致病因素的易感性。异常基因的出现是自我复制错误的结果，它受遗传因素和环境因素双重影响：一方面，遗传基因按“中心法则”配对复制；另一方面，在复制过程中要受到时时发生变化的环境因素的影响而发生变异，导致配对不准确，形成异常基因。异常基因不稳定，一方面在修复系统控制下向正常基因恢复，环境改变有利于生存时基因可能恢复正常；若在这种情况下环境仍然不适合基因复制，在遇到致突变因子入侵的情况下，基因则无法恢复正常，而是继续以异常基因为模板，复制种种的异常的基因，积累到一定程度，整个 DNA 就会出现表型变异。

孟德尔人类遗传学数据库(online mendelian inheritance in man，OMIM)数据显示，胃癌遗传可分为两种形式，一种为家族性遗传模式(聚集性，强遗传易感性)；另一种为人群遗传模式(散发性，弱遗传易感性)。前者多见于某些遗传性癌综合征的家系，如遗传性非息肉大肠癌(hereditary nonpolyposis colorectal cancer，HNPCC)、家族性腺瘤样息肉病、遗传性 BRAC2 突变、E 钙黏附素基因突变等，但这类由强遗传易感性引起的家族性胃癌仅见于少数胃癌患者(5%~10%)。占胃癌 90% 以上的散发性胃癌属弱遗传易感性，是由许多微效基因共同作用并在某些环境因素作用下经历复杂而漫长的过程所产生的一个总效应。

第一节　家族聚集性胃癌相关遗传因素

胃癌家族聚集倾向仅次于结直肠癌和乳腺癌，胃癌家族史是胃癌的重要危险因素，胃癌先证者发病风险是普通人群的 1.5~3.5 倍。首例记载的胃癌家族是拿破仑·波拿巴家族，拿破仑及其父亲、祖父、兄弟和三个姐妹，都在相对年轻时死于胃癌。江苏扬中县肿瘤研究所随机对 1988 年~1989 年 126 例胃贲门癌食管癌患者进行家族史调查，发现其存在明显的家族聚集现象，主要与血缘关系(直系亲属和兄弟姐妹)有关，其次是共同生活史。在瑞典、丹麦、芬兰的双胞胎研究中，也发现有一人发生胃癌的双生子患胃癌风险增加。胃癌家族聚集性一方面可能是与家庭成员处于相同的生活环境、饮食或某些偶然因素有关，另一方面也可能与其具有相似的遗传易感因素有关既可由强遗传易感性基因引起，也可是弱遗传易感性基因共同作用并在某些环境因素作用下经过漫长过程所产生的一个总效应。

一、CDH1 基因种系突变

流行病学研究结果显示,约 10% 胃癌人群表现为明显的家族聚集倾向,其中 5% 属于某些遗传性肿瘤综合征的一种表现形式,如:遗传性非息肉性结直结肠癌(HNPCC)、Li-Fraumeni 综合征和胃癌-乳腺癌综合征等;1%~3% 属于遗传性胃癌综合征,具有清晰的遗传路径。家族性胃癌(familial gastric cancer,FGC)通常指同一家族中连续两代出现胃癌病人≥2 例。如果能确定其中 1 个以上病例的 Lauren 组织病理分型,则 FGC 可进一步细分为以下 3 种:遗传性弥漫型胃癌(hereditary diffuse gastric cancer,HDGC)、家族性弥漫型胃癌(familial diffuse gastric cancer,FDGC)和家族性肠型胃癌(familial intestinal gastric cancer,FIGC)。

1998 年 Guilford 等对 3 个 Mario 家系的 25 个胃癌患者进行遗传学连锁分析,首次发现 HDGC 与人上皮钙黏着蛋白(E-Cadherin)基因 CDH1 种系突变有关,由此揭开了胃癌家族易感性的研究序幕。CDH1 位于 16q22. 1,由 16 个外显子组成,编码 120-kDa 的 E-cadherin。E-cadherin 属于跨膜糖蛋白家族成员,在上皮组织表达,介导同种细胞间的黏附反应,参与调节细胞之间、细胞与基质之间的黏附反应,维持细胞极性和参与分化调节,对组织结构形态和完整性起着重要作用。人 E-cadherin 被认为是一种转移抑制因子,E-cadherin 低表达与肿瘤浸润和转移相关。CDH1 种系突变与 HDGC 是遗传易感性在胃癌发病中的一种特殊病例,是遗传因素致病的具体体现。研究表明,CDH1 突变携带者发展为多灶性 T1a 期黏膜内印戒细胞癌(早期 HDGC),最多可检测到几百个突变位点,这些位点随后会发生由启动子甲基化等机制引起的 CDH1 第二个等位基因失活。此突变一旦遗传给后代,就会大大增加后代患肿瘤的危险性,在发生突变的病例中,患胃癌的危险将增加 14 倍。

CDH1 基因种系突变的发生率不仅存在明显的地区和人种差异,而且其功能影响因素也存在一定的复杂性:①突变方式多样,包括两大类:错义突变和截断突变(无义突变、移码突变、剪切位点突变)。已报道的最常见突变类型是小片段插入或缺失(35%),其他包括错义突变(28%)、无义突变(16%)、剪接位点突变(16%),以及大的外显子缺失(5%)等。②没有相对固定的突变热点。剪接部位、内含子、几乎全部外含子都是突变发生的位点。迄今已报道了近 100 个 CDH1 种系结构性变异,在几个无关联家系中相继发现了一些相同的突变位点,包括 1003C>T、1901C>T、1137G>A 和 2398delC。③新的突变位点陆续发现。④CDH1 的 SNP 至少有 18 种,位于启动子区的两种调控序列变异(-347G/A 和-160C/A)可能影响转录活性,位于第 2 内含子的 163+37235G>A 也与 DGC 发病风险增高有关,尽管这些多态与强家族聚集现象关联较弱。⑤错义突变对 CDH1 功能的影响仍有争议。⑥杂合性缺失对 CDH1 基因功能沉默有影响。⑦启动子区域高甲基化的表观遗传学机制参与下调或沉默 CDH1 的功能表达。

NCCN2008 胃癌治疗指南明确指出:25% 的 HDGC 易感家族存在 CDH1 种系变异,CDH1 突变携带者 DGC 发病风险超过 70%。对具有 HDGC 家族史者自 16 岁即可开始实施预测性遗传检测;对携带胚系 CDH1 截断突变的无症状年轻患者,20 岁后即可建议实施预防性胃切除,这些措施对于降低 HDGC 发生可以有所裨益。

二、其他基因种系突变

即使是在符合标准的 HDGC 家族中,CDH1 种系突变检出率也仅为 25%~36%,70% 的

FDGC 家族并没有发现 CDH1 基因种系突变，依然有其他未知的遗传学因素在起作用。其他相关基因包括：P53 基因：在 CDH1 基因阴性的胃癌家族中，有 3 个研究分别确定了 p53 基因的 3 种种系突变。日本学者在对 35 个 FGC 家系的 80 例胃癌患者序列分析中发现了新的 p53 基因种系突变。BRCA2 基因：BRCA2 6174delT 突变与 5.7% 胃癌发病风险相关；在 21% 的胃癌-乳腺癌综合征患者中，24% 携带 BRCA2 种系突变，在另一个胃癌聚集倾向家族中也发现了一种 BRCA2 基因突变。错配修复基因：中国 FGC 可能与 MSH2、MLH1 和 MYH 基因等种系突变有关，hMLH1 基因 T1151A 多态性可能作为胃癌高危人群候选指标。

FGC 的遗传学研究对于揭示胃癌的遗传致病因素至关重要。就目前的研究进展来看，FGC 的聚集倾向受环境因素影响可能要大于基因影响。FGC 遗传学研究重点主要还是围绕 HDGC，而家族性肠型胃癌遗传学基础方面的研究相当之少。除了 HDGC 与 CDH1 基因突变有关外，其他基因在 FGC 发病中的作用地位仍需进一步探讨和研究。FGC 特别是在家族性肠型胃癌的遗传和环境致病因素方面，还有待进一步探索和研究。

第二节　散发性胃癌相关遗传因素

通过对遗传性或家族性癌综合征的研究，人们已经鉴定出一些符合孟德尔遗传的高外显度肿瘤易感基因，因为这些基因处于癌变通路中，所以其胚细胞突变携带者具有很高的癌症风险（易感性）。然而，事实上大多数胃癌是散发性的而不是家族性的，目前针对遗传性 CDH1 基因突变人群进行 HDGC 预防性干预已经得到实施，但是对于大部分有遗传背景的散发性胃癌病例而言，其遗传缺陷究竟如何，还不甚清楚。

小鼠遗传学实验表明，将某些肿瘤相关基因敲除或转基因后，不是所有的动物最终都会形成肿瘤，但是在这个基础上再给予一定的致癌物，有遗传缺陷的动物成瘤率与其正常的同胞小鼠成瘤率相差显著，提示肿瘤遗传倾向性和易感性的普遍存在。

胃癌遗传现象并不是直接的癌症遗传，而是易发生癌症倾向的遗传，许多微效易感基因共同作用参与散发性胃癌的发生。人群中存在易感个体是由于一些与肿瘤发生相关的基因存在多态性，其并不直接造成细胞的癌变及肿瘤发生，但可能会赋予个体对某种特殊的环境因素易感。基因多态性是指对某一个体来说，一个基因座位最多只能有两个等位基因，但在群体中一个基因座位可以存在多个等位基因，且无法用突变来解释。基因多态性在本质上是染色体 DNA 中核苷酸排列顺序的差异性，其决定了个体之间的差异，暴露于相同的危险因素下，不同的人群有不同的结局。一般来说，胚细胞突变存在于引起稀有遗传性疾病的基因编码序列，而单核苷酸多态存在于整个基因组且出现的频率约为每 1 000 个碱基对有 1 个核苷酸变异。基因多态性决定了种族、个体之间的差异。基因多态性可分为：①序列多态性，即在两条同源染色体上，同源 DNA 序列长度相等但个别核苷酸存在差别，由单个核苷酸取代造成。包括限制性酶切片段长度多态性（RFLP）和单碱基多态性（SNP）。②长度多态性：由散在重复序列插入/缺失，或串联重复单元拷贝数不同造成，包括短串重复序列（short tandom repeat，STR）和基因组拷贝数变异（copy number variations，CNVs）。

肿瘤易感性最根本原因是各种易感因素破坏了基因组稳定性，导致一些天然保护因素功能削弱、环境致癌因素功能扩大，因而暴露于相似诱因条件下，携带易感基因型的人更易患肿瘤。易感基因多态性在致癌物致癌过程中的每一个阶段都与其相作用而影响癌症发生。众多候选基因中,与胃癌发生相关基因多态性包括:①与致癌物解毒功能相关的代谢酶基因,如细胞色素氧化酶 CYP2E1,谷胱甘肽转硫酶 GSTMl、GSTTl、GSTPl,乙酰基转移酶 NATl、NAT2 等;②与 DNA 合成修复功能相关基因,如亚甲基四氢叶酸还原酶 MTHFR、核苷酸切除修复基因 XRCC1、XRCC5 等;③与免疫反应相关基因,如白细胞介素 IL-1B、IL-8、IL-10 等;④与胃黏膜功能相关基因,如黏蛋白 MUC1、胃蛋白酶原 PGC 等;⑤与细胞周期调控功能相关基因。由于易感性遗传方式是最重要的胃癌遗传方式,对认识胃癌的高危因素及预防、早诊具有重要意义;基因多态性是胃癌遗传易感性的分子基础,同时也可作为其危险程度的评价指标,为胃癌早期诊断提供线索。

一、代谢酶基因多态

不同个体对环境致癌物代谢能力的差异决定了个体对肿瘤的易感性。化学致癌物大多为间接致癌物,需经代谢活化后与细胞生物大分子作用而致癌,经解毒酶作用而失活。毒物代谢过程主要包括两类酶:I 相酶介导氧化代谢,具有活化作用(包括 CYP 家族),II 相酶具有解毒效应(包括 GSTs、NATs 家族等)。这些代谢酶基因结构上存在遗传多态性,使酶的功能在人与人之间有了轻微的差异,对某些环境致癌物质的反应也就随之有了差异,进而造成肿瘤易感性的差异。代谢酶基因多态性决定了致癌物在体内的代谢过程,以及个体对环境致癌物的易感性,识别这类危险修饰基因对于确定高危个体具有重要意义。

(一) 细胞色素 P450 2E1(CYP2E1)

CYP2E1 是二甲基亚硝胺 D2 脱甲基酶,是致癌物亚硝胺类代谢活化的主要酶类,将原致癌物 N2 亚硝基二甲胺活化为终致癌物,具有诱发癌变作用。目前已鉴定该基因至少有 4 个多态位点与肿瘤发生有关,分别是位于 5′端的-1293G>C(PstI)和-1053C>T(RsaI),位于第 6 内含子 7632T>A(DraI)和第 7 内含子 9893C>G(TaqI)。日本的一项病例-对照研究发现,RsaI 位点突变基因型在日裔巴西人和本土巴西人中的频率不同,在巴西人中 RsaI 位点多态性与胃癌发病风险降低有关。韩国一项研究结果表明,在 120 例胃癌患者中吸烟者 CYP2E1. PstI(C2. C2)基因型和 CYP2E1. DraI(C. C)基因型的频率明显高于非吸烟者,两种危险基因型(C2. C2,C. C)结合发生胃癌的风险增高 5. 6 倍。

(二) 谷胱甘肽转硫酶(GST)

GST 可将致癌物灭活,GST 与 CYP2E1 活性平衡直接影响个体对环境中化学致癌物的敏感性。GST 家族主要有 4 个成员,GSTA(α),GSTM(μ),GSTT(θ)和 GSTP(π),其中 GSTM1 和 GSTT1 基因存在纯合性缺失这一多态现象。研究表明,GSTM1 基因在肝、脑、胃中均有表达,该基因纯合性缺失频率为 10%~60%,GSTM1 纯合性缺失造成 GSTM1 蛋白表达缺失,代谢致癌物能力减弱,使患肿瘤的危险性增高,故与胃癌发病风险有关。一项包括 38 个研究,6605 例胃癌和 11311 对照的 meta 分析发现:GSTM1 纯合性缺失型与胃癌风险显著相关(OR=1. 20,95% CI:1. 08~1. 34);进一步按人种分层分析发现,亚洲人胃癌患者 GSTM1 等位基因缺失型频率显著高于对照组(OR=1. 27,95% CI:1. 10~1. 47);而白种人中并无此显著性差异(OR=1. 13,95% CI:0. 96~1. 32)。结果提示,GSTM1 等位基因缺失型可能增加亚洲人胃癌风险,但尚无证据证实其与白种人胃癌之间存在关联。

GSTP1 基因也存在功能性基因多态位点,第 5 外显子 1578A>G 多态导致 105 位氨基酸由 Ile→Val,使酶活性降低,一项中国北方人群 GSTP1 1578A>G 基因多态与胃癌风险的研究发现,携带有增加胃癌发病风险显著增高,且与 H. pylori 感染、吸烟及饮酒存在正交互作用。另一项包括 36 个研究,4357 例胃癌和 9796 例对照的 meta 分析发现:GSTT1 纯合性缺失型与胃癌发病风险显著相关(OR=1.14,95% CI=1.01~1.28);进一步按人种分层分析发现,此风险相关仅在白种人(非欧洲人,非美国人)而非亚洲人中存在;以对照组来源分层分析发现,以人群为对照 OR 值为 1.09(95% CI=0.94~1.28),以医院患者为对照则 OR 值为 1.17(95% CI=1.03~1.34);以 H. pylori 感染和吸烟状况分层分析未发现显著性差异。

(三) N-乙酰转化酶(NAT)

NAT 分为两类,NAT1 和 NAT2,它们催化机体内芳香胺类化合物的 N-或 O-乙酰化,其中 NAT2 在原致癌物的活化中有着十分重要的作用。NAT2 基因存在多态位点,这种遗传多态性将影响机体对环境中芳香胺类化合物的代谢,进而影响机体对胃癌的易感性。Ladero 等对 99 例胃部腺癌患者和 258 例健康人作了 NAT2 基因局部单核苷酸多态性分析,发现与产物功能相关的 NAT2 * 3 * 4(野生型)等位基因在胃癌患者中大量存在。英国的一项研究表明,在 94 例胃癌组中携带 NAT2 * 4 等位基因的频率高于正常对照,但未达到统计学显著性。此外,一项研究表明,NAT1 * 10(3′非翻译区 1088T>A 和 1095C>A)基因多态能增加胃癌的发病风险,并且与 NAT 的活性有关。

二、DNA 修复基因多态

DNA 损伤修复是一个多种酶和蛋白质参与的复杂过程,DNA 修复系统在维持基因组稳定和抑制癌症方面发挥非常重要的作用,当其能够正确地判断并修复受损伤的 DNA 时,机体就能正常代谢,若修复酶基因出现了异常,修复功能就会受到影响,受损伤的 DNA 不能得以修复或出现错误的修复,导致蛋白表达错误,进而导致肿瘤的发生。目前发现的参与 DNA 修复的途径主要有碱基切除修复(base excision repair,BER)、核苷酸切除修复(nueleotide excision repair,NER)、错配修复(mismatch repair,MMR)、同源重组修复(homologous recombination repair,HRR)及非同源末端连接(nonhomologous endjointing,NHE)等。越来越多的证据表明,许多 DNA 修复基因存在 SNP,这些基因一级结构的改变可能导致修复酶活性或表达量的变化,进而引起整个 DNA 修复能力的个体差异,使得部分个体更容易罹患恶性肿瘤。与胃癌相关的 DNA 修复基因多态主要涉及碱基切除修复、核苷酸切除修复以及错配修复途径。

(一) 碱基切除修复基因多态

BER 是指特异性切除受损核苷酸上的 N-b-糖苷键,在 DNA 链上形成去嘌呤或去嘧啶位点(AP 位点),然后核酸内切酶就会把受损核苷酸的糖苷-磷酸键切开,并移去包括 AP 位点核苷酸在内的小片段 DNA,由 DNA 聚合酶 I 合成新的片段,最终由 DNA 连接酶把新 DNA 片断与被移去小片断 DNA 后的 DNA 链连接成新的被修复的 DNA 链。人类 X 射线交错互补修复基因 1(XRCC1)广泛参与受损 DNA 的修复,维持机体正常代谢过程。但如发生了突变,则会影响其正常功能,使得机体出现异常。Shen 等对中国 188 例消化道癌患者和

166 名健康对照的研究发现,携带 XRCCl G28152A Gln 的个体胃癌相对危险性增高(OR=1.53,95% CI:0.98~2.39);XRCCl 26304 CC 基因型能增加贲门癌危险性(OR=1.86,95% CI:1.09~3.20)。同时具有这两种高危基因型的个体患癌症的危险性更高(OR=1.73),尤其是患贲门癌的危险性高于其他基因型的个体(OR=2.18,95% CI:1.21~3.94)。Ratnasinghe 等在中国林县进行的病例对照研究中,发现 XRCCl Ar9399 Gln 携带至少一个拷贝突变等位基因者能够降低贲门癌的危险度(RR=0.60,95% CI:0.37~0.97)。

(二)核苷酸切除修复基因多态

NER 通路是哺乳动物细胞 DNA 修复的主要途径,负责去除紫外线、环境致癌物质所致的大片段损伤以及体内代谢产生的一些活性氧物质所致的损伤。NER 遗传缺陷引起的修复能力下降可以导致一种综合征即着色性干皮病(xeroderma pigmentosum,XP),其特征是对紫外线高度敏感并且倾向于得皮肤癌。NER 修复过程包括识别、切开、切除、修复合成和 DNA 连接 5 个步骤,涉及 30 多个基因,编码多种修复蛋白,按其蛋白功能可分成以下几个大类:①DNA 损伤的识别:涉及 XPA、XPC 等基因;②损伤部位 DNA 链的打开:由 THⅡF 的两个主要亚基 ERCC3/XPB 和 ERCC2/XPD 解旋酶打开 DNA 双链;③寡核苷酸链的切断:ERCC5/XPG 和 ERCC1/XPF 复合体分别在损伤部位 3′端和 5′端切断 DNA 单链;④DNA 再合成和缺口修补:PCNA、RPA、RFC 等基因完成缺损部位寡核苷酸单链片段的再合成和缺口修补。

流行病学研究发现,NER 通路中关键基因的遗传变异调节其修复能力从而改变胃癌的易感性。目前,探讨 NER 基因多态性与胃癌发病风险的关系研究,已发现 XPA、XPC、ERCC1(XPF)、ERCC2(XPD)、ERCC5(XPG)SNP 位点与胃癌发病风险相关。Zhou 等对中国北方胃癌高发区 262 例胃贲门癌和 524 例健康对照者的 ERCC1 +262 A/C 多态进行检测,发现 ERCC1+262A/A 型显著减低非吸烟者贲门癌发病风险(OR=0.30,95% CI=0.13~0.70)。Gabriel 等在一项对 246 例胃癌和 1175 例对照中进行的巢式病例对照研究中,检测了包括 ERCC2 在内的 12 个 DNA 修复基因(MSH2,MLH1,XRCC1,OGG1 and ERCC2)和 TP53 基因多态位点,发现仅 ERCC2 K751Q 与非贲门癌风险增高相关(OR=1.78;95% CI:1.02~3.12),ERCC2 K751Q、D312N 与弥漫型胃癌风险增高相关。Hussain 等对 96 例胃癌和 397 例匹配对照的 DNA 修复和免疫调控通路中 28 个基因、57 个 SNP 进行研究发现,ERCC5 rs1047768 TC 型(OR=0.65;95% CI:0.41~1.03)、rs2227869 GC 型(OR=0.30;95% CI:0.13~0.67),以及 rs1047768-rs17655-rs2227869 单倍型 CCG(OR=0.45;95% CI:0.20~1.04)均与胃癌风险降低相关。He 等在 1125 例胃癌和 1196 例非癌对照中检测了 ERCC5 基因三个功能多态(rs2296147 T/C、rs2094258C/T 和 rs873601G/A),发现唯有 rs873601 AA 型与胃腺癌风险增高显著相关(OR=1.30,95% CI:1.03~1.64),且在>59 岁、男性、吸烟以及非贲门癌患者中风险增高更为显著。Duan 等分别检测了 400 例胃癌-匹配对照的 ERCC5 rs751402(+25A>G)和 403 例胃癌-匹配对照的 rs2296147(+202C>T),结果发现:rs751402 AA 型和 rs2296147 CC 型均与胃癌发病风险增高显著相关(OR=1.99,95% CI:1.20~3.31;OR=2.17,95% CI:1.04~4.54);rs751402 AG+AA 型(OR=1.44,95% CI:1.02~2.02)和 rs2296147 CC 型(OR=2.33,95% CI:1.00~5.44)均与弥漫型胃癌风险相关;rs751402-rs2296147 单体型 GT 型与胃癌(OR=0.73,95% CI:0.58~0.91)特别是弥漫型胃癌(OR=0.68,95% CI:0.52~0.90)风险降低相关。

（三）DNA 错配修复（mismatch repair, MMR）基因多态

MMR 的主要功能是修复 DNA 复制时的错配，维持基因组的稳定性。这种修复方式的过程是：识别出不正确的链，并将其切除，然后通过 DNA 聚合酶和 DNA 连接酶的作用，合成正确配对的双链 DNA。错配修复酶 hMSH2（human MutS homolog 2, hMSH2）是一种重要的错配修复酶，能识别碱基修复错误。hMSH2 活性改变或缺陷可能导致错误修复，使 DNA 异常不能得到正确修复而增加肿瘤发生的危险性。研究报道，hMSH2 IVS1 +9C→G 多态携带增加了胃癌发病风险（OR = 3.00, 95%　CI：1.04 ~ 8.80）。错配修复酶 hMLHl（human MutL homolog 1, hMLHl）基因多态性具有种族差异，12 外显子 T1151A 多态在中国和日本人中分布频率高于德国人，具癌症家族史的胃癌患者及其亲属 T1151A 分布频率与正常对照者显著性差异。

三、免疫相关基因多态

当致癌物质作用于机体时，机体的免疫应答能力起十分关键的作用。一般而言，胃癌前病变相关的遗传因素主要与 H. pylori 毒力因子导致的直接效应或宿主炎症免疫反应造成的间接效应相关。炎症反应的调节失衡可直接导致胃组织发生病理性改变，参与免疫调节的诸多基因存在多态性，决定了不同个体免疫应答能力的不同，由此影响 H. pylori 感染引起的炎症反应强度差异以及对胃癌的易感性。目前研究热点以白介素类（interleukin, IL）为主，另外也发现 COX-2、MPO 等基因也参与了炎症反应的调节。

（一）白细胞介素 1（IL-1）

IL-1 可诱导多种免疫细胞和淋巴因子产生，可放大炎症效应并强烈抑制胃酸分泌，其基因定位于人染色体 2q13-2q14 上，在 430kb 区域内包含 IL-1A、IL-1B 和 IL-1RN 三个相关基因，分别编码炎性因子 IL-1α, IL-1β, IL-1 RN。由于 IL-1β 强烈的抑酸作用可导致胃黏膜萎缩，从而增加胃癌发生的危险性。研究发现编码 IL-1β 基因 IL-1B 的启动子区存在与表达水平有关的单核苷酸多态位点 IL-1B-31 和 IL-1B-511，都是碱基 C→T 突变。IL-1B-31 和 IL-1B-511 位点存在连锁不平衡，体外研究发现，IL-1B-31 多态性存在于 TATA 功能区，该位点 C>T 多态能影响 DNA 与蛋白的相互作用，而 IL-1B-511C>T 多态不影响 DNA 结合活性。编码 IL-1ra 的基因 IL-1RN，在内含子 2 中存在重复 2 ~ 6 次以 86bp 为单位的可变数目重复序列 VNTR，这些功能多态可能影响个体对 H. pylori 炎症反应的强度以及抑制胃酸分泌水平，与病变组织类型及解剖部位无关。El-Omar 等首先报道白种人胃癌病人一级亲属中 IL-1B 基因 SNP 与低胃酸症及胃萎缩的发生相关，且发现 IL-1B-31C 或-511T 只有在 H. pylori 感染情况下才会出现胃酸分泌显著减少。随后较多研究证实受 H. pylori 感染的携带 IL-1B-31C、-511T 等位基因型个体的 IL-1β 表达量显著增高。一项有关 IL-1B-511、-31、3954 多态性和 IL-1RN 可变数目串联重复序列（VNTR）多态性的 meta 分析显示，IL-1B-511 T 等位基因和 IL-1 RN ＊2 VNTR 与胃癌发病风险增加显著相关，特别是在非贲门肠型胃癌和白种人中，但在亚洲和西班牙人群中没有此现象。相对于 IL-1B-511 CC 型，IL-1B-511 T 携带者胃癌风险显著增高（OR=1.23, 95% CI：1.04 ~ 1.45, P=0.015）；相对于 IL-1 RN L/L 型，IL-1 RN ＊ 2 携带者胃癌风险显著增高（OR=1.26, 95% CI：1.06 ~ 1.51, P=0.010）。

（二）白细胞介素 6(IL-6)

IL-6 是介导 Th2 型免疫反应的关键因子，可以提高肿瘤组织中细胞因子的浓度。研究表明，IL-6 启动子区存在 3 个 SNP 位点：-G174C、-C572A 和-C597A。Yin 等对来自 13 项研究的 1 581 例胃癌和 2 563 例对照人群进行的 meta 分析结果提示，IL-6 启动子区-174C/G 和-572C/G 与胃癌发病风险无显著相关性，Wang 对来自 7 个病例-对照研究的 1364 例胃癌和 1748 例对照人群进行 meta 分析，结果提示，总人群(亚洲人和高加索人)中 IL-6 -174 G/C，-572 G/C and -597 G/A 均与胃癌发病风险无相关，人种分层分析后亦未发现显著相关性。Yu 等检测了 375 例胃癌和年龄、性别匹配的 386 例健康对照人群的 IL-6 -6331 C/T 多态与胃癌风险的相关性，结果发现：-6331TC 型与胃癌风险降低相关，分层分析结果提示，在差分化胃癌、非贲门癌以及肠型胃癌中此保护作用更为显著。

（三）白细胞介素 8(IL-8)

IL-8 属趋化因子，是 H. pylori 感染过程中重要的炎症启动、调节因子，胃黏膜内 IL-8 水平与胃癌的发生密切相关。IL-8 基因的启动子区常见-251A/T 多态，文献报道该 SNP 位点的 AA 基因型在欧洲人、非洲人、西班牙人及高加索人所占比例分别为 13. 6%、58. 3%、21. 7% 和 29. 0%，A 等位基因在以上种族人群出现的频率分别为 34. 1%、77. 1%、47. 8% 和 43. 5%，提示 IL-8-251A/T 基因频率分布在种族间差异明显。较多研究显示携带该位点 A 等位基因个体 IL-8 表达水平及胃黏膜中性粒细胞浸润评分更高，因此该位点多态可能与胃癌的遗传易感性有密切关系。我国一项报道中，胃癌组 IL-8-251 AT 和 AA 基因型分布频率显著高于非癌组($P=0.003$. $P=0.004$)，OR 值分别为 2. 04(95% CI：1. 27 ~ 3. 28)和 2. 68(95% CI:3. 28 ~4. 98)。最近，一项综合了 10 项研究包括 2 195 例胃癌、3 505 例对照的 meta 分析结果显示，IL-8 251 AA 基因型是贲门癌发病的风险因素(OR = 1. 840，95% CI：1. 112 ~2. 568)，但是和远端胃癌发病无关。

（四）白细胞介素 10(IL-10)

IL-10 又称细胞合成抑制因子，能有效地抑制炎症反应，同时也可以通过抑制免疫细胞及其分泌的细胞因子来抑制机体对肿瘤的免疫，使肿瘤发生逃逸而得以发展。IL-10 基因启动子区常见-592C/A、-819C/T、-1082G/A 多态，其中-592/-819 完全连锁。-1082A>G 多态可以提高 IL-10 基因的转录水平。一项来自于22 个独立研究、包括4 289 例胃癌和5 965 对照的 meta 分析结果显示，IL-10-1082 A 型个体胃癌发病风险显著降低(A vs. G：OR =0. 489，95% CI:0. 335 ~ 0. 713，$P=0.001$)，且在亚洲人群中更为显著(A vs. G：OR = 0. 651，95% CI:0. 506 ~0. 838，$P=0.001$)。另一项综合了 11 个 IL-10-819 与胃癌风险研究的 meta 分析结果表明，IL-10-819 TT 型与亚洲人胃癌风险降低相关。进一步分层分析结果显示：此风险降低在 H. pylori 感染与非感染人群中无统计学差异；IL-10-819 TT 型与弥漫型胃癌而非肠型胃癌风险降低相关。因此，IL-10-819 TT 型似乎是亚洲人胃癌发病风险的保护因素，特别是对于 H. pylori 感染相关胃癌或弥漫型胃癌。

关于细胞因子之间的协同作用，目前研究还比较少。El-Omar 等人研究发现，在 188 例胃癌病例中，个体同时携带多个危险基因型，能明显增加患胃癌的风险，随着携带 IL-1B、IL-1RN、TNFα、IL-10 危险基因型数目的增多，患胃癌的风险也随之增加，携带 1 个危险基因型

OR 值为2.8,2 个危险基因型OR 值为5.4,携带3 个或4 个危险基因型OR 值上升为27.4。这方面研究尚处于起步阶段,有待深入探讨。

四、胃黏膜功能相关基因多态

近年来,除一些功能基因多态与胃癌易感性研究外,作为直接反映胃黏膜功能状态的基因多态与胃癌易感性的关系也逐渐受到研究者的重视。相比上述反应性或调节性基因而言,一些与胃黏膜分泌或分化功能密切相关的基因,在维持肾黏膜正常生理功能及保护、修复胃黏膜损伤过程中发挥着更为重要的作用,其基因多态性的差异亦可影响不同个体胃黏膜病变的发生风险。

(一) 黏蛋白(MUC)

胃黏液对胃黏膜上皮细胞起重要的保护作用,它可使上皮细胞免受胃液中胃酸和胃蛋白酶的损伤,并有助于胃黏膜抵御外源性(如病原菌等)和机械性损伤。黏蛋白(MUC)是胃黏液的主要组成成分,除了对胃黏膜有保护作用外,与上皮细胞的更新和分化、维持细胞的完整性有关。其基因由于数目可变串联重复序列(VNTR)的存在,具有高度多态性,目前已分离鉴定出多种黏蛋白基因(MUC1,MUC2,MUC3,MUC4,MUC5AC,MUC6 等),发现基因编码区存在 VNTR,并与胃癌存在一定的相关性,但其功能及在胃癌发病过程中的作用尚不清楚。有研究表明,在肠上皮化生患者中携带 MUC1 短重复序列的频率明显高于对照组,提示 MUC1 基因多态可能与癌前病变的发病风险相关。葡萄牙一项关于 MUC1 基因多态与胃癌发病风险的病例-对照研究表明,在 159 例胃癌患者中,携带 MUC1 短重复序列基因型的频率明显高于正常对照组。Silva 等对 119 例肠上皮化生患者和正常人的血液进行分析,发现胃黏膜肠上皮化生者 MUC1 短等位基因纯合子型比例明显高于正常人,因而 MUC1 基因多态性可能与肠型胃癌关系更加密切。Xu 等对 138 例胃癌和 131 例浅表性胃炎对照病例进行 MUC1 568 A/G SNP 分析发现,胃癌组 MUC1 AA 基因型携带频率(0.84)显著高于正常对照组(0.73,$P=0.03$),携带 MUC1 AA 基因型个体胃癌的发病风险增高到 1.92 倍。一些学者还对 MUC2、MUC5AC、MUC6 的基因多态性与胃肠道肿瘤的关系做了研究,但结论尚不很明确。

(二) 胃蛋白酶原 C(pepsinogen,PGC)

胃蛋白酶原(PG)是胃蛋白酶的前体,可分为胃蛋白酶原 A(PGA)和胃蛋白酶原 C(PGC)。PGC 是一种天冬氨酸(Asp)蛋白酶,参与食物中蛋白质的消化,是胃黏膜细胞分化成熟的终末产物,它的水平变化能反映胃黏膜的功能状态,与胃癌及癌前病变密切相关。PGC 基因位于6p21,共有9 个外显子,于7 和8 外显子之间存在100bp 的 EcoR Ⅰ限制性片段长度多态性(RFLP)。日本两项研究表明,携带短片段的个体患胃体溃疡的几率明显增高;中国 Sun 等对 141 例胃癌患者和 564 例非胃癌者此 PGC 基因插入/缺失多态进行病例-对照研究发现,PGC 等位基因缺失纯合型携带者罹患萎缩性胃炎的风险增加到 3.103 倍(95% CI:1.440 ~ 6.686),罹患胃癌的风险增加到 2 962 倍(95% CI:1.370 ~ 6.404),PGC 基因多态与胃癌发病风险正相关。近来研究发现,除插入/缺失多态外,PGC 基因非偏码应存在的多个单核苷酸多态与胃癌及其癌前萎缩性病变风险也显著相关。

(三) 三叶肽家族基因(TFF1,TFF2 和 TFF3)

TFF 是近年来发现在胃黏膜上皮细胞表达的一组分泌蛋白,对维持和修复胃黏膜具有重要作用。目前已发现 TFF2 基因在内含子 2 中存在以 25bp 为单位的 VNTR,重复次数为 48 或 53 次,该多态的功能目前尚不清楚,在葡萄牙一项只有 54 例的病例-对照研究中未发现该基因多态与胃癌发病风险有关,因此尚需进行扩大样本量深入研究。最近,在中国一项由 471 例胃癌、601 例萎缩性肾炎和 696 例正常对照构成的病例一对照研究中,发现 TFF2 一个 SNP(rs 3814 896)位点与胃癌及萎缩性胃炎发病风险降低显著相关。

人类致癌过程多为低剂量长期累积性作用,对胃癌的易感可能是多个微效基因共同发挥作用的结果。在"常见疾病-常见变异"假说下,低把握度的研究不可能检出低共显性位点的效应;各种族间等位基因频率和连锁不平衡结构差异明显,位点效应也可能存在种族异质性。相对于以位点为研究单位的设计,以基因为研究单元的设计更为合适;同时,应用单倍型也可以提高多因素疾病的研究把握度。因此,只有通过系统地研究,才能真正认识胃癌的发病机制;通过检测与疾病相关的一组基因多态,并结合一定的环境因素共同分析,才能确定真正的胃癌高危个体。

第三节 遗传因素-环境因素交互作用与胃癌

绝大多数肿瘤的发生方式和种类受遗传因素和环境因素的双重影响,其中遗传因素是发病基础,具体机制可能涉及遗传学和表观遗传学的改变;而环境因素是发病条件,在一定的遗传因素基础上再结合特定的环境因素影响将导致肿瘤的发生。人类基因组计划(human genome project,HGP)已经发现个体间基因组 99.9% 以上是相同的,但不同个体对环境因素应答的差异却是由人类基因组中微小的差异造成的,即剩下的 0.1% 的差异是至关重要的,它是个体间对于相同环境接触却导致不同效应的基础。环境应答相关基因多态性就决定了个体对环境因素的易感性。具有肿瘤易感的人群和高癌家族的成员,其遗传因素决定了患癌机会高的可能性,即具备了患癌的内因;然而,患癌与否还取决于精神因素、环境因素、饮食因素及生活习惯等诸多后天因素及外因,即环境因素的综合作用。

胃癌是多因素、多步骤的进行性疾病,同时受到多遗传因素的累加作用、基因-基因和基因-环境相互作用的多方面影响。环境因素是胃癌发生的始动因素,而个体的遗传特征决定对胃癌的易感性,遗传因素及与环境因素的交互作用在胃癌发生中起重要作用。1997 年提出的人类环境基因组计划(EGP),即以人群为基础,研究约 200 种有关疾病易感基因的遗传多态性或基因变异,揭示这些变异如何影响个体对某种环境暴露的敏感性。EGP 的目的就是要确定基因的多态性在特定化学物质对机体致病中的地位,阐明基因的多态性是否导致机体在相同的环境暴露下对疾病更加易感。尤其在低剂量的环境毒物暴露导致的慢性疾病中,易感基因与环境危险因素的交互作用很可能就是疾病的病因。易感基因对胃癌的发生并不是必须的,或者也并不足以导致胃癌的发生,但它却会影响机体对环境暴露的反应,使得环境危险因素致胃癌的危险度增高。当发现某个体携带胃癌易感基因时,虽然不能改变其基因型来防治,但可以根据其是否与环境因素存在交互作用,通过控制环境危险因素达到预防胃癌的目的。

目前研究表明,胃癌易感基因多态与 H. pylori 感染、吸烟、饮酒等重要环境危险因素对于胃癌发生均存在不同程度的交互作用。

一、基因多态-H. pylori 感染交互作用

大多数胃癌与 H. pylori 感染有关,其流行病学和生物学行为与非 H. pylori 相关胃癌是截然不同的。H. pylori 相关胃癌的发生发展过程主要包括炎症、萎缩和癌变 3 个重要阶段,此过程中胃黏膜组织可呈现阶段特征性病理变化:①H. pylori 感染后,促使胃黏膜组织发生一系列炎症反应,引发轻度全胃型、十二指肠溃疡型和胃癌型 3 种不同转归的胃炎表型;②在长期 H. pylori 感染引起的持续性炎症和氧化损伤作用下,胃癌型胃炎可逐渐发展为以胃腺体减少、肠上皮化生等为特征的萎缩性胃炎;③随后多种因素交互作用进一步促进胃黏膜上皮细胞向恶性转化,最终发展为胃癌。研究发现,在上述各个阶段,均有宿主易感基因多态的特异性参与(图 4-1)。研究显示部分宿主基因 SNP 与胃炎表型的转归密切相关,可能是通过影响 H. pylori 感染率、胃酸抑制程度及炎症反应强度,促进胃黏膜损害及恶性转化。

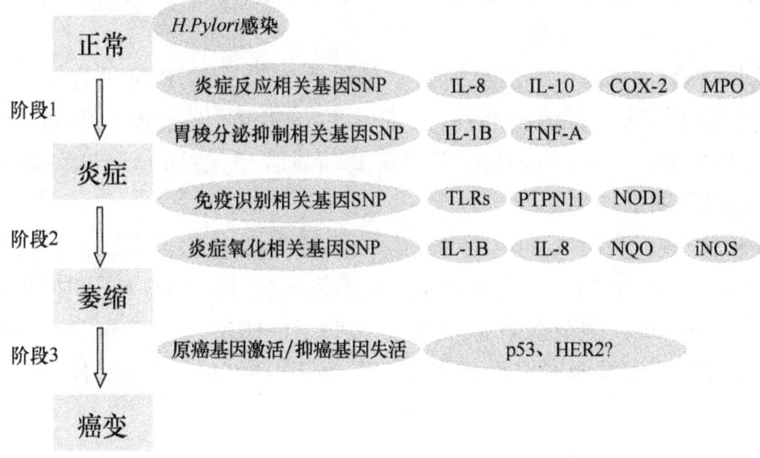

图 4-1　特异性参与 H. pylori 相关胃癌发病过程 3 个阶段的宿主基因 SNP

宿主遗传易感性差异决定了不同个体感染 H. pylori 后的临床差异结局,如果宿主携带有更高可能性的胃癌易感基因多态片段,再联合更有侵袭力的细菌毒力因子,那么宿主胃癌发生的危险会进一步增加。当然,可能不是单个基因的多态性而是不同基因多态性组合与幽门螺杆菌感染的毒力因子共同决定了疾病向癌症进展。

(一) H. pylori 相关炎症表型基因多态

炎症调节失衡可直接导致胃组织发生病理性改变。H. pylori 感染可诱导多种炎症相关细胞因子产生,包括促炎和抗炎两类,目前研究热点以白介素类(interleukin,IL)为主,包括 IL-8、IL-10 等,另外也发现 MPO 等基因 SNP 也参与 H. pylori 感染后炎症反应的调节。

1. 白细胞介素1β(IL-1β)　IL-1β 可放大炎症效应并强烈抑制胃酸分泌,其基因转录起始端存在-511/-31/+3945 C/T 多态性。El-Omar 等研究证实 H. pylori 感染携带 IL-1B-31C、-511T 基因型个体的 IL-1β 表达量显著增高。Furuta 等在日本及 Zeng 等在中国研究显示,H. pylori 感染的 IL-1B-511T 等位基因型个体胃癌风险显著增高。Figueiredo 等研究发现 IL-1B-511T 个体感染 CagA+、vacAs1、vacAm1 型 H. pylori 菌株时,胃癌发病风险明显增加。另有研究发现,携带 IL-1β-31TT、-511CC 型个体胃癌风险增加。这些差异可能是研究分组、人群饮食差异等因素干扰造成的。

2. 白细胞介素8(IL-8)　研究报道,亚洲人中携带 IL-8 基因启动子区-251A/T 多态 A 等位基因个体罹患 H. pylori 相关疾病(包括胃炎、胃萎缩及胃癌)发病风险显著增加。但在白种人研究中未发现其与 H. pylori 感染在胃癌发生发展过程中存在风险交互作用。

3. 白细胞介素10(IL-10)　目前关于 IL-10 基因启动子区常见 SNP(-592C/A、-819C/T、-1082G/A)与 H. pylori 相关胃癌发病风险结论不一。El-Omar 研究发现 IL-10-1082A、-819T/-592A 型或 ATA 单体型(-1082/-819-592)携带并 H. pylori 感染个体 IL-10 表达水平降低,非贲部癌发病风险增加。Rad 从 mRNA 水平证实,与 GCC 单体型相比,ATA 单倍型胃黏膜 IL-10 表达降低。然而东亚人群(包括日本、中国)研究发现,H. pylori 感染联合 IL-10-1082G/-819C/-592C 型的个体胃癌发病风险增高,且 ATA/GCC 杂合型比 ATA/ATA 杂合型胃癌发病风险高。研究显示该基因多态与 H. pylori 相关胃癌发病无明显相关。

4. 髓过氧化物酶(MPO)　中性粒细胞中髓过氧化物酶(MPO)可直接参与炎症反应,MPO-463G/A 多态可影响酶表达和活性,其中 G/G 为低表达型,A/G 和 A/A 为中度表达型。研究发现,MPO-463G/A 多态 G/G 型与胃萎缩显著相关;H. pylori 感染的 A 等位基因型个体胃癌发病风险明显增加。

5. 肿瘤坏死因子 α(TNF-α)　TNF-α 也可抑制胃酸分泌,但强度不如 IL-1β。携带 TNF-α-308A、-857TT 和-1031TT 型个体 H. pylori 感染率高,H. pylori 感染时胃酸分泌减少且胃萎缩风险增加。El-Omar 研究发现携带 IL-IB511T、IL-1RN *2 *2 和 TNF-A-308A 基因型者 H. pylori 感染时非贲癌发病风险增加 27 倍,但与高胃酸分泌状态的食管腺癌、贲门癌发病无关。

(二) H. pylori 相关萎缩表型基因多态

1. Toll 样受体家族(TLRs)　宿主 Toll 样受体(Toll-like receptor,TLR)家族,包括 TLR2、TLR4、TLR5 等 11 个成员,其中 TLR4 可识别菌体细胞壁脂多糖(LPS),激活 TRAF6-MAP3K7-NF-κB/AP-1 通路,启动天然和获得性免疫系统。目前研究主要集中于 TLR4 第 3 外显子区 Asp299Gly 和 Thr399Ile 多态性与 H. pylori 相关胃癌的发病风险关联研究。Hold 等发现 10% 的白种人 TLR4 第 3 外显子区 Asp299Gly 和 Thr399Ile 多态性为错义突变,且均可增加 H. pylori 感染者重度胃萎缩发病风险。但东亚人群罕见此两个位点 SNP。Hishida 等在日本人中发现 TLR4+3725 G/C 多态 C 等位基因携带的 H. pylori 感染者胃萎缩风险增加。还有学者发现大于 61 岁的 H. pylori 感染人群中 TLR4 的衔接分子 CD14 启动子区-159 位点 TT 型和 T 等位基因型者胃萎缩发病风险降低;TLR9-1237T/C 多态中 C 等位基因型的 H. pylori 感染个体癌前病变风险增加。

2. 酪氨酸蛋白磷酸酶非受体 11（PTPN11） H. pylori CagA+菌株感染宿主后，菌体CagA可经Ⅳ型分泌系统注入胃上皮细胞，经Src家族磷酸化后与宿主酪氨酸蛋白磷酸酶非受体11（protein-tyrosine phosphatase，non receptor-type 11，PTPN11）基因编码的SH-2结合，激活CagA-SH2-ERK信号通路，引起上皮细胞变形、凋亡，促进胃萎缩的发展形成。PTPN11基因第3内含子常见G/A多态性，多项研究均显示该SNP位点A等位基因型个体胃萎缩发病风险降低，但与胃癌的发病无显示相关。我国人群研究发现该位点A等位基因个体胃癌发病风险低，且H. pylori感染与GG基因型存在交互作用。日本JSNP库数据显示日本人群G等位基因分布频率高，而白种人罕见，提示该基因SNP可能是这两个不同人群H. pylori CagA+感染者胃萎缩发病风险差异原因之一。

3. 核苷酸结合寡聚域（NODs） NODs是一类含有核苷酸结合寡聚域（nucleotide binding oligomerzation domain，NOD）的蛋白质家族，菌体肽聚糖（peptidoglycan，PGN）可经Ⅳ型分泌系统注入胃上皮细胞，其降解产物iE-DAP与NOD1结合后激活NOD1-NF-κB信号通路，引起IL-1β、IL-8合成分泌增加，且可与caspase-9和caspase-1前体产生交互作用，从而诱导胃上皮细胞凋亡，增加胃萎缩风险。Kara等研究发现NOD1 G796A（E266K）A等位基因携带者H. pylori感染后胃窦部萎缩和肠上皮化生风险增加13. 35倍。

（三）H. pylori 相关胃癌表型基因多态

Zhang Y等研究发现，以正常者为对照，H. rylori感染条件下：GSTP105 Val/Val型个体胃癌发病风险显著增高（OR=3. 538；95% CI：1. 196～10. 47），但于萎缩性胃炎未见影响。ERCC5 rs751402 AG+AA型（OR=4. 57）和rs2296147 CC型（OR=5. 32）个体胃癌发病风险均显著增高，且均与弥漫型胃癌风险相关。PGC等位基因缺失纯合型并H. pylori感染者罹患萎缩性胃炎和胃癌的风险均显著增加，OR值分别为11. 16和10. 61，交互作用指数分别为6. 48和4. 34，归因百分比分别为0. 770和0. 697，提示PGC插入/缺失多态与H. pylori感染对于胃癌发生存在正交互作用。

Kuraoka等研究发现HER-2基因SNP（Ile/Val）与胃癌表型有关，胃癌组Ile/Val和Val/Val型比对照组更常见，且与高度恶化的胃癌相关。Hilyama等发现，抑癌基因p53第72个密码子SNP（Arg/Pro）与弥漫型胃癌相关，Pro/Pro比Arg/Arg个体患癌风险高29. 8%。

若基因型频率分布在胃萎缩的H. pylori感染和非感染者之间无差异，而在胃萎缩和胃癌组间存在差异，或与相同对照组比较胃癌发病风险增加幅度比胃萎缩高，则此类研究可用于进行基因多态性与H. pylori感染最后癌变阶段发病风险关联性评价。Hishida等在H. pylori感染者中比较萎缩与胃癌组TLR4+3725 G/C和PTPN11 G/A等位基因型频率分布，未发现差异；Ye等研究显示H. pylori感染的IL-8-251A型个体胃萎缩和胃癌发病风险均显著增高（OR=1. 40，95% CI：0. 86～2. 34）；OR=2. 06，95% CI：1. 16～3. 68），提示该基因多态可能与癌变有关；Taguch等研究报道IL-8-251 A/A基因型携带者萎缩性胃炎和胃癌发病风险均显著增高（OR=2. 35，95% CI：1. 12～4. 94；OR=2. 22，95% CI：1. 08～4. 56），提示胃癌发病风险增高源于胃萎缩形成；Goto等研究显示iNOS C150T与胃萎缩和H. pylori感染率均无相关，但C/T基因型个体高分化胃癌发病风险增加（OR=2. 02，95% CI：1. 04～3. 92），C/T+T/T型者非贲门癌风险增加（OR=1. 94，95% CI：1. 00～3. 78），提示该基因多态可能与癌变有关。

复杂疾病是多对微效基因与环境因素共同作用所致,具有明显的遗传异质性、表型复杂性及种族差异性等特征。单核苷酸多态性是人类基因组中最常见的遗传多态。开展易感基因 SNP 与 H. pylori 相关胃癌关联性研究对于发现微效基因具有较高效能。目前多为单一基因位点或同类基因的多个位点 SNP 与 H. pylori 相关胃癌发病风险的关联研究,尚未找到可作为胃癌预警标志物的高风险基因多态群。阶段特异性或多阶段同步性 H. pylori 相关胃癌候选基因 SNP 的研究有利于寻找 H. pylori 相关胃癌致病基因或位点。故有必要靶向研究 H. pylori 相关胃癌发病单一阶段,尤其是癌变阶段相关的易感基因多态性,或同步研究多阶段多类别相关基因多态性,寻找 H. pylori 相关胃癌高风险基因多态群,建立胃癌高危人群有效的预警标志物,为早期诊断及有针对性的预防和个体化治疗提供应用基础。

二、基因多态-吸烟、饮酒交互作用

Malik 等对印度克什米尔地区 108 例胃癌患者和 195 例健康对照的研究发现,GSTM1 空白基因型增加吸烟者患胃癌的风险。Lee 等研究结果显示,暴露于吸烟或饮酒等环境危险因素下,CYP1A1 m2 等位基因可以显著增加胃癌发生的风险。

Zhang 等对中国南京地区 121 例原发性胃癌病例进行环境危险因素调查,发现 CYP2E1 Rsa Ⅰ 基因多态性与消化系统疾病家族史、吸烟、食用腌制食品、三餐不定时等 4 项环境危险因素间存在一定的交互作用,交互作用系数分别为 1. 855、2. 626、1. 736、1. 714。

吸烟、饮酒与基因交互作用的研究,再次论证了虽然肿瘤易感基因型没有办法改变,但可以根据其与环境危险因素交互作用的存在与否,指导携带相应易感基因型的个体,采取可行的控制环境危险因素的措施,既能达到有针对性预防肿瘤的目的,又能重新认识这些环境危险因素的作用。目前,对于基因-环境危险因素交互作用与胃癌的关系研究还相对较少,而且结论也存在分歧,因此,需要深入研究多种基因及环境危险因素在胃癌发生中的作用,并需综合考虑种族及地域差异、胃癌的部位、类型的差异和研究设计中偏倚的控制等多种因素,以阐明胃癌发生的错综复杂的原因,为制定胃癌的早期预防措施提供依据。

第四节　胃癌易感基因的筛选鉴定

基于家系的连锁分析是鉴定胃癌相关基因最简单的方法,然而胃癌家系(特别是大家系)样本难以获得,连锁分析在胃癌致病基因鉴定中作用较为有限;并且通过家系定位的致病基因往往是该家族特异的,应用到群体中具有一定的局限性。另一方面,散发病例样本容易收集和大量 SNP 易被识别,因此目前胃癌易感基因鉴定的最主要方法是关联研究。关联研究常采用病例-对照设计,其基本原理是检验一个遗传标志物(如等位基因多态)在病例组的频率是否高于对照组。如果得到阳性关联的结果,排除各种混杂之后(如人群分层),可以推断该标志物存在于疾病易感基因座内或者与易感基因座连锁不平衡。关联分析与连锁分析有本质的区别,关联分析检测在一个群体中疾病和等位基因的相关性存在与否,连锁分析检测在家系中等位基因与疾病的共分离是否相关。前者侧重于群体的基因频率分布,后者侧重于基因的遗传特性。关联分析通常是在应用连锁分析的基础上,对候选基因的多态性进行疾病或者性状的关联分析,排除不相关的位点,是寻找真正与疾病相关的遗传标记或者致病位点的必要步骤。

关联研究目前采取的策略主要为候选基因关联研究(candidate gene associatioin study,CGAS)与全基因组关联研究(genome-wide association study,GWAS)。

一、候选基因关联研究(CGAS)

CGAS是将候选基因内的序列变异(常用SNP)作为遗传标志物,分析其与疾病或某种表型之间的关联,在基于SNP的GWAS研究成为现实之前,因其经济、省时成为众多研究者的共同选择。目前,CGAS已成功应用于特定区域或候选基因的遗传标记研究,尤其是对于低频率多态位点或样本数有限、但人群有代表性的关联研究作用尤为显著。如前所述,影响宿主免疫反应、DNA修复功能、胃黏膜分泌及分化功能等相关的候选基因变异与胃癌的发生发展密切相关,针对上述候选基因与胃癌易感性的关联研究是胃癌相关CGAS的重要策略。

对于遗传易感基因来说,多态性位点除了孤立作用之外,互相间可能存在某种关联,而单倍型作为核酸特殊的组合方式,是不同位点的单一多态性在单条染色体上的表现。2005年国际人类基因组单体型图谱(human haplotype map,HapMap)计划的完成提供了高密度的遗传变异图谱和特定疾病(性状)风险联系的相关信息。HapMap研究成果进一步提示相邻的SNP不是各自独立存在,而是相互关联,作为一个共同的单元遗传给后代。由于SNP间存在关联,就可以从关联足够强的SNP集合中选择一个或少数几个SNP来代表整个单体型块,这样的代表性SNP称为"标签SNP"(tagSNP)。在关联研究中,相比单个SNP,分析基因的全部tagSNP以及部分具有潜在功能的tagSNP与疾病的发病关系,能考察更多的基因组区域与疾病性状之间的关系,更易找到易感性基因或位点。

基因组拷贝数变异(copy number variations,CNVs)是一种新的可以作为胃癌易感标志的基因组DNA多态性,CNVs是指与基因组参考序列相比,基因组中≥1 kb的DNA片段插入、缺失和(或)扩增,及其互相组合衍生出的复杂变异,具有分布范围广、可遗传、相对稳定和高度异质性等特点。据研究估计,CNVs至少占到基因组的12%,已成为基因组多态性的又一重要来源。与一直以来研究较多的SNPs相比,CNVs发生的频率虽然较低,但累及的序列长度却明显超过了前者,因此对人类健康和疾病的影响更为显著。CNVs是遗传变异的重要组成部分且意义重大,但是至今还未被完全阐述清楚。2006年,《自然》杂志上,来自英国、美国等多国研究人员组成的研究小组公布了第一张人类基因组第一代CNV图谱(first—generation CNV map),共包括了1 447个CNVs,包括与胃癌发病相关的多个位点。

最新统计显示,截止2013年1月底共发现CNVs66741个,其中染色体倒位953个,100 bp-1 Kb的插入缺失为34 229个;倒置断裂位点约15 963个。PARK等利用比较基因组杂交芯片对正常和胃癌组织中的全基因组CNVs进行分析后发现了20个CNVs,癌基因样、抑癌基因样和正常CNV发生率分别为13.8%,13.2%和73.0%,其中AA936 795(C19 orf 61)为癌基因样CNV(9/30,30%),A1352361(13/30,43%)和AA281 797(LOC728340,10/30,33%)分别为抑癌基因相关CNVs。CNVs现象在家族聚集性胃癌中更明显,Oliveira等研究发现30% ~50%的胃癌家族存在有CDH1基因的点突变或小片段变化。

二、全基因组关联研究(GWAS)

大量研究表明:复杂性疾病的遗传学研究除了MHC的一些位点的相关结果比较恒定

外,绝大多数的研究结果变异较大。GWAS 是通过对大规模的群体(病例/对照)DNA 样本进行包括单核苷酸多态性变异(single-nucleotidepolymorphisms, SNPs)、拷贝数变异(copy number variation, CNVs)在内的全基因组高密度遗传标记并分型,从而寻找与复杂疾病相关的遗传因素的研究方法,掀起了人类基因组研究第 3 次浪潮,是对全基因组范围内的常见遗传变异进行总体关联分析的方法,在全基因组范围内进行整体研究,能够一次性对疾病进行轮廓性概览,适用于包括胃癌在内的复杂疾病的研究。

首个基于 SNP 的胃癌相关 GWAS 研究是在日本人群和韩国人群中进行的,发现并证实了前列腺干细胞抗原(PSCA) rs2976392 与弥漫型胃癌发病风险显著相关(OR = 1.62, 95% CI:1.38 ~ 1.89, $P = 1.11 \times 10^{-9}$);功能研究发现,位于 PSCA 第一外显子区与 rs2976392 高度连锁($r^2 = 0.995$, $D' = 0.999$)的 rs2294008,其风险等位基因 T 型可以降低其上游区的转录活性。随后,在韩国人群中也发现此风险等位基因与弥散型胃癌有关,在中国人群中也验证了这两个基因变异体,发现 rs2294008 T 型非贲门胃癌风险增加。另一项扩大样本 GWAS 研究发现,MUC1 rs2070803 与弥漫型胃癌发病风险强相关($P = 4.33 \times 10^{-13}$, OR = 1.71);功能研究发现,MUC1 rs4072037($P = 1.43 \times 10^{-11}$;OR = 1.66)影响启动子活性并决定其在胃上皮的主要剪接变异体。同时携带 PSCA rs2294008 和 MUC1 rs 4072037 个体的弥漫型胃癌发病风险显著增高(OR = 8.38)。最近,Abnet 等在中国人群中发现 PLCEl rs2274223 与胃癌($P = 8.40 \times 10^{-9}$, OR = 1.31)和食管鳞癌($P = 3.85 \times 10^{-9}$, OR = 1.34)发病风险共同相关,且与贲门癌关联更强($P = 4.19 \times 10^{-15}$, OR = 1.57)。

"CNV 全基因组关联分析"(CNV-GWAS)是基于 CNVs 的新的疾病易感基因鉴定策略,这一策略和传统的基于 SNP 的关联分析具有互补性,通过认识基因组结构变异可以认识复杂疾病的分子机制和遗传基础。CNVs 可像 SNPs 一样影响着基因的表达、表型的变异和适应,因此也是一种重要的疾病易感变异,能引起疾病或增加复杂疾病的发病风险. 随着高通量全基因组 CNVs 扫描平台和新的统计推算方法的不断发展,基于 CNVs 这一新的遗传易感标志的 GWAS 将和基于 SNPs 及其单体型的传统 GWAS 一样,成为研究疾病遗传易感性的有力工具。联合使用 SNPs 和 CNVs 这两个具有互补性的遗传标志,将为深入理解复杂疾病的分子机制和鉴定易感基因,对遗传变异和疾病表型关系的认识具有重要意义。

复杂疾病研究的一个理论基础是"常见疾病,常见变异"学说,即常见的复杂疾病是由于大量常见变异共同作用所致。目前 GWAS 主要检测人群中高于 5% 的相对频率较高的变异,但是人类基因组中还有许多罕见与胃癌相关的遗传变异有待于发现。鉴定出这些变异需要巨大的样本量支持。另外实验中容易出现假阳性,利用多个人群进行结果验证来减小假阳性的发生,因而需要充足的经费和更大、更具代表性的样本量。因此多机构多中心合作成为 GWAS 研究的趋势。此外随着新的统计学方法和理论不断被提出,如单体型分析、以基因为单位的分析方法、基因-基因交互作用的分析等,数据的利用效率也会不断提高。可以预见,利用 GWAS 发现的胃癌易感基因以及 GWAS 后续的研究,将对阐明胃癌发病机制、疾病预警、临床诊断及新药开发起到决定性的作用。

(孙丽萍 何彩云)

参考文献

1. Lao-Sirieix P, Caldas C, Fitzgerald RC. Genetic predisposition to gastro-oesophageal cancer. Curr Opin Genet Dev, 2010, 20(3):

210-217

2. Oliveira C, Seruca R, Carneiro F. Genetics pathology and clinics of familial gastric cancer. Int J Surg Pathol, 2006, 14:21-33
3. Pharoah PD, Guilford P, Caldas C. Incidence of gastric cancer and breast cancer in CDH1 (E-cadherin) mutation carriers from hereditary diffuse gastric cancer families. Gastroenterology, 2001, 121:1348-1353
4. Suriano G, Oliveira MJ, Huntsman D, et al. E-cadherin germline missense mutations and cell phenotype: evidence for the independence of cell invasion on the motile capabilities of the cells. Hum Mol Genet, 2003, 12(22):3007-3016
5. Suriano G, Yew S, Ferreira P, et al. Characterization of a recurrent germ line mutation of the E-cadherin gene: implications for genetic testing and clinical management. Clin Cancer Res, 2005, 11:5401-5409
6. Kaurah P, MacMillan A, Boyd N, et al. Founder and recurrent CDH1 mutations in families with hereditary diffuse gastric cancer. JAMA, 2007, 297:2360-2372
7. More H, Humar B, Weber W, et al. Identification of seven novel germline mutations in the human E-cadherin (CDH1) gene. Hum Mutat, 2007, 28:203-211
8. Barber M, Murrell A, Ito Y, et al. Mechanisms and sequelae of E-cadherin silencing in hereditary diffuse gastric cancer. J Pathol, 2008, 216:295-306
9. Oliveira C, Senz J, Kaurah P, et al. Germline CDH1 deletions in hereditary diffuse gastric cancer families. Hum Mol Genet, 2009, 18:1545-1555
10. Corso G, Marrelli D, Roviello F. Familial gastric cancer: update for practice management. Fam Cancer. 2011, 10(2):391-396
11. Fock KM, Talley N, Moayyedi P, et al. Asia-Pacific consensus guidelines on gastric cancer prevention. J Gastroenterol Hepatol, 2008, 23(3):351-365.
12. Pierre Lao-Sirieix, Carlos Caldas and Rebecca C Fitzgerald. Genetic predisposition to gastro-oesophageal cancer. Current Opinion in Genetics & Development 2010, 20:210-217
13. Linda M Dong, John D Potter, Emily White, et al. Genetic Susceptibility to Cancer: the Role of Polymorphisms in Candidate Genes. JAMA, 2008 May 28, 299(20):2423-2436
14. Yu Zhu, Qian He, Jing Wang, et al. The association between GSTM1 polymorphism and gastric cancer risk: a meta-analysis. Mol Biol Rep, 2012, 39:685-691
15. Chen B, Cao L, Zhou Y, et al. Glutathione S-transferase T1 (GSTT1) gene polymorphism and gastric cancer susceptibility: a meta-analysis of epidemiologic studies. Dig Dis Sci. 2010, 55(7):1831-8.
16. Zhang Y, Sun LP, Xing CZ, et al. Interaction between GSTP1 Val Allele and H. pylori Infection, Smoking and Alcohol Consumption and Risk of Gastric Cancer among the Chinese Population. PLoS One. 2012, 7(10):e47178
17. Feng Pan, Jing Tian, Yue-Yin Pan, et al. Association of IL-10-1082 promoter polymorphism with susceptibility to gastric cancer: evidence from 22 case-control studies. Mol Biol Rep. , 2012, 39:7143-7154
18. Bai XL, Sun LP, Liu J, et al. Correlation of interleukin-10-1082G/a single nucleotide polymorphism to the risk of gastric cancer in north China: a case-control study. Chinese Journal of Cancer, 2008, 27(1):35-40.
19. Huiping Xue, Bing Lin, Jianfu An, et al. Interleukin-10-819 promoter polymorphism in association with gastric cancer risk. BMC Cancer. 2012, 12:102
20. Huiping Xue, Bin Lin, Peihua Ni, Hong Xu, et al. Interleukin-1B and interleukin-1 RN polymorphisms and gastric carcinoma risk: A meta-analysis. Journal of Gastroenterology and Hepatology. 2010, 25:1604-1617
21. Study Group of Millennium Genome Project for Cancer, Sakamoto H, Yoshimura K, et al. Genetic variation in PSCA is associated with susceptibility to diffuse-type gastric cancer. Nat Genet. 2008, 40(6):730-40
22. Saeki N, Saito A, Choi IJ, et al. A Functional Single Nucleotide Polymorphism in Mucin 1, at Chromosome 1q22, Determines Susceptibility to Diffuse-Type Gastric Cancer. Gastroenterology. 2011, 140:892-902
23. Lu WL, Pan KF, Zhang L, et al. Genetic polymorphisms of interleukin (IL)-1B, IL-1RN, IL-8, IL-10 and tumor necrosis factor α and risk of gastric cancer in a Chinese population. Carcinogenesis, 2005, 26(3):631-636.
24. Rong-Miao Zhou, Chao-Xu Niu, Na Wang, et al. ERCC1 Gene 262A/C Polymorphism Associated with Risk of Gastric Cardiac Adenocarcinoma in Nonsmokers. Archives of Medical Research, 2012, 43:67-74
25. Gabriel Capella, Guillem Pera, Nu ria Sala, et al. DNA repair polymorphisms and the risk of stomach adenocarcinoma and severe chronic gastritis in the EPIC-EURGAST study. International Journal of Epidemiology, 2008, 37:1316-1325

26. Hussain SK, Mu LN, Cai L, et al. Genetic variation in immune regulation and DNA repair pathways and stomach cancer in China. Cancer Epidemiol Biomarkers Prev, 2009, 18(8): 2304-2309

27. Jing He, Li-XinQiu, Meng-YunWang, et al. Polymorphisms in the XPG gene and risk of gastric cancer in Chinese populations Hum Genet, 2012, 131: 1235-1244

28. Duan Z, He C, Gong Y, et al. Promoter polymorphisms in DNA repair gene ERCC5 and susceptibility to gastric cancer in Chinese. Gene, 2012, 13: S0378-1119

29. Sun LP, Gong YH, Dong NN, et al. Correlation of pepsinogen C(PGC) gene insertion/deletion polymorphism to PGC protein expression in gastric mucosa and serum. Chinese Journal of Cancer, 2009, 28(5): 487-492.

30. Xu Q, Yuan Y, Sun LP, et al. Risk of gastric cancer is associated with the MUC1 568 A/G polymorphism. Int J Oncol, 2009, 35 (6): 1313-1320

31. Snaith A, El-Omar EM. Helicobacter pylori: host genetics and disease outcomes. Exp Rev Gastroenterol Hepatol, 2008, 2(4): 577-585.

32. Hamajima N, Naito M, Kondo T, et al. Genetic factors involved in the development of Helicobacter pylori-related gastric cancer. Cancer Sci, 2006, 97(11): 1129-1138.

33. Rad R, Dossumbekova A, Neu B, et al. Cytokine gene polymorphisms influence mucosal cytokine expression, gastric inflammation, and host specific colonisation during Helicobacter pylori infection. Gut, 2004, 53(8): 1082-1089.

34. Achyut BR, Ghoshal UC, Moorchung N, et al. Role of cyclooxygenase-2 functional gene polymorphisms in Helicobacter pylori induced gastritis and gastric atrophy. Mol Cell Biochem, 2009, 321(1-2): 103-109.

35. Kamali-Sarvestani E, Farsiani H, Shamoon Pour M, et al. Association of myeloperoxidase-463 G/A polymorphism with clinical outcome of Helicobacter pylori infection in Iranian patients with gastrointestinal diseases. Iran J Immunol, 2007, 4(3): 155-160.

36. Furuta T, Shirai N, Takashima M, et al. Effect of genotypic differences in interleukin-1 beta on gastric acid secretion in Japanese patients infected with Helicobacter pylori. Am J Med, 2002, 112(2): 141-143.

37. Zeng ZR, Hu PJ, Hu S, et al. Association of interleukin 1B gene polymorphism and gastric cancers in high and low prevalence regions in China. Gut, 2003, 52(12): 1684-1689.

38. Figueiredo C, Machado JC, Pharcoah P, et al. Helicobacter pylori and interleukin 1 genotyping: an opportunity to identify high-risk individuals for gastric carcinoma. J Natl Cancer Inst, 2002, 94(22): 1680-1687.

39. Gehmert S, Velapatino B, Herrera P, et al. Interleukin-1 beta single-nucleotide polymorphism's C allele is associated with elevated risk of gastric cancer in Helicobacter pylori-infected Peruvians. Am J Trop Med Hyg, 2009, 81(5): 804-810.

40. Atsuta Y, Ito LS, Oba-Shinjo SM, et al. Associations of TNF-A-1031TT and-857TT genotypes with Helicobacter pylori seropositivity and gastric atrophy among Japanese Brazilians. Int J Clin Oncol, 2006, 11(2): 140-145.

41. Hamajima N, Shibata A, Katsuda N, et al. Subjects with TNF-A-857TT and-1031TT genotypes showed the highest Helicobacter pylori seropositive rate compared with those with other genotypes. Gastric Cancer, 2003, 6(4): 230-236.

42. Hold GL, Rabkin CS, Chow WH, et al. A functional polymorphism of toll-like receptor 4 gene increases risk of gastric carcinoma and its precursors. Gastroenterology, 2007, 132(3): 905-912.

43. Hishida A, Matsuo K, Goto Y, et al. Toll-like receptor 4 +3725 G/C polymorphism, Helicobacter pylori seropositivity, and the risk of gastric atrophy and gastric cancer in Japanese. Helicobacter, 2009, 14(1): 47-53.

44. Hamajima N, Rahimov B, Malikov Y, et al. Associations between a PTPN11 polymorphism and gastric atrophy--opposite in Uzbekistan to that in Japan. Asian Pac J Cancer Prev, 2008, 9(2): 217-220.

45. Hishida A, Matsuo K, Goto Y, et al. Associations of a PTPN11 G/A polymorphism at intron 3 with Helicobactor pylori seropositivity, gastric atrophy and gastric cancer in Japanese. BMC Gastroenterol. 2009, 9: 51.

46. Kara B, Akkiz H, Doran F, et al. The significance of E266K polymorphism in the NOD1 gene on Helicobacter Pylori infection: an effective force on pathogenesis? Clin Exp Med, 2009, Clin Exp Med. 2010, 10(2): 107-112.

47. Goto Y, Hamajima N, Honda H, et al. Association between Helicobacter pylori seropositivity and NAD(P)H: quinone oxidoreductase 1(NQO1) C609T polymorphism observed in outpatients and health checkup examinees. Gastric Cancer, 2005, 8 (1): 12-17.

48. Kuraoka K, Matsumura S, Hamai Y, et al. A single nucleotide polymorphism in the transmembrane domain coding region of HER-2 is associated with development and malignant phenotype of gastric cancer. Int J Cancer, 2003, 107(4): 593-596.

49. Ye BD,Kim SG,Park JH,et al. The interleukin-8-251 A allele is associated with increased risk of noncardia gastric adenocarcinoma in Helicobacter pylori-infected Koreans. J Clin Gastroenterol,2009,43(3):233-239.

50. Sakamoto H,Yoshimura K,Saeki N,et al. Genetic variation in PSCA is associated with susceptibility to diffuse type gastric cancer. Nat Genet,2008,40:730-740

51. Aoki M,Yamamoto K,Noshiro H,et al. A full genome scan for gastric cancer. J Med Genet,2005,42(1):83-87

52. 何彩云,袁媛. 宿主基因单核苷酸多态性与幽门螺杆菌相关胃癌,遗传. 2011,33(2):109-116.

53. Yin YW,Sun QQ,Hu AM,Wang Q,Liu HL,Hou ZZ,Zeng YH,Xu RJ,Shi LB,Ma JB. Associations between interleukin-6 gene-174 C/G and -572 C/G polymorphisms and the risk of gastric cancer:a meta-analysis. J Surg Oncol. 2012;106(8):987-93.

54. Wang J,He W,Liu J,Nong L,Wei Y,Yang F,Association of IL-6 polymorphisms with gastric cancer risk:evidences from a meta analysis Cytokine. 2012;59(1):176-83.

55. Yu J,Jia Y,Cheung KF,Zeng Z,Tian L,Wang S,Hu P,Sung JJ. Polymorphisms in interleukin-6-6331 influences the susceptibility of a Chinese population to gastric cancer Cancer Invest. 2011;29(8):564-72.

56. Stranger BE,Forrest MS,Dunning MS,Dunning M,Ingle CE,Beazley C,Thorne N,et al. Relative impact of nuclcotide and copy number variation on gene expression phenotypes. Science 2007;315(5813):848-53.

57. Freeman JL,Perry GH,Feuk L,Redon R,McCarroll SA,Altshuler DM,et al. Copy number variation:New insights in genome diversity. Genome Res 2006;16(8): 949-61.

58. Park CH,Rha SY,Jeung HC,et al. Identification of novel gastric cancer–associated CNVs by integrated analysis of microarray. J Surg Oncol, 2010;102(5):454-461.

第五章　免疫因素与胃癌

机体的免疫功能在肿瘤的预防过程中发挥着重要作用,它与肿瘤的发生、发展和预后都密切相关。预防胃癌等肿瘤的多种方法和措施都与提升机体免疫水平、调整机体免疫功能相关,如提倡有氧运动、充足睡眠、减轻工作压力、多食新鲜蔬菜、水果及鲜奶等都能有效促进机体免疫功能的恢复和免疫水平的提高,从而预防胃癌等肿瘤的发生。机体的免疫功能借助机体的免疫系统发挥作用,包括细胞免疫和体液免疫两方面。一般认为细胞免疫是预防肿瘤和抗肿瘤的主要方式。体液免疫主要起协同作用。细胞免疫通过免疫效应细胞发挥作用,包括:T 细胞、NK 细胞、巨噬细胞、树突状细胞等。其中 NK 细胞、γδT 细胞、NKT 细胞、巨噬细胞等具有肿瘤免疫监视功能,能够及时发现并清除体内的变异细胞及肿瘤细胞,从而有效预防肿瘤的发生。当 NK 细胞、γδT 细胞、NKT 细胞等功能低下时,放任自身突变细胞的恶性增殖,将导致肿瘤的发生。在免疫功能缺乏的患者中有 5% ~10% 可以发生恶性肿瘤,其原因系免疫功能障碍对肿瘤细胞的免疫监督功能减弱所致。如器官移植的患者,由于长期、大量使用免疫抑制剂,可引起免疫缺陷,其恶性肿瘤的发病率有所增加。相反,某些肿瘤的自然消退被认为与人体免疫功能的恢复有关。因此,增强机体的免疫功能对预防胃癌的发生至关重要。

第一节　胃的免疫学基础

胃的免疫功能主要有非特异性以及特异性免疫。非特异性防御功能主要指胃黏膜的屏障作用,特异性免疫主要包括细胞免疫和体液免疫,在防御胃癌的免疫机制中发挥重要作用。

一、胃非特异性免疫功能

胃黏膜屏障是机体对抗外来抗原物质的第一道防线,包括物理屏障、化学屏障以及生物性屏障。外来的各种抗原与胃黏膜直接接触,胃黏膜表面的黏蛋白、黏膜中的糖蛋白、胃分泌的胃酸、溶菌酶等,在与外来抗原相互作用时起到了黏膜屏障的保护作用,有效地阻止了外来抗原穿过胃黏膜保护层,以维持胃肠道的正常生理功能。目前研究认为,基于胃黏膜解剖结构组成胃黏膜屏障功能的各种理化及免疫因素,可被视为一个相互联系、相互作用的网络体系。由于病原体损伤机制或机体所处局部微环境的生理、病理状态不同,胃黏膜发挥的屏障和调节功能也不尽相同,表现为当有害因素作用增强,胃黏膜屏障功能减弱时,就会导致胃部疾病发生。在上述过程中,作为胃黏膜屏障组成的关键成分,胃黏膜上皮层尤其上皮细胞可能在局部防御或免疫损伤的病生理过程中发挥了重要的调节作用。

研究表明,在病原体(如 H. pylori)作用于胃上皮细胞和引起黏膜损伤的病理生理过程中,作为启动天然免疫和调节适应性免疫的模式识别受体(pattern recognition receptor, PRR),以及胞内受体 NODl 和 NOD2 等,可通过分子间的相互串话和作用,构成复杂的信号网络系统,在机体的免疫识别与免疫应答调控中发挥重要作用,并且也是宿主抵御或规避病原微生物及维持机体平衡的关键因素。现已知道，胃上皮细胞表面具有的模式识别受体如C型凝集素(CLR)和Toll样受体(TLR)等天然免疫分子，可以多种形式、多种功能广泛分布和调节免疫细胞或组织细胞，并识别包括多糖如脂多糖(LPS)、多核苷酸等各类病原微生物中共有及保守的结构基团(即病原体相关分子模式，pathogen-associated molecular patterns，PAMP)。它们还可识别宿主在理化应激或病理状态下所产生的某些糖类成分，包括细胞外基质蛋白、热休克蛋白、核酸及凋亡细胞某些胞膜成分等。在此基础上，上述PRR可通过激活一系列的信号转导途径，调控着包括细胞增殖、分化、凋亡等诸多细胞生物学行为。由此，CLR、TLR等PRR不仅在抗微生物感染或病原体的免疫逃逸中起重要作用，而且参与了包括感染性肿瘤(胃癌)等多种炎症相关疾病的发生发展。

目前，TLR与H. pylori感染及损伤机制关系已得到关注。H. pylori可通过对TLR的低激活效应来实现其免疫逃逸作用，但有研究表明，TLR对H. pylori的识别及其诱导炎症信号通路在后者致病过程中起重要作用，包括H. pylori及其菌体成分LPS、HSP60等可上调胃上皮细胞TLR的表达；并可经TLR通路激活NF-kB等，级联启动炎症信号转导。此外meta分析发现，TLR4的基因多态性与H. pylori的LPS介导的损伤有关，且TLR4等位基因携带者在H. pylori存在时发生的胃炎与胃萎缩更严重，并可能是胃癌和癌前病变危险因素。

二、胃特异性免疫功能

外来抗原物质一旦穿过胃黏膜屏障进入机体后，机体就会产生复杂免疫应答，以清除外来抗原，减少对机体损害，发挥保护作用。特异性免疫应答包括体液免疫及细胞免疫。

(一) 体液免疫

体液免疫在机体抵抗外来性抗原性物质的过程中发挥重要的作用。在胃内发生的体液免疫反应主要由IgA介导，因此，IgA在胃分泌的免疫球蛋白中含量最高。胃内的体液免疫反应作用主要有：通过分泌到胃内的抗体与抗原性物质形成免疫复合物将其排除体外；通过抗体与抗原物质结合阻抑病原微生物在胃内的黏附、定居、寄生、繁殖；通过抗体与溶菌酶、补体共同作用，引起细菌的溶解；通过调理吞噬作用吞噬病原体；通过抗体依赖性细胞介导细胞毒作用(ADCC)杀伤病原微生物；通过抗体封闭肿瘤细胞上的某些受体抑制肿瘤细胞的生长等。

抗体可以通过以上几种方式发挥抵抗外来抗原性物质的作用，同时也起到抑制肿瘤细胞的生长，遏制肿瘤细胞发生的作用。在体液免疫过程中，增强的抗体有时可能覆盖了肿瘤细胞的抗原位点，导致免疫细胞不能识别肿瘤抗原，达不到杀伤肿瘤细胞的作用。

(二) 细胞免疫

细胞免疫应答在抗肿瘤免疫反应中发挥重要作用。参与细胞免疫应答的免疫细胞主要是T细胞、NK细胞及巨噬细胞。抗原性物质由抗原递呈细胞加工处理后递呈给T细胞，T细胞增殖分化，形成致敏淋巴细胞，直接杀伤靶细胞或释放细胞因子发挥免疫效应；NK细胞可直接杀伤肿瘤细胞；巨噬细胞可作为抗原提呈细胞，也可直接或间接杀伤肿瘤细胞，在胃癌防御中发挥关键作用。

第二节　机体防御胃癌的免疫机制

机体防御肿瘤免疫反应是一个复杂过程,既有特异性免疫反应,又有非特异性免疫反应。机体防御胃癌免疫应答效应是细胞免疫和体液免疫综合作用的结果。抗肿瘤免疫中细胞免疫起主要作用,体液免疫起协同作用。对于免疫原性强的肿瘤,特异性免疫应答是主要的,而对于免疫原性弱的肿瘤(如胃癌),非特异性免疫应答可能具有更重要意义。

一、机体防御胃癌的体液免疫机制

(一) 胃癌抗原

根据肿瘤抗原与肿瘤的关系,将肿瘤抗原分为肿瘤特异性抗原(tumor specific antigen, TSA)和肿瘤相关性抗原(tumor associated antigen, TAA)两类。只有与正常组织的蛋白不同的蛋白,或在正常组织不存在的蛋白,才具有抗原性,才可能是肿瘤的TSA。胃癌中只有与正常胃上皮细胞有差异,这种有了变异与正常不同的部分,才有抗原性,才能产生胃癌免疫。有些所谓特异性抗原的特异性并不是很高的,对这一类抗原常称为TAA。几十年来,人们努力用化学及免疫学等方法分离提纯,寻找肿瘤及胃癌特异的成分,寻找肿瘤抗原进行了大量的工作,取得了一些成绩,为肿瘤免疫的理论,临床免疫诊断及治疗打下了初步基础。但是工作进展较慢,迄今还未找到真正提纯的特异性抗原。大部分胃癌的抗原都属于胚胎抗原,都是TAA。

目前,临床应用较多、研究较为关注的胃癌抗原有癌胚抗原(carcinoembryonic antigen, CEA),鞘糖脂抗原(MGAgS),糖链抗原19-9(CA19-9),糖链抗原72-4(CA72-4)等等。然而,上面所述的这些胃癌抗原,在胃癌时明显增高,临床检测阳性率也不低,但它们都是胃癌相关抗原,因而特异性较差,主要表现在两个方面:一是胃肠腺化生,慢性胃炎的增生及不典型增生时,这些抗原也有一定表达。另外,与消化道其他肿瘤,甚至消化道以外的肿瘤,如乳腺癌,肺癌等均有交叉反应。这些抗原阳性时提示有胃癌的可能,但必须结合临床材料才能得出适应的诊断。

(二) 抗胃癌抗体

目前认为有四种类型的抗肿瘤抗体:①细胞毒性抗体:有细胞毒性的抗体,多数是抗体交联了某种抗肿瘤药物或放射性核素,才呈现显著的细胞毒性作用。抗体对肿瘤的杀伤作用往往需要与细胞免疫相结合。②依赖淋巴细胞的抗体(LDA):这种抗体单独不发生作用,如前所述它要与淋巴细胞(依赖抗体的淋巴细胞)协同才能发挥细胞毒性作用,这种抗体一般为IgG。③嗜巨噬细胞抗体:巨噬细胞和抗体一起应用,能对某些肿瘤起显著的抑制作用,而单独使用就毫无作用。这种能与巨噬细胞起协同作用的抗体称为嗜巨噬细胞抗体。④独特性抗体:抗体分子的可变区,不但能与相应抗原发生特异性结合,而且由于它们都有新的氨基酸序列,可起到抗原的作用。

这些肿瘤抗体往往需要与细胞免疫相结合才具有溶解肿瘤细胞、杀伤肿瘤的作用。抗胃癌抗体在抗胃癌免疫过程中虽不是主要因素,但可通过以下几个方面发挥作用:激活补体系统溶解肿瘤细胞;抗体依赖性细胞介导的细胞毒作用;抗体的调理作用;抗体封闭肿瘤细胞上的某些受体;抗体使肿瘤细胞的黏附特性改变或丧失。

二、机体防御胃癌的细胞免疫机制

细胞免疫比体液免疫在防御胃癌的免疫效应中发挥着更为重要的作用。目前认为参与机体抗肿瘤的细胞包括 T 细胞、NK 细胞、巨噬细胞、中性粒细胞、嗜酸粒细胞等。

(一) T 淋巴细胞

T 淋巴细胞来源于骨髓多能干细胞(胚胎期则来源于卵黄囊和肝)。在人体胚胎期和初生期,骨髓中的一部分多能干细胞或前 T 细胞迁移到胸腺内,在胸腺激素诱导下分化成熟,成为具有免疫活性的 T 细胞,再由胸腺迁移至外周血,继而定居于外周淋巴组织。T 淋巴细胞表达 T 细胞受体和 CD3 复合物的淋巴细胞。可介导细胞免疫应答,并辅助机体针对 T 细胞依赖性抗原产生体液免疫应答。T 淋巴细胞受肿瘤抗原致敏后,可诱导出具有免疫活性的细胞毒性 T 淋巴细胞(CTL)、迟发型超敏反应 T 细胞(TD)和辅助性 T 细胞(TH)。

1. CTL　具有特异性杀伤活性,在机体防御肿瘤免疫中 CTL 的免疫功能起决定作用。给荷瘤宿主注射这种 CTL 可使肿瘤缩小,甚至消退。CTL 既不能直接识别游离抗原,也不单独识别出现于细胞表面的抗原片段,CTL 的诱导需要肿瘤抗原经加工后与 MHC-Ⅰ类抗原结合成复合物而提呈于细胞表面,T 细胞通过其受体(TCR)对其识别。故 CTL 受 MHC-Ⅰ类抗原限制,只杀伤与自己有相同 MHC-Ⅰ类抗原的肿瘤细胞。人 CTL 大多是 $CD8^+$ 细胞,能识别肿瘤细胞,释放淋巴毒素、穿孔素、颗粒酶等蛋白酶,破坏肿瘤细胞膜将其杀伤。

2. TD 淋巴细胞　TD 淋巴细胞又被称为迟发型超敏反应 T 细胞,能分泌淋巴毒素杀伤肿瘤细胞。TD 淋巴细胞还能分泌其他淋巴因子如巨噬细胞移动抑制因子(MIF)、巨噬细胞活化因子(MAF)、巨噬细胞趋化因子(MCF)、白细胞介素 2(IL-2)、干扰素 γ 等扩大免疫效应,进一步加强对肿瘤的杀伤作用。

3. TH 淋巴细胞　TH 淋巴细胞又被称为 $CD4^+$ 细胞,因为其在表面表达 CD4,通过与 MHC-Ⅱ递呈的多肽抗原反应被激活,因此受 MHC-Ⅱ类抗原限制。它们不能直接识别肿瘤细胞,而是依赖抗原提呈细胞,如巨噬细胞提呈肿瘤抗原,被其特异性激发后,这些 T 细胞分泌淋巴因子激活 CTL、NK 细胞和 B 淋巴细胞等发挥其作用。

4. 肿瘤浸润淋巴细胞　早在 1922 年就有人提出肿瘤浸润淋巴细胞(tumor infiltrating lymophocyte,TIL)的概念。1986 年人们从肿瘤组织分离出来此种细胞,在体外经 IL-2 激活后可大量扩增,对肿瘤有高度的杀伤活性,是 NK 细胞的 50 ~ 100 倍。研究发现,不同肿瘤来源的 TIL 中,$CD8^+$T 细胞和 $CD4^+$T 细胞的比例有差异,大多数情况下以 $CD8^+$T 细胞为主。

(二) 自然杀伤细胞(NK)

NK 细胞起源于骨髓干细胞,并在骨髓微环境中发育成熟。NK 细胞既非 T 淋巴细胞又非 B 淋巴细胞,而是具有 Fc 受体的一类特殊淋巴细胞。NK 细胞是一组淋巴细胞亚群,含有特征性嗜天青颗粒,故也称为大颗粒淋巴细胞(LGL)。NK 细胞表面具有许多标志性抗原,其中多数与其他免疫细胞共有,比较特异的有 NK-1 抗原(人类也称为 Leu-7 抗原)、Asaiolo-GM 或 ASGM 抗原。NK 细胞无 MHC 限制性,无需预先致敏就能杀伤肿瘤细胞,故称自然杀伤细胞。NK 细胞具有广谱抗肿瘤活性,对同系、同种甚至异种肿瘤细胞均有杀伤活性。目前认为NK细胞是机体抵御肿瘤细胞的第一道防线,在体内起免疫监视作用,清除恶变细胞。NK细胞抗肿瘤作用主要通过表达在NK细胞表面的各种受体和表达在肿瘤细胞表面的相应配体之间的相互作用,而NK细胞对靶细胞最后效应则是NK细胞抑制性受体-配体和活化性受体-配体综合作用的。此外NK细胞还可借助其表面Fc受体通过ADCC方式杀伤肿瘤细胞。研究发现,NK细胞活性缺陷的人群,恶性肿瘤发病率明显增高;NK细胞活性增强可抑制肿瘤转移生长;NK细胞也可加速静脉注入可移植性肿瘤细胞的清除作用。但NK细胞抗肿瘤作用对晚期和较大肿瘤作用不大。

(三)LAK细胞

LAK细胞即淋巴因子活化的杀伤细胞,Grimm等于1982年首先报道外周血淋巴细胞中加入大量IL-2在体外孵育4~6天,诱导出一种非特异性的杀伤细胞,可以杀伤多种对CTL、NK细胞不敏感的肿瘤细胞。LAK细胞不需抗原刺激,就能杀伤NK细胞所不能杀伤的肿瘤细胞,杀伤作用不受MHC限制,它可杀伤同基因型,同种异体,甚至异种异体瘤细胞,目前尚未发现LAK细胞特有的表面标志。

(四)巨噬细胞

巨噬细胞既能识别肿瘤抗原,将抗原信息提呈给T细胞和B细胞而启动免疫反应,又能直接参与对肿瘤细胞的杀伤作用。因此在机体防御肿瘤免疫中巨噬细胞起重要作用。研究证实巨噬细胞对肿瘤细胞的杀伤作用均为非特异性。有资料显示,肿瘤组织中有大量的巨噬细胞浸润者,肿瘤扩散转移的发生率较低,预后较好;反之肿瘤扩散转移率高,预后较差。巨噬细胞可通过激活T淋巴细胞产生特异性抗肿瘤免疫反应,也可通过活化后分泌多种活化因子、活性氧等物质并通过ADCC发挥对肿瘤细胞的细胞毒作用。

(五)杀伤细胞(KC)

杀伤细胞也是一类缺乏T细胞和B细胞标记的淋巴细胞,细胞膜上存在抗体Fc受体和补体C3b受体,而没有与肿瘤抗原结合的受体,因而不能直接杀伤肿瘤细胞,但可通过ADCC效应而发挥其细胞毒作用。

(六)中性粒细胞

有些肿瘤及其周围组织可见较多中性粒细胞集聚、浸润。研究认为中性粒细胞在杀伤肿瘤细胞的功能和机制上与巨噬细胞有许多共同之处,都是非特异性地杀伤肿瘤细胞,在肿瘤的预防中有一定的作用。

(七)树突状细胞(DC)

树突状细胞起源于骨髓,约占外周单核细胞0.5%。其刺激混合淋巴细胞反应的能力比巨噬细胞至少强10倍,是机体免疫反应的始动者,在诱导免疫应答中具有独特位置,对抵御肿瘤的发生具有重要的作用。胃癌癌周及癌旁黏膜淋巴细胞密集区域或反应性淋巴滤泡周缘T细胞区常可见成簇分布的DC;胃癌组织内亦可见散布的DC借助其突起与肿瘤细胞密切接触。这种分布提示DC借助其突起直接摄取肿瘤相关抗原,移行至T细胞区发挥抗原提呈功能,启动机体抗瘤免疫应答。胃癌组织中DC浸润明显者,其癌细胞分化好,淋巴结转移率明显降低。

综上所述,在防御胃癌免疫过程中,细胞免疫及体液免疫共同参与,相互协作。巨噬细胞和T细胞接受抗原进行处理,帮助B细胞产生抗体。抗体又可帮助淋巴细胞和巨噬细胞发挥细胞毒性作用。因此,细胞免疫内部的作用也是协同的。淋巴细胞要巨噬细胞的帮助才能接受抗原的刺激,而巨噬细胞又在致敏淋巴细胞产生的淋巴因子作用下发生趋向、集聚、激活。正常的免疫功能有抑制胃癌发生发展的作用,免疫功能低下时,胃癌的发生率就升高。在宿主抗胃癌的复杂免疫过程中,非特异性及特异性免疫机制有待进一步深入探讨和研究。

第三节 免疫逃逸与胃癌

恶性肿瘤的发生不仅有赖于肿瘤本身恶性表型的变化,还与宿主免疫监视功能的变化有关。当机体发生肿瘤时,肿瘤细胞可以凭借多种方式逃避免疫系统的监控而分裂生长,这就是肿瘤的免疫逃逸。肿瘤细胞逃逸机体免疫系统的监视,发生浸润及转移是导致手术、放化疗治疗失败及患者死亡的主要原因。因此,揭示肿瘤免疫逃逸机制对肿瘤的防治具有重大意义。

Burnet 于 1967 年提出了免疫监视学说,认为机体免疫系统通过细胞免疫监视机制识别并特异性杀伤突变细胞,使突变细胞在未形成肿瘤之前即被清除。2002 年,美国肿瘤生物学家希雷伯(R. D Schreiber)首次提出“肿瘤免疫编辑”(Cancer Immunoediting)学说,将免疫系统和肿瘤细胞之间的相互作用分为 3 个阶段,即清除(elimination)、均衡(equilibrium)和逃逸(escape)。这三个阶段在时相顺序上是相对的,每个阶段持续的时间与原发肿瘤恶性程度以及机体的免疫状态密切相关。当机体的免疫功能急剧下降,肿瘤有可能越过“清除”阶段,甚至直接进入“逃逸”阶段。

一、胃癌细胞的免疫原性

(一)免疫选择

胃癌细胞一般是由单克隆及其不同亚克隆突变细胞构成的,各亚克隆的胃癌细胞的免疫原性强弱不一。免疫原性强的肿瘤细胞引起宿主明显免疫反应有选择性地被机体消除,而免疫原性很弱的肿瘤细胞,不能诱发有效的抗肿瘤免疫应答,因而得以逃避机体的免疫监视,有选择地存活下来并不断增生形成胃癌。

(二)免疫耐受

研究表明,机体受低剂量弱抗原多次刺激能诱发其免疫耐受。肿瘤在宿主内生长一般要经过较长时间,肿瘤抗原长时间存在于体内,与宿主不同发育阶段的免疫活性细胞接触,就可能诱发宿主对肿瘤抗原的免疫耐受,并且肿瘤细胞刚出现时,抗原的量少,抗原性弱,随着肿瘤生长不断的刺激宿主免疫系统从而产生免疫耐受使肿瘤细胞得以逃避免疫监视。因此,提高机体的免疫力,及时清除体内、胃内的慢性炎症,根除 H. plori 感染能够增强机体的免疫监视功能,避免免疫耐受的发生,从而预防胃癌的发生。Kayama 等发现正常胃黏膜、胃癌原发灶腹水中的胃癌细胞表达的 HLA-1 依次减弱,培养的胃癌细胞株(85.7%)丧失

HLA-1 的表达。缺乏 HLA-1 表达的胃癌细胞仅呈现弱的抗原性，使其逃脱免疫细胞的攻击。

二、胃癌细胞的免疫逃逸机制

在肿瘤发生早期，机体能够诱发强烈的免疫应答，免疫监视在抑制早期肿瘤生长中起积极作用；到肿瘤生长活跃阶段，肿瘤激活免疫系统的同时，又能逃避机体的免疫识别和攻击，存在一个激活和抑制的平衡，肿瘤的消长取决于这两方面对抗的结果。胃癌细胞是一个异质性群体，由许多相关但遗传学特性不同的克隆组成，故胃癌细胞有多种免疫逃逸方式。胃癌细胞免疫逃逸机制与机体免疫状态和胃癌细胞对宿主免疫对抗两方面因素有关。

（一）宿主效应细胞变化

1. T 细胞功能变化 目前普遍认为 T 淋巴细胞亚群的数量和功能发生异常，将直接影响肿瘤的发生、发展及预后。正常时 $CD4^{+}/CD8^{+}$ 比值保持动态平衡可维持机体细胞免疫功能的稳定，而当其比值降低时，患者细胞免疫功能低下，从而有利于肿瘤增殖。肿瘤可以导致 T 细胞亚群改变，外周 T 细胞功能严重受损，不仅降低循环 T 细胞的反应性，同时促使 T 细胞的凋亡从而导致机体免疫抑制，肿瘤引起 T 淋巴细胞凋亡的现象已在体内和体外试验中得到证实。肿瘤可以通过 MHC 限制和非限制的方式，引起肿瘤浸润 T 淋巴细胞（TIL），周围血淋巴细胞和 Jurkat T 细胞凋亡。T 细胞应答能力的下降主要表现为肿瘤抗原特异性 T 细胞激发受限和信号传导缺陷的细胞易被破坏。这是由于肿瘤病人或荷瘤动物体内 T 细胞信号传导缺陷所致。主要表现为 $CD4^{+}$细胞的免疫耐受与 $CD8^{+}$细胞活化的抑制。机体肿瘤状态时调节性 T 细胞（Treg）往往呈升高趋势，是具有能识别靶细胞 MHC 分子所提呈的 T 细胞抗原受体（TCR）自身抗原肽，并能发挥一定免疫抑制功能的 T 细胞。它作为一种专职的调节性 T 细胞亚群，主要发挥免疫抑制功能，通过下调机体针对外来抗原或自身抗原的免疫应答水平，来维持自身耐受。主要表现在免疫无能性和免疫抑制性两个方面。Yao 等研究患者外周血 T 淋巴细胞亚群（CD3、CD4、CD8）数量显示，正常对照组最高，慢性浅表性胃炎组高于慢性萎缩性胃炎组，而胃癌组最低。通过检测包括胃癌的肿瘤患者家族中外周血 T 淋巴细胞亚群和自然杀伤（nature killer，NK）细胞毒活性发现，家族内肿瘤患者与正常对照组比较 $CD3^{+}$、$CD4^{+}$细胞数下降，CD4/CD8 比值减小。

2. DC 细胞功能变化 肿瘤免疫逃逸的机制与肿瘤对 DC 功能的影响有密切关系。肿瘤不但可以直接诱导 DC 凋亡，还可以通过干扰 DC 分化的多个环节，使肿瘤患者体内 DC 数量下降，成熟受限，功能发生障碍，从而下调或抑制 DC 的抗原提呈及其免疫起始功能。随着人们对 DC 诱导免疫耐受的认识逐渐深入，提出了耐受性树突状细胞（tDC）的概念。tDC 表面缺乏免疫应答所必需的 CD40、CD80 和 CD86 等共刺激分子，不能有效递呈抗原激活 T 细胞，导致免疫耐受形成，或通过诱导外周 T 细胞的无能或低能反应和激活 T 细胞的凋亡以及调节性 T 细胞的产生，并选择性激活 Th2 样细胞亚群，诱导特异性免疫耐受，因此又被称为“耐受性树突状细胞”。胃癌组织可以通过分泌各种细胞因子，导致 DC 功能障碍，抗原呈递受阻，进而诱发胃癌的免疫逃逸。腺癌组织中含有分泌血管活性肠肽（VIP）的内分泌细胞。VIP 可通过 DC 促进胃癌的发展，导致胃癌的免疫逃逸；胃癌细胞分泌血管内皮细胞生长因子（VEGF），抑制 DC 的成熟和迁移；胃癌患者血清中一些促进 DC 成熟的细胞因子如 IL-12 减少,而有助于其免疫逃逸。

(二) 肿瘤细胞变化

1. 肿瘤抗原表达减少及 HLA 处理能力的下降 在抗肿瘤免疫反应的诱导中,肿瘤细胞的免疫原性,特别是肿瘤抗原的表达同抗肿瘤反应也有着相当密切的关系。人类白细胞抗原 G(HLA-G)与肿瘤免疫逃逸的作用和机制有密切关系,表现在:HLA-G 抑制 NK 细胞;HLA-G 抑制 T 细胞;HLA-G 与细胞因分泌有关;HLA-G 与抗原呈递细胞(APC)另外 HLA-G 异构体的作用。肿瘤抗原表达异常可能与其免疫逃避有关。肿瘤细胞表达非经典的 HLA 分子,这些分子也能被相应杀伤细胞免疫球蛋白样受体(KIR)识别而抑制 NK 细胞的杀伤。有研究对胃癌标本的 HLA-G 表达情况进行分析,发现癌组织 HLA-G 的表达量显著高于正常胃黏膜组和外周血组,表明 HLA-G 在胃癌中有显著高表达。进一步研究表明恶性肿瘤组织出现 HLA-G 异常高表达可能是肿瘤生物学的一个较为普遍的现象,且胃癌中 HLA-G 的表达可能有助于胃癌细胞逃逸机体的免疫监视,促进胃癌的发生、发展。

2. 缺乏协同刺激分子 人体的抗肿瘤免疫是以 T 细胞介导的细胞免疫为主,T 细胞对肿瘤的免疫反应需要双信号刺激:第一信号由 TCR 与抗原提呈细胞(APC)上的抗原肽主要组织相容性复合体(MHC)分子复合物结合提供,第一信号具有特异性,第二信号由 T 细胞表面抗原 CD8 与肿瘤细胞膜上的 B7 分子(称共刺激分子)相互作用后产生的,是抗原非特异性的,只有双信号共同刺激才能有效激活特异性的 T 细胞,完成细胞免疫,消灭肿瘤细胞。研究证实肿瘤细胞可通过缺乏共刺激分子的方式逃避机体免疫,如果没有共刺激分子,可使 T 淋巴细胞无反应或产生免疫耐受。B7H1、B7H2 和 ICOS 是 T 淋巴细胞活化协同刺激分子 B7 家族(CD80 或 CD86)的新成员。Chen 等通过原位杂交发现,胃癌患者较慢性胃溃疡患者 B7H1、B7H2 和 ICOS mRNA 表达均比 B7-1(CD80)高。ICOS-B7H 相互作用诱导 IL-10 的生成,从而抑制抗肿瘤免疫应答,最终导致免疫逃逸。

3. Fas/FasL 的反击 正常情况下,Fas 系统能有效去除过度激活的免疫活性细胞,下调免疫反应及 CTL 细胞的功能,在平衡机体免疫反应过程中发挥重要作用。体内外大量实验表明多种非淋巴系肿瘤细胞表达 FasL 并能诱导 FasL,表达的肿瘤浸润淋巴细胞凋亡,肿瘤细胞这一作用称为 Fas/FasL 系统反击,与其免疫逃逸有关。研究表明,某些肿瘤细胞如人结肠癌、胃癌、胰腺癌等恶性肿瘤细胞表面均有 FasL 表达。Bennett 报告胃癌细胞 FasL 的表达,并在表达区域内发现大量的淋巴细胞凋亡。Kume 通过研究淋巴上皮瘤样胃癌 FasL 表达与其免疫逃逸的关系,结果 FasL 表达阳性病例的细胞毒性 T 细胞(CTL)数量显著降低,同时伴大量淋巴细胞凋亡。故认为肿瘤细胞表达 FasL 可杀死淋巴细胞而获得免疫逃逸。

(三) 免疫细胞因子变化

1. 封闭因子的封闭作用 研究发现在荷瘤动物和肿瘤患者的血清能特异性地抑制淋巴细胞对肿瘤靶细胞的杀伤作用,并把血清中阻碍淋巴细胞发挥细胞毒性作用的物质称为封闭因子。封闭因子包括封闭抗体、过多的游离抗原和抗原-抗体复合物,机体对肿瘤可产生细胞毒性抗体和封闭抗体。封闭因子具有特异性,封闭自体或异体同种组织类型肿瘤。封闭因子通过封闭作用可阻止机体对肿瘤细胞的免疫杀伤作用。胃癌细胞分泌免疫抑制因子 TGF-β、IL-10,可抑制细胞毒 T 淋巴细胞的分化、NK 细胞的活性。分泌的 VEGF 还能强烈抑制 CD34 前体向树突状细胞分化，从而抑制肿瘤的免疫反应。

2. 免疫抑制因子 肿瘤患者血清中有多种特异性和非特异性免疫抑制因子，通过抑制免疫活性细胞或其他途径使宿主免疫功能降低。封闭因子属特异性抑制因子；非特异性免疫抑制因子有前列腺素 E2(PGE2)、IL-4、转化生长因子 β(TGFβ)、IL-2 受体等。抑制因子可抑制免疫效应细胞活性，例如：PGE2 可抑制 T 淋巴细胞的活性；TGFβ 可抑制 T 细胞、LAK 细胞、巨噬细胞功能；IL-4 可抑制 IL-2 激活的周围血淋巴细胞的杀伤活性；从效应细胞游离下来的可溶性 IL-2R 能与 IL-2 结合，从而中和降低 IL-2 的作用。有研究认为抑制因子还可借助激活抑制性 T 细胞、抑制性巨噬细胞等来发挥作用。胃癌组织中的 TGF-β1 阳性表达明显高于癌旁组织及正常组织，而其受体(TRβ1)的阳性表达明显低于其他组织。TGF-β1 具有抑制胃癌肿瘤细胞生长的作用，亦能诱导血管形成，抑制机体的免疫系统，同时，转化生长因子受体表达低下或功能失活能阻滞凋亡信号的传导，使癌细胞逃逸 TGF-β 的负向调节，共同参与了胃癌的演进过程。

总之，宿主与胃癌之间的作用和影响是相互的，其机制很复杂。一方面，宿主可通过多种免疫机制清除胃癌细胞；另一方面，胃癌细胞也可通过多种途径逃逸宿主对其的免疫监视，破坏宿主免疫功能。故阐明宿主抗胃癌免疫机制及胃癌免疫逃逸机制对胃癌的防治具有重要意义。

(戴文颖　郭晓临)

参考文献

1. Rad R, Brenner L, Krug A, et al. Toll-like receptor-dependent activation of antigen-presenting cells affects adaptive immu-nity to Helicobacter pylori, Gastroenterology, 2007, 133(1): 150-163.
2. Kobayashi M, Lee H, Nakayama J, et al. Carbohydrate-dependent defense mechanisms against Helicobacter pyloriinfection. Curr Drug Metab, 2009, 10(1): 29-40.
3. Gribar SC, Richardson WM, Sodhi CP, et al. No longer an innocent bystander: epithelial toll-like receptor signaling in the development of mucosal inflammation. Mol Med, 2008, 14(9-10): 645-659.
4. Arancibia SA, Beltrán CJ, Aguirre IM, et al. Toll-like receptors are key participants in innate immune responses. Biol Res, 2007, 40(2): 97-112.
5. Amieva MR, El-Omar EM. Host-bacterial interactions in Helicobacter pylori infection. Gastroenterology, 2008, 134(1): 306-323.
6. 刘倩，王文奇，毛海婷．胃癌．北京：人民卫生出版社．2004.
7. 李勇，范立侨．胃癌．北京：科学技术文献出版社．2010.
8. Téllez-Avila FI, García-Osogobio SM. The carcinoembryonic antigen: apropos of an old friend. Rev Invest Clin, 2005, 57(6): 814-819.
9. Uhlin M, Masucci M, Levitsky V. Is the activity of partially agonistic MHC: peptide ligands dependent on the quality of immunological help? Scand J Immunol, 2006, 64(6): 581-587.
10. Wieder T, Braumüller H, Kneilling M, et al. T cell-mediated help against tumors. Cell Cycle, 2008, 7(19): 2974-2947.
11. Hiraoka N. Tumor-infiltrating lymphocytes and hepatocellular carcinoma: molecular biology. Int J Clin O4ncol, 2010, 15(6): 544-551.
12. Vivier E, Ugolini S, Blaise D, et al. Targeting natural killer cells and natural killer T cells in cancer. Nat Rev Immunol, 2012, 12(4): 239-252.
13. Qu YH, Li Y. Progress of study on antitumor effects of antibody dependent cell mediated cytotoxicity--review. Zhongguo Shi Yan Xue Ye Xue Za Zhi, 2010, 18(5): 1370-1375.
14. Berezhnaya NM. Interaction between tumor and immune system: the role of tumor cell biology. Exp Oncol, 2010, 32(3): 159-166.

15. Hao NB, Lü MH, Fan YH, et al. Macrophages in tumor microenvironments and the progression of tumors. Clin Dev Immunol, 2012, 2012:948-998.

16. Smith MG, Hold GL, Tahara E, et al. Cellular and molecular aspects of gastric cancer. World J Gastroenterol, 2006, 12(19): 2979-2790.

17. Ohno M, Natsume A, Wakabayashi T. Cytokine therapy. Adv Exp Med Biol, 2012, 746:86-94.

18. Molnar B, Galamb O, Sipos F, et al. Molecular pathogenesis of Helicobacter pylori infection: the role of bacterial virulence factors. Dig Dis, 2010, 28(4-5):604-608.

19. Wu Y, Wang L, Zhang Y. Dendritic cells as vectors for immunotherapy of tumor and its application for gastric cancer therapy. Cell Mol Immunol, 2004, 1(5):351-356.

20. 金伯泉. 医学免疫学. 北京:人民卫生出版社. 2008

21. Sheng KC, Wright MD, Apostolopoulos V. Inflammatory mediators hold the key to dendritic cell suppression and tumor progression. Curr Med Chem, 2011, 18(36):5507-5518.

22. Harduin-Lepers A, Krzewinski-Recchi MA, Colomb F, et al. Sialyltransferases functions in cancers. Front Biosci (Elite Ed), 2012, 4:499-515.

23. He D, Xiao L, Chen JN, Liang Q, et al. Correlation of Fas/FasL expression to cell apoptosis in Epstein-Barr virus-associated gastric carcinoma. Chin J Cancer, 2010, 29(3):283-287.

24. Fox JG, Wang TC. Helicobacter pylori infection: pathogenesis. Curr Opin Gastroenterol, 2002, 18(1):15-25.

25. Battke C, Ruiss R, Welsch U, et al. Tumour exosomes inhibit binding of tumour-reactive antibodies to tumour cells and reduce ADCC. Cancer Immunol Immunother, 2011, 60(5):639-648.

26. Vargas-Villavicencio JA, De León-Nava MA, Morales-Montor J. Immunoendocrine mechanisms associated with resistance or susceptibility to parasitic diseases during pregnancy. Neuroimmunomodulation, 2009, 16(2):114-121.

27. de Rezende LC, Silva IV, Rangel LB, et al. Regulatory T cell as a target for cancer therapy. Arch Immunol Ther Exp (Warsz), 2010, 58(3):179-190.

28. Ruggiero P. Helicobacter pylori infection: what's new. Curr Opin Infect Dis, 2012, 25(3):337-344.

29. Jang BG, Kim WH. Molecular pathology of gastric carcinoma. Pathobiology, 2011, 78(6):302-310.

30. Xu XD, Lu XH, Ye GX, et al. Immunohistochemical analysis and biological behaviour of gastric glomus tumours: a case report and review of the literature. J Int Med Res, 2010, 38(4):1539-1546.

31. Lorenzen S, Lordick F. How will human epidermal growth factor receptor 2-neu data impact clinical management of gastric cancer? urr Opin Oncol, 2011, 23(4):396-402.

32. Gómez-Martin C, Garralda E, Echarri MJ, et al. HER2/neu testing for anti-HER2-based therapies in patients with unresectable and/or metastatic gastric cancer. J Clin Pathol, 2012, 65(8):751-757.

33. Jeung J, Patel R, Vila L, et al. Quantitation of HER2/neu expression in primary gastroesophageal adenocarcinomas using conventional light microscopy and quantitative image analysis. Arch Pathol Lab Med, 2012, 136(6):610-617.

34. Albarello L, Pecciarini L, Doglioni C. HER2 testing in gastric cancer. Adv Anat Pathol, 2011, 18(1):53-59.

35. Calcagno DQ, Leal MF, Assumpcao PP, et al. MYC and gastric adenocarcinoma carcinogenesis. World J Gastroenterol, 2008, 14(39):5962-5968.

36. Sugimoto M, Yamaoka Y, Shirai N, et al. Role of renin-angiotensin system in gastric oncogenesis. J Gastroenterol Hepatol, 2012, 27(3):442-451.

37. Tee YT, Chen GD, Lin LY, et al. Nm23-H1: a metastasis-associated gene. Taiwan J Obstet Gynecol, 2006, 45(2):107-113.

第六章　精神心理及行为因素与胃癌

癌症是心身疾病,精神心理及行为因素与胃癌的发生、发展有着密切的关系,可能导致机体生理上的变化,为肿瘤的生长和繁殖提供基础。随着心理和生理研究的逐步深入,人们对环境和自身认识的不断提高,恶性肿瘤的预防和治疗也将取得新的进展。重视癌症患者的精神心理及行为干预,将对癌症患者的转归产生积极的影响。

第一节　精神心理因素与胃癌

由于现代医学模式的转变,强调了躯体因素与心理因素及社会因素的相互作用,反映了医学的复杂性和综合性。有关心理活动与肿瘤的发生、发展、预后、转归之间的关系,已成为心理神经免疫学和肿瘤学研究的热点问题。在胃癌病因学的探讨中,学者们日益重视精神心理因素与胃癌发病的关系。这里指的心理因素包括个性特点和生活事件,而精神因素包括抑郁等。

一、心 理 因 素

(一) 生活事件

癌症的发病与遭受生活事件打击有关。Herbert Snow 发现发病前遭遇过严峻生活波折;劳累过度、经济贫困、机械伤害等生活事件与癌症发病有关。该发现此后被许多研究所证实。Muslin 等对乳腺癌可疑患者进行了前瞻性研究,在患者未确诊前,进行了生活经历调查。结果发现,确诊为乳腺癌的患者,发病前经历紧张或悲伤事件的数量是良性乳腺瘤患者的 2 倍。说明生活事件与癌症的联系并不是由于癌症发病引起的虚假联系。因生活事件量表可考虑生活事件频度和强度对个体的综合影响,Paula Taylor 等采用 Cochrane 和 Robertson 修订的 Holmes 和 Rabe 生活事件量表对 50 例癌症患者和对照组发病前一年的生活经历进行了详细调查,结果表明癌症组生活事件总分均值显著高于对照组。生活事件也分负性事件(不愉快事件)和正性事件(愉快事件),他们发现癌症组负性事件的数量是对照组的 4 倍。

精神心理因素中,生活事件作为重要诱因在应对方式和社会支持等中介变量条件参与下,使机体处于应激状态而导致胃癌发病。Yamaoka 等调查了 100 例胃癌患者发病前 1 年遭遇的生活事件并与 57 例健康人对照,发现前者遭遇的生活事件总分和负性生活事件得分均明显高于后者。关于生活事件与胃癌发生的关系,另一项研究发现负性生活事件频度、强度在胃癌组明显高于对照组。这些研究均说明负性生活事件与胃癌的发生有关,生活事件发生的频度强度均对胃癌的发生有影响。究其原因,可能是由于人们在遭遇一系列紧张或悲伤的生活事件后,淋巴细胞活性下降,免疫功能受抑制,为肿瘤发生创造了有利条件。

(二) 个性特点

心理学把人的性格分为 A、B、C、D 四种主要类型,研究发现 C 型性格易患癌症。心理学提出 C 型行为特征,是以 Cancer 的首字母命名的。此类型人在气质上好压抑自己的情绪,特别是压抑愤怒,怒而不发,也不善于发泄自己的情绪;在性格上好克制自己,忍让,过分谦虚,过分依从社会,回避矛盾,好调和矛盾。C 型行为者比一般人癌症的发病风险高出 3 倍以上。Miller 等对 200 余篇涉及性格、情绪、应激与癌症关系的文献进行了分析,肯定了心理负性情绪与癌症的关系。瑞典一项前瞻性研究发现,患癌症的人多属于“稳定性低情绪”者,即倾向于“抑郁”的心情和态度者。美国癌症协会报道,10% 的癌症会自然消退,且一经消退后很少复发。经长期观察,发现他们大多性格开朗、爱好运动、情绪乐观,不属于 C 型性格。

现代最先研究人格与癌症关系的心理学家 L. Leshom 发现,癌症病人的生活孤僻,感情上与世隔绝,并易于自责。Pensky 等对某企业的 2018 名中年男性职员进行 20 年调查,发现心理忧郁组癌症发病率高。而 Crossarth-Maticek、Eyseck 和 Vetter 把观察人群分为四型:其中 I 型表现为依赖性大,当忧虑时内心压抑、产生无助无望之感,此类型的人易患癌症。在南斯拉夫的 1353 名健康居民的前瞻性研究中发现,10 年后,164 人患癌,其中属于 I 型人格特征者 140 人,占 85. 4% 。全国胃癌综合考察流行病学组指出,胃癌患者具有“性格内向、爱生闷气”的特点。此类性格在胃癌的众多危险因素中居于首位,OR = 3. 00 ($P<0.001$)。北京市肿瘤所流行病组采用自编的个性量表对胃癌等癌症进行测试,发现癌症患者有抑郁、内向、不灵活的个性特点。

二、精 神 因 素

在胃癌发生的危险因素调查中,除了上述生活事件和人格特征方面的因素,精神受刺激及抑郁等因素同样具有较高的致癌危险性。

与胃癌密切相关的精神因素及性格特点有性格内向、抑郁、不灵活性。抑郁是肿瘤患者最常见的精神症状,众所周知,肿瘤患者一旦被诊断,或多或少存在抑郁现象。肿瘤病人的精神失调,不同的研究报道,发生率为 9% ~ 60% 不等。因此,抑郁被认为与肿瘤的发生及预后均有关。有研究在国人 300 例年龄为 20 ~ 75 岁的胃癌患者中进行了前瞻性研究,发现抑郁情绪的出现与胃癌的生存期短存在关联。

另一项值得一提的症状是功能性消化不良(非溃疡性),经常患有功能性消化不良的患者,易发生或演变为胃癌。此类患者无任何器质性病变,仅仅表现为餐后饱胀,是消化道功能紊乱的表现,常伴有胃食管返流、肠易激综合征,以及焦虑和抑郁。难治的功能性消化不良,往往会造成患者焦虑或抑郁。功能性消化不良作为早期胃癌的症状之一,如果有体重减轻、进行性吞咽困难、持续呕吐及胃肠道出血等症状,加上肿瘤家族史,应密切监测并警惕胃癌的发生。

三、精神心理因素致癌的机制

随着神经生物学、神经免疫学、医学心理学以及神经解剖学等相关科学的发展,已初步形成神经、内分泌和免疫三者之间相互联系的网络,发现心理社会因素可以通过大脑神经系统(CNS)与内分泌系统和免疫系统相联系,进而影响到恶性肿瘤的发生及发展。CNS 可以通过两条途径影响免疫系统:一条是自主神经系统,自主神经系统分布于免疫器官,通过神经末稍释放儿茶酚胺等激素调节免疫器官的活动。大量的实验表明,电击、创伤性恶性刺激、反复而集中的条件反射实验可引起神经系统的过度或普遍应激而促进“自发的”肿瘤生长。另一条则是下丘脑垂体靶腺轴(HPA 轴),通过下丘脑分泌释放激素,垂体分泌促激素,靶器官分泌激素来影响免疫调节。毁损下丘脑背内侧核及室旁核使甲状腺的腺样增殖退化;破坏背侧下丘脑可使移植肿瘤存活期延长;带状破坏下丘脑前部可引起抗体滴度降低和过敏反应的抑制或延缓。这些实验资料提示,下丘脑在介导心理社会因素对肿瘤的影响中起重要作用,下丘脑与免疫反应之间可能是通过植物性神经系统及神经内分泌等多种过程共同影响的。包括以下几个方面:①内在发怒伴有肾上腺素分泌增加;外显的发怒伴随去甲肾上腺素的增加。②不同类型的应激可引起血、尿中激素发生明显的特异性改变,多数应激反应可致17-羟皮质类固醇、儿茶酚胺、甲状腺激素及生长激素的增加。③亲人丧亡父母、配偶、防卫应对失败而致精神抑郁时,有17-羟皮质类固醇升高或T细胞数减少。④神经内分泌系统:即促肾上腺皮质激素内啡肽以及广泛分布于中枢神经系统的促肾上腺皮质激素释放因子神经元核群。这两个系统都是免疫反应产物反馈效应的靶组织。心理社会因素启动神经内分泌系统与免疫系统环路,从而影响癌症的发生与发展。

四、社会因素

随着医学模式由“生物医学”向“生物-心理-社会”模式的转变,社会心理因素与癌症发生间的关系受到普遍重视。社会因素包括:环境污染、居住条件、经济收入、生活水平及文化教育程度等。日本为划分社会、经济水平的区别,使用一种民力指数,该指数是将人口、收入、税额、产业的产值和实际的消费情况等指数化,用以区分人们的社会经济地位,该指数越高表明其社会经济地位越高。他们在研究胃癌时发现,民力指数越高,胃癌的发病率越低。欧洲一些国家的研究观察到,随着社会经济地位的下降,胃癌死亡率随之增高。我国调查胃癌死亡率与建国初期口粮400斤以上的人数比例呈负相关,相关系数 $r=-0.94$。西安市的病例对照调查结果显示,胃癌的发生与个人伙食费及家庭平均收入有关,经Logistic回归调整,个人伙食费高OR为0.76,为保护因素,可能因经济状况的缘故,饮食种类受限,且家庭经济拮据,心情抑郁,提高了胃癌的发病风险。最近一项研究发现,年收入越高的人群,胃癌生存期越长,可能与经济负担小有关。此外,胃癌的发病率在发展中国家明显高于发达国家。我国是世界上胃癌高发国家,高发区大多在相对贫困落后的农村地区。自改革开放以来,随着生活水平的提高,我国电冰箱的普及使食物贮藏发生了根本变化,人们得以常年食用新鲜蔬菜和水果,减少了腌制食物的制备和食用。总之,社会因素是胃癌发生的一个不可忽视的危险因素。

社会因素和精神心理因素是两个密切、互为影响、难以截然分开的高危险因素。一个人个性的形成,与他所处的社会环境和所受的教育程度是分不开的。生活事件的发生很多都归于社会的原因,譬如,人际关系、工作中的问题等等。在研究生活事件这一心理因素时,还必须考虑到事件发生时的社会环境。所以,在研究精神心理因素与胃癌的关系时,必须同时考虑社会因素。

第二节 行为因素与胃癌

国内外学者对生活习惯与胃癌发病之间的关联作了大量的流行病学研究,普遍认为,人们的行为因素或生活方式也会影响胃癌的发病风险。

一、不良生活方式

(一) 吸烟、饮酒

吸烟可以引起1/3以上的癌症发生,特别是肺癌、胃癌、食管癌等。烟草中含有多种致癌剂和促癌剂。国内外大量研究表明吸烟为胃癌的危险因素,吸烟和胃癌危险性呈现明显的剂量依赖关系,但是吸烟引起胃癌的确切机制尚不清楚。吸烟增加胃癌风险的机制,可能是烟草烟雾中含有N-亚硝基化合物和促进N-亚硝基化合物形成的一氧化氮等多种致癌物质;烟草的烟雾中含有自由基,可通过破坏遗传基因、损伤细胞膜和降低免疫功能促使组织癌变。这些物质可以溶解于唾液中,随吞咽进入胃内,并随吸烟量增加以及吸烟持续时间延长,长期作用而致癌。因此meta分析认为,吸烟是胃癌发生的危险因素。吸烟的年限对胃癌的发生也有贡献,有学者进行了多因素Logistic回归分析,发现吸烟年限长是胃癌发生的危险因素,OR值达2.456。总之,吸烟与胃癌的关系尚存在争议,目前倾向于吸烟在胃癌发生中的作用是与个体遗传因素的效应不可分割的。

啤酒中可能含有亚硝胺而导致胃癌发生,而酒精本身也可能是胃癌的危险因素之一。酗酒可损伤胃黏膜,引起慢性胃炎,酒精可促进致癌物质的吸收,损害和减弱肝的解毒功能。但饮酒与胃癌的关系争议较大,有学者认为饮酒与胃癌发病有关,一项研究对120例胃癌及1∶3配比的360例对照进行了危险因素与胃癌发生的关系研究,发现长期或大量吸烟或饮酒是胃癌发生的危险因素。而一项meta分析认为,只有吸烟是胃癌发生的危险因素,尚未见饮酒与胃癌存在明显相关。也有研究者对吸烟和饮酒同时进行分析,发现吸烟而不是饮酒与胃癌相关。总之,饮酒与胃癌的关系比较复杂,认为饮酒与胃癌间的病因学联系尚缺乏充分证据。除了饮酒量之外,还要考虑酒的类别及酒的酿造工艺。

(二) 肥胖及体育锻炼

当体重指数[BMI:体重(kg)/身高$(m)^2$]超过30时称之为肥胖;超过25时,称之为过重。近20~30年来,肥胖已成为世界性趋势,是亟待解决的公共卫生问题,极易引起人体的多种疾病。一般认为身体脂肪会影响体内激素的不平衡,进而影响癌症发病风险。在美国一个90万人群随访了16年的队列中,Calle等研究初始BMI与癌症发病的关系,发现高BMI(>40)者患各种癌症的风险提高,其中男性胃癌、前列腺癌等随BMI增加有明显正相关趋势。近期一项meta分析纳入了10项流行病学调查,分析了肥胖与胃癌的关系,结果提示体重过高与胃癌发病风险增高相关,且这种关联随着BMI的增高而增高。久坐不动、运动减少与肥胖密切相关,而加强体育锻炼则可以有效控制体重。研究表明,有规律的体育锻炼有抗癌作用,经常参加体育锻炼能促进新陈代谢,有利于体能增强,而体能的提高是抗癌防病的关键。此外,有规律的体育锻炼有助于增强人体的免疫力;改善消化及排泄机能;并有效的消除人的忧郁、烦躁、焦虑等不良情绪,提高机体对癌症和疾病的抵抗力。对于已患癌症的患者,体力活动也十分重要。有规律的身体运动和控制体重有助于预防癌症复发,并有利于疾病恢复、提高生活质量和全身健康。

二、不良饮食习惯

国内外胃癌流行病学调查资料均表明，不良饮食习惯为胃癌的危险因素。另外，经常食用烟熏食品、炙烤食品和煎炸食品、辛辣食品等也可能增加患胃癌的危险性。多项病例对照研究发现，胃癌的不良饮食习惯相关危险性因素为：暴饮暴食、饮食不规律、吃饭速度快、三餐不定时、食物过热、牙齿脱落、吃霉变食品、快食硬食、油炸或重盐食物、吃酸泡或腌制食品等。如果饮食习惯不良，容易形成胃的负担过重，造成机械的胃黏膜损伤以及胃液的分泌紊乱，久之导致慢性胃病的发生。而慢性胃病，尤其是萎缩性胃炎使胃黏膜保护和屏障作用遭到破坏，增加致癌物致癌的风险。膳食结构不合理，食物被污染或烹调不当与癌症发生也有关。烟熏、腌制、烧烤食物含亚硝胺、多环芳烃类物质较多，增加患胃癌的风险。脂肪食用过多，可以增加胆汁酸和胆盐分泌，增加了肠道细菌的致癌作用。脂肪的脂质过氧化可以产生大量自由基，对人体也是有害的。

近年来，胃癌逐渐出现低龄化趋势，这与都市人群不良作息、饮食结构不合理、饮食习惯不良等有很大关系。国内研究发现，随着各种不良饮食嗜好的增加，患胃癌的危险性逐渐增大。有调查显示，经常三餐不定时者发生胃癌的危险性是正常人群的1.3倍，生气进食为1.5倍，喜食烫食为4.22倍。如果上述因素协同作用，则患胃癌的相对危险性更高。胃是一个习惯遵守“时间表”的器官，胃液的分泌在一天中存在生理性的高峰和低谷，以便于及时消化食物。胃酸和胃蛋白酶如果没有食物中和，就会消化胃黏膜本身，对胃黏膜造成损害。此外，人体的消化道黏膜非常娇嫩，只能耐受50～60℃的食物，超过这个温度，黏膜就会被烫伤。刚沏好的茶水，温度可达80～90℃，很容易烫伤消化道。如果经常吃过烫的食物，黏膜损伤尚未修复又受到烫伤，反复地烫伤、修复，会引起黏膜质的变化，进一步发展变成癌症。还有学者指出义齿与胃癌的发生呈显著相关，这可能是由于假牙咀嚼不充分，加重了胃的负担，或是口腔清洁不好，引起细菌繁殖有关。Huang等报道经常吃泡菜者胃癌发生的危险性提高。尚有学者对饮食方式进行了综合的研究，我国一项病例对照研究发现喜吃腌制食物是胃癌的危险因素；清淡、酸性食物、喝绿茶和喝茶年限超过20年是胃癌的保护性因素。因此，腌制食物可增加胃癌的发病风险，而清淡饮食和喝茶年限长可降低胃癌发生的危险性。另一项病例对照研究发现，吸烟、不良饮食习惯以及高碳水化合物的摄入与胃癌的发生呈正相关，而新鲜牛奶的摄入与胃癌发生呈负相关。法国Munoz等报道了292例胃癌和485例正常人的病例-对照研究发现，胃癌的危险性与饮食中摄入高淀粉，摄入低肉类、鱼类和新鲜蔬菜有关，而多吃十字花科蔬菜有保护作用。总之，低脂肪、低能量、低盐分、高纤维素的食谱是目前理想的防癌保健食谱。

（高　华）

参考文献

1. Extion MS, von Hrstenb S, Strubel T, et al. Conditioned alterations of specific blood leukocyte subsets are reconditionable. Neuroimmunonodulation, 2000, 7(2): 106-144.

2. Eugenia E. Calle, Carmen Rodriguez, Kimberly Walker-Thurmond, et al. Overweight, obesity, and mortality from cancer in a prospectively studied cohort of U. S. adults. N Engl J Med, 2003, 348: 1625.

3. 孙晓娜，李巧莲，陈玉龙．生活事件、应对方式和社会支持与胃癌发病的关系：中国临床康复，2003，21：2954-2955.

4. 陆振玉,宣妙珍. 胃癌患者的个性、生活事件对比分析:中国心理卫生杂志,1997,3:19-21.

5. 马霄. 胃癌的基础与临床. 西安:西安交通大学出版社. 1999.

6. 李国光,杨璞娜. 性格与疾病. 北京:人民军医出版社. 2006.

7. 李巧莲. 胃癌及结直肠癌患者行为和个性特征的对照分析:中国临床康复,2003,27:3714-3715.

8. 赵刚,俞锋. 新疆和田地区胃癌危险因素的病例对照研究:中国肿瘤,2002,4:24-26.

9. 刘倩,王文奇,毛海婷. 胃癌. 北京:人民卫生出版社. 2004.

10. Ford S,Lewis S,Fallowfield L. Psychological morbidity in newly referred patients with cancer. Journal of psychosomatic research,1995,39(2):193-202.

11. Aass N,Fossa SD,Dahl AA,et al. Prevalence of anxiety and depression in cancer patients seen at the Norwegian Radium Hospital. Eur J Cancer,1997,33(10):1597-1604.

12. Montazeri A,Milroy R,Hole D,et al. Anxiety and depression in patients with lung cancer before and after diagnosis:findings from a population in Glasgow,Scotland. Journal of epidemiology and community health,1998,52(3):203-204.

13. Costantini M,Musso M,Viterbori P,et al. Detecting psychological distress in cancer patients:validity of the Italian version of the Hospital Anxiety and Depression Scale. Support Care Cancer,1999,7(3):121-127.

14. Dunlop DD,Lyons JS,Manheim LM,et al. Arthritis and heart disease as risk factors for major depression:the role of functional limitation. Medical care,2004,42(6):502-511.

15. Mossey JM,Gallagher RM. The longitudinal occurrence and impact of comorbid chronic pain and chronic depression over two years in continuing care retirement community residents. Pain medicine,2004,5(4):335-348.

16. Yu H,Wang Y,Ge X,et al. Depression and survival in Chinese patients with gastric cancer:a prospective study. Asian Pac J Cancer Prev,2012,13(1):391-394.

17. Loyd RA,McClellan DA. Update on the evaluation and management of functional dyspepsia. American family physician,2011,83(5):547-552.

18. Jackson JL,O'Malley PG,Tomkins G,et al. Treatment of functional gastrointestinal disorders with antidepressant medications:a meta-analysis. The American journal of medicine,2000,108(1):65-72.

19. Talley NJ,Herrick L,Locke GR. Antidepressants in functional dyspepsia. Expert review of gastroenterology & hepatology,2010,4(1):5-8.

20. Soo S,Moayyedi P,Deeks JJ,et al. Psychological interventions for non-ulcer dyspepsia. Cochrane database of systematic reviews,2004,(1):CD002301.

21. 刘云霞,王洁贞. 吸烟与胃癌关系的 Meta 分析:中国医学科学院学报,2002,6:559-563.

22. 孔莲芳,王凯娟,代丽萍. 胃癌发病危险因素的 meta 分析:中国卫生产业,2011,34:131-132.

23. 肖景榕,陈增春,周衍等. 生活习惯和饮食与胃癌发生的相关性研究:中华肿瘤防治杂志,2007,24:1854-1856.

24. 佟伟军,李静,岳桂琴等. 120 例食管癌、胃癌危险因素的病例对照研究:中国公共卫生,2001,12:33-34.

25. 魏跃红,吕桦,倪进发等. 吸烟、饮酒与胃癌关系的条件 logistic 回归分析:疾病控制杂志,2006,2:116-119.

26. 赵国胜,何玲萍. 胃癌与社会心理因素初探:医学理论与实践,2002,3:249-250.

第七章　癌前状态与胃癌

胃癌前状态(precancerous conditions)是胃癌前疾病与癌前病变的统称。对胃癌前疾病与癌前病变进行随诊可以及时地发现早期胃癌和早期癌变阶段;对它们给予正确、及时的治疗,也是胃癌一级预防的一个重要途径。

第一节　胃癌前疾病

胃癌前疾病(precancerous diseases)是一项临床术语,指与其他疾病相比发生胃癌可能性较高的一类临床疾病,如慢性萎缩性胃炎、胃溃疡、胃息肉、残胃及 Menetrier 病等。

一、慢性萎缩性胃炎

慢性萎缩性胃炎(chronic atrophic gastritis,CAG)多年来一直是消化领域研究的热点,目前认为 CAG 的发生是一个多病因综合作用的、漫长的、多阶段、多基因的变异积累过程;其次 CAG 的演变规律为:正常胃黏膜→炎症→萎缩→肠化→异型增生→胃癌。CAG 已明确被定为胃癌前疾病。

(一) CAG 的病因和发病机制

CAG 的病因及发病机制尚未完全阐明,现已明确感染为慢性胃炎最主要的病因,但其他物理性、化学性及生物性有害因素长期反复作用于易感人体也可引起本病,病因持续存在或反复发生即可形成慢性病变。目前认为 CAG 是由多种原因造成的,对其病因的认识可归纳为以下几方面。

1. 感染因素

(1) H. pylori 感染:幽门螺杆菌(H. pylori)是 CAG 的主要病因,H. pylori 的致病机制与其本身具有的黏附作用、分解尿素产生氨的毒性作用、H. pylori 的多种酶、自由基的损伤作用、感染造成免疫功能缺陷、感染时病人的年龄以及感染引起维生素 C 缺乏等因素有关。目前对于不同基因型的 H. pylori 菌株的感染与 CAG 的关系报道不一,有待进一步论证。VanDoorn 认为具有 CagA 基因的 H. pylori 菌株较其他基因型的 H. pylori 菌株在 CAG 的致病性方面具有更为重要的作用,CagA 型 H. pylori 感染者表达产生的 CagA 蛋白具有很强的免疫原性,能诱导宿主胃黏膜局部产生多种细胞因子。但日本及我国的报道却认为 VacA 基因型的 H. pylori 感染与 CAG 的发生有密切关系,而 CagA 则与 CAG 的发生关系不大,上述研究结果的不同可能与 H. pylori 在不同国家、地区以及毒力因子的基因型不同有关。

(2) 其他细菌、病毒感染:Sanduleanu 等报道长期应用抑酸治疗的病人可引起非 H. pylori 以外的其他细菌感染,它对于胃体萎缩胃炎是独立的危险因素,如有双重感染可以显著增加胃体萎缩性胃炎的危险性。Hirano 等报道 EB 病毒(EBV)DNA 在 CAG 患者中检出率较随机人群中检出率更高($P<0.01$),而且 EBV 感染对于 CAG 向胃癌发展起重要的作用。故 EBV 在 CAG 的发病机致中也应引起关注。

2. 胆汁返流　胆汁返流通常发生在胃大部切除术后的残胃,而原发性胆汁反流是胃窦和十二指肠运动失调引起的。过多的胆汁反流可致胃黏膜损伤,其导致CAG主要是通过损害胃黏膜屏障引起,胃腔内H^+通过受损的屏障反弥散入胃黏膜内,刺激组织胺分泌增加,作用于血管H1、H2受体引起血管扩张,胃黏膜有效血流量减少,从而导致CAG的发生。另外胃黏膜受损也会引起胃黏膜合成的胃肠激素-前列腺素E2(PGE2)减少,它的减少可以加重胃黏膜萎缩,因PGE2具有保护胃黏膜屏障,增加胃黏膜血循环量的作用;其次胆汁返流可以刺激胃泌素分泌增多,使幽门括约肌松弛,加重胆汁返流。目前认为胆汁返流是独立的致病因素之一。

3. 胃黏膜微循环障碍　胃黏膜血液循环对于维持胃黏膜的生理功能及防御机制起着至关重要的作用。有文献报道CAG患者较非萎缩性胃炎患者的胃黏膜血流量(GMBF)明显降低。胃黏膜的代谢对缺血较敏感,因此在缺血情况下不能进行有效的无氧代谢以补充能量的不足。由于胃体是泌酸区,需要更多的能量,因此ATP含量的减少会致离子转运系统功能减弱,造成黏膜防御机能的下降,大量的H^+不能随血流及时清除,使细胞pH及跨膜电位下降,造成细胞损害,使腺体出现萎缩,导致CAG的发生。

4. 物理化学因素　一些不良的生活习惯和饮食习惯以及药物因素可引起胃黏膜的损伤。过量饮酒后大量酒精在胃内吸收,直接损伤黏膜的上皮细胞,破坏黏膜的屏障作用,同时局部产生大量炎性介质使白细胞浸润,胃酸分泌增多,进一步加重胃损伤。烟草中的尼古丁使幽门括约肌松弛,导致胆汁、十二指肠液返流,损坏胃黏膜。过热饮食可导致CAG,有研究表明热水在24周内即可逐渐造成大鼠胃黏膜萎缩,可能因过热导致大鼠胃黏膜保护和屏障作用破坏,诱发胃小凹细胞增生和腺体萎缩。长期大量服用非甾体抗炎药如阿司匹林、吲哚美辛等可抑制胃黏膜前列腺素的合成,破坏黏膜屏障,影响胃黏膜血液灌流。此外,长期浓茶、咖啡、过冷、高盐、过于粗糙的食物也可导致胃黏膜的反复损伤,引起胃炎,迁延不愈则发生萎缩。

5. 相关因子和激素

(1) 血管活性因子:目前研究比较多的如PGE2,它作为舒血管因子及胃黏膜保护剂运用于临床。有报道认为血管活性肠肽(VIP)在CAG患者中明显减少,VIP的减少可以引起GMBF的减少,更为重要的是使胃黏膜上皮细胞内CAMP含量减少,因而细胞正常代谢受到干扰。内皮素(ET)与降钙素基因相关肽(CGRP)共同存在于感觉神经内,是一对具有拮抗作用的血管活性肽。出现损伤因子时,通过CGRP的释放增加GMBF,防止H^+反弥散,有利于损伤黏膜修复和萎缩腺体恢复。在致病因素的作用下,内源性ET释放增加,CGRP被抑制,CMBF降低,破坏胃黏膜屏障,导致胃黏膜损伤,又引起大量ET释放,恶性循环,最终导致腺体萎缩。

(2) 黏膜营养因子:目前研究较多的有胃泌素、表皮生长因子(EGF)、生长激素(GH)、维生素等。胃泌素的主要生理作用为促进胃酸分泌,刺激胃蛋白酶和内因子分泌,还能使胃黏膜血流增加,对胃肠道黏膜产生营养作用。Lippincott等报道重度CAG患者血清中胃泌素水平降低。EGF是一种胃肠道营养性多肽,通过与胃黏膜内EGF受体(EGFR)结合促使黏膜上皮增生,同时EGF可增加胃黏膜黏液糖蛋白的合成和分泌,保护胃黏膜免受各种损伤因素的侵蚀和攻击,有利于黏膜的修复。研究发现在萎缩性胃炎的大鼠中有反应性EGF/EGF-R表达升高,EGF/EGF-R参与了萎缩性胃炎的发生和转化过程。GH可与GHR结合起到促进胃黏膜细胞增殖和生长、促进黏膜细胞蛋白质合成、减少蛋白质分解的作用。Sipponen等报道在患CAG的老年人中有2.5%的患者存在维生素B_{12}、叶酸的缺乏。长期

H. pylori 感染会抑制胃黏膜分泌维生素 C,使维生素 C 对氧自由基和亚硝酸盐的清除能力下降,从而也加重 CAG 病变程度。

6. 宿主的遗传因素 在一些国家和地区,尤其是非洲 H. pylori 感染率很高,但 CAG 或胃癌发病率却很低,这些现象提示宿主因素可能起重要作用。在宿主遗传基因方面近年来研究较多的如:白细胞介素(IL)-1β 基因和肿瘤坏死因子(TNF)-α 基因,其基因表达产物 IL-1β,TNF-α 均为酸抑制剂,亦为宿主对感染反应的关键介质。IL-1β 具有促炎症特性,有利于抵抗病原菌感染,抑制酸分泌,并具有细胞保护作用,促进损伤愈合和恢复黏膜完整性,对 H. pylori 感染的自然病程有深刻影响。TNF-α 在 H. pylori 感染进程中也是重要的保护性因素,当 H. pylori 感染时,活跃的炎症反应可使 IL-1β 和 TNF-α 分泌增加,有利于消除 H. pylori 感染,但伴随的酸分泌抑制可使细菌定植和感染扩展到胃体黏膜,广泛的胃体感染使酸分泌持续抑制,并导致腺体丢失和胃黏膜异型增生。通过这些基因多态性的研究能鉴别宿主与 H. pylori 相互作用时哪个患者易发生低胃酸和异型增生,为基因治疗提供了新的思路。

7. 免疫因素 胃体萎缩性胃炎与自身免疫有关,又称自身免疫性胃炎,或称 A 型萎缩性胃炎。在患者体内常检测出抗壁细胞抗体(PCA)和内因子抗体(IFA)。胃体萎缩性胃炎伴恶性贫血患者,约 80%~90% 病人血中可发现 IFA。萎缩性胃炎病人 PCA 阳性率在 20%~60%,它们使壁细胞总数减少,导致胃酸分泌减少和丧失。多灶性萎缩性胃炎也有免疫因素参与,一般认为免疫因素所致胃黏膜损害是继发的,在其他致病因子作用下,使壁细胞抗原释出,引起迟发型细胞免疫反应,继而产生体液免疫,造成壁细胞破坏,黏膜萎缩。

8. 其他 CAG 的发病率随着年龄的增长逐渐升高,衰老可引起胃黏膜小血管扭曲、小动脉壁玻璃样变和管腔狭窄,分泌功能下降和胃黏膜屏障功能低下,引起萎缩、肠化和非典型增生。过度的精神刺激、忧郁、劳累以及其他精神因素的反复作用造成皮层神经细胞的过度紧张,兴奋与抑制过程之间的平衡失调,导致胃部出现各种病理改变,如胃壁血管产生痉挛性收缩,形成缺血区,胃黏膜则发生营养不良,胃腺分泌异常,甚至逐渐形成腺体的萎缩等。此外,心衰、肝硬化合并门脉高压、营养不良都可引起慢性胃炎。

(二) CAG 的临床表现与诊断

1. 临床表现 CAG 大多数患者无明显的自觉症状,有症状者也缺乏特异性。一般来说,常出现以下临床表现:

(1) 胃脘部胀满:在 CAG 中,胃脘部胀满不适较为多见,有的患者感觉胃部痞闷或胃脘有堵塞感,甚至腹部、胁肋部、胸部也感到胀满,嗳气频频。

(2) 胃脘部疼痛:胃脘部疼痛可以单独出现,但多数情况下是与胃脘部胀满同时出现。呈胀痛、隐痛、钝痛,急性发作时也可出现剧痛或绞痛。疼痛部位一般在胃脘部,少数可出现在胁肋部、腹部、背部或胸部,胃脘部有局限的压痛或深压不适感。有的患者仅感胃脘部不适或难受,无可名状。

(3) "烧心"及消化不良症状:患者自觉胃脘部灼热或嘈杂不适。常出现食欲减退,甚至无食欲,或虽有食欲但进食后感胃脘胀满不适或消化不良。

(4) 大便异常及虚弱症状:大便以秘结多见,常数日 1 次,少数患者可表现为便溏。病程较久者可出现消瘦、疲乏无力、精神萎靡等虚弱的症状。

(5) 贫血:可为缺铁性贫血或巨幼红细胞性贫血,前者因长期营养不良,铁剂补充不足所致，后者因内因子缺乏致使维生素 B_{12} 减少所致。一般为轻、中度贫血，表现为头晕、乏力，眼结膜色淡，面色萎黄，甲床色淡或苍白等。

2. 临床诊断　由于 CAG 的临床症状和体征无特异性，故不能作为诊断的依据。凡有临床症状表现者，应做进一步的检查以确诊。

(1) 内镜诊断：内镜下 CAG 的表现为：①黏膜色泽改变：胃镜下可呈红白相间，以白为主。②黏膜变薄：黏膜萎缩明显时表现为黏膜下层静脉丛呈蓝色或灰蓝色树枝分布，汇合成较大的静脉而消失于胃壁深层中。③皱襞变细或消失：表现在胃体或胃窦部，皱壁变细为轻度、皱壁消失为重度、介于两者之间为中度。④黏膜粗糙不平：胃镜下往往可见病变部位的黏膜变得粗糙，呈颗粒状甚至结节状，整个病变部位有凹凸不平感。

(2) 病理诊断：诊断 CAG 最可靠的方法是在胃镜检查过程中做病变部位的胃黏膜活组织检查。对于 CAG 进行胃黏膜活检时应注意以下一些问题：①为较全面了解病变，不宜仅就一块胃黏膜所见下结论，应取 3 ~4 块胃黏膜，因肠化生常呈灶状，腺体萎缩时参差不齐。②在取材深度上，需达到黏膜肌层，不可只凭浅表的胃黏膜进行判断萎缩及肠化生程度。③如果各块胃黏膜均取自同一病区，而有程度不典型的 CAG 及慢性浅表性胃炎时，亦可将其诊断为慢性浅表萎缩性胃炎。2006 年《中国慢性胃炎共识意见》认为只要慢性胃炎的病理活检显示萎缩即可诊断为萎缩性胃炎，而不管活检标本的萎缩块数和程度。其对萎缩定义为“胃黏膜萎缩是指胃固有腺体减少”。同时指出，局限于胃小凹区域和表面被覆上皮的肠化不应视为萎缩；胃窦部黏膜层出现少量淋巴滤泡不应视为萎缩，应观察其周围区域的腺体情况来决定；但在胃体部黏膜层出现淋巴滤泡要考虑萎缩。要注意到任何原因引起黏膜损伤的病理过程都可造成腺体数量减少，如取自溃疡边缘的活检，不一定就是萎缩性胃炎。需注意的是取材于糜烂或溃疡边缘的黏膜常存在腺体破坏，由此导致的腺体数量减少不能视为萎缩性胃炎。

(3) 胃肠 X 线钡餐：上消化道 X 线钡餐检查对轻度和部分中度萎缩性胃炎的诊断帮助不大，但中、重度萎缩性胃炎可有下列表现：①黏膜皱囊增粗，宽度大于 5mm；增粗的黏膜纹不对称，走向迂曲，进而胃窦黏膜呈环形、斜形或蛇形。②微皱襞改变，约 70% 的胃底部萎缩性胃炎患者在气钡双重对比检查中可发现不规则的胃小区增大。③增生息肉及幽门肌增厚。④胃窦舒缩功能紊乱，双对比造影时胃窦不能如囊状扩张，而呈半收缩状态。

(4) 超声诊断：萎缩性胃炎的超声显像可见胃各部位及层次显示很模糊，胃壁五层分辨尚不清楚，测值厚薄不一，黏膜层变薄，黏膜肌层稍厚，黏膜下层回声增粗，增强，毛糙不均匀，其余层次正常。胃蠕动减弱，胃腔内透声较清晰。

(5) H. pylori 检测：目前常用检测方法：①胃黏膜直接涂片，革兰染色后镜检。②胃黏膜组织切片，组织学诊断 H. pylori 的优点是可以同时进行胃黏膜的病理学诊断，而且敏感性和特异性均较高。③胃黏膜培养是判断 H. pylori 感染最直接的证据。④尿素呼气试验，避免假阴性，并且可以做定量测定。⑤尿素酶快速试验，具有准确性高、费用低和快速诊断的优点。⑥粪抗原 H. pylori 检查，操作简单，费用低。⑦血清 H. pylori 抗体测定，尤其 IgG 抗体，成本低廉且不受药物影响，适用于流行病学调查。

(6) 胃液分析：①胃酸分泌功能：主/壁细胞的比值与最大胃酸分泌量/基础胃酸分泌量反相关。应用五肽胃泌素法测定胃液，萎缩性胃炎多为低酸，一般胃酸分泌的减少与胃黏膜壁细胞破坏及黏膜萎缩的严重程度成正比。②胃蛋白酶原测定：胃蛋白酶原由主细胞分泌，萎缩性胃炎时常减少，在胃液、血液和尿液中都可测得。③内因子(IF)：IF 由壁细胞分泌，壁细胞减少则正分泌减少，两者严格平行。

（7）血清学检测

1）血清胃蛋白酶原(PG)：PG为胃蛋白酶的前体，反映了主细胞的数量，可应用胃液、血浆和24h尿液测定检测其含量。PG分为Ⅰ型和Ⅱ型两种，其中PGⅠ大量存在于胃体，而PGⅡ除胃体外，也存在于胃窦、十二指肠近端和十二指肠腺。胃底腺萎缩时，主细胞减少，PGⅠ含量下降；萎缩性胃炎伴有肠化生和胃窦腺向胃体延伸时，出现胃底腺假幽门腺化生，PGⅡ含量随之升高，因此PGⅠ、PGⅡ和PGⅠ/PGⅡ(PGR)的变化可反映胃黏膜不同部位的病变及其严重程度，检测血清PG含量和比值的变化对胃部疾病的诊断具有一定意义。很多研究显示相当一部分萎缩性胃炎患者可发展成胃癌，血清PGⅠ降低是胃体、胃底萎缩性胃炎的良好指标，因此PGⅠ可诊断萎缩性胃炎并提示胃癌高风险，从而检出可根治的早期胃癌。PG可以起到胃黏膜"血清学活检"的作用。

2）胃泌素-17(G-17)：胃泌素是一种由消化道G细胞分泌的胃肠激素，对调节消化道功能和维持其结构完整具有重要作用。萎缩性胃炎时，胃窦腺体丧失导致胃窦G细胞数量减少，进入血液循环的G-17含量降低，因此，血清G-17水平可作为胃窦的血清学标志物。近年研究证实胃泌素参与了胃癌的发生和发展过程，其对癌细胞的生长和恶性转化产生影响。有研究结果显示胃癌患者确实存在一定的高胃泌素血症，且主要见于胃底、贲门和胃体癌，浸润型胃癌胃泌素的升高幅度较局限型胃癌明显，提示血清胃泌素水平变化与癌肿浸润范围和病变部位有关。

（三）CAG的病因分型病理变化

1. CAG的病因分型　CAG可分为A、B、C三型。A型胃炎，我国罕见，又称自身免疫性胃炎，常伴发恶性贫血，主要累及胃体。B型胃炎，最为常见，又称单纯性胃炎，主要累及胃窦。此型萎缩性胃炎的发病与H. pylori感染密切相关，其中大部分病人的胃黏膜中可检出H. pylori，血清中可检出该菌的抗体。A、B两型的形态学改变相似，主要区别见表7-1。C型胃炎为化学物质刺激所致，尤其是胆汁反流，又称反流性胃炎，其形态学特点为小凹上皮增生，固有层内平滑肌增生，腺体萎缩、扩张及变形明显，炎细胞浸润较少。

表7-1　A型和B型萎缩性胃炎的区别

	A型	B型
病因与发病机制	自身免疫	H. pylori感染(60%~70%)
病变部位	胃体或胃底部弥漫性分布	胃窦部多灶性分布
抗内因子抗体	阳性	阴性
抗壁细胞抗体	阳性	阴性
血清胃泌素水平	高	低
胃内分泌细胞G细胞增生	有	无
血清中自身抗体	阳性	无
胃酸分泌	明显降低	中度降低或正常
血清 $VitB_{12}$ 水平	降低	正常
恶性贫血	常有	无
伴发消化性溃疡	无	高

2. CAG 的病理变化　胃镜下，可见胃黏膜红白相间，以白为主，皱襞变平甚至消失，黏膜血管显露；黏膜呈颗粒或结节状等基本表现。慢性胃炎病理活检显示固有腺体萎缩，即可诊断为 CAG，而不必考虑活检标本的萎缩块数和程度。萎缩可进一步分为两个类型：非化生性和化生性萎缩（图 7-1）。前者的特点是腺体的丧失伴有黏膜固有层中的纤维化或纤维肌性增生；后者的特点是胃黏膜的正常腺体被化生的腺体所替换。

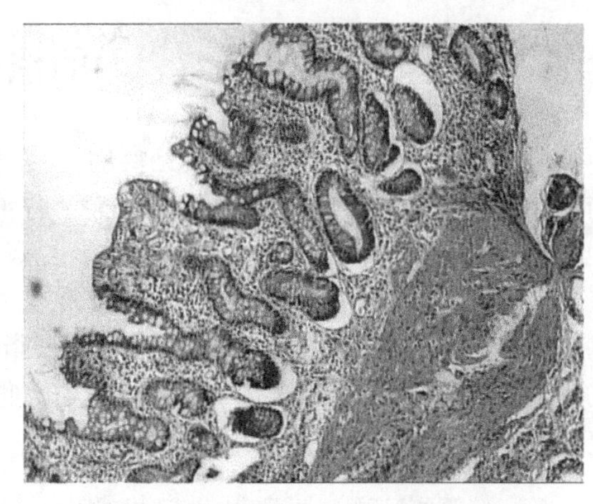

图 7-1　慢性萎缩性胃炎（化生性萎缩）
胃黏膜固有腺体萎缩伴肠化生，黏膜下层见淋巴滤泡形成

（1）化生性萎缩：当化生性变化涉及腺体单元的整个长度时，化生腺体代表萎缩。化生仅局限于胃腺体小凹区者不应诊断为萎缩，因为并未完全取代正常胃腺体。在有或无 H. pylori 感染胃炎的胃黏膜，当黏膜表面见有散在灶性杯细胞，应报告为“限于小凹的肠化”，即部分肠化。当肠化范围广泛时，腺体结构呈不规则，常伴有细胞外基质增加，有时化生腺体密切聚集，伴有微量的腺体间结缔组织。化生性萎缩程度分 3 级：轻度萎缩是腺体有散在肠化生，广泛肠化生视为重度萎缩，中度化生性转换考虑为中度萎缩。

（2）非化生性萎缩：尽管有流行病学和临床相关证据，对无肠化的胃窦萎缩是否存在仍有质疑。最近的形态测量仪研究证明，即使无化生，萎缩性胃炎的定义和分级仍适用。此类萎缩在胃窦黏膜可见由小凹管分支形成的螺旋状腺管数量减少，伴有腺体间结缔组织增多；在胃体黏膜可见泌酸腺小管变短，腺体间空间增宽。非化生性萎缩在程度上分为轻、中和重度。在重度萎缩者，胃体黏膜可能失去与原先结构的任何相似处，而呈与正常胃窦相同的表现。在这类病例，只有内镜医师提供正确的取材部位的信息后才有可能诊断萎缩。

化生性萎缩和非化生性萎缩不是互斥的，可以存在于同一患者，也可在同一活检标本中存在。这种病例随着肠化生的出现，发生癌的危险性增加，应归于化生性萎缩。

3. CAG 的分级　依据其固有腺体的萎缩程度，可分为 3 级：固有腺萎缩 1/3 以内为轻度，黏膜层的正常结构基本保存；1/3 ~ 2/3 为中度，残留腺体分布不规则；2/3 以上为重度，黏膜结构明显紊乱。

1996 年，胃炎组织病理学国际工作组提出了一个综合性分级方法，称“悉尼分类方案”。胃镜取材至少应包括胃体大弯、小弯各一块，胃窦大弯、小弯各一块，胃角一块。可进行分级的黏膜病变参数包括 H. pylori 密度，黏膜固有层单核细胞、淋巴细胞、中性粒细胞的密度，胃固有腺体萎缩的程度和肠上皮化生的程度，其他一些不能分级的参数包括表面上皮损伤、黏膜缺失和糜烂、淋巴滤泡增生、陷窝增生、假幽门腺化生、胰腺腺泡样化生和内分泌细胞增生等，通过综合分析，提出全面详细的描述和结论。按腺体萎缩程度，病变分为轻、中和重度。由于胃窦部黏膜结构的不规则性，轻度 CAG 诊断有时困难，悉尼分类方案提出标准是：胃窦部黏膜腺为 3 ~ 4 个腺管的复管腺，当少于 2 个腺管就应认定为腺体萎缩。

二、胃的溃疡性病变

溃疡病是一种历史久远的常见疾病，主要表现为胃及十二指肠的慢性溃疡，因其发病与胃酸及胃蛋白酶的消化作用有关，故而又称消化性溃疡(peptic ulcer)。溃疡病在世界各地的发病率均较高，也是我国的常见病、多发病之一。国内的调查资料显示，其发病率约为11.4%；该病占内科住院病人的0.8%～3.0%，估计约有10%的社会人群在一生中罹患过溃疡病。本病多发于成年人，尤其青壮年，十二指肠溃疡较胃溃疡多见，前者约占70%，后者约为25%，胃及十二指肠复合性溃疡占5%。此外食管下段、胃空肠吻合口、空肠、回肠及梅克尔(Meckel)憩室等亦可发生溃疡。

(一) 溃疡病的病因和发病机制

百余年来，人们对溃疡病进行了大量的研究，并提出了种种假说，但对其复杂的发病机制至今尚未完全阐明，目前认为可能与以下因素有关。

1. H. pylori 感染 大量研究表明，H. pylori 在溃疡病的发病机制中具有重要作用。在胃镜检查中，慢性胃炎、胃溃疡及十二指肠溃疡中 H. pylori 的检出率均较高。实验证明，H. pylori 感染可释放一种细菌型血小板激活因子，促进表面毛细血管内血栓形成而导致血管阻塞，黏膜缺血等，从而破坏胃十二指肠黏膜防御屏障；H. pylori 能分泌催化游离氨生成的尿素酶和裂解胃黏膜糖蛋白的蛋白酶，还可产生能破坏黏膜表面上皮细胞脂质膜的磷酸酯酶，以及有生物活性的白细胞三烯和二十烷等，有利于胃酸直接接触上皮并进入黏膜内；并能促进胃黏膜 G 细胞增生，导致胃酸分泌增加；H. pylori 还具有趋化中性粒细胞的作用，后者释放髓过氧化物酶而产生次氯酸，这时在氨的存在下就会合成一氯化氨，次氯酸和一氯化氨均能破坏黏膜上皮细胞，诱发溃疡病。体外实验发现 H. pylori 易于黏附到表达 O 型血抗原的细胞上，这是否与 O 型血人群胃溃疡病发病率较高有关尚待进一步确认。

2. 胃液的消化作用 胃液中的胃酸和胃蛋白酶，能够自我消化胃黏膜及十二指肠黏膜，是溃疡病的重要成因之一。但据报道，胃酸高者，在十二指肠溃疡中占30%，而胃溃疡中却仅占10%。实际上胃溃疡病人多数胃酸正常或偏低，对这一矛盾的解释是正常情况下胃黏膜所分泌的黏液，覆盖于胃黏膜表面，形成一层黏液性屏障，保护胃黏膜不被胃液消化。另外，胃黏膜既能防止 H^+ 回渗到黏膜下层，又可阻止胃黏膜内的 Na^+ 进入胃腔，从而又形成一层生理性屏障。这两种屏障具有随时应答各种刺激的动力学应变能力，故对胃黏膜起到保护性防御作用。但是，当胃黏膜的血运、分泌黏液及产生前列腺素(可抑制胃酸分泌、调节黏液成分及加强屏障作用)发生障碍时，则胃黏膜抵抗力降低，其屏障功能因而受损。此时，分泌到胃腔内的胃酸中的 H^+ 便回渗到胃黏膜。这种回渗的高酸度造成胃黏膜释放组胺，后者使黏膜血管扩张充血，胃黏膜毛细血管内皮细胞被伤害，引起血清蛋白渗出，胆碱能神经受刺激，促进了胃蛋白酶的分泌，而胃蛋白酶在酸性环境中又最活跃。上述这些因素使胃黏膜被消化并发生糜烂，直至溃疡。

3. 神经、内分泌功能失调 根据皮质内脏学说，当精神过度紧张、情绪异常激动时，可使大脑皮质功能失调，引起皮质下中枢及自主神经功能紊乱，从而诱发了胃酸分泌增多，胃黏膜被消化，使溃疡形成。在迷走神经兴奋性降低时，由于胃的蠕动减少，导致胃内食物淤积，于是胃窦部的 G 细胞受刺激，使胃泌素分泌亢进，胃酸分泌增加，最终也可发生溃疡。

临床上尚可见，长期应用肾上腺皮质激素，溃疡病加重。某些内分泌腺肿瘤，如胰腺的非β细胞腺瘤、甲状腺功能亢进、家族性多发性内分泌腺瘤等常伴发消化性溃疡。据此，人们推测溃疡病的发生还可能与部分内分泌平衡失调有关。

4. 遗传因素　溃疡病发生还与某些遗传因素有关。如O型血者易患溃疡病，发病率比对照组高1.5～2.0倍，非分泌型（唾液中无血型物质分泌）A、B、H血型者，发病率较对照组高2倍。此外，胃溃疡及十二指肠溃疡病人的亲属中，本病发病率亦高于正常人。有人发现，患高蛋白酶血症者的子代中，有半数血胃蛋白酶原I增高，其中相当比例的人患胃溃疡。

5. 其他因素　流行病学资料证实，吸烟者胃及十二指肠溃疡的发病率2倍于正常人的平均发病率。另外，在大量服用阿司匹林时，胃溃疡的发病率亦较高。某些化学刺激或局部感染亦可产生胃的消化性溃疡。关于胃溃疡的发病机制尚有胆汁反流学说，最早由Beaomont报道。当胃及十二指肠运动异常时，由于幽门括约肌关闭不紧，使十二指肠液逆流，因而破坏了胃黏膜的屏障作用，结果也导致H^+逆向回渗而形成溃疡。还有人认为，在CAG等疾病，如果胃黏膜功能被损伤，同样可发生溃疡，因为该类病变多发生于接近正常泌酸区的黏膜，此处恰是胃内H^+逆向回渗能力最强的部位，故易引发溃疡。

（二）胃溃疡的临床表现与诊断

1. 临床表现　典型的节律性和周期性上腹部疼痛是诊断溃疡病的重要依据，如果既往确诊过溃疡病或曾有上消化道出血史者更应高度怀疑溃疡病的可能性。但是，需要强调的是相当多的溃疡病患者上腹部疼痛常不典型，有一部分患者可无疼痛症状。少数患者无上述典型症状，更有患者以消化性溃疡并发症如溃疡穿孔、上消化道出血、幽门梗阻为首发症状。此外，有些非溃疡性消化不良患者虽有类似溃疡病的上腹疼痛症状而实际上并无溃疡病灶。所以，病史是诊断本病的重要依据，但是最后确诊还需要依靠X线钡餐上胃肠道造影或胃镜检查，后者尤有诊断价值。

2. 胃溃疡的结局和并发症

（1）愈合：如果溃疡不再发生，渗出物及坏死组织便逐渐溶解脱落，其下方的肉芽组织也不断新生、填充，深部缺损的肌层等组织陆续被纤维化，进而被瘢痕组织所代替。溃疡边缘的黏膜相应地不断再生，并依次覆盖肉芽组织，至此溃疡已完全愈合，整个过程一般需4～5周。

（2）幽门梗阻：溃疡愈合后，如瘢痕形成较重，可引发两种严重后果。一是，若溃疡位于幽门处，则瘢痕收缩时，易造成幽门狭窄、梗阻；其二，如溃疡发生在胃小弯，瘢痕收缩后，有可能形成一个中间窄小而两端膨胀的"葫芦胃"。一般胃黏膜活检标本中，很少碰到这种情况。

（3）穿孔：某些原因可使胃黏膜防御功能处于劣势时，溃疡可乘虚而入，使病变不断深侵，穿过浆膜，透入腹腔，导致腹膜炎。有时甚至与周围大网膜、肝、胰等器官发生粘连。溃疡穿孔者占5%～10%。对于胃溃疡穿孔的病例，通常很少进行纤维胃镜检查或胃黏膜活检。

（4）出血：约有10%～30%的溃疡可并发出血。溃疡底的血管被损坏后，能引起出血。病人时有便血或呕血，大血管破裂时则有致死的危险。溃疡并发出血者，多为Ul-I至Ul-Ⅱ溃疡，胃镜检查可见溃疡界限清楚，周边黏膜发红，其皱襞呈放射状。溃疡底或被凝血块覆盖着，或有血管显露。当溃疡较深时，则血管显露较少，溃疡边缘易见血液渗出。胃镜检查时，虽然有遇到胃溃疡出血的病例，但很少取黏膜活检，除非疑有癌变的溃疡。此时，重点在于检查和确定有无恶性病变，因为这将关系到治疗方针的确立。

（5）癌变：20世纪30年代初，胃溃疡癌变肯定论者所报道的癌变率曾高达90%，致使有人认为应像对待早期胃癌那样对待胃溃疡。1890 年 Hauser 最早在组织学上证实了溃疡缘有癌变,其后他发表了著名的溃疡癌变病理组织学标准,称之为 Hauser 标准。Hauser 的溃疡癌变标准为:①局部黏膜层完全破坏。②溃疡边缘黏膜肌和肌层融合(Ul-IV 溃疡)。③溃疡底的胃壁高度纤维化和动脉硬化。④于溃疡边缘有早期癌出现。

3. 临床诊断

(1) X 线钡餐检查:X 线钡餐胃肠道造影是常用的一种诊断溃疡病的方法,当前多采用钡剂和空气双重对比造影技术。溃疡病的 X 线征象可分直接和间接两种。患者吞服钡剂后,钡剂充盈存积于溃疡的凹陷处,线检查时呈现一致密影,称之为龛影,这是诊断溃疡病的直接征象。由于溃疡周围组织的炎症和水肿,龛影周围可出现透亮带,适当加压时显示更加清楚。此外又因急性炎症而使局部痉挛和有激惹现象。当病程较长时,因溃疡部位纤维组织增生和收缩,出现周围的黏膜皱襞向溃疡集中或十二指肠球部变形的征象。这些均属溃疡病的 X 线间接征象。

(2) 胃镜检查:胃镜检查可对胃溃疡做出最直观的诊断,并可取活体组织做病理检查和 H. pylori 检测。内镜诊断应包括溃疡的部位、大小、数目及溃疡的分期及 Forrest 分级。胃镜下溃疡多呈圆形或椭圆形,溃疡边缘光整,周围黏膜可见充血、水肿,皱襞向溃疡集中。溃疡的白苔和黏膜疤痕是区别于糜烂的基本形态。对于胃溃疡,应常规取活体组织做病理检查。由于部分胃溃疡有恶变可能,组织学观察时应了解是否有黏膜腺体萎缩、肠上皮化生、不典型增生及其病变程度,以确定临床治疗或随访方案。对于有慢性溃疡病史,胃镜发现巨大溃疡(直径大于 2. 5cm),特别是溃疡边缘有环堤状隆起或周围基底部高出正常黏膜时,应高度怀疑恶变的可能,此时在溃疡周边多点取材有助于诊断。

(3) CT、MRI 及超声检查:胃溃疡 CT 下可表现为胃壁的缺损和胃壁增厚。CT 和 MRI 能同时显示病变在消化管腔内管腔外的情况,对消化道肿瘤的鉴别有一定价值,但难以诊断较小的溃疡。CT 仿真内镜可显示消化道的管腔形态,主要诊断隆起性息肉样病变。目前有关其对早期胃癌的黏膜破坏和溃疡性改变的诊断有较多报道。近几年有报道超声造影可对部分面积较大的消化性溃疡作出诊断。据报道,超声造影能显示溃疡的深度范围,以及溃疡周围胃壁水肿增厚的范围、厚度、层次结构及胃周围组织改变,检查过程无创伤、痛苦小、重复性好,年老体弱者易于接受。它弥补了 X 线钡餐检查的一些不足,可作为不愿接受胃镜检查患者的一种补充诊断方法,但目前临床研究和应用的报道有限。

(4) H. pylori 检测:H. pylori 是引起消化性溃疡的重要致病因子,同时有无 H. pylori 感染决定着溃疡治疗方案的选择,因此 H. pylori 检测应列为胃溃疡的常规检查项目。H. pylori 检测方法参见 CAG。

(5) 胃液分析:溃疡病患者胃酸排出量个体间差异大,且与正常人之间有明显重叠。胃溃疡患者胃酸排出量则正常或低于正常。故胃液分析对于单纯的胃溃疡诊断意义不大,在鉴别胃泌素瘤或其他病因性胃酸分泌亢进性疾病时可行此项检查。

(三) 胃溃疡的分级及病理变化

1. 胃溃疡的分级 根据胃壁组织损伤的深度,可分为糜烂及溃疡。前者是表层黏膜的缺损,后者则为超过黏膜肌层的深部缺损,这是病理学中常用的标准。村上分级是根据胃黏膜缺损的深度描述胃的溃疡性病变,将溃疡分成 4 级。

(1) Ul-I 溃疡:黏膜层缺损(糜烂)。

(2) Ul-Ⅱ溃疡:缺损达黏膜下层。

(3) Ul-Ⅲ溃疡:缺损达肌层,肌层有部分缺损。

(4) Ul-Ⅳ溃疡:肌层完全断裂、缺损累及浆膜下组织,其肌层断端上翘,并与黏膜肌断端在溃疡边缘融合,切面上多呈“八”字形。

2. 胃溃疡的病理变化 胃溃疡好发于胃小弯近幽门处,尤其是胃窦部。在组织学上恰是胃体腺及幽门腺组成的移行带黏膜和幽门腺黏膜,后者可伴随或不伴随肠化生。老年人的溃疡常出现在胃体的前、后壁,并以后壁居多,其原因是随着年龄的增长,移行带逐渐向胃体的前后壁上移,结果使溃疡的发生部位也随之迁移。某些较大的溃疡尚可发生在胃小弯上部以至贲门区,胃大弯侧很少发生溃疡。

(1) 大体形态:胃溃疡通常为单发,少数可二、三个溃疡同时存在。胃溃疡的形状一般为圆形或椭圆形,特殊者呈线性溃疡,并多与小弯长轴垂直,偶尔也平行。多发性溃疡中,一部分可在小弯前后壁形成两个对称性溃疡。胃溃疡直径多在2.0cm以内;溃疡的边缘整齐、状如刀切,其周围黏膜皱襞以放射状向溃疡灶集中。溃疡底部常穿过黏膜下层,深达肌层,乃至浆膜层。此时浆膜面可见纤维素渗出,或因机化而增厚,或与附近组织、脏器粘连。在溃疡幽门侧边缘黏膜下,其黏膜下层、环肌层、纵行肌层等依次呈阶梯状突出,而溃疡的贲门侧边缘却较陡直。如将溃疡沿小弯切开,见溃疡略似漏斗型,其轴斜贯胃壁。此系胃蠕动时,溃疡各层组织均依次由贲门向幽门侧移动,表现出黏膜肌比环肌、环肌又比纵肌移动度大所致。贲门侧因酸性胃内容物潴留,使组织被腐蚀而下陷,状似悬崖(图7-2)。

(2) 组织病理学:胃溃疡底部一般由四层组成:表层为少量炎性渗出物,其内可见白细胞及纤维素等。渗出物下层是坏死组织,由大量变坏死的无结构组织所构成。再下层为含丰富毛细血管及纤维母细胞的肉芽组织,此层向下移行于最深层的瘢痕组织,后者有透明性变,其纤维的走向常与肉芽组织及毛细血管相垂直(图7-3)。在瘢痕组织中尚见管壁增厚、管腔狭窄的增殖性动脉内膜炎,血管的这种改变虽可防止出血,起到保护作用,但因局部血液供应障碍,使溃疡不易愈合,而呈慢性经过。胃壁的神经细胞多有退变,胞质呈空泡性,尼氏小体坏死或消失,神经纤维断裂崩解,可导致胃壁营养不良,还可形成小球状增生。

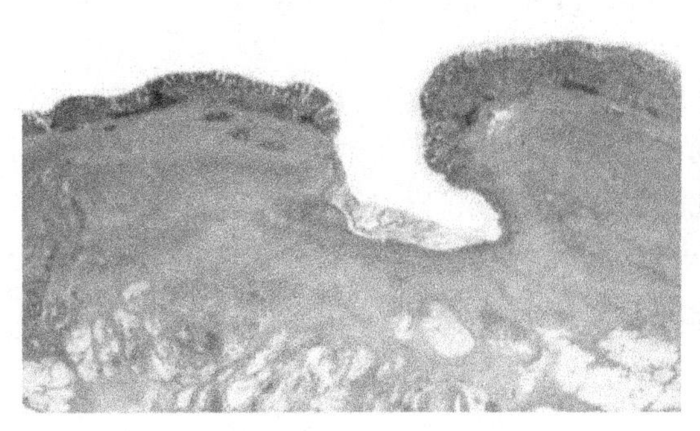

图7-2 胃溃疡

溃疡略似漏斗型,深达肌层

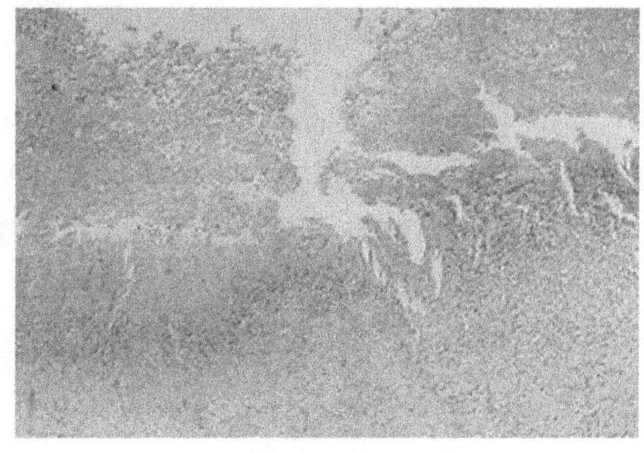

图7-3 胃溃疡

表面为渗出层,其下依次为坏死层、肉芽组织层和瘢痕层

(3) 胃溃疡的黏膜活检病理诊断:胃黏膜活检组织标本多无典型的溃疡表现,故难免给病理诊断增加困难。镜下观察组织片时,常见坏死组织、炎性肉芽组织及再生黏膜,但这些又都不是溃疡的特异性病变,而且上述所见往往又不在同一组织块内。另外,在胃黏膜糜烂和胃小凹上皮的增生性息肉时,也可出现类似的现象,所以在诊断胃溃疡时有必要考虑以下几点。①能找到肯

定的黏膜肌层缺损,并与其下的纤维化黏膜下层融合。②黏膜片中看到再生的黏膜组织。此时黏膜上皮呈不规则的“房状”或舌状突出,间质疏松或富于毛细血管。有时新生的黏膜较平坦,黏膜内不见固有腺体。③黏膜中或于再生黏膜下,见炎性肉芽组织。④发现明显的成片的坏死组织,而不是少量炎性渗出物。⑤胃镜或X线检查有溃疡存在。上述5项中,如具备“①”项,即可明确诊断胃溃疡。如“②”或“③”、“④”、“⑤”同时具备者,可诊断“符合胃溃疡”。这些要点需要临床病理医生在胃黏膜活检病理诊断时认真把握。

在进行胃溃疡的黏膜活检病理诊断时尚应与下列疾病或病变相鉴别。①胃炎性息肉:黏膜活检标本中,可见增生的胃小凹上皮或增生的腺上皮组织片块,间质毛细血管较丰富,纤维组织有时也较旺盛,部分息肉表层见糜烂或坏死。与胃溃疡的活检病理不同之处在于,息肉的间质中可找到黏膜肌,断续地呈束状伸入增生腺体间。②胃黏膜糜烂:病变的表层可见少许炎性渗出物,其下有黏膜缺损,但仅限于黏膜肌以上。如沿缺损黏膜周边寻找,有可能发现再生黏膜,有时再生黏膜下可见肉芽组织。若糜烂处于修复期,其新生黏膜可能比周围黏膜略凹陷,或胃小凹较少而浅。与溃疡的主要区别为黏膜缺损不超过黏膜层,不见纤维化瘢痕及大片坏死组织。③溃疡型胃癌:在黏膜组织中,尤其是再生黏膜中能发现恶性病变,偶尔于坏死组织内也会查到散在的或三五成簇的癌细胞。当然,有了恶性所见,自然便排除了良性溃疡。某些病例尽管镜下符合溃疡诊断,亦勿轻易放过。因为有可能是胃镜未取到关键性病变,或蜡块包埋方向不对,错过了癌组织。因此,病理医生要参照纤维胃镜及X线检查等资料,慎重地进行鉴别诊断。凡病理疑似恶性而无典型病变可寻者,有必要将原组织蜡块再多切、深切,或建议重取活检或短期内再复查。

有资料显示,胃癌均有形成糜烂和溃疡的倾向,这种恶性溃疡同良性溃疡一样,也会愈合→恶化→溃疡,尤其是在凹陷型早期胃癌,学者们特将此一变化称为恶性生命周期。部分早期胃癌患者在某些有利因素下经过适当的治疗,癌性溃疡可一度缩小,直至愈合。然而这只是短暂的假象,并不意味肿瘤的真正治愈。此时需要注意的是,尽管溃疡面的外观已“愈合”,但其再生的黏膜里或黏膜下,仍有癌组织埋伏。

三、胃　息　肉

胃息肉从广义上讲是指任何隆起于胃黏膜表面病变的总称,所以既包括良性的,也有恶性的。现代医学认为,胃息肉仅指胃黏膜局限性良性上皮性隆起病变。胃息肉的发生频率为1%~3%;患病年龄较大,大约三分之二的息肉出现在60岁以上的人群。好发部位主要在胃的中部及下部,而上部则罕见,临床易出现上腹部不适或疼痛。胃息肉的分类繁杂,其性质的判定有赖于病理检查,其中可以癌变的及癌变率较高的胃息肉病变有以下一些。

(一) 腺瘤型息肉

此型息肉属于真性肿瘤,所以又称腺瘤,占胃息肉的10%~25%。腺瘤型息肉好发于胃的中下部,并以胃小弯居多,多单发,多数无蒂,体积较小,直径多在2cm以下。息肉一般位于黏膜浅层,边界常较清楚,病变与邻近的细胞缺乏移行过程,腺上皮多伴有肠上皮化生。根据组织形态其又可分为两个亚型。腺管状腺瘤:病变界限清楚,腺管密集增生,间或生芽、分支或囊性扩张,上皮细胞呈柱状单层排列,细胞大小较为均匀,核拉长、深染,排列密集,可见核分裂象。腺瘤的固有腺体萎缩,腺上皮常见显著肠上皮化生,间质减少。有时腺瘤发生不同程度异型增生,甚或癌变。乳头状腺瘤:腺瘤形成大小不等的乳头状、乳头管状或细绒毛状,被覆单层或多层柱状上皮。细胞排列整齐,核深染,位于基底部,分裂象易见。乳头或绒毛的间质含有脉管及疏松的结缔组织,有时也可见炎细胞浸润。同一个腺瘤内尚可见腺管状及乳头状腺瘤的组织结构的并存。一般认为,绒毛状腺瘤比乳头状腺瘤易恶变,而后者又较腺管状腺瘤恶变率高。

(二) 增生型息肉

本型息肉在胃内的出现率最高,占息肉总数的 75% ~ 90% ,可发生在胃的任何部位,尤以胃窦部多见。来自增生的腺窝上皮。体积一般较小,直径 1cm 左右,常为多发,有蒂或广基,表面光滑,略呈分叶状。多发的增生性息肉常集中于胃体胃窦交界处。光镜下,息肉表面为增生肥大的腺窝上皮构成的大型腺管,中心部为增生的幽门腺或胃体腺,夹杂血管性纤维平滑肌组织,深部腺体常呈囊性扩张。增生的腺体上皮无不典型性。有些增生性息肉中心可见由表面上皮内褶形成洋葱皮样结构。

增生型息肉恶变者甚少,为 0 ~ 4% 。总的趋势是,腺瘤型息肉远比增生型息肉恶变潜能大,其恶变率平均为 41% ,与癌并存率约 30% 。因此,有理由将腺瘤视为较重要的癌前病变。增生型息肉需与炎性息肉和胃黏膜上皮异型增生鉴别。炎性息肉:表层常有糜烂或炎性肉芽组织,间质不仅出现水肿及炎细胞浸润,且纤维组织增生往往较为显著。胃黏膜上皮异型增生:此为一非肿瘤性病变,有时累及全层黏膜,边界不清,病变的异型细胞逐渐移行于相邻的正常细胞,除细胞的改变外,腺管的结构亦有一定程度的异型性。

(三) 黑斑息肉综合征(Peutz-Jeghers 综合征)

这是一种少见的遗传性疾病,系常染色体显性遗传,由单一多基因传递,家族中发病率约为 30% 。国内总结的 41 例中 38% 有家族史,均为双亲及子女或同胞间有同时发病。最早是 Peutz 于 1921 年在一个荷兰家系中发现了这种疾病,之后 Jeghers 于 1945 年首次详细地描述了该病的特征。其三大特点为口周、肢端特异性黑斑,胃肠多发息肉和家族聚集。息肉 90% 发生在小肠,结肠、盲肠分别为 29% 及 30% ,24% 发生于胃。胃息肉主要生长在胃窦部,其数目通常不多。胃部息肉以正常胃黏膜组织构成,病变与相邻组织有清楚分界,表层被覆增生的黏液细胞,其下为增生的腺体,包括幽门腺或胃体腺。少数腺管亦可扩张成囊,有的尚能形成乳头状结构,间质含平滑肌束和纤维组织。

黑斑息肉综合征恶变率一般认为甚低,但日本有报道其癌变率为 3% ~ 25% 。1984 年我国一文献总结了 11 例,其中有 1 例的一个结肠息肉伴发管状腺瘤并有癌变,表现为上皮细胞高度异型增生及侵入肠壁肌层。虽然黑斑息肉综合征癌变率较低,但是息肉术后,部分病人仍能再发,因此需要临床长期随访。

(四) 其他类型息肉

幼年息肉病和家族性息肉病等。

四、残　　胃

部分胃切除后,残胃中亦可发生胃癌。有的也可因胃癌术后而发生,平均经过 10 ~ 20

年,于残胃任何部位,或吻合口处发现癌生长。故对残胃病人,亦应酌情监控随访,以利于早期诊断。残胃癌发病率报道不一,我国 1477 例早期胃癌的病理分析中,发病率为 0.05% 。

五、Menetrier 病

Menetrier 病又称肥厚性胃炎。主要病变在胃体及胃底大弯部,其黏膜呈弥漫性或局限性肥厚,皱襞似脑回状。组织学见胃黏膜腺窝延深、腺体增生加长,可伸达黏膜下层,显示黏膜层增厚。在增生的腺体中,尤以黏液细胞为多,固有膜常见淋巴细胞及浆细胞浸润。Menetrier 病的病因不清,国内外曾报道本病亦可癌变和并发胃癌。

(张　忠)

第二节　胃癌前病变

癌前病变(precancerous lesion)是一项病理学术语,它是指某些统计学上具有明显癌变危险的病理组织学改变,如不及时治疗即有可能转变为癌。早期发现与及时治疗癌前病理组织学改变,对于恶性肿瘤的防治具有重要的实际意义。胃癌的癌前病变在胃癌的基础研究和临床防治上非常重要。目前,视为胃癌癌前病变,并为不少学者所接受的主要是胃黏膜上皮异型增生。胃黏膜的肠上皮化生作为 CAG 的主要病理改变,是否为胃癌的癌前病变,尚难作出结论,但它与胃癌发生有密切关系,这是人们所广泛认同的。

一、胃黏膜上皮异型增生

胃黏膜上皮异型增生(epithehal dysplasia of the stomach,gastric dysplasia)是胃癌的一个重要癌前病变,又称胃黏膜上皮不典型增生。与胃黏膜的肠上皮化生相比,胃黏膜上皮异型增生更具有癌前意义。对其重要性的认识,是随着胃病检查技术的进步而逐步加深的。事实上,20 世纪 20 年代病理学者们就已发现胃黏膜上皮的异型增生病变。他们在胃癌标本上经过系统的病理检查,发现胃癌附近的黏膜常常有一些特殊的病灶,有的呈扁平隆起的花坛样,并且可见一些特殊的细胞变化,认为这些可能是胃癌的早期病变。这些胃黏膜病变,后来在大鼠和狗的化学致癌实验标本上得到了研究证实,并被认为是胃癌的癌前病变。这种病变可见于很多胃癌的癌前疾病,如 CAG、胃息肉及胃溃疡等。然而,关于胃黏膜上皮异型增生目前仍有很多问题尚不清楚,特别是癌变率是多少,判定异型增生良性与恶性的标准如何,以及它的组织发生等。这些科学问题都有待于我们进一步研究和解决。

(一)胃黏膜上皮异型增生的组织病理学特征及细胞学特征

胃黏膜上皮异型增生是一个组织病理学的概念,其是指胃固有腺或肠化生上皮在不断衰亡和增殖过程中所出现的不正常分化和增殖。多发生于胃窦部,一般病变范围较小,多数直径小于 2cm,异型增生细胞的形态结构及代谢功能与正常细胞相比均有差异。胃黏膜上皮异型增生的组织学特点主要为细胞、腺体结构的异型和分化异常。①上皮细胞异型表现为:增生的细胞大小不一、形态多样,细胞核增大且染色深,具有多形性;核浆比例增大,核仁明显,核分裂增多,细胞质嗜碱性增强。细胞排列不整、极向消失。②胃黏膜腺体结构异型表现为:腺体结构不规则,腺体或变得稀疏,或变得密集,出现腺体扩张、迂曲,分支、融合等现象,腺管基底膜基本完整。可看到腺体的"背靠背"或共壁现象,有时也呈乳头状生长。③上皮细胞分化异常表现为:细胞的分泌功能减退或消失,出现肠上皮化生,黏膜细胞、主细胞、壁细胞的区别消失。

胃脱落细胞学检查可以获得异型增生的异型上皮细胞。这些脱落的上皮细胞体积较正常胃黏膜上皮细胞大,多呈圆形或类圆形。细胞核比例增大,浓染,染色质多,一般不具有癌细胞那样较厚的核膜。作为涂片的背景,除一般胃冲洗液中常见的中性粒细胞和杂菌外,其他伴随脱落的上皮细胞等也多保存着细胞的完整形态,即保存着细胞膜和细胞质。这是因为此类胃黏膜上皮异型增生病人多患有 CAG,胃液缺乏酸或低酸,因而脱落到胃液中的细胞未被消化所致。因此,胃冲洗液涂片的背景特点对诊断可以给予一定的启示。

(二) 胃黏膜上皮异型增生的大体形态

胃黏膜上皮异型增生在大体形态上可分为凹陷型、平坦型和隆起型三种,其中最有特征的是隆起型。

隆起型异型增生或呈扁平隆起状,或呈盘状,常被描述为花坛样或广基性隆起,轮廓多为类圆形,界限清楚,表面比较粗糙,有的病灶中央部分略凹陷,很像早期胃癌的Ⅱa 型或Ⅱa+Ⅱc 型。隆起型异型增生好发生于胃窦部靠近小弯侧,与Ⅱa 型及Ⅰ型早期胃癌的分布部位很近似。胃镜下观察,侧面呈盘状或半球状,正面呈圆形或类圆形,表面平滑或形如息肉。隆起型异型增生病变中的另外一类为疣状胃炎。此病变为多发生于胃窦部、移行区和接近移行区的隆起性病灶。病灶呈类圆形或不定形的扇形隆起,大小多不超过 1.0cm。隆起中心部为糜烂的凹陷面,中心部常常可见异型增生。这种疣状病变在胃镜下容易诊断,但在活检的病理切片上,因为看不到整个病变全貌,只能提供一些符合此种病变的所见。

凹陷型异型增生包括在黏膜糜烂面上所发生的病变,也包括在胃溃疡边缘部所出现的异型增生。多半是再生型异型增生,以后可能消失,但也能出现重度的异型增生,因而也应当予以注意。

平坦型异型增生在外观上也常呈类似凹陷型(糜烂型)的所见。黏膜粗糙发红,甚至有黏液物质附着。无论在凹陷型或平坦型异型增生均可看到类似隆起型时所见的"境界领域病变",即腺瘤型异型增生的组织病理学改变。

(三) 胃黏膜上皮异型增生的组织类型

由于胃黏膜上皮异型增生形成的复杂性和诊断的困难,国内尚无一个统一的诊断标准。笔者认为,可将胃黏膜上皮异型增生分为以下五种组织发生学类型。

1. 腺瘤型异型增生　腺瘤型异型增生的特点是在胃黏膜表面形成扁平隆起病灶,有时呈半球状。隆起病灶直径一般不超过 2.0cm,如果超过 2.0cm,就需要注意有无癌变的问题。这种隆起病灶,在内镜检查时,比较容易发现,容易随诊观察,好发部位在胃窦部。

腺瘤型异型增生的组织病理学特点是呈明显的局限性灶状,由大量增生的不规则腺管构成。腺管或大或小,但一般多增大,排列紧密,异型程度明显者还可见腺管的"背靠背"现象,病灶与周围胃黏膜之间的界限明显,但对周围组织无挤压现象(图 7-4)。

上皮异型增生发生的早期,异型腺管仅见于局部胃黏膜的表层,而且仅由少数异型腺管构成。这样的早期病例,在胃黏膜活检标本,也不难诊断,因为异型腺管不但不规则,而

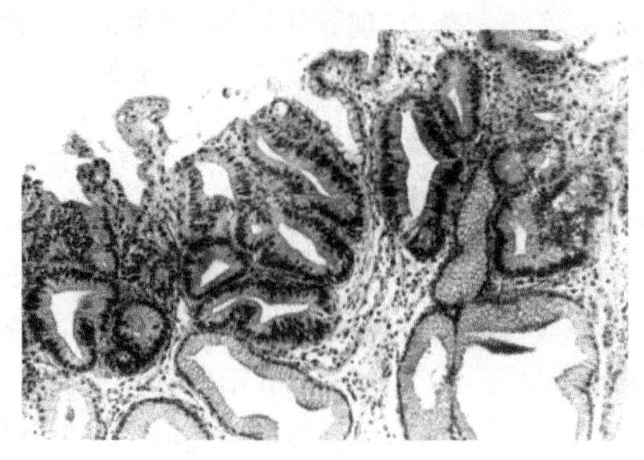

图 7-4 腺瘤型异型增生

且上皮细胞呈高柱状，胞质浓染，常常带刷状缘，细胞核增大，呈长杆状，富含染色质，但核质不粗糙，核仁也不大。浓染的杆状核排列紧密，随异型性的增强而细胞核排列参差不齐，甚至形成假复层状。核分裂象虽不多见，但其分布无规律，可见于病灶的各部分，表明这种异型增生具有肿瘤的性质。此类异型细胞一般不分泌黏液，但有时其刷状缘可检出酸性黏蛋白。随病变程度的加重，病灶不但逐渐扩大，而且向黏膜深层扩展，并可达黏膜全层。这类上皮异型增生多伴有萎缩及肠上皮化生的慢性胃炎，即 CAG。根据以上描述，可以看出此型上皮异型增生与肠上皮化生有关，其异型上皮仍保留着肠上皮(吸收细胞型)细胞的特点。

2. 隐窝型异型增生 该型增生在内镜下也常是隆起性病变，但多是颗粒样多发的隆起病变，以胃窦部为主。隐窝型异型增生主要发生在 CAG 或慢性萎缩伴增生性胃炎。

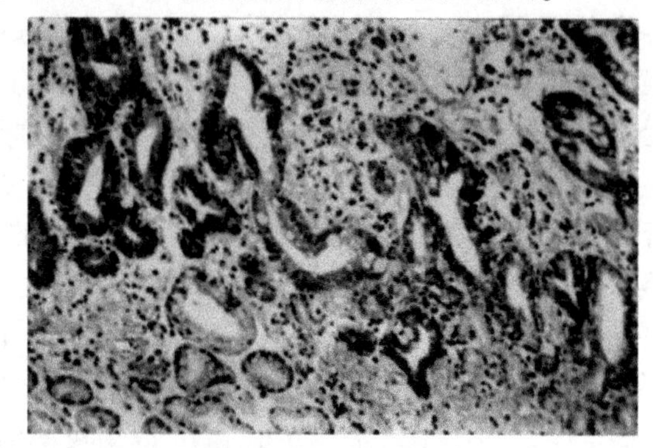

图 7-5 隐窝型异型增生

隐窝型异型增生的组织发生及组织病理学特点是始发部位在肠化生腺管的隐窝部，即胃黏膜的深层，因而与腺瘤型异型增生不同。轻度者仅见肠化生腺管隐窝部出现少数增大和扩张的腺管，重度者异型腺管数目增多、密集，有时也可见腺管的“背靠背”现象。但异型增生病灶与周围的胃黏膜组织之间并不形成明显的界限，常常是相互交杂出现，随病变的加重，异型腺管的数目增多，病灶扩大，但很少累及局部黏膜的浅层。异型上皮细胞亦为高柱状，与肠上皮化生的吸收细胞相似，属同一组织发生来源。上皮细胞稍浓染，核增大，杆状，排列紧密，细胞核分裂像虽然不多，但主要分布在胃黏膜的隐窝层，这一点与腺瘤型异型增生不同(图 7-5)。

与腺瘤型异型增生比较，异型上皮的形态虽然相似，但异型增生的始发部位不同；虽然都与肠化生有关，但性质不同。前者是肿瘤性质的，后者只是肠上皮化生储备细胞增殖和分化的不正常，在一定条件下，异型的上皮细胞可能逆转向成熟上皮细胞方向分化，而腺瘤型异型增生是一肿瘤性肿物，一般不能逆转，不能向成熟上皮细胞分化或消失。此型异型上皮黏膜分泌功能消失或变异，若分泌黏液，可分泌唾液酸黏蛋白和(或)硫酸黏蛋白，由于此类异型增生多发生在黏膜深部，故胃黏膜活检时，取材应足够深，钳取黏膜全层才有可能发现此类异型增生。

3. 再生型异型增生 胃黏膜上皮的再生是修复过程。一般不将胃黏膜损害所出现的再生认为是癌前病变。胃黏膜上皮的再生，有时仅是部分上皮损害后的再生，有时是胃黏膜较严重或较大面积损害后所出现的再生。前者往往见于慢性胃炎的胃黏膜表面，再生的上皮增生活跃，细胞形态不整，呈方形或不规则型，排列不整齐，呈乳头状增生。有时是在胃黏膜发生较明显的损害后所出现的再生，包括较广泛的胃黏膜糜烂、疣状胃炎及胃溃疡的边缘部分，再生后胃黏膜的正常结构全部或部分破坏，因而再生的腺管上皮不规则，有时因胃黏膜已大部分脱落，再生后的胃黏膜不但结构极不规则，而且明显变薄。再生的上皮可仅为一单层的立方形，短柱状，甚至是扁平形，再生的上皮形态多样，胞质浓染或淡染，细胞核圆形或不定形，核浆比例增大，但核质疏松，有时核分裂并不一定少见；再生的腺管多排列很稀疏，但也有时排列很密集（图7-6）。

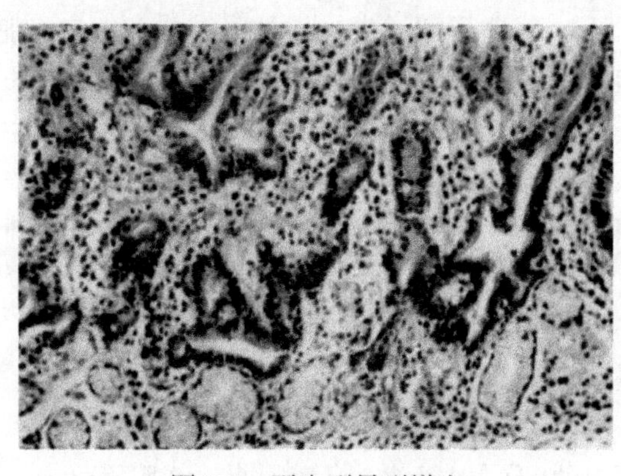

图7-6 再生型异型增生

另一种情况是应当注意的，即在较重度的慢性胃炎时，从胃固有腺腺颈部新生的上皮细胞（即干细胞所在部位）发生癌变的图像，有时是多数腺管的腺颈部，有时仅是个别部位的腺颈部上皮细胞呈现明显异型性，细胞呈不定形，胞浆清亮，不含分泌物，细胞核增大，核质粗糙，或可见明显的核仁。这些新生的上皮细胞不但呈明显的异型性，还可见此种异型增生的上皮细胞呈多层性或团块状，并且突破腺管基底膜，侵入周围的固有膜，实质上这些异型上皮已具有恶性。

4. 球样异型增生 球样异型增生发生在胃固有腺的颈部，也能发生在肠化生腺的隐窝部。异型上皮呈圆形或类圆形，胞质内充满黏液物质，细胞核常被挤向细胞的一侧。形态上很像杯状细胞，球样异型细胞往往呈现极性消失现象，细胞核不在细胞的基底部，偏位或倒置。

异型增生的上皮细胞在腺管壁上单层排列或双层排列，也常常聚集成堆。球样异型细胞胞质内的黏液物质与一般胃固有上皮或杯状细胞不同，黏蛋白也发生变异呈酸性黏蛋白，特别是硫酸黏蛋白阳性，与印戒细胞癌的癌细胞类似。在网状纤维染色标本上，有时可见球样异型细胞附着处的基底膜消失，球样异型细胞突破管壁基底膜浸出腺管处的图像此时的“球样异型细胞”实质已是癌细胞。这种图像可见于印戒细胞癌部位的标本。这表明，印戒细胞癌的组织发生来源之一是球样异型增生。从发生球样异型增生腺管的不正常形态来看，有些是明显再生的胃腺管或肠化生腺管。球样异型增生也见于用乙基硝基亚硝基胍（ENNG）诱发的犬胃癌，在犬的印戒细胞癌切片标本上常常可看到球样异型增生病变。

5. 异型腺囊或囊性异型增生 有研究人员在早期胃癌的回顾性研究时，看到有些早期胃癌病例，在以前所做胃黏膜活检切片中常看到胃腺管的囊状扩张性改变，同时其上皮细胞呈现异型性，所以这种病变与CAG等情况下所看到的胃腺或肠化腺管的单纯扩张不同，后者多是潴留性的，腺管是被动扩张，因而其上皮细胞均呈萎缩状态，而无活跃的上皮异型增生改变。

（四）胃黏膜上皮异型增生的分级

胃黏膜上皮异型增生的分级是一种人为的划分，实际上这种病变的异型性，包括组织结构的异型性和细胞的异型性，是一种逐渐过渡的程度变化。因此，制定异型增生的分级标准时，当然是级别越少界限越清。目前，国内外对胃黏膜上皮异型增生的分级并不统一，有人将其分为三级，有人分为四级，还有分为两级者。全国胃癌协作组病理组（1978年）制定了三级方案，即轻度、中度及重度。

1. 轻度异型增生 指黏膜结构和上皮细胞的异型性呈现很轻微,属良性范畴。①腺管结构呈现轻度不规则,迂曲,排列紊乱和疏密不均。②或仅限于黏膜浅部,或仅见于黏膜深层。后者主要是在隐窝型,前者主要见于再生型异型增生。③在胃型,其上皮细胞呈高柱状,细胞质内或尚残存黏液分泌物,甚至保存着正常的状态。在肠型,则杯状细胞减少。④核变长圆形或杆状,体积稍增大,深染。⑤核排列较密集,位于细胞的基底侧。轻度异型增生与单纯性增生的区别在于后者仅为胃小凹及腺颈部上皮的增生,腺管伸长,但排列尚整齐,与黏膜表面大致呈垂直状态,上皮细胞分化成熟,无异型性。单纯性增生,见于萎缩伴增生性胃炎。

2. 中度异型增生 此组异型增生结构异型性和细胞异型性较明显。①腺管结构不规则,形状及大小不整,腺管迂曲。②腺管呈分支状,排列较紧密。③常呈一定的病灶状并且与周围组织有较清楚的界限。深部常见囊状扩张的腺管,或为异型增生的腺管,或为残存的原有胃腺管。腺瘤型异型增生多属此级。④上皮细胞呈柱状,杯状细胞甚少或仅见痕迹,潘氏细胞也几乎不见。⑤核呈长圆或杆状,增大,浓染。⑥核密集,虽然基本上位于细胞的基底侧,但排列稍显紊乱。

3. 重度异型增生 凡结构异型和细胞异型非常明显,或判定良性、恶性困难者都属于此级。切除的胃标本或胃黏膜活检标本上,常常很难与高分化微小癌鉴别。将这一类的异型增生病变划为交界性病变。①腺管结构明显紊乱,腺管的形状不整及大小不等,可见"背靠背"或共壁现象,也可见分支或"生芽"现象。②如果是灶状,表面常呈锯齿状。③常达黏膜全层,深部的囊状扩张腺管不一定残存。④上皮细胞呈高柱状(肠型)或立方形,不定型(胃型)。后者分泌功能消失,前者不见杯状细胞及潘氏细胞。⑤核质比例增大,浓染或疏松网状,核仁明显。⑥核呈杆状或类圆形,排列参差不齐,可见核分裂象。

中、重度异型增生与黏膜内癌或高分化腺癌需要进行鉴别:①异型增生的腺管结构虽不规则,但腺管基底膜保持完整。异型增生一般多可见腺管扩张现象,但腺癌时则甚不规则,癌性腺管不一定扩张,甚至常常很狭窄。②黏膜内高分化腺癌与周围黏膜的界限很明显,往往呈挤压现象。但在"多腺管癌变"及"多时相癌变"时,挤压现象就不一定很明显,也有时腺癌的一些腺管呈浸润状。③异型增生病变在黏膜表层或深层,如果异型的腺管占满黏膜全层,多为癌性。但应提出,早期癌变有时也能仅限于黏膜浅层。④上皮细胞的异型性仍是很重要的依据,异型上皮一般多是较整齐的高柱状,核多倾向于细胞基底部并且多重叠聚集起来,腺癌细胞的形态很不规则,核的位置较乱,大小不等,形状不规则,核质结构很粗糙,往往可见较明显的核仁,这时应多考虑恶性。⑤如果是恶性腺管,杯状细胞及潘氏细胞完全消失,而异型增生(肠型)有时还可见残存的杯状细胞或潘氏细胞。

胃黏膜上皮异型增生的分级,即异型程度的判定,存在一定误差。不仅病理医生间常常判断不一致,甚而同一病理医生,对同一例异型增生的切片,判定级别时就前后不一致,因此这也是研究胃黏膜病变的一个重要课题。1982 年在佛罗伦萨关于胃黏膜上皮异型增生专题讨论会上,在判定与会各国病理专家所提供的胃黏膜上皮异型增生切片的级别时,就出现了很大的分歧。如对某一个异型增生的切片,许多人分别判定为轻度、中度、重度、可疑癌及癌,判断结果的差别很大。之所以出现这种情况,主要是因为缺乏更客观的判定指标。因此,研究判断异型增生级别和良、恶性的客观指标是一项非常重要的课题。

近年来,为了解决癌前病变的一些术语如异型增生、不典型增生、原位癌(carcinoma in situ)和上皮内非浸润性肿瘤等在使用上的混乱,世界卫生组织(WHO)工作小组采用了"上皮内瘤变(intraepithelial neoplasia,IN)”这一术语来表述上皮浸润前的肿瘤性改变。上皮内瘤变包括组织结构和细胞形态两方面的异常:结构异常指上皮排列紊乱、细胞极性消失;细胞形态异常指细胞核不规则、染色质深染、核质比增高以及核分裂活性增加等。上皮内瘤变是多种基因发生改变的结果,具有进展为浸润性癌和转移癌的可能。异型增生、上皮内瘤变和上皮内非浸润性肿瘤可视为同义词,它们均指一种存在于上皮细胞明确的非浸润性、肿瘤性改变,目前均应用于病理学诊断。上皮内瘤变形态学诊断标准受主观因素影响较大,长期以来难以形成一个统一的标准。为了解决这一问题,WHO 工作小组参考了胃黏膜上皮异型增生的 Padova 和 Vienna 国际分类,制定了胃上皮内瘤变的病理形态学分级标准。2002 年 Vienna 分类又进行了修订,将黏膜内癌归入高级别瘤变这一大类中,以期缩小观察者间的差异,并强调了各级病变的临床处理原则,使之更贴近临床工作。

1. 不确定的上皮内瘤变　某些病例特别是胃镜活检标本难以确定是肿瘤性病变还是非肿瘤性病变,这类病变发生的重要原因,是 NSAID 导致的黏膜损伤或胃酸引起的表浅糜烂/溃疡后的再生修复。此时,一部分病例可以通过深切、再取材或消除可能导致细胞增殖的刺激因素后得到确诊,但的确存在一部分诊断为上皮内瘤变依据不够充分但又有怀疑的病例。这类病变可归入“不确定的上皮内瘤变”。

不确定的上皮内瘤变分为两类:小凹增生和增生性肠化。小凹增生表现为腺体扭曲、形状不规则,上皮细胞黏液分泌减少、核质比增高以及细胞核极性的消失;细胞核增大,圆形或卵圆形,染色质深染并可见分裂象。这些形态学上类似上皮内瘤变的细胞通常位于腺颈部,而表面的上皮细胞正常。增生性肠化病灶腺体密集,细胞核增大、深染、呈圆形或高柱状,常位于细胞基底部,有时可见到核仁。这种改变局限于黏膜深部腺体,而黏膜表面则为形态正常的肠化腺体。以上两种病灶形态学异常由黏膜深部到表面逐渐减轻的现象称为“上皮的梯度成熟”,是“不确定的上皮内瘤变”的诊断要点。

对存在“不确定的上皮内瘤变”的患者,进行定期的随访即可,反应性增生病灶在刺激因素消除后可恢复正常,而随访明确为确定的上皮内瘤变后则要按照有关原则进行处理。

2. 低级别上皮内瘤变　上皮内瘤变在大体上可以表现为平坦型、息肉状和凹陷型三种生长方式。平坦型病灶缺乏明显的内镜改变,但通过特殊染色可发现病灶黏膜的不规则改变。腺瘤在西方国家指肉眼可见的、突向腔内的增生性病灶,而在日本则包括所有存在上皮内瘤变的病灶(如平坦型、隆起型和凹陷型)。胃腺瘤远不如增生性息肉常见,大约占胃息肉的 10%,多发生于幽门和胃体的肠上皮化生区域。腺瘤的组织学类型可以分为管状(最常见的类型)、管状绒毛状(管状乳头状)和绒毛状(乳头状)三种,大部分腺体由肠型上皮构成,但部分上皮也可具有胃小凹上皮的特征。

上述两种病变黏膜全层的细胞均具有异型性,这是非肿瘤性病变所不具备的特征。对病理医师来说,不确定的上皮内瘤变与低级别上皮内瘤变的鉴别是一个比较头疼的问题。Fertitta 等研究发现,51% 经普通病理医师诊断为低级别上皮内瘤变的病例经专家会诊后更正为小凹增生或增生性肠化。

目前,低级别上皮内瘤变的处理缺乏统一指导原则。大多数学者建议对其进行密切的定期内镜随访而无须特殊处理。随访频率因人而异,但第一年至少每 3 或 12 个月随访一次;随访期限各地存在差别,有学者认为间隔 6 个月后随访病变如无进展则可无须定期随访。

3. 高级别上皮内瘤变　高级别上皮内瘤变是一组异型性比低级别上皮内瘤变更加明

显、但无明确间质浸润的病变，它可以分成四类：高级别腺瘤、高级别异型增生、非浸润性癌/原位癌以及可疑浸润性癌。

高级别腺瘤中腺体的排列更加紧密、结构更为紊乱，细胞核明显增大、极性消失，常延伸至细胞腔面（顶部），核仁明显，核分裂象多见。高级别异型增生具有显著的泡状核，核质比明显增大，核仁明显并可见大量的核分裂象。原位癌的细胞形态与浸润癌完全相同，但腺体基底膜完整，无间质浸润的证据。可疑浸润性癌中异型腺体的边界非常不规则，形成突入至间质中的细胞团，在常规病理切片中很难确定是否存在间质的浸润。病理医师在高级别上皮内瘤变诊断上分歧较小，Feaitta 等的研究发现 65% 经普通病理医师诊断为高级别上皮内瘤变的病例被专家确认，只有 10% 病例更正为低级别上皮内瘤变，6% 更正为癌。

东方（特别是日本）与西方病理学家在高级别上皮内瘤变的认识和诊断标准上存在较大的分歧。对于欧美病理学家来说，间质的浸润是诊断癌的准一标准；而日本病理学家认为只要细胞形态的异常达到可以诊断癌的标准，无论是否存在间质的浸润，即可诊断为癌。

各国病理医师依据不同分类分级标准进行诊断的一致性相差很大，有学者对西方和日本传统诊断标准、Padova 和 Vienna 标准等进行了比较，发现依据传统西方和日本标准，诊断一致性均为 37%，κ 系数小于 0.3，而依据 Padova 和 Vienna 标准诊断一致性则为 71%，κ 系数大于 0.5。根据 Landis 和 Koch 的意见，κ 系数低于 0.4 说明一致性一般或较差，在 0.4 ~ 0.8 之间一致性较高，大于 0.8 则一致性相当高。因此，WHO 根据 Padova 和 Vienna 分类将胃上皮内瘤变分为以上三类是有道理的，可以使各国病理医师在诊断时达到较高的一致性，对于这些病变规范性诊断和治疗非常重要。

由于高级别上皮内瘤变与浸润性腺癌关系十分密切，因此许多学者建议一旦明确诊断最好进行病灶的手术切除；也有学者认为可以先对其进行密切的随访，等到明确了浸润性癌的诊断后再进行手术切除。2002 年《胃肠道上皮性肿瘤 Viennu 分类》修订版建设对高级别上皮内瘤变进行内镜或外科局部治疗，为临床医师处理高级别上皮内瘤变提供了参考。随着纤维内镜技术的发展，内镜下黏膜切除已经越来越多地应用于高级别上皮内瘤变的治疗上，而且取得了很好的效果。

（五）胃黏膜上皮异型增生与癌变

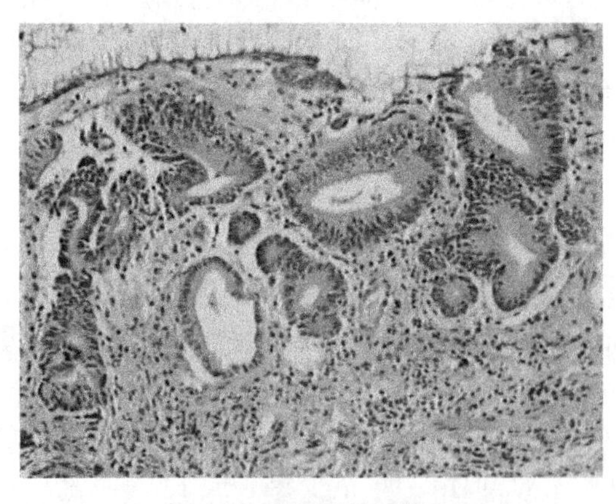

图 7-7 腺瘤型异型增生

胃黏膜上皮异型增生之所以称为癌前病变，是因为人们常看到这种病变有些已发展成为胃癌。胃黏膜上皮异型增生本身已经有了一定程度的去分化，无论在形态上和功能代谢上，甚至某些与胃癌相关抗原的表达上都呈现出与胃癌组织及癌细胞的一定程度上的相似性。图 7-7 是一例腺瘤型异型增生，是由肠型上皮构成的。异型增生病变一部分发生了癌变，癌变部分无论是腺管的结构或上皮细胞均发生了明显变化，其异型性与异型增生部分有显著的区别。

在各医疗机构和各胃镜医生及病理医生之间，胃黏膜上皮异型增生在胃黏膜活检中的检出率可能有较大的差异。曾有报道，中国医科大学为 4.4%，北京市肿瘤研究所为 6% ~

10%。因为这类病变多数是一些很小的病灶,即或是隆起型一般也不超过2cm,特别是有些异型增生在显微镜下仅是几个小腺管的病变。胃镜医生能在胃镜下找到和识别出这类病灶,就必须对异型增生本身的大体形态和组织病理学很熟悉,而且还得熟悉这类病变发生的胃黏膜背景病变。当然更重要的是仔细认真地检查和熟练的技术,才不致漏诊。同样,病理医生也应当对异型增生的病变特点有深刻的了解,不致将异型增生病变当成单纯性增生或一般炎症而漏过;反之,也不应该将异型增生误诊为胃癌,不应将胃癌(微小癌)诊断为异型增生。对于胃黏膜上皮异型增生的组织病理学,虽然有过统一的规定,国内和国际上也曾多次召开过相应的专题会议进行讨论,并通过具体的病理切片进行评议,但在掌握标准上还是常存在误差,这就需要进一步积累病例和标本,特别是加强随访工作,反复验证诊断的正确性。此外,尚需研究判断异型增生的更客观的指标和细胞学标志物。

目前,一般的看法是癌的发生有两个阶段,即初发阶段及促进阶段。初发阶段指在人体或动物体内已有癌细胞的形成,而促进阶段指已经癌变的细胞由于某些化学或物理性作用而开始增殖并形成确定的癌肿,癌前病变包括在初发阶段之中,即体细胞由于致癌作用,在其遗传物质DNA的不断损伤和修复过程中,细胞发生突变,这时作为细胞遗传物质载体的细胞核染色体必将发生变化,并且反映到细胞的形态上。所以,异型增生上皮细胞的形态发生改变,特别是其细胞核出现异型性,这也是病理切片上常看到的细胞病变之一,然而这种改变,在目前还没有一个准确的评估标准衡量一个变异细胞是属于癌前的细胞异型还是已发生恶变。虽然近年来,不少研究人员采用某种手段试图找出评价和衡量良性异型和恶性异型之间的区别,但这两者之间仍是难以准确区分的,例如流式细胞术研究的结果,四倍体、多倍体或非整倍体的出现,往往表明细胞的异型的界限,它并不能划分良性与恶性异型的界限。应用自动图像分析系统对正常胃上皮,不同程度异型增生以及胃癌的各项测定参数,包括结构的异型(如腺管的不规则程度和分支的复杂)、腺管面积与间质之比、异型细胞胞质与核之比等等,这些研究无疑对评价上皮异型增生的异型程度以及对于评价其潜在恶性能提供一些定量的数值,但对于每一个具体的异型增生病变,特别是异型性明显的病变,仍不能成为一个划分良、恶性的绝对依据。

对胃黏膜上皮异型增生发生癌变的时间了解的不清楚。国内有观察125例胃黏膜上皮异型增生的演变,初诊为胃黏膜上皮异型增生至发现胃癌的时间平均为5.7个月(2~13个月)。亦有报道胃癌发生大部分在初诊胃黏膜癌前病变后的3年内,癌变时间平均为1.96年/人。有些作者报道某些类型的异型增生,例如腺瘤型增生或"异型上皮巢"发生癌变需经过1~3年的时间。但这个时间概念是不太准确的,因为这些报道都是指由发现上皮异型增生病灶开始算起的,而对一个病例真正发生上皮异型增生的时间常常是不了解的,也就是胃黏膜异型增生的自然史还不十分清楚。胃黏膜上皮异型增生癌变率也是众人关心的问题,各种研究统计差异较大。中度上皮异型增生的癌变率在4%~8%,重度上皮异型增生的癌变率在10%~83%。大量临床随访发现,胃黏膜上皮异型增生虽然是胃癌的癌前病变,但未必一定癌变,其可能的发展方向为:逆转;长期无变化;逐渐加重,最后癌变。目前预示其发展方向的指标尚未找到,恰当的治疗方案尚需进一步探索。

(六)胃黏膜上皮异型增生与胃癌组织学类型的关系

胃黏膜上皮异型增生与胃癌组织学类型的关系是近年来对上皮异型增生的研究不断深入过程中所提出的一个问题。腺瘤型及隐窝型是胃的分化型腺癌的主要发生来源,而再生型(特别是胃固有腺的再生)异型增生可以发生分化较低的腺癌,甚至未分化癌。印戒细胞癌的组织发生来源中有球状异型增生,但不能说球样异型增生是印戒细胞癌的唯一来源。因为正像一般病理医生所了解的那样,有的胃未分化癌,在癌细胞不断增生浸润中便在胞质内出现黏液颗粒,并可能进一步演变为充满黏液的典型印戒组织。

腺瘤型异型增生的癌变多是较大的病灶,即病程经过较长的病灶。这类隆起的病灶直径超过2.0cm时,无论内镜检查或病理检查时,都应注意其癌变部位。此型上皮异型增生的癌变可发生在病灶的深部,也可发生在病灶浅部。因为腺瘤型异型增生是具有腺瘤性质的病变,核分裂象在上皮异型增生病灶内分散各处。癌变可发生在上皮异型增生病灶不断损伤和受刺激的部位。在隐窝型异型增生,由于它多位于肠化生腺管的隐窝部,因而癌变多在黏膜深层;再生型增生多起于胃腺颈部细胞,因此癌变多在此水平。但也有时发生在黏膜浅部或腺管深部,这与其遭受损伤的程度及部位有关。

在病理切片上,判断上皮异型增生癌变的图像是:若在上皮异型增生病灶内仅有小部分癌灶出现,甚至少数癌性腺管或癌细胞条索时,判断为上皮异型增生的癌变,一般不会有太大的问题;若癌灶所占范围较大,而相连续的上皮异型增生仅是一小部分,对这样的病例诊断为上皮异型增生癌变就要谨慎,这时上皮异型增生也可能是续发于癌肿的病变。上皮异型增生癌变的最可信标志是异型上皮细胞群从异型增生的腺管特别是胃腺颈部腺管突破腺管基底膜。未分化癌或印戒细胞癌的初期阶段常常是在腺颈部,沿黏膜水平面扩展。

(七)胃黏膜上皮异型增生的生物标志物

胃黏膜中、重度上皮异型增生中,某些肿瘤相关抗原与正常胃黏膜相比有显著差别。CEA是被应用最多的消化道为主的癌细胞标志。应用CEA的免疫组织化学方法检测胃癌及胃黏膜异型上皮的研究也有过一些报道,观察发现在异型增生上皮多数有CEA的表达,有意义的是在轻度异型增生上皮,CEA阳性的分布多具有极性,即多分布在细胞的顶端,在异型性较明显的上皮,CEA的分布有时呈极性消失现象,可分布于细胞核周边及胞质的任何部位,这一点与癌细胞很近似。Ohuchi等对胃癌及良性病变p21的免疫组化分析发现,在良性胃病组,上皮异型增生的阳性率显著高于非上皮异型增生病变组。环氧合酶-2(COX-2)是前列腺素生物合成过程中的一个重要限速酶,Sun等研究结果显示慢性浅表性胃炎、肠上皮化生、异型增生及胃癌中的表达呈递增趋势,分别为10%、37.8%、41.7%、69.5%,提示COX-2是胃黏癌变过程中的早期事件。DNA甲基化的紊乱包括总基因组DNA甲基化水平降低、癌基因的低甲基化、抑癌基因的高甲基化等,在与胃癌相关的研究中以后者为多。Sun等的研究发现,在21例异型增生(5年随访发展为胃癌)标本中有5例p16基因甲基化异常,而另外21例(未发展为胃癌)则无1例异常,测序结果显示5例阳性者均有CpG岛甲基化,提示p16基因甲基化与胃黏膜异型增生的癌变密切相关,可能成为预测异型增生癌变的良好分子标记物。此外,多种癌基因(K-ras、C-met、C-myc、Bcl-2等)、抑癌基因(p53、PTEN、APC、TEF1)以及微卫星不稳定(MSI)等在胃黏膜异型增生-癌变中作用的研究得到肯定或也取得进展。胃黏膜上皮异型增生标志物尚有待于进一步研究。

二、胃黏膜肠上皮化生

胃黏膜的肠上皮化生(intestinal metaplasia,简称肠化生)是一种较为常见的病理现象,常见于CAG、胃溃疡边缘和胃癌的癌旁组织。从人群分布来看,多见于老年人和胃癌高发区人群。随着胃病检查技术的进步,特别是胃镜的广泛应用,早期胃癌的大量发现和研究,提示了胃黏膜肠上皮化生与胃癌的发生有密切关系。然而,肠上皮化生曾受到过分的重视,那是因为很多胃癌癌旁黏膜伴有肠化生现象,甚至有的胃癌可发生自肠上皮化生。尤其是Lauren和Jarvi提出了肠型胃癌之后,认为肠上皮化生与胃癌发生关系密切,有的研究人员提出肠上皮化生也是胃癌的癌前病变。但是后来随着对肠上皮化生与胃癌的关系研究的进一步深入和了解,并不泛泛地认为肠上皮化生是胃癌的癌前病变。

肠上皮化生是指胃固有黏膜上皮包括幽门、胃底和贲门腺出现类似小肠黏膜上皮的现象,这种相似体现在组织病理学形态和功能方面(图7-8)。但也有一部分肠上皮化生则很像大肠上皮。肠化的上皮中包括吸收细胞、杯状细胞和潘氏细胞等,化生的肠上皮细胞所分泌的黏液物质与胃黏膜上皮细胞分泌的黏液有所不同,前者主要是酸性黏蛋白,而后者主要是中性黏蛋白。肠上皮化生有相对不成熟性,具有向胃黏膜和肠黏膜双向分化的特点。

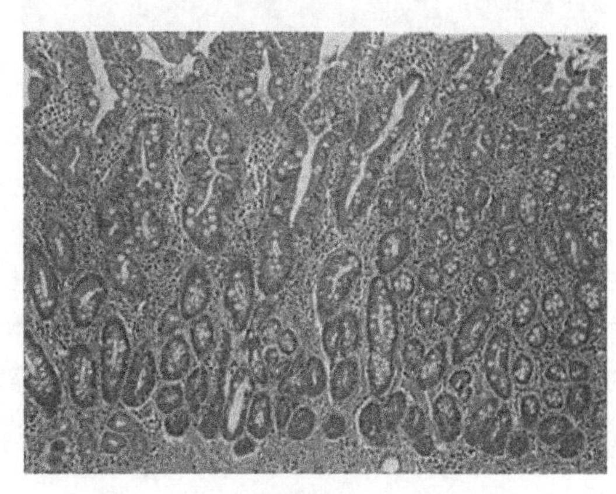

图7-8　胃黏膜肠上皮化生

(一) 肠上皮化生的组织病理学特征

胃黏膜肠上皮化生的好发部位主要是胃窦部,并逐渐向移行带及胃体部小弯扩展。同样,随着年龄的增加,伴有肠化生的幽门腺黏膜区逐渐扩大,不伴肠化生的胃体腺黏膜区逐渐缩小。即肠化生的胃黏膜从幽门区沿胃小弯逐渐向上移行,同时也向胃体大弯侧扩展。轻度肠化生是在原有的幽门腺小凹部仅见单个杯状细胞显现,特别是在胃小沟部分;重度肠化生表现为肠化生的腺管成群出现,甚至替代了一大片胃黏膜原有腺管。在组织病理学上,常可根据肠化生所占胃黏膜腺管的程度,将其分为轻度、中度和重度。轻度者,在一胃小区内仅偶见肠化生的腺管;中度者,约有一半的腺管已发生了肠化生;重度者,大部分腺管已发生肠化生,可见少量残留的原有腺管。

肠化生的腺管在胃黏膜内常常起始于黏膜的浅层,最早见于胃小沟或胃小区腺管的浅部。在腺管发生肠化生的同时,也常向周围呈不规则的分支样生长,而且肠化生的腺管迂曲不规整。肠化生加重时,黏膜全层均由肠化生腺管取代,意味着原有腺管(幽门腺)的全层萎缩甚至消失,这种情况多见于CAG和胃萎缩。发生重度肠化生时有两种不同的状态,一种是黏膜全层均由肠化生腺管所代替,但肠化生的腺管稀疏,增生现象不明显;另一种是肠化生的腺管增生活跃,腺管迂曲、密集,甚至呈腺瘤样形态。

肠化生时出现的主要细胞是吸收细胞。细胞呈高柱状,胞质粉红或呈嗜多色性,核长圆形或短杆状,位于细胞的基底部,细胞游离面为密集的绒毛构成的刷状缘。这种细胞的主要功能是吸收作用,不分泌黏液物质。在吸收细胞之间有散在的杯状细胞,这种细胞是小肠和大肠所特有,由于细胞顶端胞质内充满大量黏液,因此胞质清亮淡染,核位于细胞基底。分泌的黏液物质主要是酸性黏蛋白。在肠化生腺管的隐窝部分常常可见潘氏细胞,细

胞呈矮柱状,胞质内含有很多嗜伊红性有折光性的颗粒。核位于细胞的基底。电镜下,肠化生中上述细胞的特点如下:

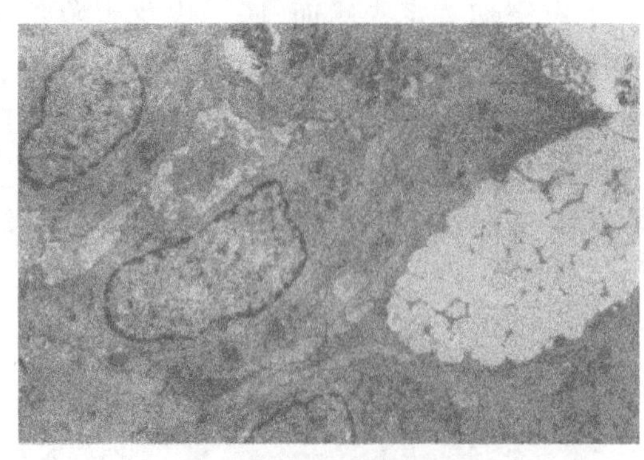

图7-9 肠化生电镜图
完全型肠化生的吸收细胞和杯状细胞×9200

1. 吸收细胞 细胞呈高柱状,胞核呈椭圆形或长椭圆形,多位于细胞的中下部或基底部(图7-9)。核仁1~2个,一般不增大。细胞质中线粒体分散存在,有时在核顶部中心处比较密集。粗面内质网数量不多,常围绕在线粒体周围。有时可以见到溶酶体,其数量不多。高尔基复合体的发达程度不一,变化较大。游离核糖体不丰富。细胞游离面的质膜形成较发达的肠型微绒毛,直径0.09~0.14μm,从顶部到底部各处相等。长度的变化范围较大,在0.6~1.3μm。多数情况下,肠化生吸收细胞的微绒毛不如正常小肠黏膜吸收细胞的微绒毛整齐、发达。此外,半数以上的标本中可以观察到吸收细胞的核上部,尤其是在靠近细胞游离端的胞质中,形成数目不等的圆型分泌颗粒,由单层膜限界。在靠近游离面的细胞质中有时可见到数量不等的小囊泡,囊泡的数量较多时可密集成群存在。

2. 杯状细胞 成熟的杯状细胞呈杯状,核椭圆形,一般位于细胞的基底部。粗面内质网多数分布在核周围,核上部胞质中充满大量黏液颗粒,堆集成团。黏液颗粒的膜界限不甚清楚,颗粒直径较大,多数在1~3μm。其内容物的电子密度较低,颗粒相互间可发生融合。高尔基复合体分布在核上部黏液区的周围,比较发达。在杯状细胞游离面质膜的周边部可形成不发达的微绒毛,也可缺如。新生杯状细胞尚未形成典型的杯形,一般呈柱状,细胞核较大,细胞质中所含的黏液颗粒不十分多,还没有堆积成团,距离核较近的黏液颗粒有时带有致密的暗斑。

3. 潘氏细胞 可出现在肠化生腺管的底部。细胞呈锥体形,胞核呈圆形或椭圆形,位于细胞下部,核上部细胞质中含有圆形的大型分泌颗粒,由单层膜限界,颗粒直径可达2~3μm。内容物均质呈中等电子密度,分泌颗粒排列不紧密,其间分布的高尔基复合体比较发达,粗面内质网分布在核的周围。

(二)肠上皮化生的大体形态

轻度肠化生可使胃黏膜表面呈绒毛状;重度者则在橘红色固有胃黏膜上形成一些苍白色隆起性病变,呈扁平的颗粒状,小的如粟粒大小;大的直径可达0.5cm或更大,或密集成群,或散在分布。颗粒的形成不单是有肠化生,还有肠化生的腺管呈现增生现象。这种大体形态特点有助于胃镜检查时对肠上皮化生做出判断。此外,由于肠化生的上皮细胞所分泌的黏液性质不同,还可在胃镜观察下,利用撒播染色法将肠化生的病变进一步显示出来,常用染料有亚甲蓝和甲苯胺蓝等。一般固有胃黏膜染成蓝色,而肠化生处呈现蓝紫色。

（三）肠上皮化生的类型及分级

根据肠化生上皮分泌黏液的情况以及其所分泌黏液的性质，将肠化生分为几种：Ming（1967年）将肠化生分为完全型和不完全型。肠化生的杯状细胞间的柱状上皮分化成熟者带纹状缘，此为完全型肠化生；而纹状缘发育不完全而且胞质内还可见黏液颗粒者称为不完全型肠化生。Teglbjaerg（1978年）将肠化生细胞分泌乙酰基唾液酸和硫酸黏蛋白及不分泌这类黏蛋白的肠化生分别称之为大肠型肠化生和小肠型肠化生。Jass（1988年）则将肠化生分为Ⅰ型，即类似小肠的完全型肠化生；Ⅱ型肠化生，即杯状细胞间有分泌黏液的柱状细胞的不完全型肠化生。

1. Ⅰ型肠化生 形态特点是由杯状细胞、具有纹状缘的吸收上皮细胞及潘氏细胞组成。吸收细胞的管腔面有特殊纹状缘，PAS染色呈强阳性，杯状细胞分泌唾液酸黏液。多数研究指出小肠型肠化生主要见于胃黏膜炎症，具有炎症反应性质，与胃癌发生无直接关系。

2. Ⅱ型肠化生 由杯状细胞和柱状上皮细胞组成，又分为ⅡA型和ⅡB型。ⅡA型肠化生杯状细胞含有唾液酸黏液而柱状细胞含中性黏液；ⅡB型肠化生柱状细胞含硫酸黏液，很少见到潘氏细胞。

肠化生在胃内出现的程度也不相同。目前多数病理医生将肠化生分为轻度、中度及重度三级，这主要是指在胃黏膜活检时，标本中仅见少数肠化生腺管者为轻度，多数腺管已经肠化生者为重度，介于轻、重度之间者为中度。肠上皮化生在胃内的分布，首先是在胃窦部分散出现一些肠化生灶，进而扩大成片，随肠化生程度的加重，逐渐累及胃体小弯，然后再向胃体前、后壁扩展。虽然如此，在胃黏膜活检时，判别肠化生的类型较之受累程度可能更为重要。在判别完全或不完全性肠化生时，一般的HE染色即可辨认，但判别是大肠型或小肠型肠化生，必须采用PAS、AB及HID黏液的组化染色。

（四）胃黏膜肠上皮化生与胃癌

胃黏膜黏蛋白组织化学研究结果表明，含大量硫酸黏蛋白的不完全型结肠型肠化生与肠型胃癌的发生有非常密切的关系，被视为重要的癌前病变。组织酶化学的观察发现，肠型胃癌与肠化生上皮具有同样的酶谱反应，两者均含有较高水平的氨基肽酶、碱性磷酸酶、双糖酶、乳酸脱氢酶、γ-谷氨酰转肽酶和腺苷脱氨酶，而这些酶类不存在或仅微量存在于正常胃黏膜及胃型胃癌组织中。肿瘤相关抗原标记物的观察发现，肠化生上皮和肠型胃癌的黏膜组织中CEA的浓度均显著高于正常胃黏膜和胃型胃癌组织。凝集素标记也证实，肠化生上皮和肠型胃癌细胞具有同样的受体，如二者均具有刀豆蛋白A（Con-A）受体，揭示了二者在细胞膜糖萼分子结构上的相似性。胃黏膜血型物质ABH血型抗原的观察发现，不完全性结肠型肠化生胃癌组织的血型物质明显减少或消失。以上研究结果都证明肠型胃癌与肠上皮化生密切相关，肠型胃癌起源于胃黏膜的肠化生上皮，该型化生的存在常缺乏炎症背景，细胞DNA含量异常增加，癌基因产物p21的检出率明显增高，在胃癌的癌旁组织中明显增多，并观察到与癌组织有移行过渡的现象。故将ⅡB型肠化生视为胃癌癌前病变，有文献报道其随访7～10年癌变率为1.9%。

目前多数学者认为胃黏膜癌变和生理性再生、病理性修复、化生和不典型增生始发于具有多向分化的干细胞。肠上皮化生的过程是组织细胞分化异常所致，这种细胞分化异常发生在干细胞水平。胃成体干细胞能分化形成完整的小肠隐窝和胃腺体，当受到持续的炎性刺激、自身抗体或其他理化因素作用时增殖为肠上皮细胞。Tatematsu 等研究发现，胃干细胞在肠上皮化生中表现出异常的细胞分化，胃黏膜细胞和胃癌细胞的肠上皮化生是一种同源转化，说明胃癌本身是一种干细胞疾病，是干细胞发生了癌变。

（五）肠上皮化生的生物标志物

有关肠化的基因改变知之甚少，如基因不稳定性，端粒酶活性改变，p53 基因突变已有相关报道，然而这些变化与肠化进展到肿瘤的关系还远远未被揭示。微卫星不稳定性（MSI）及杂合性丧失（LOH）两种主要的基因不稳定与胃癌有关。Hamamoto 等研究表明 47% 的胃癌患者及 27% 的不完全肠化患者至少 1/9 的位点出现 MSI，LOH 发生 2/15。端粒是染色体末端 DNA 重复区，肿瘤细胞端粒酶活性明显升高。从正常黏膜慢性胃炎，肠化生到胃癌，端粒酶活性逐渐升高，在一项研究中，肠化、腺瘤、胃癌端粒酶阳性分别是 15%、45% 和 89%。Kameshima 等研究表明不完全肠化端粒活性高于完全肠化。尾侧型同源转录因子 2（CDX2）蛋白异常表达可能导致胃黏膜肠上皮化生。Mesquita 研究表明，CDX2 蛋白在正常胃黏膜无表达，在绝大多数胃黏膜肠化生中呈阳性表达，提示在胃黏膜细胞中的异位表达是发生胃黏膜肠化生的重要起始事件，CDX2 在化生中可作为一个新的标志物。黏蛋白广泛分布于机体正常各黏膜表面，Shimamura 等报道在肠上皮化生中 90% 过表达（$P<0.001$），而正常胃黏膜则无异常，提示黏蛋白可作为肠上皮化生及早期胃癌的分子标志物。MUC2 蛋白在正常胃黏膜组织内不表达，在不伴肠化和（或）异型的萎缩性胃炎中弱表达，但在肠化的胃黏膜组织内丰富表达，提示 MUC2 蛋白异常表达与胃黏膜肠上皮化生有一定关系，可作为胃黏膜肠上皮化生的标志。

（张荫昌　袁　媛）

参考文献

1. 王恩华．病理学．2 版．北京：高等教育出版社，2008：204-206.
2. 张文范．胃癌．2 版．上海：上海科学技术出版社，2001：51-59.
3. Rugge M, Correa P, Dixon MF, et al. Gastric dysplasia: the Padova international classification. Am J Surg Pathol, 2000, 24: 167-172.
4. 江正辉．早期胃癌．上海：第二军医大学出版社，2006：138-141.
5. 张荫昌．胃黏膜上皮不典型增生的病理及其演变的追踪观察．中华肿瘤杂志，1979，1：23-25.
6. 游伟程．胃癌．北京：中国医药科技出版社，2006：221-229.
7. Rugge M, Correa P, Dixon MF, et al. Gastricdysplasia: the Padova international classification. Am J Surg Pathol, 2000, 24(2): 167-176.
8. Schlemper RJ, Riddell RH, Kato Y, et al. The Vienna classification of gastrointestinal epithelial neoplasia. Gut, 2000, 47(2): 251-255.
9. Stolte M. The new Vienna classification of epithelial neoplasia of the gastrointestinal tract: advantages and disadvantages. Virchows Arch, 2003, 442(2): 99-106.
10. Zhang YC. Precancerous Conditions and Lesions of the Stomach. Springer-Verlag Berlin and Heidelberg GmbH & Co. K, 1993.
11. 张荫昌．胃癌癌前病变研究的 30 年进展．中国肿瘤，2011，10(7)：406-407.
12. Sun WH, YuQ, Shen H, et al. Roles of helicobacter pylori infection and cyclooxygenase-2 expression in gastric carcinogenesis. World J Gastroenterol, 2004, 10: 2809-2813.
13. Sun Y, Deng D, You WC, et al. Methylation of p16 CpG islands associatedwith malignant transformation of gastric dysplasia

ina population-based study. Clin Cancer Res, 2004, 10:5087-5093.

14. Tatematsu M, Tsukamoto T, Inada K. Stem cells and gastric cancer: role of gastric and intestinal mixed intestinal metaplasia. Cancer Sci,2003,94: 135-141.

15. Kameshima H, Yagihashi A, Yajima T, et al. Helicobacter pylori infection: augmentation of telomerase activity in cancer and noncancerous tissues. World J Surg,2000,24: 1243-1249.

16. Kim HS, Lee JS, Freund JN, et al. CDX-2 homeobox gene expression in human gastric carcinoma and precursor lesions. J Gastroenterol Hepatol, 2006, 21: 438-442.

17. Tatematsu M, Tsukamoto T, Inada K. Stem cells and gastric cancer: role of gastric and intestinal mixed intestinal metaplasia. Cancer Sci,2003,94: 135-141.

18. Shimamura T, Ito H, Shibahara J, et al. Overexpression of MUC13 isassociated with intestinal-type gastric cancer. Cancer Sci, 2005, 96: 265-273.

19. Zhang Zhong, Yuan Yuan, Gao Hua, et al. Apoptosis, proliferation and P53 gene expression of H. pylori associated gastric epithelial lesions. World J Gastroenterology,2001,7(6): 779-782.

第八章 胃癌的发病机制

一般认为,胃癌的发生常在癌变之前经历相当漫长的演变过程,众多基因及分子事件的累积与这一演变过程密切相关。胃癌病因复杂,且病因因素间存在交互作用。复杂病因的累积,最终都集中于对信号通路的影响,导致增殖过程增强,而凋亡过程减弱,致异常增殖的胃黏膜细胞无限制地增殖,引起胃癌发生发展。

第一节 胃癌多因素多阶段发病机制

肿瘤的发生、发展是一个多阶段的过程,往往是致病因素、多种癌基因或抑癌基因同时或先后协同作用的结果。随着流行病学与分子生物学的发展和完善,有关胃癌的危险因素、危险因素在不同致癌阶段的作用及其作用机制的研究将不断深入。

一、胃癌多因素多阶段发病机制

胃癌是发生于胃黏膜上皮的恶性肿瘤,其中腺癌占 90% -95% ,可发生于胃内任何部位黏膜,多见于胃窦、幽门及小弯。近年来胃近端及胃食管交界处癌逐渐增多。1965 年 Lauren 根据胃癌的组织结构和生物学行为,将胃癌分为肠型和弥漫型,该分型不仅反映肿瘤的生物学行为,而且体现其病因、发病机制和流行特征。肠型胃癌好发于胃窦部,一般具有明显的腺管结构,瘤细胞呈柱状或立方形,可见肠上皮化生。肠型胃癌病程较长,发病率较高,多见于老年男性,预后较好,与幽门螺杆菌(H. pylori)引起的慢性胃窦炎及肠化生有关。1988 年 Correa 等提出肠型胃癌的发生模式为:“正常胃黏膜-慢性浅表性胃炎-慢性萎缩性胃炎-小肠型肠上皮化生-大肠型肠上皮化生-异型增生(中重度)-胃癌(肠型)”,这是目前较为认可的胃癌进展模式。弥漫型胃癌常起自非萎缩性胃体部,癌细胞呈弥漫性生长,缺乏细胞连接,一般不形成腺管,分化较差。与肠型胃癌比较,弥漫型胃癌受环境影响较小,缺乏明显的前驱病变,病因亦不太清楚,易出现淋巴结转移和远处转移,预后较差。组织发生研究表明,肠型胃癌起源于肠化生黏膜,弥漫型胃癌起源于胃固有黏膜。在两型胃癌发病的不同阶段,流行病学致病因素和由此产生的基因、分子改变亦不尽相同。

多种因素可引起胃癌的发生,如外源性的 H. pylori 感染、饮食、环境、理化因素和社会经济因素以及内源性的遗传变异、免疫缺陷、代谢异常和精神心理因素等。胃癌的发生、发展是多因素共同作用的结果,当机体防御因素与外界危险因素作用失衡时,胃黏膜病变将向恶性方向发展。胃癌的流行病学病因复杂,难以用单一的致病因素来解释。一般认为,弥漫型胃癌仅与基因和家族性因子有关而与环境因素关系不大,故国内外尚无有关弥漫型胃癌的流行病学病因模型报道;而肠型胃癌目前认为饮食因素为主要因素,特别是饮食摄入 NOC 前体物,在体内合成致癌的 NOC,从而引发胃癌的病因假说,已被多数学者接受。1988 年,Correa 首次提出了肠型胃癌的流行病学危险因素的致病模型(见图 8-1)。

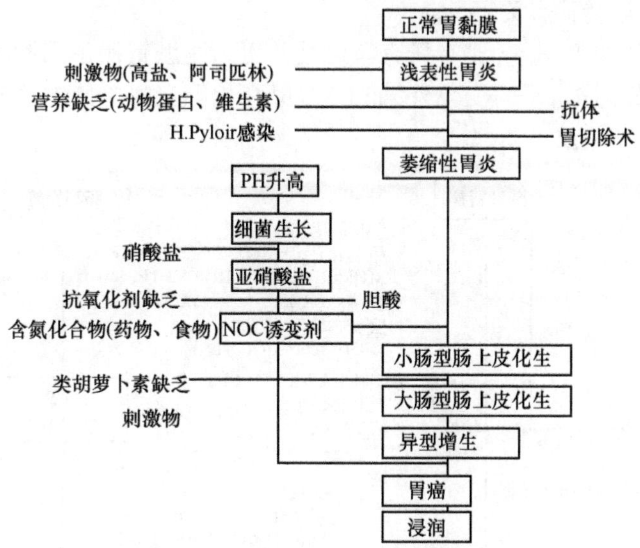

图 8-1　肠型胃癌多因素病因模型

（摘自文献 Cancer Research,1988,48:3554-3560）

二、胃癌变过程相关分子事件

各种致癌因素以协同或序贯的方式引起细胞非致死性的 DNA 损害是肿瘤发生的中心环节。生长信号的自我满足,失去对生长抑制信号的敏感性,逃避凋亡,DNA 修复缺陷,无限制的增殖,持续的血管生成及侵袭转移等多种能力的获得及改变决定了转化细胞具有恶性肿瘤的生物学行为。在胃癌进展各阶段表型变化的过程中必定伴随有分子改变。Tahara 等已经归纳出两型胃癌(肠型和弥漫型)的分子发病模式图(图 8-2)。由图中可见基因变化在两型胃癌中有些是相同的,如端粒酶活性的增加,微卫星不稳定性(microsatellite instability,MSI),p53 基因的失活和 CD44 的异常转录物等;另有许多基因的变化是不同的,如有些癌基因的变化,抑癌基因的失活和生长因子的过度表达等,主要参与肠型胃癌的进展,而 E-钙粘蛋白表达减少参与了弥漫型胃癌的进展;K-sam 及 c-met 的扩增在弥漫型胃癌的转移中相对检出较多,而 c-erbB-2 扩增的过度

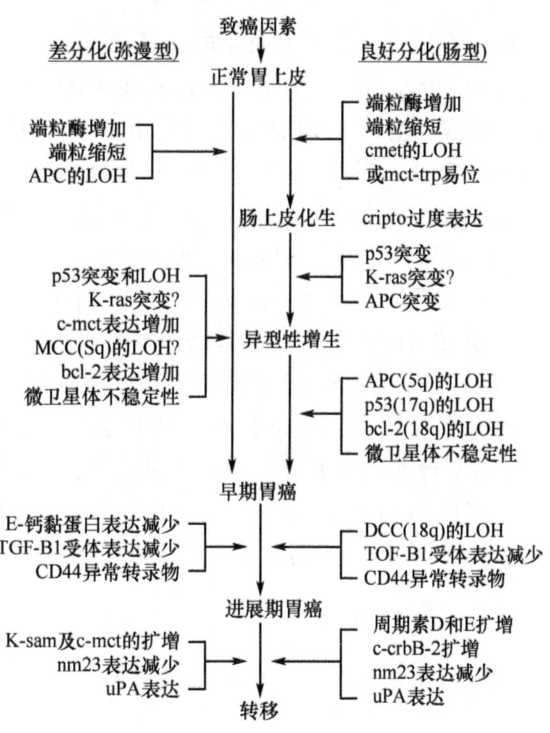

图 8-2　两型胃癌分子发病模式

（引自 World J Surg,1995,19:484-490）

表达与肠型胃癌的肝转移有关等。

近年来，随着研究的深入，亦有研究者总结并更新两型胃癌不同阶段的遗传及分子改变(图 8-3)，除传统基因水平的变化外，如 DNA 甲基化等表观遗传学改变在胃癌发病中的作用越来越多地受到关注。

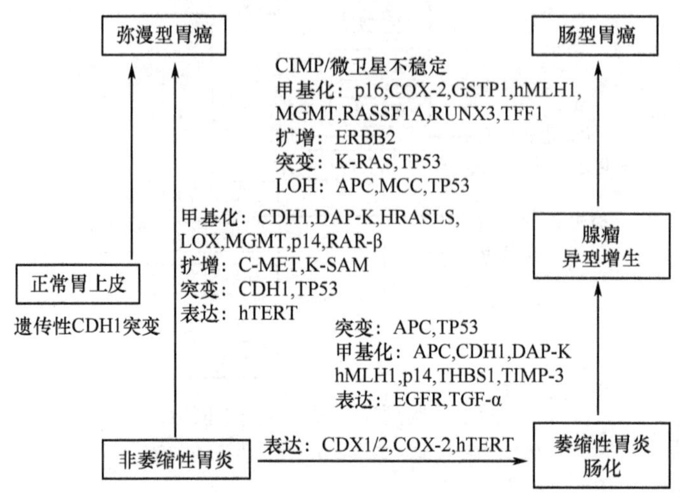

图 8-3　两型胃癌分子发病模式

(引自 Best Practice & Research Clinical Gastroenterology, 2006, 20: 651-674)

(一) 遗传性弥漫型胃癌

10% 胃癌患者呈现出明显的家族聚集现象，其中 1%-3% 的胃癌患者为遗传性弥漫性胃癌(hereditary diffuse gastric cancer, HDGC)。Guilford 等于 1998 年首次通过遗传连锁分析和种系突变筛查确定 CDH1(E-钙粘蛋白, E-cadherin)是 HDGC 的致病基因。之后，在欧洲与日本的 HDGC 患者中相继发现 CDH1 种系突变。与散发性胃癌相比，大部分 HDGC 表现为 E-cadherin 表达缺失，提示存在 CDH1 基因失活。50% 的弥漫型胃癌可发现 E-cadherin 突变，其 75% 可见等位基因丧失所致的 E-cadherin 完全失活，而在肠型胃癌中无 E-cadherin 突变。其失活机制符合 knudson 的"二次打击"理论。对于已经存在 CDH1 胚系突变的易感个体来说，CDH1 在另一等位基因的缺失或失活，是启动癌变所必需的分子事件。第二次打击(second hit)常由全基因缺失、启动子过度甲基化和/或杂合性而介导。对未发现 CDH1 基因种系突变的 HDGC 家系，近年发现新的分子机制参与 E-cadherin 表达的调节：如 Slug/Snail、SIP1 等和 CDH1 基因的启动子结合，转录水平抑制 E-cadherin 的表达。此外，其他肿瘤相关基因包括 P53、MCC、hMLH1、hMSH2、RUX3、Casepase10、SMAD4、HPP1 和 ANXA10 等在 HDGC 发生中的作用，有待进一步研究。

(二) 散发性肠型胃癌

胃癌发生的分子机制尚不十分清楚。目前在胃癌变过程中的相关分子事件研究主要集中在以下几个方面。

1. 微卫星不稳定性　MSI 是错配修复基因缺陷的重要标记，是指肿瘤组织与其相对应的正常组织相比，其等位基因结构发生简单重复序列的改变。研究表明 MSI 在萎缩性胃炎及肠上皮化生等癌前病变阶段就开始出现,并且其在癌前病变的表达阳性率与胃癌相比有显著差异,MSI 是胃癌发生的早期事件之一。此外,肠型胃癌中多见 MSI 现象,而弥漫型胃癌中未能发现,说明 MSI 在肠型胃癌的发生中起一定作用。

2. DNA 甲基化 DNA 甲基化是重要的遗传学表达机制,也是基因调控的一种方式,与肿瘤的发生密切相关。DNA 甲基化异常分为甲基化增强和甲基化减弱两种类型,均可引起基因表达异常,影响细胞的增殖和分化,导致细胞恶变。国内研究发现胃癌组织中 c-myc 和 c-Ha-ras 基因甲基化水平降低,c-Ha-ras 低甲基化是胃腺细胞早期癌变的一个重要分子事件。国外研究中发现 CDH1 的甲基化是伴 H. pylori 感染的慢性胃炎的早期事件,MLH1 甲基化则发生于晚期伴随肠上皮化生的病变中。

3. 端粒、端粒酶表达异常 端粒是一种天然线状染色体的末端,端粒可维持染色体结构的完整性,防止染色体结构在复制时丢失及防止其被核酸酶降解。端粒酶是由蛋白质和 RNA 构成的核蛋白,其功能是合成染色体末端的端粒。在细胞恶变时,端粒酶被激活,催化端粒延长,使癌细胞无限增殖。研究显示,胃癌组织端粒酶活性表达阳性率为 91%,胃癌前病变组织端粒酶活性表达阳性率为 56%,正常胃组织中无端粒酶活性表达。由于正常组织中检测不到端粒酶,所以端粒酶可以作为区别正常、良性增生及癌细胞的一个重要指标。

4. 抑癌基因失活

(1) APC 基因:在寻找遗传性结直肠癌综合征的病因时,发现了与结直肠癌发病有关的抑癌基因,即 APC 基因。其基因产物是一种表达于上皮细胞的胞质蛋白,它与连环蛋白和 E-钙黏蛋白的相 互作用对细胞黏附及细胞间的信息传递起重要作用。APC 基因的突变可改变 APC 蛋白与连环蛋白及 E-钙黏蛋白之间的平衡,引起细胞-细胞及细胞-基质之间的黏附作用及细胞间信息传递发生改变,从而导致细胞分裂与死亡之间的平衡失调,细胞生长失控,最终促使肿瘤的发生。APC 基因的失活在胃癌发生中可能属于始动基因变化。此外,APC 基因突变与胃癌病理分型也有一定程度的相关性,60% 的肠型胃癌和 25% 的腺瘤存在 APC 基因突变或杂合性丧失(LOH),但在弥漫型胃癌中少见,即使出现也可能与印戒细胞癌有关。

(2) DCC 基因:DCC 基因是通过对结直肠肿瘤的研究于 1990 年鉴定的抑癌基因。该基因定位于 19q21.3,全长 1400kb,编码 1447 个氨基酸的跨膜蛋白,参与细胞-细胞、细胞-基质之间的相互作用,调节细胞的生长和分化。DCC 基因在胃癌组织中的缺失率很高,其基因改变主要发生于胃癌阶段,可能在胃癌的进展中起一定作用。

(3) p16 基因:p16 基因是参与细胞周期调控的抑癌基因,能与细胞周期素激酶(CDKs)、细胞周期素抑制因子(CDKI)共同调节细胞周期。如 p16 基因发生突变,可使 p16 蛋白不能完成对细胞增殖周期的负性调控,故可促进肿瘤的发生。p16 基因与胃癌的组织分型、分期、病程无明显相关,但与胃癌的生物学行为及预后有关,并与侵袭程度和潜在转移有关。p16 基因在弥漫型和肠型胃癌中的表达均降低。

(4) p53 基因:多年来,人们对 p53 基因进行了大量的研究,认为其发生突变与胃癌密切相关。近年来随着人们对端粒酶的认识逐渐深入,与端粒酶基因控制有关的 p53 基因再次得到重视,认为 p53 基因在端粒酶活化过程中起重要作用。正常体细胞端粒序列的丢失可以认为是染色体损伤的一种类型,当端粒丢失至一定程度时,p53 基因激活,诱导细胞加速凋亡致衰老死亡。如果 p53 基因发生突变,可导致细胞的无限制增殖。p53 基因的突变常见于胃癌中,且 p53 蛋白的异常表达与胃癌的进展及预后有关。在胃癌癌前病变中也有异常表达。

5. 原癌基因突变、过表达

(1) c-met 基因:c-met 原癌基因选择性表达于人的某些上皮组织,如消化道、肝、肾和甲状腺等上皮组织。c-met 基因编码肝细胞生长因子(HGF),通过促进有丝分裂的 HGF 作为配体,可使 c-met 受体的酪氨酸激酶磷酸化,从而促使细胞发生有丝分裂,使细胞向腺上皮形态分化,导致癌细胞浸润和增殖,c-met 基因的过度表达可导致肿瘤的发展。现认为 c-met 基因与胃癌的预后有关。c-met 基因的扩增和过度表达或表达异常与胃癌的生长和恶变紧密相关,是与胃癌关系最密切的基因之一。

(2) c-erbB2 基因及表皮生长因子受体(EGFR):EGFR 基因位于 7 号染色体,成熟的人 EGFR 是一个由 1186 个氨基酸搭配组成单链跨膜糖蛋白。EGFR 广泛分布于哺乳动物的上皮细胞膜上,具有酪氨酸激酶活性,与相应配体结合后促进细胞分裂和增生。c-erbB2 是具有酪氨酸激酶活性的 185KDa 糖蛋白,编码跨膜的酪氨酸激酶受体,与 EGFR 结构相似,也具有酪氨酸激酶活性,可与 EGFR 或其他特异性配体结合,促进细胞的有丝分裂。EGFR 与 c-erbB2 基因表达与胃癌预后的关系已基本取得共识,即 c-erbB2 基因过度表达的患者预后差,而 EGFR 与患者预后无明显相关,但可能与胃壁浸润有关。EGFR 和 c-erbB2 同属生长因子家族,可能在胃癌的进展中存在协同作用。

(3) ras 基因:ras 原癌基因家族包括同源的 Ha-ras、Ki-ras、N-ras,它们分别定位于不同的染色体片断上,但均为编码分子量为 21KD 的十分相似的 p21 蛋白。人类肿瘤中 ras 基因的激活是由于基因突变所致。Bos 提出 ras 基因第 12 位密码子突变可使得其编码产物 p21 蛋白的 GTP 酶活性降低,使其水解 GTP 的速度大为降低,因此使 p21 蛋白维持于活化状态,不断激活靶分子,导致细胞大量增殖和恶性转化。ras 基因激活在胃癌的启动、发生、发展过程中均起作用。

6. 细胞凋亡调控基因失衡 凋亡在多细胞生物体中起着极其重要的作用,这种调控与坏死不同,它能保证机体迅速、有规律并彻底地清除不再需要或可能对机体有害的细胞。调节细胞程序死亡或凋亡的基因可能参与癌症的发生。细胞凋亡的调控基因 bcl-2 抑制胃黏膜上皮细胞及胃癌细胞凋亡,而 bax、fas、fasL 则促进胃黏膜上皮细胞及胃癌细胞凋亡。其中 bcl-2 基因已引起人们的重视,其与促进细胞增生的"经典"的癌基因在肿瘤的形成上具有同样重要的意义。已有研究表明,位于线粒体内膜的 bcl-2 基因的 LOH 与肠型胃癌的发生、发展有关,认为 bcl-2 蛋白的过表达主要是在胃癌的启动和(或)促进阶段起作用,而在已具恶性表型的细胞中不起关键作用。

7. 转移相关基因

(1) CD44 基因:CD44 是一种细胞之间相互作用的重要的细胞黏附蛋白因子,近年发现,CD44 的剪接重组子在人类一些肿瘤中高表达,包括胃癌组织和它的转移瘤中都含有 CD44 剪接重组子的过度表达。另外,CD44 蛋白的过度表达在分化程度好的和低分化的胃癌之间并不一致,提示这两种类型的胃癌的发生有不同的基因通路。

(2) nm23 基因:nm23 被认为是一种肿瘤转移抑制基因,定位于 17q12-q21,它编码核苷酸二磷酸激酶 A 和 C-myc 转录因子,其可与 G 蛋白结合,有调节信号传递作用并影响微管聚合的生成,从而影响肿瘤的转移。nm23 蛋白表达水平与胃癌临床病理类型间的关系报道不多。研究表明,nm23 表达下降的患者 5 年生存率低。在胃癌患者中 80% 有 nm23 基因杂合性丢失，提示nm23过度表达与胃癌形成有关，降低则促进转移。

总之，胃癌的病因及发病机制涉及多个癌基因、抑癌基因、DNA修复基因、细胞周期调控、信号分子等遗传和表观遗传学的改变。随着现代流行病学与分子生物学的进一步发展和完善，有关胃癌发病分子机理的研究将不断深入开展，对胃癌的预防、早期诊断、早期治疗、延长生存期等方面必将起到积极的推进作用。

（张 忠）

参考文献

1. Correa P. A human model of gastric carcinogenesis. Cancer Res, 1988, 48: 3554-3560.
2. Correa P, Haenszel W, Cuello C, et al. A model for gastric cancer epidemiology. Lancet, 1975, 2: 58-60.
3. Correa P, Piazuelo MB, Camargo MC. Etiopathogenesis of gastric cancer. Scand J Surg, 2006, 95(4): 218-224.
4. TaharaE. Molecular biology of gastriccancer. World J Surg, 1995, 19(4): 484-490.
5. Vauhkonen M, Vauhkonen H, ipponen P. Pathology and molecular biology of gastric cancer. Best Pract Res Clin Gastroenterol, 2006, 20(4): 651-674.
6. OgataS. Microsatellite alterations and target gene mutations in the early stages of multiple gastric cancer. J Pathol, 2001, 194(3): 334-340.
7. Guilford P, Harawira P, Yaite H, et al. E-cadherin germline mutations in familial gastric cancer. Nature, 1998, 392: 402-405.
8. Guidford P, Humar B, Blair V. Hereditary diffuse gastric cancer: translation of CDH1 germline mutations into clinical practice. Gastric cancer, 2010, 13: 1-10.
9. Hasuo T, Semba S, Li D, et al. Assessment of microsatellite instability status for the prediction of metachronous recurrence after initial endoscopic submucosal dissection for early gastric cancer. Br J Cancer, 2007, 96: 89-94.
10. Luo J, Li YN, Wang F, et al. S-ade-nosylmethionine inhibits the growth of cancer cells by reversing the hypomethylation status of c-myc and H-ras in human gastric cancer and colon cancer. Int J Biol Sci, 2010, 6: 784-795.
11. Perri F, Cotugno R, Piepoli A, et al. Aberrant DNA methylation in non-neoplastic gastric mucosa of H. Pylori infected patients and effect of eradication. Am J Gastroenterol, 2007, 102: 1361-1371.
12. 徐萍，唐永明．端粒酶活性在胃癌组织中表达的临床意义．东南国防医药，2009, 11: 518-519, 522.
13. Wijnhoven BP, Dinjens WN, Pignatelli M. E-cadherin catenin cell-cell adhesion complex and human cancer. Br J Surg, 2000, 87(8): 992-1005.
14. AkiyamaT. Wnt/ beta-catenin signaling. Cytokine Growth Factor Rev, 2000, 11(4): 273-282.
15. Fang DC. Loss of heterozygosity and loss of expression of the DCC gene in gastric cancer. J Clin Pathol. 1998, 51(8): 593-596.
16. Tsujie M, Yamamoto H, Tomita N, et al. Expression of tumor suppressor gene p16(INK4) products in primary gastric cancer. Oncology, 2000, 58(2): 126-136.
17. Ikeguchi M, OkaS, SaitoH, et al. Nuclear accumulation of P53 protein in gastric cancer strongly correlates with enlargement of nuclear area of cancer cells. Oncol Rep, 2000, 7(3): 579-584.
18. Xiangming C. Cooccurrenceof reduced expression of alpha-catenin and overexpression of p53 is a predictor of lymph node metastasis in early gastric cancer. Oncology, 1999, 57(2): 131-137.
19. Huang TJ, Wang JY, Lin SR, et al. Over expression of the c-met protooncogene in human gastric carcinoma: correlation to clinicl features. Acta Oncol, 2001, 40(5): 638-643.
20. CarneiroF, Sobrinho-Simoes M. The prognostic significance of amplification and overexpression of c-met and c-erbB2 in human gastric carcinomas. Cancer, 2000, 88(1): 238-240.
21. Van-Triest M. Measurement of GTP-bound Ras-like GTPases by activation specific probes. Methods Enzymol. 2001, 333: 343-334.
22. GaoHJ, YuLZ, Bai JF, et al. Multiple genetic alterations and behavior of cellular biology in gastric cancer and other gastric

mucosal lesions: H. pylori infection, histological types and staging. World J Gastroenterol, 2000, 6(6): 848-854.
23. 刘宇宏, 王世鑫, 李申德. CD44 基因异常表达与胃癌. 中华内科杂志, 2001, 39(1): 64-65.
24. Nesi G, Palli D, PerniceLM, et al. Expression of nm23 gene in gastric cancer is associated with a poor 5-year survival. Anticancer Res,2001,21(5):3643-3649.

第二节　与胃癌细胞生物学行为相关的信号转导通路

癌症细胞的信号转导通路是细胞生物学研究热点之一。在癌症的发生过程中,多种生长因子和细胞因子作为信号影响癌细胞的基因表达。这些信号与细胞膜表面不同的受体结合,激活不同的信号转导通路,产生级联效应。许多受体和信号转导蛋白本身就是蛋白激酶、磷酸酶,这些蛋白激酶选择性的将磷酸基团转移到它们的蛋白底物,从而调节底物的活性和下游的信号分子,促使基因表达改变等一系列细胞效应的发生,最终导致癌症的发生和发展。本节重点介绍与胃癌细胞生物学行为相关的信号转导通路。

一、细胞生长和增殖相关信号转导通路

细胞增殖是所有生命的重要特征,细胞增殖周期的正常调控,是细胞完成增殖分裂并且将遗传信息准确无误的传达到子代细胞的前提。在正常生理条件下,细胞的生长和增殖是密切相关的。生长失控和增殖异常是肿瘤发生的第一步。研究发现,胃癌细胞存在许多与增殖调控相关的信号转导通路,如下:

(1) Wnt-frizzled-β-catenin 信号转导通路

Wnt 信号传导途径在哺乳动物是一条高度保守的信号通路,对于控制胚胎发育起重要作用,其正常激活可调节细胞增殖等多种细胞的生命过程。Wnt 信号途径的主要成分包括:Wnt 家族分泌蛋白、Frizzled(FZD)家族跨膜受体蛋白、Dishevelled 蛋白、糖原合成酶激酶 3(GSK3)、APC、Axin、β-连环蛋白(β-catenin)、TCF/LEF 家族转录调节因子以及下游靶基因。经典 Wnt 信号途径通过 FZD 家族受体和共受体 LRP5/LRP6 作用上调 FGF20,JAGl,DKKl,WISP1,CCND1 和 MYC 等靶基因的表达而决定细胞的增殖和分化,如图 8-4 所示。

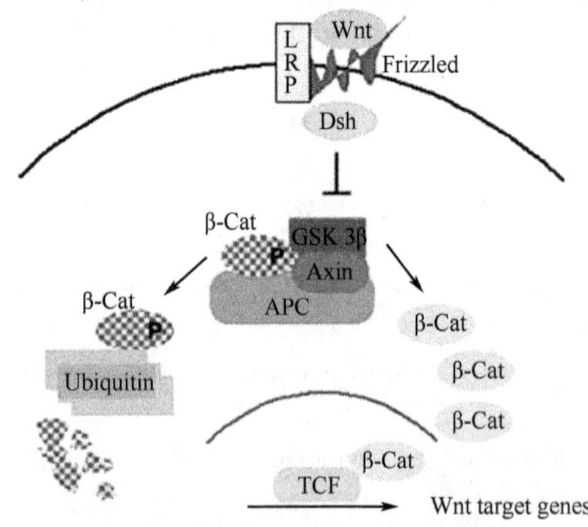

图 8-4　经典的 Wnt 信号转导通路
(引自 Ongogene,2006,25: 7522-7530)

30% 的胃癌中有 Wnt-frizzled-β-catenin 信号转导通路的激活。Wnt 配体与 Frizzled 受体结合,抑制 β-catenin 降解复合物(APC,AXIN 和 GSK3β)的功能,从而使稳定的 β-catenin 转位至细胞核,激活 Wnt 靶基因的转录。

β-catenin 是 Wnt 通路的重要蛋白。Park 等研究发现 27% 肠型胃癌中有 β-catenin 基因突变;Clements 等则发现 26% 胃癌中有 β-catenin 核染色且有 β-catenin 基因突变,但在肠型和弥漫型胃癌中无差别。β-catenin 氨基端区域的基因突变,使之对 APC 基因的调节无反应,导致 β-catenin 在胞浆中聚集,并与转

录因子 TCF/LEF 家族成员连接，形成 TCF/ β-catenin 复合物，转位至细胞核，激活靶基因，如 MYC 和 cyclin D1 基因(CCND1)的转录。

Wnt-frizzled-β-catenin 信号转导通路可被此通路中其他因子激活：Wnt2 基因在胃癌中的表达上调，这可能是由于肿瘤-间质相互作用所致；Yang 等在胃癌患者中发现，染色体 7q31-q32 有扩增，包括 Wnt2 基因。Wnt5a 基因甲基化致 Wnt5a 在早期胃癌中过表达；Wnt 配体的受体基因在胃癌中表达上调；微阵列研究发现 frizzled 相关蛋白 4 和 frizzled-同源体 1 (FDZ1)在弥漫型胃癌中过表达。Wnt/β-catenin 信号转导通路依赖的基因表达可通过 Rac1 GTPase 与 β-catenin 的相互作用而增强，进而促进 β-catenin 在细胞核的聚集。Rac1 在原发性胃癌和胃癌细胞系中过表达。

(二) TGF-β，骨形成蛋白(BMP)和 activin 信号转导通路

转化生长因子-β(TGF-β)是一种具有多种生物学活性的多肽类细胞因子，在调节细胞的生长、分化等过程中起着重要的作用。

如图 8-5 所示，TGF-β 与Ⅱ型受体结合，募集并磷酸化 I 型受体。磷酸化的 I 型受体进而使下游的 Smads 蛋白磷酸化，包括 Smad2 和 Smad3。激活的 Smad2/Smad3 与 Smad4 形成异二聚体，并转位至细胞核，作为转录因子，最终通过直接作用于启动子或与其他转录因子相互作用，激活下游的靶基因。在癌症中，TGF-β 有着复杂的双面性——在癌症发生早期，TGF-β 通过抑制细胞增殖，进而抑制肿瘤发生。在胃癌中，TGF-β 对细胞增殖的抑制作用，主要是通过介导编码 cyclin 依赖激酶抑制基因表达，如 p15 或 p21，以及抑制 cyclinD1 表达来实现的。随着疾病进展，TGF-β 反过来促进肿瘤发展。

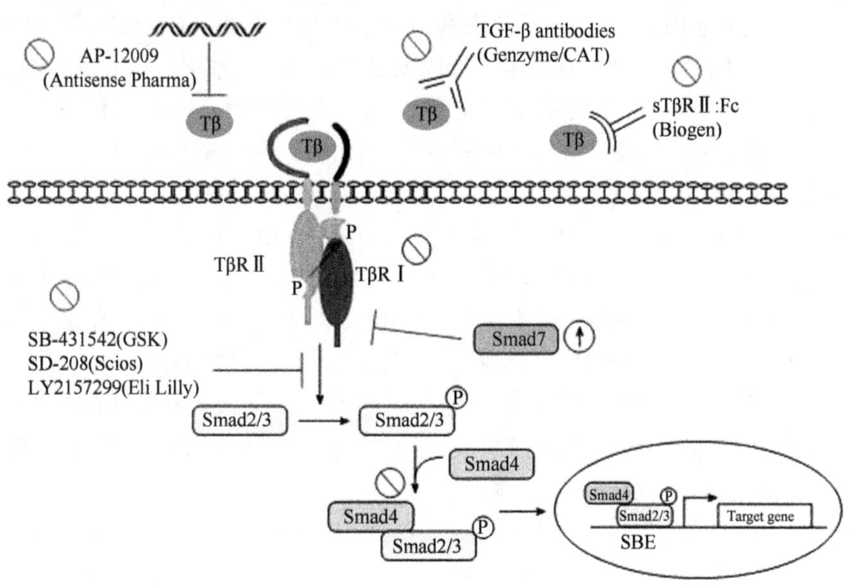

图 8-5 TGF-β 信号转导通路

(引自 World J Gastroenterol，2010，16：2080-2093)

胃癌细胞失去对 TGF-β 的易感性，可能是由于Ⅰ型和Ⅱ型受体(ThRI，ThRⅡ)基因突变或表达减少。ThRI 表达减少见于高级别肠型胃癌中；另有研究发现，ThRI 在胃癌细胞系和原发胃癌(5/40)中表达减少，与 ThRI 基因 5'端 CpG 甲基化有关。此外，ThRⅡ表达的缺

失,亦见于胃癌中。在胃癌细胞系中,ThRⅡ基因剪切可致 TGF-β 信号转导通路失活。TGF-β 通路下游分子在胃癌中也有表达异常。SMAD2 在结肠癌和肺癌中可有基因突变,在胃癌中,并未检测到 SMAD2 突变,而 SMAD3 经常出现异常表达。研究发现,37.5% 的胃癌中 SMAD3 表达水平下降或不表达;通过分子生物学的方法,使胃癌细胞 SMAD3 重新表达,可恢复对 TGF-β 介导的生长抑制。而且,在 SNU484 细胞系(SMAD3 不表达,ThRⅡ有表达)中,利用分子生物学方法使 SMAD3 过表达,发现 VEGF 表达降低, E-cadherin 表达增强,并恢复 TGF-β 诱导的 p15 和 p21 的表达以及 TGF-β 依赖的 cyclinD1 表达减少。SMAD3 通过 TGF-β 信号通路对胃肠道黏膜上皮细胞生理稳态调节的重要性,同样可被基因敲除小鼠实验所证实:SMAD3 基因敲除小鼠可以发生高级别结直肠癌。SMAD3 在胃癌中失活的机制目前尚不清楚,没有发现 SMAD3 基因突变。有研究报道,SMAD4 基因突变与胃癌的易感性有关。Xiang M 等发现,SMAD4 表达降低与预后差相关。对 SMAD4 基因敲除小鼠的研究表明,SMAD4 表达的缺失可导致胃癌,胃息肉病和十二指肠息肉的发生。

作为肿瘤抑制信号通路,TGF-β 可诱导靶蛋白 RUNX3 的表达。RUNX3 通过核连接因子 β 亚单位(CBFB)与 DNA 连接,激活或抑制生长-分化信号转导通路中重要的调节因子表达。RUNX3 是重要的肿瘤抑制基因,其肿瘤抑制活性最初是在 RUNX3 基因敲除小鼠的胃黏膜上皮细胞中被发现的:RUNX3 基因缺失小鼠的胃黏膜上皮细胞增殖加快,凋亡抑制,且对 TGF-β 的敏感性降低。在正常生理条件下,RUNX3 可以诱导 CDKN1A(p21)基因的表达,抑制胃黏膜上皮细胞增殖;RUNX3 可与 FoxO3a/FKHRL1 相作用,上调前凋亡基因 BCL2L11(Bim)的表达,诱导胃癌细胞凋亡;RUNX3 还可通过诱导 Claudin-1 的表达,抑制胃癌的发生;此外,RUNX3 还可抑制 Gelactin-3 的表达。在 45%~60% 的胃癌中,RUNX3 表达下降或表达缺失,这与 RUNX3 杂合子缺失和启动子甲基化有关。RUNX3 可与 SMAD3 相互作用,增加 RUNX3 的转录活性,在胃癌中,SMAD3 表达下调,致 RUNX3 表达减少。Lai 等研究发现,microRNA-130b 可在转录水平上负性调节 RUNX3 的表达。H. pylori 毒力因子 CagA 可与 RUNX3 连接,通过蛋白酶体机制,诱导 RUNX3 的泛素化和降解。RUNX3 表达缺失与淋巴结转移和预后差相关。

骨形成蛋白(BMP),是 TGF-β 超家族中的成员之一,最初被认为是一种调节骨和软骨形成的一种调节因子。BMPs 的效应主要由特异的Ⅰ型和Ⅱ型丝-苏氨酸激酶受体(BMPRs)调节。BMPR 激活,可募集并磷酸化下游的 Smad1,Smad5,Smad8 蛋白,磷酸化的 Smads 蛋白与 Smad4 形成异二聚体,并转位至细胞核,作为转录因子,激活下游基因的表达。与 TGF-β 一样,BMP 信号转导通路在胃癌中的作用是双向的——在炎症阶段,BMP 信号通路表达上调;在癌症阶段,表达下调。BMP2,BMPR 的一种配体,可以抑制细胞增殖。在胃癌组织中,BMP2 可因基因表达沉默而表达下调。

Activin 是 TGF-β/BMP 超家族成员之一,activins(activin A,activin B,activin AB)与Ⅱ型 activin 受体连接(ACVR2A,ACVR2B),激活后,募集并磷酸化Ⅰ型 activin 受体(ACVR1,ACVR1B,ACVR1C),使 Smad2/3 蛋白磷酸化,并与 Smad4 蛋白连接,作为转录因子。Activin A 在胃癌细胞系(SNU-16,ACVR2A 和 ACVR2B)中高表达,抑制细胞增殖,诱导细胞凋亡,这是由于 activin A 可上调 p21Waf1/Cip1,下调抗凋亡蛋白 Bcl-2 的表达,同时激活 caspase-3,-8 and -9 的活性。这些研究表明,activins 与 TGF-β 和 BMP 相似,在胃癌发生的某一阶段,具有肿瘤抑制的作用。

（三）EGFR,HER2 信号转导通路

表皮生长因子受体（EGFR）信号转导通路在胃癌中经常被激活。EGFR 是表皮生长因子受体家族中的 4 个成员之一，是分子量为 170kDa 的跨膜糖蛋白，由胞外区、跨膜区及胞内区 3 部分组成，胞内区含有保守的酪氨酸激酶磷酸化位点。EGFR 在非活性状态下是单体，当受体与配体结合后可形成同源或异源二聚体，受体胞内区发生自我磷酸化并启始一系列胞内信号级联。与之相关的信号途径和信号传递蛋白有：磷酯酶 C-71、磷酯酰肌醇 3 激酶、丝氨酸/苏氨酸蛋白激酶等。EGFR 调节胃黏膜上皮细胞的增殖并与胃癌的进展相关。在胃癌中，上皮生长因子（EGF）和 EGFR 表达上调。EGF 表达增加见于 50%～60% 进展期胃癌中；EGFR 过表达见于 34% 进展期胃癌中，其中仅有很少一部分是由 EGFR 基因扩增引起的。EGFR 过表达与预后差相关，可以作为抗癌治疗的靶点。

HER2 蛋白，另一种表皮生长因子受体家族成员，是 185 kDa 的跨膜氨基酸激酶受体。其胞质区具有酪氨酸蛋白激酶（TPK）活性，与 EGFR 相似。与 EGFR 不同的是，HER2 不与任何已知的配体相连，但可与受体家族中其他成员形成异二聚体。大量研究发现，在胃癌中 HER2 过表达或 HER2 基因扩增，但是，应用 FISH 研究发现，HER2 过表达或 HER2 基因扩增的百分比并不一致，在 4%～16% 之间，而且，HER2 基因扩增在肠型胃癌中比弥漫型胃癌更为常见。有些研究表明，HER2 基因扩增与预后差密切相关，同 EGFR 一样，亦可作为分子治疗的靶点。

（四）mTOR 信号转导通路

mTOR 是一种重要的调节细胞生长和增殖，细胞代谢的激酶。mTOR 信号通路是关键的细胞增殖相关信号通路之一（图 8-6），其活性的明显增强与胃癌发生发展密切相关。

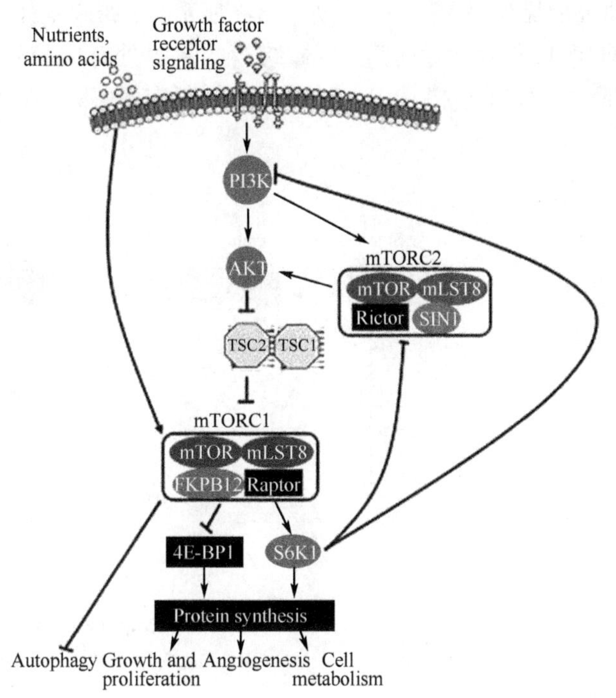

图 8-6 mTOR 信号转导通路

（引自 Int J Cancer，2012，130：491-496）

几项临床前实验表明，在胃癌动物模型中，mTOR 活性失调，表明 mTOR 是潜在的治疗靶点。在胃癌组织中，mTOR 信号转导通路上游调节因子发生突变，如 EGFR，PI3K，同时检测到磷酸化的 mTOR，表明 mTOR 处于激活状态且与胃癌进展和预后差相关。用 mTOR 激酶抑制剂处理胃癌细胞系，结果发现 S6K1 和 4E-BP1 磷酸化减少，HIF-1a 和 VEGF 合成减少，细胞周期停滞在 G1 期。

（五）Ras-Raf-MAPK 信号转导通路

Ras-Raf-MAPK（mitogen activated protein kinases）通路是研究较深入的信号转导通路之

一。这个级联反应通路主要受一些生长因子的刺激而激活，从而导致多种效应，包括细胞的增殖和抑制凋亡。在胃癌中，Ras 依赖的 MAPK 细胞转导通路最终导致细胞增殖。Ras 是一种 GTP/GDP 膜结合蛋白，有三种同型异构体，K-ras，H-Ras，和 N-Ras。K-ras 基因突变在胃癌中常见，尤其是在肠型胃癌中。K-ras 活化后依次催化 Raf-1、MEK（MAP/ERK kinase）和 MAPK 磷酸化，MAPK 活化后通过转移进入核内，并通过 ERKs 在核内磷酸化转录因子，激活早期快反应基因，调节基因转录，促进细胞有丝分裂和增殖。H. pylori 相关慢性胃炎中，K-ras 基因突变与肠型胃癌的早期发生相关。

（六）Hedgehog 信号转导通路

Hedgehog（Hh）基因于 1980 年首先由 Nusslein-Volhard C 在筛选可能引起果蝇突变的基因时发现。在哺乳动物中 Hh 信号通路在器官发育，维持成熟组织的内环境稳定，慢性炎症中的组织修复和癌症发生等多种进程中发挥着重要作用。

哺乳动物 Hh 家族有三个成员：Sonic（Shh），Indian（Ihh），和 Desert（Dhh），其中，Shh 是研究的最为深入的一个。如图 8-7 所示，12-跨膜受体（Ptch1）可通过抑制 7-跨膜受体（Smo）抑制 Hh 信号转导通路。Smo 跨膜的尾巴处有成胶质瘤转录因子蛋白家族（Gli）聚集。当 Shh 与 Ptch1 连接，Ptch1 对 Smo 的抑制作用解除，Gli 转位至细胞核，激活下游基因的转录。

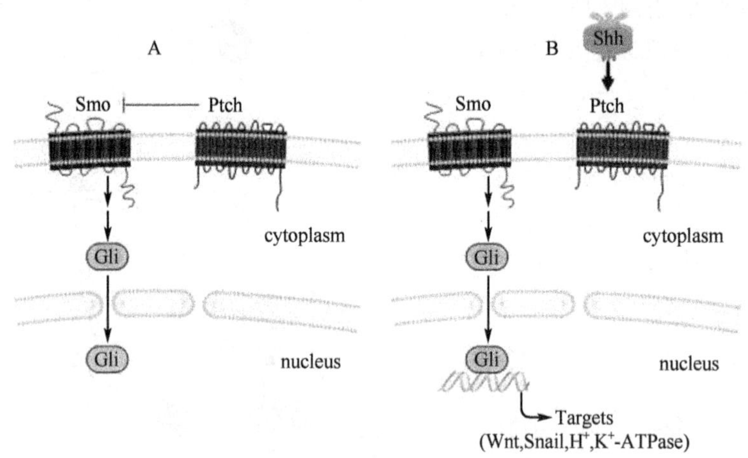

图 8-7　Hedgehog 信号转导通路

（引自 Dig Dis Sci，2010，55：1516-1524）

大量的研究表明，Hh 通路分子的异常表达与胃癌的发生、发展关系密切。体外实验中 Hh 通路相关分子 Shh、Ptch1 和 Gli1 在多种胃癌细胞株均高表达；Ohta 等敲除 AGS 细胞的 Gli1 基因，发现胃癌细胞 p21/CIP1 表达增加，阻碍了细胞 G1/S 期的转变，从而抑制了胃癌细胞的增殖；Ma 等在 90 例手术切除的胃癌样本中，63 例检测到 Shh、Ptch1 和 Gli1 的表达显著增高，而在正常胃黏膜组织中 Hh 通路分子不表达或低表达。Yanai 等发现 Gli1 表达增加与淋巴结转移和预后不佳相关。

（七）IL-6-ERK/AP1 信号转导通路

由 ERK/Ap1 介导的 IL-6 信号转导通路在胃癌中很重要。IL-6 家族受体 gp130 基因突变，使之不能与 SHP2 连接，导致 ERK/Ap1 信号转导抑制，STAT3 通路激活，进一步导致三叶酸因子 1(trefoil factor 1,TFF 1)、胃泌素表达下调;TGF-a、肝素连接 EGF 和 RegI 表达上调。有研究发现携带 gp130 纯合子突变的小鼠可以迅速发生胃癌。

(八) Gastrin 信号转导通路

胃泌素在胃癌的发生中有着重要作用。H. pylori 感染,质子泵抑制剂的应用均可导致胃泌素表达增加。多个研究得出一致的结论:胃窦胃泌素和肿瘤来源胃泌素均可刺激细胞增殖;对过表达胃泌素转基因小鼠的研究表明,胃泌素可刺激胃黏膜水平细胞增殖,胃黏膜增生,对 H. pylori 易感性增加。在分子水平上,胃泌素可通过 β-catenin 和 Cyclin D1 促进胃癌细胞增殖。胃泌素表达增高可导致 MMP-9 过表达。

二、细胞周期相关信号转导通路

一般来讲,哺乳动物的细胞周期包括四个阶段:G1 期、S 期、G2 期和 M 期。多种细胞因子和细胞信号通路都参与了细胞周期的调节。

(一) Cyclin D 和 Cyclin E

细胞周期的调节失控,在胃癌中很常见。Cyclin 依赖激酶(CDKs)复合物的顺序激活,可使细胞周期进展。CDKs 是一类直接调节细胞周期的蛋白,它们是由一个催化亚单位(CDK)和一个调节亚单位(Cyclin)组成的二聚体,细胞周期的每个阶段的更替都依靠 CDKs 的调节。Cyclin D 和 cyclin E 是重要的细胞周期 G 期-S 期的限速因子,二者分别与 CDK4/6 和 CDK2 相连,磷酸化视网膜母细胞瘤(retinoblastoma,Rb)蛋白使细胞周期由 G1 期进展至 S 期。

cyclin D1 和 cyclin D2 在胃癌组织中表达上调,cyclin D1 在与 H. pylori 共培养的胃癌细胞系中表达上调。除了 cyclin D 之外,约 15% 的胃癌组织中,cyclin E 表达增加,且表达增加是由基因扩增引起的;在 H. pylori 感染的蒙古沙土鼠中,cyclin E 过表达见于胃癌发生的早期。cyclin E 的表达与胃癌组织的增殖活性和侵袭有关。

(二) p53,p21Waf1/Cip1 和 p27 Kip1

野生型 p53 基因,是肿瘤抑制基因,其基因突变在人类所有类型的癌中最为常见,包括胃癌。它编码 53 kDa 的磷酸化 p53 蛋白,是修复 DNA 损伤的 DNA 修复基因的转录因子。p53 激活可使细胞周期停滞,细胞有充足的时间进行 DNA 损伤修复。当 DNA 的损伤不可修复时,p53 诱导细胞凋亡,防止基因突变的累积。

有文献报道,相比 DNA 甲基化来说,TP53 基因杂合性缺失和突变更为常见,60% 以上的胃癌中有 TP53 基因杂合性缺失和突变。一些更为常见的突变位点包括密码子 175,248,273, 282,245 和 213,有趣的是,它们都位于 CpG 岛。研究发现,TP53 突变常发生于胃癌发生的早期阶段,因为在 37. 5% 的肠上皮化生和 58% 的异型增生中检测到其突变。

在 H. pylori 共培养的胃黏膜上皮细胞中发现,TP53 突变,与胞嘧啶脱氨基酶(一种 DNA 和 RNA 编辑酶)表达上调有关。用 H. pylori 感染 TP53 基因敲除的小鼠,结果发现小鼠上皮细胞出现不典型增生,而感染正常小鼠,则没有出现任何癌前病变,表明 TP53 和 H. pylori 在胃癌的发生中起着协同增强的作用。

p21 Waf1/Cip1，最初作为 p53 的靶基因被识别，与 cyclin A-CDK2 和 cyclin D1-CDK4 的复合物连接，并抑制它们的活性。除了 cyclin-和 CDK-的连接位点之外，p21 Waf1/Cip1 还有一个增殖细胞核抗原（PCNA）的连接位点。PCNA，对维持 DNA 聚合酶 δ 的正常功能有着重要作用。抑制 PCNA 的功能，是 p21 Waf1/Cip1 的作用机制之一。P21 的表达不仅受 p53 信号通路的调节，还受 TGF βRⅡ信号通路的调节。p21 Waf1/Cip1 基因表达缺失，见于 60% 胃癌组织中，且随着肿瘤级别的增加，缺失的频率增加；p21 Waf1/Cip1 基因表达缺失与肿瘤侵袭，转移和预后差相关。p21 阳性胃癌患者的生存期比 p21 阴性胃癌患者的生存期要长；p21 表达常与 p53 的状态相结合，预测胃癌患者的预后。与之作为肿瘤抑制基因的作用相矛盾，H. pylori 在共培养的胃癌细胞和蒙古沙土鼠胃黏膜上皮细胞中，可上调 p21 Waf1/Cip1 的表达，机制尚不清楚。

p27 Kip1 是 CDK 抑制剂，抑制 cyclin E-CDK2 和 cyclin D-CDK4 复合物的激活，进而阻止细胞从 G1 期进入 S 期。p27 Kip1 基因表达缺失，使 DNA 损伤时 G2/M 阻滞减轻，细胞周期加快。在 40%-50% 的胃癌中，p27 表达减少。p27 Kip1 表达减少与高级别胃癌和侵袭有关。在 H. pylori 感染的小鼠中，p27 Kip1 表达缺失增加胃癌易感性，H. pylori 清除后，p27 Kip1 的表达又恢复正常。

三、凋亡相关信号转导通路

所有肿瘤的重要特征是细胞失去对凋亡的敏感性。细胞凋亡是由一系列有序的细胞内级联反应导致的，其基本执行过程在多种凋亡细胞中是保守的。细胞凋亡的基本执行过程主要包括：凋亡信号的跨膜传递、促凋亡蛋白的释放、Caspase 即半胱氨酸天冬氨酸特异性蛋白酶的活化和死亡底物的水解等过程。经典的细胞凋亡途径有两条，分别是细胞外途径（细胞表面死亡受体途径）和细胞内途径（线粒体引发途径）。

（一）BAX/BCL-2 信号转导通路

BCL-2 基因是从滤泡性 B 细胞淋巴瘤中分离出来的一种原癌基因，其基因表达产物 BCL-2 蛋白主要分布在线粒体外膜的浆膜面、内质网及核膜上，具有稳定线粒体膜功能，阻止线粒体释放 Caspase 及凋亡介导因子（AIF）、Ca^{2+}、细胞色素 C 等，从而调控 Caspase-3 活化和细胞凋亡。BCL-2 基因是目前公认的一种重要的调节细胞凋亡基因，它的激活和过表达能抑制细胞正常的凋亡。BCL-2 的过表达使线粒体中的钙离子重新分布，使钙依赖性核酸激酶活性降低，抑制了细胞凋亡；另外 BCL-2 的过表达使细胞内外离子分布改变，阻断了氧化作用对细胞组分的破坏，使细胞抗凋亡。在胃癌中，BAX/BCL2 信号转导通路系统显著失调，以 BCL-2 大量过表达为特征。BCL2 基因杂合性缺失在胃癌中很常见。BCL-2 在胃恶性肿瘤中表达明显上升，明显高于正常胃黏膜细胞，提示恶性细胞可通过 BCL-2 过度表达这种抑制细胞凋亡的机制，延长细胞寿命，使细胞增殖增加，提高了恶变机率。

BAX 是 BCL-2 家族成员之一，BAX 蛋白不表达或表达减少，与胃癌的去分化，淋巴结转移，生存期缩短有关，表明 BAX 的状态在胃癌的发展中有着重要作用。

（二）半胱氨酸蛋白酶（Caspase）家族级联效应通路

Caspase 是指一群含有半胱氨酸的蛋白酶，Caspase 家族蛋白是细胞内执行凋亡过程中最关键的环节之一。Caspase 促进细胞凋亡的可能机制是：多数 Caspase 正常以非活性的前体形式存在，即 Caspase 酶原或蛋白酶原，其分子中有两个位点被天门冬氨酸蛋白酶切割后形成 3 个亚单位，其中 N 端的亚单位参与活性 Caspase 的形成，其余 2 个亚单位形成多聚体发挥活性作用。Caspase 酶原的激活过程即为大小亚单位相联形成杂二聚体的过程。Caspase 酶原的激活通常由上一级 Caspase 剪切所致，故这类酶自身催化，产生级联效应。Caspase 引起细胞凋亡的途径通常为死亡受体接受死亡信号，引起上游 Procaspase-8 的激活，导致 Procaspase-9 激活，最终导致 Caspase-3、Caspase-7 激活。Caspase-3 和 Caspase-7 通过破坏细胞核纤层，直接导致细胞结构的破坏。细胞核纤层是附着于核膜内面的网络状纤维层，由头尾相连的 LaminA 蛋白组成，具有保持核轮廓并可将染色质固定在核膜内面特定部位的功能，完整的核纤层使核内染色质按一定次序分布激活的 Caspase-3 和 Caspase-7 可剪切 LaminA，导致核纤层塌陷，产生染色质聚集浓缩使细胞凋亡。

四、血管生成相关信号通路

实体肿瘤从小到大膨胀生长的先决条件是新生血管的形成。肿瘤通过"血管开关"进行生长并获得转移潜能。这主要是通过打乱局部促血管生成因子和抗血管生成因子之间的平衡达到的。肿瘤细胞通常过表达促血管生成因子，如血管内皮生长因子（VEGF）。

在胃癌中，VEGF 的表达增加，且 VEGF 过表达与淋巴结转移相关。VEGF 过表达可能与 p53 基因突变有关，因为在生理条件下，p53 可以下调 VEGF 的表达，抑制血管生成；胃癌细胞中，p53 基因突变，导致 VEGF 过表达。此外，VEGF 的表达，亦受在胃癌中高表达的 Rac1 调节。在 Rac1 表达下调的胃癌细胞系中，VEGF 和 HIF-Ia（均为促血管生成因子）表达下调，而 p53 和 VHL（均为血管生成抑制因子和肿瘤抑制因子）表达上调。低氧诱导因子（HIF-1α）是一种在细胞或全身对低氧刺激进行稳态调节的转录因子。在胃癌中，HIF-1α 表达上调（mRNA 或蛋白水平）与 VEGF 或 p53 蛋白表达呈正相关。

五、细胞黏附和迁移相关信号转导通路

癌症治疗的一个重要问题就是肿瘤的转移。肿瘤细胞若要获得转移的能力，必须改变其黏附特性，细胞外环境及运动能力。研究发现恶性肿瘤细胞间黏附力下降，是肿瘤细胞转移的先决条件，而脱落的瘤细胞与细胞外基质通过整合素介导的相互黏附是远处转移的关键。肿瘤的侵袭、转移是一个多步骤且复杂的过程，其中转移抑制基因和黏附分子在其中起着重要的作用。

（一）E-cadherin

在胃癌中，研究的最为深入的是 E-cadherin 表达的缺失。E-cadherin 是粘着连接和细胞与细胞之间连接的重要成分。E-cadherin 失活，是几乎所有上皮源性肿瘤发展的重要步骤。46% 的胃癌中可检测到 E-cadherin 的异常表达，在弥漫型胃癌中比肠型胃癌更为常见。

在胃癌中，E-cadherin 失表达的机制主要有两个：CDH1 突变及 CDH1 启动子甲基化。CDH1 的突变与遗传性弥漫型胃癌（hereditary diffuse gastric cancer，HDGC）有关。到目前为止，在 HDGC 家族中，已发现 100 多个 CDH1 基因突变，携带 CDH1 突变个体有 70% 患高级

别弥漫型胃癌的可能性，且易患 T1a 期黏膜内印戒细胞癌（早期 HDGC）。Tamura 等人研究发现，在胃癌中，CDH1 启动子的甲基化很常见，在约 50% 的胃癌中，均有 CDH1 启动子的甲基化。在早期弥漫型胃癌中，甲基化的形式是单等位基因的且对于每个早癌位点都是特异的，表明每个早癌都有独立的单克隆起始位点，且 CDH1 启动子甲基化是癌症发生的早期事件。另有研究表明，CDH1 基因启动子甲基化与 H. pylori 感染有关；清除 H. pylori 感染，可以逆转 CDH1 启动子甲基化。

此外，影响 E-cadherin 表达的因素还有：转录因子 SIP1 或 Snail 的过表达；CDH1 外显子跳跃（exon skipping）；细胞膜糖蛋白抗粘附素的过表达等。

免疫共沉淀研究表明，E-cadherin 可以和 β-catenin 相互作用，β-catenin 在 47% 的胃癌中表达下调。E-cadherin 可以阻止 β-catenin 定位于细胞膜以维持细胞黏附，这样，胞浆中的 β-catenin 便重新定位于细胞核，激活 TCF/LEF 依赖的转录和增殖相关基因的表达。

另一种在胃癌中表达下降有的 T-cadherin，编码基因为 CDH13；CDH13 启动子甲基化与 T-cadherin 在胃癌和肠癌细胞系中的表达有关。正常状态下，P-cadherin 在胃黏膜中不表达或弱表达，在胃癌中常有表达增加，这与启动子甲基化有关。同样，LI-cadherin（CDH17）被作为早期胃癌的标志物，且与较好的预后相关。

（二）基质金属蛋白酶和纤溶酶原激活系统

实体肿瘤细胞的浸润和转移，常常需要改变细胞周围的细胞外基质（ECM）。在胃癌中，调节 ECM 的基质金属蛋白酶（MMPs）的表达常发生改变。MMPs 是锌依赖性肽链内切酶，参与多种生理病理过程，如降解细胞外基质蛋白、组织重塑、验证、肿瘤侵袭和转移等。MMPs 与其组织抑制剂之间表达失衡，在胃癌的侵袭和转移中扮演着重要角色。

MMP7 在胃癌中表达明显增加（matrilysin）。MMP7 的表达与 β-catenin 信号转导通路有关，因为 MMP7 是 Tcf 的靶基因，在 β-catenin 信号通路激活的肠型胃癌中表达增加。在胃癌细胞系中，胃泌素可增加 MMP9 的表达，且 MMP9 的表达与胃癌的侵袭和转移呈正相关。MMPs 组织抑制剂 1（TIMP-1）的表达与胃癌的侵袭和转移呈负相关。一项三期随机临床试验研究表明，广谱 MMP 抑制剂，马司它，可延长进展期胃癌患者的生存期。其他基质金属蛋白酶，如 MMP1、MMP2、MMP3、MMP11、MMP12 和 MMP19 以及 ECM 重塑酶，如组织蛋白酶 K 和芳基硫酸酯酶 E，在胃癌中表达均上调。

除了 MMPs 之外，尿激酶型纤溶酶原激活剂（uPA）和其 I 型抑制剂（PAI-I）通过降解细胞外基质，在肿瘤的播散和转移中，有着重要作用。研究表明，uPA 和 PAI-I 在胃癌组织中的表达水平均增高，与肿瘤转移和疾病进展相关。uPA 和 PAI-I 表达增加，与胃癌患者生存期缩短有关。NF-γB 的激活和 COX-2 的过表达与 uPA 在胃癌中的表达增加有关。

（三）Rho GTPase

Rho GTPases 包括一组与调节细胞黏附有关的分子，在胃癌中常表达异常。它们参与调控细胞伪足形成，迁移细胞之间新黏附力形成相关的信号转导。Rac1 和 RhoA 在胃癌组织和胃癌细胞系中均高表达。据报道，H. pylori 可能通过抑制 SSTR-1 的表达，增加 Rho GTP 的表达水平。SST 与受体 SSTR-1 相互作用，抑制 GTP 与 Rho 连接，扰乱 actin 应力纤维束和局部粘着斑的正常装配，阻止细胞迁移。

Rac1 可能通过 IQGAP1 蛋白降低细胞之间的黏附性，后者通过 E-cadherin/β-catenin 调节细胞之间的黏附——IQGAP1 蛋白在细胞内异常的定位导致 E-cadherin 表达下调且 IQGAP1 蛋白表达增加可减少 E-cadherin 在细胞膜的表达,增加细胞迁移能力。H. pylori 感染可致 IQGAP1 mRNA 水平增加,蛋白表达虽不增加,但是蛋白定位发生改变——由细胞膜移位至胞内颗粒中。

(四) CD44 和 RHAMM

透明质酸(HA)是细胞外基质的重要成分。在癌组织中,肿瘤细胞分泌细胞因子,刺激基质中的纤维母细胞分泌 HA。两种主要的 HA 受体是 CD168 和 CD44。Ishigami 等报道,CD168 在胃癌中过表达,且 CD168 的表达水平与胃癌浸润深度和转移呈正相关。da Cunha 等发现 CD44 变异体(CD44v6)在正常胃黏膜中不表达,而在胃癌和癌前病变中表达增加。Ishimoto 等发现,CD44 变异体(CD44v)调控细胞内还原型谷胱甘肽的水平,高表达 CD44v 的癌细胞合成谷胱甘肽的能力增加,对活性氧的防御能力增强,促进肿瘤增殖。Heider 等在原发癌和转移灶进行配对研究中发现,在原发灶和淋巴结转移灶中均可检出 CD44v6 呈阳性表达。这一事实提示 CD44v6 在转移过程中起着主要作用。

(五) HGF/C-Met

肝细胞生长因子及其受体 HGF/C-Met 在胃癌中均过表达。C-Met 是 HGF 的受体,其包括一个细胞外 α 亚单位和具有酪氨酸激酶活性的细胞内 β 亚单位。HGF 与 C-Met 连接,激活 Grb2-SOS-Ras-MAPK 信号转导通路,最终导致细胞增殖;激活 Ras 和 Rac 信号通路,导致微管蛋白的重组,细胞形态和肌动蛋白微丝的改变。

Park 等研究发现在胃癌细胞株 SNU-484 中存在 HGF/c-Met 自分泌现象,即癌细胞分泌大量活化的 HGF,与癌细胞膜上的 C-Met 结合后能促进胃癌细胞运动和迁移。HGF 与 C-Met 结合后导致 C-Metβ 链酪氨酸 Tyr-1234 和 Tyr-1235 残基磷酸化,构象发生改变进而激活受体胞质蛋白激酶结构域中的 PTK,活化的 PTK 使受体自身磷酸化,激活 Ras/MAPK 和 PI3K/PKB 等信号转导通路,通过细胞骨架的肌动蛋白作用,增强细胞的运动能力。另外,胃癌细胞分泌细胞因子可促进基质细胞分泌 HGF,HGF 与受体结合使癌细胞黏附分子表达下降,易从瘤体脱落,从而促进其运动和转移。

(六) GSK-3β 和 p-GSK3β-ser9

最近,Zheng 等报道糖原合成激酶(GSK)-3β 和 p-GSK3β-ser9 的失活型在胃癌中表达增加,且 p-GSK3β-ser9 与胃癌预后差相关。Mishra 等发现 p-GSK3β-ser9 是胃泌素诱导产生的,GSK-3β 活性抑制导致 Snail 表达增加,β-catenin 核转位,增加胃癌细胞的迁移能力。

总之,上述与胃癌细胞生物学行为密切相关的信号转导通路及节点蛋白相互作用,形成一个庞大的信号转导网络,共同调控胃癌的发生发展。当然,癌症的演变是一个非常复杂的过程,还有很多未知的领域有待探索。

(朱延美　康　丹)

参考文献

1. MM Taketo. Wnt signaling and gastrointestinal tumorigenesis in mouse models. Oncogene, 2006, 25: 7522-7530.

2. aha S, Roman T, Galante A, et al. Network-based approaches for extending the Wnt signalling pathway and identifying context-specific sub-networks. S Int J Comput Biol Drug Des,2012,5(3-4): 185-205.

3. Park WS, Oh RR, Park JY, et al. Frequent somatic mutations of theβ-catenin gene in intestinal-type gastric cancer. Cancer Res,1999,59: 4257-4260.

4. Clements WM, Wang J, Sarnaik A, et al. β-Catenin mutation is a frequent cause of Wnt pathway activation in gastric cancer. Cancer Res,2002,62: 3503-3506.

5. Yang S. Gene amplifications at chromosome 7 of the human gastric cancer genome. Int J Mol Med,2007,20(2): 225-231.

6. Pan Y, Bi F, Liu N, et al. Expression of seven main Rho family members in gastric carcinoma. Biochem Biophys Res Commun, 2004,315: 686-691.

7. Suntaek Hong, Ho-Jae Lee, Seong Jin Kim, et al. Connection between inflammation and carcinogenesis in gastrointestinal tract: Focus on TGF-β signaling. World J Gastroenterol, 2010,16(17): 2080-2093.

8. Guo W, Dong Z, Guo Y, et al. Concordant repression and aberrant methylation of transforming growth factor-beta signaling pathway genes occurs early in gastric cardia adenocarcinoma. Mol Biol Rep,2012,39(10): 9453-9462.

9. Wolff S, Harper PA, Wong JM, et al. Cell-specific regulation of human aryl hydrocarbon receptor expression by transforming growth factor-beta. Mol Pharmacol,2001,59(4): 716-724.

10. Zhu Y, Richardson JA, Parada LF, et al. Smad3 mutant mice develop metastatic colorectal cancer. Cell,1998,94: 703-714.

11. Xiangming C, Natsugoe S, Takao S, et al. Preserved Smad4 expression in the transforming growth factor beta signaling pathway is a favorable prognostic factor in patients with advanced gastric cancer. Clin Cancer Res,2001,7: 277-282.

12. Vogiatzi P, De Falco G, Claudio PP, et al. How does the human RUNX3 gene induce apoptosis in gastric cancer? Latest data, reflections and reactions. Cancer Biol Ther,2006,5(4): 371-374.

13. Li QL, Ito K, Sakakura C, et al. Causal relationship between the loss of RUNX3 expression and gastric cancer. Cell,2002, 109: 113-124.

14. Lai KW, Koh KX, Loh M, et al. MicroRNA-130b regulates the tumour suppressor RUNX3 in gastric cancer. Eur J Cancer, 2010,46: 1456-1463.

15. X. Z. Wen, S. Miyake, Y. Akiyama, et al. BMP-2 modulates the proliferation and differentiation of normal and cancerous gastric cells. Biochem. Biophys Res Commun,2004,316: 100-106.

16. Y. I. Kim, H. J. Lee, I. Khang, et al. Selective inhibition of cell growth by activin in SNU-16 cells. World J Gastroenterol, 2006,12: 3000-3005.

17. C. Gravalos, A. Jimeno. HER2 in gastric cancer: a new prognostic factor and a novel therapeutic target. Ann. Oncol,2008, 19: 1523-1529.

18. Park DI, Yun JW, Park JH, et al. HER-2/neu amplification is an independent prognostic factor in gastric cancer. Dig Dis Sci,2006,51: 1371-1379.

19. Salah-Eddin Al-Batran, Michel Ducreux, Atsushi Ohtsu. mTOR as a therapeutic target in patients with gastric cancer. Int J Cancer,2012,130: 491-496.

20. Cejka D, Preusser M, Woehrer A, et al. Everolimus (RAD001) and anti-angiogenic cyclophosphamide show long-term control of gastric cancer growth in vivo. Cancer Biol Ther,2008,7: 1377-1385.

21. C. Gong, R. Mera, J. C. Bravo, et al. KRAS mutations predict progression of preneoplastic gastric lesions. Cancer Epidemiol. Biomark,1999,8: 167-171.

22. M. Oldak, T. Grzela, M. Lazarczyk, et al. Clinical aspects of disrupted Hedgehog signaling. Int J Mol. Med,2001,8: 445-452.

23. J Martin, JM. Donnelly, JM Houghton, et al. The Role of Sonic Hedgehog Reemergence During Gastric Cancer. Dig Dis Sci, 2010,55:1516-1524.

24. Ohta M, Tateishi K, Kanai F, et al. p53-Independent negative regulation of p21/cyclin-dependent kinase-interacting protein 1 by the sonic hedgehog-glioma-associated oncogene 1 pathway in gastric carcinoma cells. Cancer Res, 2005, 65 (23): 10822-10829.

25. Ma X, Chen K, HuangS, et al. Frequent activation of the hedgehog pathway in advanced gastric adenocarcinomas. Carcinogenesis,2005,26(10): 1698-1705.

26. Yanai K, Nagai S, Wada J et al. Hedgehog signaling pathway is a possible therapeutic target for gastric cancer. J Surg Oncol, 2007, 95(1): 55-62.

27. Judd LM, Alderman BM, Howlett M, et al. Gastric cancer development in mice lacking the SHP2 binding site on the IL-6 family co-receptor gp130. Gastroenterology, 2004, 126, 196-207.

28. Cover TL. Role of Helicobacter pylori CagL in modulatinggastrin expression. Gut, 2012, 61(7): 965-966.

29. J Boonstra. Progression through the G1-phase of the on-going cell cycle. J Cell Biochem, 2003, 90: 244-252.

30. Y. Akama, W. Yasui, H. Yokozaki, et al. Frequent amplification of the cyclin E gene in human gastric carcinomas. Jpn J Cancer Res, 1995, 86: 617-621.

31. D. Menendez, A. Inga, M. A. Resnick. The expanding universe of p53 targets. Nat. Rev. Cancer, 2009, 9: 724-737.

32. Fenoglio-Preiser C, Wang J, Stemmermann G, et al. TP53 and gastric carcinoma: a review. Hum Mutat, 2003, 21: 258-270.

33. W. Yasui, Y. Akama, H. Kuniyasu, et al. Expression of cyclin-dependent kinase inhibitor p21WAF1/CIP1 in non-neoplastic mucosa and neoplasia of the stomach: relationship with p53 status and proliferative activity. J Pathol, 1996, 180: 122-128.

34. Seo YH, Joo YE, Choi SK, et al. Prognostic significance of p21 and p53 expression in gastric cancer. Korean J Intern Med, 2003, 18: 98-103.

35. G. Xia, R. Schneider-Stock, A. Diestel, et al. Helicobacter pylori regulates p21(WAF1) by histone H4 acetylation, Biochem Biophys Res Commun, 2008, 369: 526-531.

36. S. S. Kim, P. Meitner, T. A. Konkin, et al. Altered expression of Skp2, c-Myc and p27 proteins but not mRNA after H. pylorieradication in chronic gastritis. Mod Pathol, 2006, 19: 49-58.

37. Konturek PC, Konturek SJ, Sulekova Z, et al. Expression of hepatocyte growth factor, transforming growth factor alpha, apoptosis related proteins Bax and Bcl-2, and gastrin in human gastric cancer. Aliment Pharmacol Ther, 2000, 15: 989-999.

38. Anagnostopoulos GK, Stefanou D, Arkoumani E, et al. Expression of Bax protein in gastric carcinomas. A clinicopathological and immunohistochemical study. Acta Gastroenterol Belg, 2007, 70: 285-289.

39. Reed, JC. Dysregulation of apoptosis in cancer. J Clin Oncol, 1999, 17(9): 2941-53.

40. Kabashima A, Maehara Y, Kakeji Y, et al. Over-expression of vascular endothelial growth factor C is related to lymphogenous metastasis in early gastric carcinoma. Oncology, 2001, 60: 146-150.

41. Xue Y, Bi F, Zhang X, et al. Inhibition of endothelial cell proliferation by targeting Rac1 GTPase with small interference RNA in tumor cells. Biochem Biophys Res Commun, 2004, 320: 1309-1315.

42. Shi H, Xu JM, Hu NZ, et al. Prognostic significance of expression of cyclooxygenase-2 and vascular endothelial growth factor in human gastric carcinoma. World J Gastroenterol, 2003, 9: 1421-1426.

43. Y. Shimoyama, S. Hirohashi. Expression of E- and P-cadherin in gastric carcinomas. Cancer Res, 1991, 51: 2185-2192.

44. Scartozzi M, Galizia E, Freddari F, et al. Molecular biology of sporadic gastric cancer: prognostic indicators and novel therapeutic approaches. Cancer Treat Rev, 2004, 30: 451-459.

45. Milne A, Carneiro F, O'Morain C, et al. Nature meets nurture: molecular genetics of gastric cancer. Hum Genet, 2009, 126: 615-628.

46. Huntsman DG, Carneiro F, Lewis FR, et al. Early gastric cancer in young, asymptomatic carriers of germ-line E-cadherin mutations. N Engl J Med, 2001, 344: 1904-1909.

47. Humar B, Guilford P. Hereditary diffuse gastric cancer: a manifestation of lost cell polarity. Cancer Sci, 2009, 100: 1151-1157.

48. Humar B, Blair V, Charlton A, et al. E-cadherin deficiency initiates gastric signet-ring cell carcinoma in mice and man. Cancer Res, 2009, 69: 2050-2056.

49. A. O. Chan, J. Z. Peng, S. K. Lam, et al. Eradication of Helicobacter pylori infection reverses E-cadherin promoter hypermethylation. Gut, 2006, 55: 463-468.

50. T. Takayama, H. Shiozaki, S. Shibamoto, et al. Beta-catenin expression in human cancers. Am J Pathol, 1996, 148: 39-46.

51. Jawhari A, Jordan S, Poole S, et al. Abnormal immunoreactivity of the E-cadherin-catenin complex in gastric carcinoma: rela-

tionship with patient survival. Gastroenterology,1997,112: 46-54.

52. Lee HJ, Nam KT, Park HS,et al. Gene expression profiling of metastatic lineages identifies CDH17 as a prognostic marker in early stage gastric cancer.. Gastroenterology, 2010, 139: 213-225.

53. Aihara R, Mochiki E, Nakabayashi T, et al. Clinical significance of mucin phenotype, beta-catenin and matrix metalloproteinase 7 in early undifferentiated gastric carcinoma. Br J Surg, 2005, 92(4): 454-462.

54. S. R. Bramhall, M. T. Hallissey, J. Whiting, et al. Marimastat as maintenance therapy for patients with advanced gastric cancer: a randomised trial. Br J Cancer, 2002, 86: 1864-1870.

55. Hasegawa S,Furukawa Y, Li M, et al. Genome-wide analysis of gene expression in intestinal-type gastric cancers using a complementary DNA microarray representing 23,040 genes. Cancer Res,2002,62: 7012-7017.

56. Nekarda H, Schmitt M, Ulm K, et al. Prognostic impact of urokinase-type plasminogen activator and its inhibitor PAI-1 in completely resected gastric cancer. Cancer Res, 1994, 54: 2900-2907.

57. H. Jin, Y. Pan, L. He, et al. p75 neurotrophin receptor inhibits invasion and metastasis of gastric cancer, Mol. Cancer Res, 2007, 5: 423-433.

58. Conlin VS,Curtis SB,Zhao Y, et al. Helicobacter pylori infection targets adherens junction regulatory proteins and results in increased rates of migration in human gastric epithelial cells. Infect Immun, 2004, 72: 5181-5192.

59. White CD, Brown MD, Sacks DB. IQGAPs in cancer: a family of scaffold proteins underlying tumorigenesis. FEBS Lett, 2009,583(12): 1817-24.

60. Ishigami S, Ueno S, Nishizono Y, et al. Prognostic impact of CD168 in gastric cancer. BMC Cancer,2011,11: 106.

61. da Cunha CB, Oliveira C, Wen X, et al. De novo expression of CD44 variants in sporadic and hereditary gastric cancer. Lab Inves,2010,90: 1604-1614.

62. Ishimoto T, Nagano O, Yae T, et al. CD44 variant regulates redox status in cancer cells by stabilizing the xCT subunit of system xc and thereby promotes tumor growth. Cancer Cell,2011,19: 387-400.

63. Park M,Park H, Kim WH, et al. Presence of autocrine hepatocyte growth factor-Met signaling and its role in proliferation and migration of SNU-484 gastric cancer cell line. Exp Mol Med,2005,37(3): 213-219.

64. Zheng HC, Xu XY, Xia P, et al. Involvement of inactive GSK3β overexpression in tumorigenesis and progression of gastric carcinomas. Hum Pathol,2010,41: 1255-1264.

65. Mishra P, Senthivinayagam S, Rana A, et al. Glycoden synthase kinase-3beta regulates Snail and beta-catenin during gastrin-induced migration of gastric cancer cells. J Mol Signal, 2010, 5: 1-10.

第九章　胃癌一级预防

随着胃癌病因学研究进展,有针对性地全面实施胃癌预防已成为可能。胃癌一级预防是指胃癌的病因学及发病学预防,目的在于降低胃癌发病率。

第一节　胃癌病因学预防

病因学预防是针对胃癌病因采取的预防措施,消除或避免致癌因素在病因学预防中占有重要地位。

一、饮食防癌

饮食是身体调理最重要的环节,我们所食食物中含补充身体的热量,帮助我们抵御寒冷,抵抗疾病侵袭。理想的膳食结构,合理加工烹调,良好的饮食习惯是饮食防癌的主要内容。

理想的膳食结构指平衡膳食,营养均衡。新鲜蔬菜、水果、豆制品、牛奶、大蒜、绿茶等与胃癌发病率呈负相关,是预防胃癌的理想食品。美国从 1991 年开始推行 1 天 5 份蔬菜和(或)水果计划(five a day),其根据是增加蔬菜及水果的摄入可降低食管、口腔、胃、结直肠、肺、前列腺及喉等部位的癌症的风险。营养吸收不良易形成慢性胃炎,所以,我们要多吃具有防癌作用的食品,搭配新鲜蔬菜、水果,保持营养均衡。

合理的加工烹调食物。腌制的含有高浓度食盐的食品如咸肉、咸鱼等为胃癌发生的重要诱因,应避免高盐食物,提倡冷冻保鲜。日常生活应尽量减少盐腌食品的摄取,每日进食盐量一般应低于 10g。少吃烟熏、油炸和烘烤的食物,以红烧、清炖为好。

养成良好的饮食习惯。长期饮食不规律,易导致胃黏膜发生病理改变,长此以往,胃黏膜功能衰退,导致胃部出现消化障碍。因此,应养成规律饮食的习惯,按时进食,避免暴饮暴食;食物不能过烫,进食不宜过快;进食情绪愉快;平时应养成慢嚼细咽的良好饮食习惯。

二、行为防癌

烟和酒都是极酸的酸性物质,长期吸烟喝酒的人,极易导致酸性体质,患上胃癌。国外医学报道,过量饮酒可致胃癌、肝癌、乳腺癌、恶性黑色素瘤等。戒烟限酒对于胃癌防治有积极意义。控制吸烟的措施主要有两方面,一是吸烟者个人戒烟,二是创造不利于吸烟的环境,并通过健康教育改变人们不良生活行为,教育人们"不吸烟、戒烟、少吸烟"。

良好的生活方式还应保持良好的心态,避免压力过大。压力是重要的癌症诱因。中医认为压力过大会导致过劳体虚从而引起免疫功能下降、内分泌失调,体内代谢紊乱,导致体内酸性物质的沉积,也可导致精神紧张引起气滞血淤、毒火内陷等。所以日常生活工作中,都要保持良好的心态,避免过度疲劳,保持劳逸结合。

良好的生活方式还应包括加强体育锻炼。现代生活中,人们体育锻炼越来越少,而电视、电脑给人带来的是长期久坐不动、运动减少和肥胖,随之而来的是癌症等慢性病高发。体育锻炼预防胃癌可能的原因包括:①经常体育运动有助于体内激素维持在正常水平;②有规律的运动(特别是有氧运动)会强化机体免疫系统,提高身体抗病、抗癌的能力;③体育锻炼能维持胃肠功能健康。故世界癌症基金会建议每天至少有30分钟以上中等强度的身体运动,每周要有2次以上的>1小时的有氧(出汗)锻炼,尽量避免在电脑、电视前久坐不动。

三、职业防癌

对于一些已知的致癌因素,如职业致癌因素(石棉、橡胶、制革、氯气等)和环境污染(粉尘、灰尘、重金属污染等),要用立法手段进行严格控制或消除。预防职业癌通常采取以下措施:①改革生产工艺,减少粉尘烟雾,降低环境中有害物质浓度,不断提高生产自动化、机械化、密闭化的程度,生产者避免或减少直接接触已知的致癌因素。②加强个人防护,生产时注意正规操作,生产后换下工作服,洗淋浴。不把工作服带回家中。③定期监测生产环境中有害物质浓度,及时采取有效防护措施。④定期查体,如发现与职业有关的癌前病变或早期癌,应及时治疗并与致癌因素隔离。

四、环境防癌

致癌性霉菌及其毒素主要存在于霉变粮食(玉米等)和食物之中,食物霉变过程中也可产生致癌性亚硝胺及其前体物,这些致癌因素可通过食物进入体内。首先要预防粮食和食物发霉,不吃霉变食物。逐步改变居民长期以玉米为主食的粮食结构,减少和阻断致癌性霉菌毒素和亚硝胺及其前体物进入体内。致癌性亚硝胺及其前体物广泛存在于有害生活环境之中,主要通过饮水和食物进入体内。除了防霉、去胺措施外,主要实施改良饮水工程,实行饮水消毒,不饮用旱井水、池塘水和过夜温缸水,减少致癌性亚硝胺及其前体物的暴露水平。

第二节　胃癌发病学预防

发病学预防针对胃癌前疾病采取干预措施,阻断癌前病变演变成癌或使其逆转成正常细胞。胃癌前病变发生逆转和消失是预防胃癌发生的有效措施。传统观念认为胃癌前病变是不可逆的,近年随着技术的进步,人们观点有所改变。对癌前病变的干预治疗,阻止其发生癌变或使其逆转为正常对降低胃癌发病率有重要意义。所谓干预指施加外部影响因素控制肿瘤发生发展进程。理论上讲,通过干预可实现肿瘤预防,也可进一步验证肿瘤病因。

一、根除幽门螺杆菌

幽门螺杆菌(H. pylori)感染已被认为是胃癌的Ⅰ类致癌原。筛选和治疗H. pylori感染是一种潜在的、成本/效益合适的预防胃癌的措施,尤其针对高危人群。因此许多学者强烈推荐采用根除 H. pylori 进行胃癌预防,但根除治疗后能否有效预防胃癌的发生尚不清楚。在 H. pylori 根除对胃黏膜萎缩、肠化的影响方面,结论还不一致。

(一) H. pylori 根除的价值

根除 H. pylori 的感染被认为是一个主要的、降低胃癌的发病率的化学预防策略。美国和欧洲的指南建议,对于所有患有 CAG 和(或)肠上皮化生的患者,以及胃癌患者的所有一级亲属中,在进行内镜和组织学监测的基础上,都推荐进行 H. pylori 的根除。亚太地区胃癌共识建议年胃癌发病率在 20/10 万以上的地区进行以人群为基础的 H. pylori 感染的筛查和治疗,以扭转 H. pylori 引起的生化、遗传,以及表观遗传学的改变。

在一些干预试验中,H. pylori 的根除已经显示可以阻止癌前病变的进展。Correa 等进行了一项随机对照干预试验,胃癌高发区哥伦比亚有 852 例 H. pylori 感染的 CAG 和肠化生患者纳入研究,随访 6 年,发现根除 H. pylori 后萎缩和肠化生好转比例明显增加,与安慰剂组相比差异有统计学意义。其后的 12 年末随访结果证实了这一点。与 H. pylori 阳性者相比。H. pylori 阴性者的胃癌前病变消退率增加 15%,进展率降低 14%。Leung 等的一项前瞻性随机安慰剂对照试验的 5 年随访显示,持续 H. pylori 感染者进展至肠化生的危险性较根除成功者显著增高,其 OR 为 2. 13(95% CI:1. 41 ~3. 24)。在中国进行的另 2 项前瞻性随机双盲安慰剂对照研究亦得到类似的结论。

Uemura 等首先提供了 H. pylori 根除可直接影响胃癌发生的证据。他们在内镜下切除治疗的早期胃癌患者中进行了一项非随机化 H. pylori 根除试验。随访 3 年后,9% 的未接受根除治疗者发生异时性胃癌。H. pylori 根除者胃癌发生率为 0。Wong 对 1630 例我国福建省长乐地区 H. pylori 感染者(不伴有癌前病变的 988 例)进行前瞻性随机对照干预试验,随访 7. 5 年,发现不伴有癌前病变且根除 H. pylori 者中无一例发生胃癌,而未根除组发生 6 例,提示在癌前病变形成前根除 H. pylori 可能有助于消除 H. pylori 相关胃癌发生危险。

(二) H. pylori 根除方案

详见本书第三章。

二、治疗癌前疾病

由于胃癌发生的分子机理目前尚不清楚,所以胃癌前疾病与胃癌发生的关系日益引起人们的重视。人们试图寻找更好的诊断方法来及早发现癌前疾病,并通过对其阻断治疗来防止胃癌的发生。治疗癌前疾病是防治胃癌、减少其发病率的根本措施和手段。

(一) 慢性萎缩性胃炎(CAG)的治疗

1. 一般治疗

(1) 饮食治疗:饮食疗法是治疗 CAG 的基础,培养良好的饮食习惯,节制饮食,定时定量,避免对胃黏膜刺激的食物和饮料,少吃腌制、熏制的食物,戒烟酒和浓茶,避免服用对胃黏膜有损害的药物。多吃富含维生素的新鲜水果、蔬菜及牛奶,饮食清淡。细嚼慢咽,使食物和唾液充分混合以帮助消化,少吃多餐,软食为主,避免生冷。

(2) 消除病因、调节情绪:去除各种可能的致病因素,积极治疗导致胃黏膜损害的慢性全身性疾病。避免精神紧张,调整精神情绪,确立积极健康的生活态度等。

2. 根除 H. pylori 治疗 H. pylori(+)中-重度 CAG 患者应接受药物根除治疗。对于轻度、无症状且 H. pylori(-)患者无须药物治疗,而应定期复查,改善不良生活习惯。研究表明 CAG 患者根除 H. pylori 后胃黏膜 G 细胞数量及其合成、分泌胃泌素的功能可出现恢复性变化,可能有助于阻断 CAG 的进一步发展,此外根除 H. pylori 可提高 CAG 的逆转率。研究证实,H. pylori 感染可抑制 CAG 组织中的生长抑素蛋白和 mRNA 表达,对 H. pylori 感染阳性的 CAG,应积极给予抗 H. pylori 治疗,及早根除 H. pylori 以纠正生长抑素基因异常表达,并阻止或延缓 CAG 发生和发展,从而降低胃癌发生危险性。其根除治疗方案见本书第三章。

3. 改善胃动力,减轻胆汁返流 CAG 的发病与胆汁反流,胃黏膜受损有关,故临床上可用以下药物拮抗此环节,起到保护胃黏膜,防止 CAG 进一步发展的作用。目前多用的药物有消胆胺,该药可结合胆盐,防止胆汁酸破坏胃黏膜屏障。硫糖铝可与胆汁中的胆汁酸,溶血卵磷脂结合,也可用于治疗胆汁返流。熊去氧胆酸具有良好的利胆作用,可松弛胆道括约肌而发挥排泻胆汁的作用,从而减少胆汁对胃黏膜的损害。铝碳酸镁是新型结合胆酸的药物,在酸性环境中与胆汁酸结合,清除了胆汁酸对胃黏膜的损害,并能在肠内碱性环境中释放胆汁酸,不影响胆汁酸肝肠循环。改善胃动力也可减轻胆汁返流造成的胃黏膜的破坏,并改善 CAG 的症状。胃复安、吗叮啉、西沙比利、莫沙比利、氯波必利等药物均可增强胃体和胃窦部收缩,增加胃的张力,改善胃窦部和十二指肠的协调作用,加速胃排空,防止胆汁返流,调节和恢复胃肠运动。

4. 胃黏膜保护剂及胃黏膜营养剂 CAG 的发病与多种因素攻击下胃黏膜损坏有关,同时胃黏膜萎缩,更易受各种因素的损伤,故胃黏膜保护治疗是必需而重要的。此类药物可增强胃黏膜屏障,促进上皮生长,常用有铋剂,硫糖铝,前列腺素类药物(米索前列醇、罗沙前列醇、恩前列素等),麦滋林-S,替普瑞酮,思密达等。

胃黏膜营养因子缺乏或胃黏膜感觉神经终器对这些因子不敏感可引起胃黏膜萎缩。胃黏膜营养因子很多,已知胃泌素、表皮生长因子(EGF)、维生素等对胃黏膜有肯定的营养作用。五肽胃泌素能促进壁细胞分泌盐酸,并使胃黏膜明显增殖,可用于 CAG 的治疗,尤其适用于低酸或无酸及有胃体部萎缩的患者。据报道 EGF 对大鼠早期 CAG 的形成有干预作用,对 CAG 胃黏膜改变有逆转作用。维生素 B_{12} 治疗 CAG 的机制可能与其在同型半胱氨酸合成蛋氨酸过程中起着辅酶的作用、参与甲基转换反应、促进 DNA、RNA 的合成有关。β-胡萝卜素治疗 CAG 的机制可能与其抗氧化、清除自由基、提高细胞毒淋巴细胞功能、免疫监护功能、活化细胞间隙连接交通、维持细胞分化的正常状态有关。

(二) 胃溃疡的治疗

一般采取综合治疗,原则为消除症状、促进愈合、防治并发症以及预防复发。

1. 一般治疗 饮食规律、定时、适当、易消化,避免过硬、过冷、过酸、粗糙的食物和酒类及含咖啡因的饮料,改变睡前进食的习惯。避免精神紧张。尽量不用或少用对胃有刺激性的药物如非甾体类抗炎药(NSAID)和肾上腺皮质激素等药物,应激性溃疡应积极治疗原发病。

2. 药物治疗

(1) 抑酸治疗:降低胃内酸度是缓解疼痛、促进溃疡愈合的主要措施,常用降低胃酸药物有抑酸剂:首选质子泵抑制剂 PPI(奥美拉唑、兰索拉唑、泮托拉唑、埃索美拉唑、雷贝拉唑、艾普拉唑等)，标准剂量，每天 1 ~ 2 次；也可选用受体拮抗剂(西米替丁、雷尼替丁、法莫替丁、罗沙替丁等)，标准剂量每天 2 ~ 3 次；制酸剂：如碳酸氢钠、氢氧化铝、胃舒平、乐得胃等，一般用于临时给药，不作长期治疗。通常胃溃疡疗程为 6 ~ 8 周。

(2) 根除 H. pylori 治疗：H. pylori 感染为消化性溃疡最重要的病因之一。存在 H. pylori 感染的消化性溃疡称 H. pylori 相关性溃疡，不论其活动或静止、初发或复发，也无论其有无并发症史，除了应用抗溃疡药物外，需同时对 H. pylori 进行联合抗生素的根除治疗。大量临床研究已证实，消化性溃疡患者的 H. pylori 检出率显著高于普通人群。PPI 抑酸治疗能够促使溃疡愈合，但停药后大多数患者很快复发，而根除 H. pylori 后溃疡复发率明显下降。H. pylori 根除治疗方案详见本书第三章。

(3) 胃黏膜保护：黏膜保护剂是促进黏膜修复、提高溃疡愈合质量的基本手段。为保证溃疡的愈合质量，在根除 H. pylori 和抑酸的同时应给予黏膜保护剂，此类药物多有中和胃酸和促进黏膜自身防御-修复因素的作用。常用黏膜保护剂有：铋剂(丽珠得乐果胶铋等)、硫糖铝、康复新液、米索前列醇(喜克溃)、复方谷氨酰胺、吉法酯、膜固思达、施维舒等，标准剂量，每天 3 次；胆汁结合剂适用于伴胆汁反流者，有消胆胺、甘羟铝、铝碳酸镁(达喜、威地镁)等，后者兼有抗酸及黏膜保护作用，常用剂量是 1 次 1g，1 天 3 次内服。

(4) 对症治疗：对症治疗的要点是调节胃肠功能。根据患者症状酌情分别给予解痉剂(阿托品、普鲁本辛、颠茄片等)、促动力剂(多潘立酮、伊托比利、莫沙比利、马来酸曲美布汀等)、抗胆汁反流剂(铝碳酸镁、消胆胺、甘羧铝片等)。

3. 手术治疗　以往外科治疗的目的是预防溃疡复发，现在已发展为根除此疾患使患者能尽可能正常地生活并减少死亡率和复发率的手段。手术指征包括急性穿孔；大量出血内科处理无效；瘢痕性幽门梗阻；顽固性溃疡内科治疗无效；疑有癌变。

三、阻断癌前病变

胃癌前病变发生逆转和消失是预防胃癌发生的有效措施，传统观念认为胃癌前病变是不可逆的。近年来随着医学技术的进步，人们的观点有所改变。对癌前病变的干预治疗，阻止其发生癌变或使其逆转为正常对降低胃癌发病率有重要意义。常用的干预手段包括化学干预、营养干预及中医药干预等。

(一) 化学干预

用化学药物预防胃癌的发生或使癌细胞分化逆转的方法称为癌的化学干预。化学预防的目标是直接调整肿瘤发生过程中的特殊步骤，阻断致癌原、防止 DNA 受自由基损伤、抑制上皮细胞过度增生/调节上皮细胞分化和凋亡。由于化学干预剂是为了预防癌症而不是治疗癌症，服用对象大多属正常人或高危人群并长期服用，故理想的化学干预剂应具备以下特点：①无毒或毒、副作用小；②高效；③方便口服；④防癌机理明确；⑤价格低廉。

1. COX-2 抑制剂　分子靶向治疗已成为肿瘤化学预防中进展最快的领域。COX-2 抑制剂研究最多且最成熟。COX-2 为诱导酶，在正常组织中表达甚少，在胃癌、结肠癌以及癌前病变腺瘤和食管癌中高表达，为正常组织的 20 ~ 80 倍。COX 酶有两种异构体，COX-1 和 COX-2，COX-1 合成前列腺素，发挥正常生理功能。COX-2 在大多数正常组织中检测不到，但可通过细胞因子、生长因子、肿瘤促进因子等诱导到炎症部位，同样在肿瘤中有过表达，在肿瘤发生过程中起多种作用。

长期服用 NSAIDs 的患者食管癌和胃癌发病的危险性相应降低，然而传统 NSAIDs 因能引起严重的胃肠道不良作用和肾功能损害而使其应用受到限制，高选择性 COX-2 抑制剂有望成为防治胃肠道肿瘤的新药。

几种选择性 COX-2 抑制剂已被用作胃癌的化学预防。有研究应用 MTT 法检测塞来昔布(celecoxib)对胃癌细胞 SGC-7901 的生长抑制作用，结果显示随着药物浓度的增加和作用时间的延长，细胞存活率逐渐降低。还有研究显示，celecoxib 可显著降低甲基硝基亚硝基胍(MMNG)诱导的大鼠胃癌的发生率，与模型组相比，胃癌发生率降低 56%，肿瘤体积减少近 1 000 倍。选择性 COX-2 抑制剂尼美舒利能显著降低乙基硝基亚硝基胍(ENNG)诱导的大鼠胃癌的发生。尼美舒利低剂量和高剂量干预组胃癌发生率分别为 7.4% 和 6.3%，模型组为 56.3%，模型组平均肿瘤体积显著大于尼美舒利干预组；与模型组相比，尼美舒利干预组大鼠腺胃部黏膜萎缩、肠化生和异型增生发生率也显著降低。1999 年美国食品与药品管理局(FDA)批准 celecoxib 可用于家族性结肠息肉病(FPC)的预防，这标志着 COX-2 抑制剂正式用于肿瘤的预防。尽管其在动物实验中取得了较好效果，临床预防结肠癌也取得了一定成绩，但对于药物的作用机制、治疗持续时间、治疗剂量和长期应用的安全性等方面仍缺乏确切、直接的数据，目前已有针对胃癌化学预防的试验正在进行中。

2. 其他

(1) 蛋白激酶 B：胃癌、结肠癌及卵巢癌均发现一种名为蛋白激酶 B(又称 Akt 激酶)的活性激酶，中等浓度水平的芹菜素(20～80μm)能有效抑制 Akt 激酶活性，能抑制与细胞生存紧密相关的 Bad 蛋白的磷酸化，促进肿瘤细胞凋亡。随着芹菜素浓度水平的增加和作用时间的延长，其抑制瘤作用也越明显，在体外发现能诱导胃癌细胞死亡。芹菜素在芹菜中的含量很高，在苹果橘子洋葱中也有较高的含量。

(2) 钙调蛋白(calmodulin，CAM)：CAM 对肿瘤细胞的生长分化起重要调控作用。用 CAM 拮抗剂 CDZ(caimidazolium)可使胃腺癌 MGC-830 细胞系细胞内 CAM 增高，磷酸二酯酶降低的同时，使癌细胞的增殖受到抑制，导致癌细胞向正常细胞分化。对食管癌和胃癌高发区人群进行饮食补钙，可使胃和食管上皮异型增生减轻，甚至恢复正常。

(3) 过氧化物酶体增殖物激活受体(peroxisome proliferator activated receptors，PPARs)：PPARs 是一种配体依赖的转录因子，是核受体家族的一员，与细胞的增殖和分化相关。PPARs 有三种异构体，α、δ 和 γ。PPAR 异构体激活与肿瘤发生发展相关。近期研究结果提示，给予 PPARγ 激动剂可以抑制胃癌细胞在体内和体外的生长。尽管这种药物目前主要用于糖尿病的治疗，但是它在胃癌化学干预中的应用已经引起了学者的关注。

(二) 营养干预

1. 抗氧化剂 食物中具有抗氧化功能的物质包括：维生素 C、E、A、β-胡萝卜素、番茄红素等抗氧化维生素和微量元素——硒。这些物质在体内具有保护或修复细胞及 DNA 的功能，尤其保护细胞膜和 DNA，使其免受致癌物的损伤。大多数科学家都认为：抗氧化维生素和具有抗氧化功能的食物成分，尤其是天然存在的，具有一定的防癌作用。流行病学资料显示，某些抗氧化剂与胃肠肿瘤的发生率降低有关，其中以 β-胡萝卜素最受重视。Cipriani 等对 7 个国家 16 个队列的人群进行食物中抗氧化维生素含量与胃癌发生率关系的研究，随访 25 年，发现维生素 C 摄入量与胃癌的发生呈负相关($r=-0.66$，$P=0.01$)。天然维生素 A

和合成的类似物具有潜在的抑制或逆转肿瘤发生的作用，我国合成的新一代维甲类衍生物维胺酸和维胺脂，对人类胃黏膜异型增生治疗有效率高达70.0%～89.3%，而对照组仅为30%～40%。维生素E的抗肿瘤特性可能是通过保护DNA免受氧化损害和预防潜在的基因突变等起抗癌作用；微量元素硒在动物模型中预防肿瘤作用的可能机制为通过谷胱甘肽过氧化酶免受氧化损害、改变致癌物的代谢、对内分泌免疫系统的作用、抑制蛋白合成、抑制特异性酶、促进细胞凋亡等。在中国林县进行的一项化学预防的报道，给予β胡萝卜素、维生素E和微量元素硒能显著降低胃癌的死亡率(与安慰剂组比较，减少21%，$P<0.05$)。

2. 叶酸　叶酸是染色体的主要构成物质，又是磷脂蛋白质和DNA甲基化修饰所必须，DNA甲基化异常是恶性肿瘤产生机制之一，叶酸缺乏可导致DNA甲基化紊乱和染色体断裂。新鲜蔬菜中也含有丰富的叶酸。有研究以发生胃癌为主要终点，采用随机双盲安慰剂对照研究对216例胃萎缩患者随访7年(1994～2001年)发现，服用叶酸半年时77.7%的患者萎缩和肠化生显著逆转，显著高于对照组；服药一年时上皮内瘤变显著逆转；随访末期炎症、萎缩和肠化生继续保持逆转和稳定；随访6～7年，叶酸组未发现胃肠肿瘤。推荐对中度以上萎缩伴肠化生和(或)异型增生的患者予叶酸15～20mg/d口服，每月肌内注射维生素$B_1$2500μg，一年后减为叶酸5～10mg/d口服，每3～6个月肌内注射维生素$B_1$2500μg，对胃肠道肿瘤的预防有重大意义。

3. 大蒜素和茶多酚　大蒜素的有效成分烯丙基硫化物有良好的抗癌防癌作用。近年来国内外的流行病学调查和试验研究表明，大蒜素对胃癌、结肠癌、肝癌和肺癌等多种肿瘤均有明显的抑制作用。Oommen等发现大蒜素可抑制肿瘤的生长，诱导癌细胞凋亡小体的形成和核固缩。茶多酚能极强的清除有害自由基，阻断脂质过氧化过程，提高人体内酶的活性，从而起到抗突变、抗癌症的功效。据相关资料显示，茶叶中的茶多酚(主要是儿茶素类化合物)，对胃癌、肠癌等多种癌症的预防和辅助治疗均有益处。有研究研究表明，绿茶提取物(茶多酚)能明显抑制亚硝胺类诱发小鼠食管乳头状瘤及前胃癌和食管癌的发生。

(三) 中医药干预

我国自古以来就有"药食同源"的饮食传统，许多植物既可食用又可入药，人参、甘草、黄芪、莲子、高良姜、枸杞、杜仲、百合、陈皮、当归等均有较强的防癌作用。中医学无胃癌前病变的名称，由于其临床常以胃脘痞满、痛或不痛、胃中嘈杂、食纳减少等为主要表现，故常归属于中医"痞满"、"痞证"、"胃脘痛" 等范畴。多数学者均认为本病的病位在胃，以脾胃为病变中心，可涉及肝胆肾等脏腑。本病初期实多虚少，实证为主，后期以虚为主，虚实夹杂，寒热错杂为本病的病机关键。治疗有健脾益气、活血化淤、养阴增液、理气消胀、清热解毒、化痰软坚等不同原则，但以健脾益气养阴、活血理气、解毒散结为基本大法；方药选择上有辨证分型论治、基本方结合辨证加减及固定专方的不同。由于本病临床症状复杂、兼证较多，若辨之过细，则不利于药物的筛选和推广。根据中医辨证，并针对胃黏膜病理形态的改变进行固定专方的研究，如具有健脾补肾、理气活血、解毒作用的胃安素胶囊，能健脾益气、理气化疲、解毒散结之消痞灵冲剂，益气健脾养阴、理气化痪、清热解毒散结之胃炎消冲剂等。有研究用解毒活血法组方治疗胃癌前病变，结果肠上皮化生、异型增生以及肠上皮化生合并异型增生的治愈率分别为64.29%、56.25%、50.0%，认为解毒活血对胃癌前病变有较好的临床疗效。同时，单药治疗胃癌前病变也取得了良好的疗效。如云母对大鼠慢性CAG的形成有预防作用，其机制可能与减少损伤因子的破坏作用、促进胃黏膜细胞增殖及内源性的表皮生长因子分泌等有关。

中医药在治疗胃癌前病变上有其独特的优势，具有辨证论治，个体化，方药随证加减，毒副作用小等特点，并在整体观念指导下，充分发挥不同方剂和特效中药的互补性治疗作用；在中医辨证论治的基础上，结合胃镜的病理特征指导组方用药；重视心理因素对疾病的发生、发展以及预后转归的重要作用；重视整体治疗、侧重健脾扶正的思想，从而改善患者症状，延缓疾病进展。但是，目前中医药治疗 CAG 的临床研究诊断标准过于不统一，且多已陈旧过时，高质量的随机对照研究较少，对胃癌前病变的研究多停留在临床观察阶段，存在科研设计不合理、统计方法不科学、样本含量不足等多种缺陷，大大影响了研究的可信度。研究中证型选择较随意、诊疗评价不规范，结论不可靠，疗效结果难以推广，未能形成规范和指南。如何采取前瞻性随机、盲法、多中心对照试验，使胃癌前病变的临床研究设计趋向合理、严密，符合循证医学的要求是目前迫切需要研究的课题。

（郭晓临）

参考文献

1. Blot WJ, Li JY, Taylor PR, et al. Nutrition intervention trials in Linxian, China: supplementation with specific vitamin/mineral combinations, cancer incidence, and disease-specific mortality in the general population. JNatl Cancer Inst, 1993, 85(18): 1483.
2. You WC, Zhang L, Gail MH, et al. Gastric Dysplasia and Gastric Cancer: Helicobacter pylori, Serum Vitamin C, and Other Risk Factors. J Natl Cancer Inst, 2000, 92(19): 1607.
3. Sung JJ, Lin SR, Ching JY, et al. Atrophy and intestinal metaplasia one year after cure of H. pylori infection: aprospective, randomized study. Gastroenterology, 2000, 119: 5-7.
4. 刘文忠，谢勇，成虹等．第四次全国幽门螺杆菌感染处理共识报告．胃肠病学，2012，17（10）：618-625.
5. 陈新宇，朱有法．给药条件下表皮生长因子对 CAG 逆转作用研究．中华消化杂志，2003，23（5）：314-316.
6. 中国中西医结合学会消化系统疾病专业委员会．消化性溃疡中西医结合诊疗共识意见（2011 年 天津）．中国中西医结合杂志，2012，32（6）：733-737.
7. Correa P, Piazuelo MB, Camargo MC. The future of gastriccancer prevention. Gastric Cancer, 2004, 7: 9-16.
8. Houghton J, Wang TC. Helicobacter pylori and gastric cancer: a new paradigm for inflammation-associated epithelial cancers. Gastroenterology, 2005, 128: 1567-1578.
9. Eslick GD. Helicobacter pylori infection causes gastric cancer? A review of the epidemiological, meta-analytic, and experimental evidence. World J Gastroenterol, 2006, 12: 2991-2999.
10. Uemura N, Okamoto S, Yamamoto S, et al. Helicobacter pylori infection and the development of gastric cancer. N Engl J Med, 2001, 345: 784-789.
11. Fock KM, Ang TL. Epidemiology of Helicobacter pylori infection and gastric cancer in Asia. J Gastroenterol Hepatol, 2010, 25: 479-486.
12. Kim SS, Ruiz VE, Carroll JD, et al. Helicobacter pylori in the pathogenesis of gastric cancer and gastric lymphoma. Cancer Lett, 2011, 305: 228-238.
13. Amieva MR, El-Omar EM. Host-bacterial interactions in Helicobacter pylori infection. Gastroenterology, 2008, 134: 306-323.
14. Hofman P, Waidner B, Hofman V, et al. Pathogenesis of Helicobacter pylori infection. Helicobacter, 2004, 9: 15-22.
15. Malfertheiner P, Sipponen P, Naumann M, et al. Helicobacter pylori eradication has the potential to prevent gastric cancer: a state-of-the-art critique. Am J Gastroenterol, 2005, 100: 2100-2115.
16. Kabir S. Effect of Helicobacter pylori eradication on incidence of gastric cancer in human and animal models: underlying biochemical and molecular events. Helicobacter, 2009, 14: 159-171.
17. Serafini M, Jakszyn P, Luján-Barroso L, et al. Dietary total antioxidant capacity and gastric cancer risk in the European prospective investigation into cancer and nutrition study. Int J Cancer, 2012, 131: E544-E554.
18. Gonzalez CA, Lujan-Barroso L, de Mesquita HB, et al. Fruit and vegetable intake and the risk of gastric adenocarcinoma: A re-

analysis of the european prospective investigation into cancer and nutrition(EPIC-EURGAST) study after a longer follow-up. Int J Cancer,2012,Epub ahead of print.

19. Gonzalez CA,Riboli E. Diet and cancer prevention:Contributions from the European Prospective Investigation into Cancer and Nutrition(EPIC) study. Eur J Cancer,2010,46:2555-2562.
20. 苑林宏,夏薇. 芹菜素通过抑制 PKB/akt 激酶活性诱导人胃癌细胞凋亡. 科学通报,2007,13(1):13.
21. Nagini S. Gastric cancer,molecular pathogenesis and chemoprevention WJGO | www. wjgnet. com 168 July 15,2012 | Volume 4 | Issue 7 |.
22. Buckland G,Agudo A,Luján L,et al. Adherence to a Mediterranean diet and risk of gastric adenocarcinoma within the European Prospective Investigation into Cancer and Nutrition(EPIC) cohort study. Am J Clin Nutr,2010,91:381-390.
23. Yu GP,Hsieh CC,Wang LY,et al. Green-tea consumption and risk of stomach cancer:a population-based case-control study in Shanghai,China. Cancer Causes Control,1995,6:532-538.
24. 俞林峰,吕宾,温郁金. 对饮用 MNNG 大鼠胃黏膜血管内皮生长因子和环氧合酶-2 表达的影响. 胃肠病学,2007,12(3):140.
25. Murugan RS,Mohan KV,Uchida K,et al. Modulatory effects of black tea polyphenols on oxidant-antioxidant profile and expression of proliferation, apoptosis, and angiogenesis-associated proteins in the rat forestomach carcinogenesis model. J Gastroenterol,2007,42:352-361.
26. Arivazhagan S,Kavitha K,Nagini S. Erythrocyte lipid peroxidation and antioxidants in gastric cancer patients. Cell Biochem Funct,1997,15:15-18.
27. Wang GQ,Dawsey SM,Li JY,et al. Effects of vitamin/mineral supplementation on the prevalence of histological dysplasia and early cancer of the esophagus and stomach:results from the General Population Trial in Linxian,China. Cancer Epidemiol Biomarkers Prev,1994,3:161-166.
28. Khan N,Afaq F,Mukhtar H. Cancer chemoprevention through dietary antioxidants:progress and promise. Antioxid Redox Signal,2008,10:475-510.
29. Liu C,Russell RM. Nutrition and gastric cancer risk:an update. Nutr Rev,2008,66:237-249.
30. Yoon EY. Dietary risk factors of gastric cancer & nutrition intervention. Korean J Community Nutr,2004,9:353-65.
31. 张萌昌. 胃癌癌前病变研究的 30 年进展. 中国肿瘤,2001,10(7):406-407.
32. 朱舜时,Joel Mason,施尧等. 叶酸对胃癌和其他胃肠道癌发生的干预作用——临床试验承七年受访. 胃肠病学,2002,7(2):73-78.
33. 刘增巍,张星星. 中药治疗胃癌前病变疗效的荟萃分析. 现代中西医结合杂志,2005,14(21):2818-2820.
34. Leung WK,Lin SR,Ching JY,et al. Factors predicting progression of gastric intestinal metaplasia:results of a randomised trial on Helicobacter pylori eradication. Gut,2004,53:1244-1249.

第二篇　胃癌“三早”与二级预防

寻春须是先春早，看花莫待花枝老
早期发现，防患于开端

胃癌的发生是多因素多阶段的。从正常细胞发展到癌细胞，要经历一步一步地发展过程。在早期阶段发现胃癌患者，为其争取早期治疗机会，即：早期发现、早期诊断、早期治疗是胃癌二级预防的重要内容。目前我国胃癌防治的现状是一高三低，即发病率和死亡率高，早期诊断率低，手术根治率低，5 年生存率低。筛查是降低胃癌发病率和死亡率行之有效的方法，通过筛查可使胃癌患者能得以早期发现、早期诊断、早期治疗。

第十章　胃癌临床病理分期

胃癌临床病理分期主要指依据原发肿瘤的特点(tumor，T)、淋巴结转移(node，N)和远处转移(metastasis，M)的 TNM 分期，对胃癌进行正确的、合理的临床病理分期，有利于选择合理的治疗方案，因为目前和今后相当长的一段时间内，由于中晚期患者偏多的状况很难改变，治疗仍以手术合并化疗为主，治疗方案的规范化和疗效的评价仍依赖于胃癌临床病理分期；同时规范简单易懂的分期有利于国内外医生和研究人员间相互交流与合作；有利于衡量病情的早晚，判断其预后，与患者及患者家属进行有效地沟通。因此，简单、准确易行的分期系统对胃癌的治疗和预后评估有重要意义，由于胃癌是腹腔脏器肿瘤，难以在术前确定肿瘤浸润及转移情况，准确的分期需要紧密结合临床术前检查、手术所见及术后病理检查共同做出判断。

多年来，各国学者对胃癌分期始终存在争议，未取得共识性意见，经过多次讨论及修订，形成多个分期系统，其中较为权威的机构有国际抗癌联盟(UICC)、美国肿瘤联合会(AJCC)和日本癌症协会(JCC)，被广泛接受的分期主要有 UICC 的 TNM 分期系统及日本胃癌研究会在“胃癌规约(GRGCS)”中制定的分期系统。历年来随着临床试验及循证医学不断发展和进步，这些分期系统也在不断地修改和完善，目的在于能够选择最佳治疗理念、治疗方法和治疗效果，使病人最大限度获益。

第一节　国际抗癌联盟(UICC)胃癌 TNM 分期

UICC 在 1953 年设置 TNM 委员会，其最初是以乳腺癌、喉癌为对象制定 TNM 分期，目的是规定临床所见的采集、记载及确立病期，从而推进相互间的比较及预后的预测。1966 年该委员会尝试进行胃癌的 TNM 分期，相继于 1968 年发行第 1 版胃癌的 TNM 分期，以术前所见为基础确定的 TNM 分期。这个版本的分期忽视了肿瘤细胞的生物学特性如分化程度对预后的影响，国内外对此版本分歧较大。1970 年第 2 版的临床分期采用术前所见的

TNM 和术后临床与病理结合的 pTNM 的分类方法。1978 年第 3 版由治疗前临床分期和 pTNM 术后病理学分期构成。这一版本的主要问题是 pT4、N3 的判定标准及其对分期的划分，人为的干预导致Ⅲ、Ⅳ期浮动，缺乏客观性。1987 年发布第 4 版 UICC，这次修改主要明确胃区域淋巴结的范围，仅限于胃周（大、小弯）及胃左、肝总、脾及腹腔动脉周围淋巴结，而将以往定为 N3 的淋巴结如肝十二指肠、胰后、肠系膜及腹主动脉旁的转移淋巴结均定为远处转移（M1），取消了 N3。1997 年第 5 版的 TNM 分类废弃原来以转移淋巴结的解剖部位与原发病灶边缘间的距离 3cm 的标准，将胃癌区域淋巴结转移的个数作为淋巴结分级的标准，而不是以淋巴结的位置为标准。2002 年第 6 版仍沿用第 5 版的 N 的所属区域淋巴结的定义及分期方式，用转移个数判定，主要问题是Ⅲb 和Ⅳ重叠，其 5 年存活率差异无统计学意义，另外此版 TNM 分期并未计入淋巴结间的相互关系，也未考虑淋巴引流的问题，对于手术中淋巴结的清扫十分不利。2009 年第 7 版刊行，第 7 版 TNM 分期是基于日本和韩国的提案形成的新 TNM 分期，日本（癌研病院）和韩国（首尔国立大学）约 10000 例的资料，按 T（5 段），N（4 段）的要求，经 20 多种分类测试，以现今的分期法最为精确，从而形成新的 TNM 分期，与第 6 版相比，第 7 版的分期对肿瘤浸润深度、淋巴结转移数目进行了比较大的调整。2009 年第 7 版 UICC 胃癌 TNM 分期主要更新为（表 10-1）：

表 10-1　UICC（第七版）胃癌 TNM 分期法

	N0	N1	N2	N3	AnyT/N M1
T1a,T1b	Ⅰa	Ⅰb	Ⅱa	Ⅱb	Ⅳ
T2	Ⅰb	Ⅱa	Ⅱb	Ⅲa	
T3	Ⅱa	Ⅱb	Ⅲa	Ⅲb	
T4a	Ⅱb	Ⅲa	Ⅲb	Ⅲc	
T4b	Ⅲb	Ⅲb	Ⅲc	Ⅲc	

一、T 原发肿瘤

T1 肿瘤侵及黏膜固有层或黏膜下层

T1a 肿瘤侵及黏膜固有层

T1b 肿瘤侵及黏膜下层

T2 肿瘤侵及固有肌层

T3 肿瘤侵及浆膜下层（原为 T2b）

T4

T4a 肿瘤侵透浆膜（原为 T3）

T4b 肿瘤侵及邻近器官

二、N 区域淋巴结

N1 1～2 个区域淋巴结转移

N2 3～6 个区域淋巴结转移

N3

N3a 7～15 个区域淋巴结转移（原为 N2）

N3b ≥16 个区域淋巴结转移（原为 N3）

三、M 远处转移

MX 远处转移无法估计

M0 无远处转移

M1 有远处转移

UICC 第 7 版胃癌 TNM 分期变化较大，主要为 T、N 分期的改变和细化以及Ⅳ期的变化。T 分期根据胃癌侵犯胃壁深度与预后有显著的相关性，第 7 版分期参考日本胃癌指南分期，，将 T1 期细分为 2 层，对内镜治疗的指征有很重要的意义，特别是对早期胃癌是否可在内镜下治疗提供明确的适应证。此外，第 7 版 TNM 分期，对 N 的划分有较大改变，按照新的的分期方法，原来分期系统为Ⅱ期的部分患者将转为Ⅲ期患者。原Ⅳ期 M0 患者现全部归为Ⅱ-Ⅲ范围，Ⅳ期仅特指发生远处转移的患者。此项修订的根本意义在于，将原Ⅳ期患者细分为侵犯较广的局部进展期和发生远处转移的两组人群，前者仍有希望通过接受手术联合围手术期放化疗实现总体生存的改善；而对于后者，应施行以全身化疗为主的综合治疗。

第二节　日本胃癌分期

由于日本胃癌协会(Japanese gastric cancer association，JGCA)关于胃癌的分期系统对胃癌的手术方式和切除范围的确定有较强的指导价值，因此胃癌学界一直存在 UICC/AJCC 的 TNM 分期系统与 JGCA 的分期系统长期并存的复杂局面(长达 50 年)。日本《胃癌处理规约》(简称《规约》)首版制定于 1962 年；1963 年发行第 2 版《规约》；1964 年发行第 3 版《规约》；1966 年发行第四版《规约》，此版特点是将外科规约与病理规约合为一体；1970 年发行第 7 版《规约》，此版特点是引入早期胃癌的概念；1971 年发行第 8 版《规约》，主要收录胃活检组织诊断标准；1974 年第 9 版《规约》确定了浆膜浸润的判断标准；1979 年发行第 10 版《规约》，主要对清扫淋巴结的部位做了详尽的规定和说明；1985 年发行第 11 版《规约》，对清扫淋巴结进一步细化，同时增加了化疗和放疗的相关内容；1993 年发行了第 12 版《规约》，主要对 N 的站别进行了调整，并将淋巴结清扫度划分为 D1，D2，D3，D4，新增了 D4 的概念，并逐渐与 UICC 的 TNM 分期整合；1999 年发行了 13 版《规约》，主要的改变为对 N 分类进行了修订，以往的版本采用的 N 分类主要根据解剖学和淋巴流向的视点设置的，但 13 版是根据淋巴结转移和清扫效果的角度来评价的，N 由 4 站变为 3 站，同时又取消了 D4 手术概念，增加了内镜评价标准。为了促进和利于世界范围内的交流与协作，确实改善胃癌的治疗现状，提高治疗效果，2010 年再次进行了修改，第 14 版胃癌处理规约问世，此版本《规约》在 TNM 三大系统的分期共识上取得了实质性飞跃即三大系统的分期标准与 UICC 取得了统一(表 10-2)。

表 10-2　日本胃癌处理规约 14 版的胃癌分期

	N0	N1	N2	N3	AnyT/N M1
T1a(M)，T1b(SM)	Ⅰa	Ⅰb	Ⅱa	Ⅱb	Ⅳ
T2(MP)	Ⅰb	Ⅱa	Ⅱb	Ⅲa	
T3(SST4)	Ⅱa	Ⅱb	Ⅲa	Ⅲb	
T4a(SE)	Ⅱb	Ⅲa	Ⅲb	Ⅲc	
T4b(SI)	Ⅲb	Ⅲb	Ⅲc	Ⅲc	

一、T 原发肿瘤

TX 癌浸润深度不明

T0 无癌

T1 癌局限于黏膜(M)或黏膜下层(SM)

T1a 癌局限于黏膜(M)

T1b 癌局限于黏膜下层(SM)

T2 癌浸润越过黏膜下层,但局限于固有肌层(MP)

T3 癌浸润越过固有肌层,但局限于浆膜下组织(SS)

T4 癌浸润达浆膜面或露出,或波及其他脏器

T4a 癌的浸润达浆膜面或穿破露出于腹腔(SE)

T4b 癌的浸润直接到达其他脏器(SI)

二、N 淋巴结转移

NX 区域淋巴结转移有无不明确者

N0 区域淋巴结无转移

N1 区域淋巴结转移 1 ~2 枚

N2 区域淋巴结转移 3 ~6 枚

N3 区域淋巴结转移 7 枚以上

N3a 区域淋巴结转移 7 ~15 枚

N3b 区域淋巴结转移≥16

三、M 有无其他转移及部位

MX 区域淋巴结以外有无转移不明确者

M0 区域淋巴结以外无转移

M1 区域淋巴结以外有转移

区域淋巴结转移以外的转移为 M1,应记录部位:淋巴结(LYM)、皮肤(SKI)、肺(PUL)、骨髓(MAR)、骨(OSS)、胸腔(PLE)、脑(BRA)、髓膜(MEN)、肾上腺(ADR)、其他(OTH),另外含后腹膜癌症,卵巢转移(Krukenberg 肿瘤)。

四、H 肝转移(TNM 记载为 M1HEP)

HX:有无肝转移不明确者

H0:无肝转移

H1:有肝转移(H1)

H1 为血行转移者(H1),直接浸润为 T4b(HEP)

五、P 腹膜转移(TNM 记载为 M1PER)

PX:有无腹膜转移不明者

P0:无腹膜转移

P1:有腹膜转移

六、CY 腹腔冲洗液细胞学检查(TNM 记载为 cy+)

CYX:未行腹腔冲洗液细胞学检查

CY0:腹腔冲洗液细胞学检查无癌细胞

CY1;腹腔冲洗液细胞学检查有癌细胞

CY1 是 M1,残留度 R1(cy+)

第 13 版至第 14 版《规约》经历了十余年。随着早期胃癌的增加、腔镜下手术的日益增多、新的高级别的具有循证医学证据临床研究成果的出现、新的抗癌药物的登场以及日本《胃癌处理规约》需要与国际接轨及与 TNM 整合。同时,第 13 版《规约》过于繁杂,淋巴结站组难以记忆,解剖学境界的划分上临床确定的客观性存在问题,在国际性的比较及共同研究中极少被使用。另外,2001 年《胃癌治疗指南》的出现,使第 13 版《规约》的修订迫在眉睫。第 14 版《规约》系按照与《胃癌治疗指南》明确分工;与 TNM 分类整合,确立镜视下手术的评价、药物疗法的判定基准和病理的同步化的修订原则加以缜密的修订。《胃癌处理规约》虽是日本胃癌研究会、胃癌学会的产物,但也是国际胃癌研究领域的宝贵财富,其对世界其他国家的胃癌治疗同样具有重要的指导价值。

第三节　我国胃癌 TNM 分期

1978 年,全国胃癌协作组在 UICC 的 TNM 分类的基础上加以修改,制定了我国的胃癌临床病理分期标准,着重于原发癌的浸润深度、大小、淋巴结转移和有无远处转移而进行分期(表 10-3)。

表 10-3　我国胃癌 TNM 分期

		M0			M1
		N0	N1	N2	N3
M0	T1	Ⅰ	Ⅰ	Ⅲ	Ⅳ
	T2	Ⅱ	Ⅱ	Ⅲ	Ⅳ
	T3	Ⅱ	Ⅱ	Ⅲ	Ⅳ
	T4	Ⅲ	Ⅲ	Ⅲ	Ⅳ
M1		Ⅳ	Ⅳ	Ⅳ	Ⅳ

一、T 原发肿瘤

将胃划分为上、中、下三个区，上 1/3 区包括贲门及胃底，中 1/3 区为胃体的大部，下 1/3 区包括胃窦。

T1 不管肿瘤大小，仅局限于黏膜或黏膜下层

T2 肿瘤侵及胃壁肌层，但大小不超过一个分区的 1/2

T3 肿瘤侵及胃壁浆膜层，或虽未侵及浆膜层，但病变大于一个分区的 1/2，但未超出一个分区

T4a 肿瘤占一个分区以上

T4b 已累及周围脏器

二、N 淋巴结转移

N0 无淋巴结转移

N1 肿瘤临近部位的第 1 站淋巴结转移（如包括胃大小弯、幽门上下、贲门旁及脾门淋巴结）

N2 第 2 站淋巴结转移（如脾、肝总、胃左动脉旁、肝总动脉干、脾动脉干及胰十二指肠后淋巴结），或远离肿瘤部位的第一站淋巴结转移

N3 第 3 站淋巴结转移（包括腹腔动脉旁、腹主动脉旁、肝十二指肠韧带、肠系膜根部及结肠中动脉淋巴结）

三、M 远处转移

M0 无远处转移

M1 有远处转移

我国的胃癌 TNM 分期方法简便易行，有一定的使用价值，但其胃局部淋巴结分组及各类手术范围的区分与 TNM 有矛盾，不利于国际交流。

总之，上述各类胃癌分期各有特点，国际上应用较广泛的是新的 UICC 胃癌 TNM 分期法，其分期简便科学、重复性强，能较好的判断预后及疗效，实用价值较强。但是为了得到准确的分期，要求每个标本取至少 15 枚以上的淋巴结，一定程度上限制了其分期的准确性。胃癌的分期法在今后还有待于进一步的研究和完善。

（王旭光　白雪蕾）

参考文献

1. 日本胃癌學會．胃癌取り扱い規約．14 版．東京：金原出版株式會社，2010.
2. AJCC(American Joint Committee on Cancer). Cancer Staying Manual. (7thed). NewYork: Springer, 2010.
3. 胡祥．第 14 版日本《胃癌处理规约》的重要变更．中国实用外科杂志，2010，30(4)：241-245.
4. Deng JY, Liang H, Sun D, et al. Suitability of7th UICC N stage for predicting the overall survival of gastric cancer patients after curative resection in China. Ann Surg Oncol, 2010, 17: 1259-1266.

5. 陈峻青．日本胃癌处理规约第十二版重要修订内容简介．中国实用外科杂志, 1995 ,15 (1):47-49 .

6. 石神純也,夏越祥次,愛甲 孝．胃癌取り扱い規約、RECISTの現況、課題、展望．日本臨床,2008 ,66 (5):38-41.

7. 日本胃癌研究会胃癌取扱い規約(第1版)．金原出版株式会社,1962:5-21.

8. Japanese Gastric Cancer Association. Japanese classification of gastric carcinoma: 3rd English edition. Gastric Cancer,2011, 14(2):101-12.

9. Japanese Gastric Cancer Association. Japanese classification of gastric carcinoma: 2nd English edition. Gastric Cancer. 1998, 1:10-24.

10. Japanese Gastric Cancer Association. Japanese Gastric Cancer Treatment Guidelines 2010 (ver. 3). Gastric Cancer,2011,14 (2):113-23.

11. Ahn HS, Lee HJ, Hahn S, et al. Evaluation of the seventh American Joint Committee on Cancer/International Union Against Cancer classification of gastric adenocarcinoma in comparison with the sixth classification. Cancer. 2010,116:5592-5598.

第十一章　胃癌病理分型

胃癌的病理分型是以组织形态结构和细胞生物学特征为基础,不同类型的胃癌,其形态结构和生物学行为各异。根据临床病理分期,胃癌分为早期及进展期。不同分期的胃癌有不同的病理分型。

第一节　早期胃癌病理分型

20 世纪 60 年代后,随着纤维内镜的逐渐完善,胃黏膜活检的开展,普查工作的改进与大力施行,早期胃癌病人逐年增加。由于大量早期胃癌病例的积累与研究的深入,对其临床病理特点已取得规律性的认识。近年来,对小胃癌、微小癌甚至“点状癌”以及其癌前病变的研究不断深入。

我国对早期胃癌的研究始于 20 世纪 70 年代初。1972 年,中国医科大学肿瘤研究所应用加压冲洗法经胃脱落细胞学检查发现 1 例浅表Ⅱc 型早期胃癌,这是我国文献中报道的第一例早期胃癌。此后,我国各地先后开展了胃镜检查,有些地区还开展了胃癌普查,早期胃癌病例报道不断增加。

一、早期胃癌的概念

早期胃癌(early gastric cancer)这一术语和概念首先由日本学者于 1962 年提出并逐渐得到国际公认。这一概念的提出有其必要性,因为这种类型胃癌的预后相当好。研究表明早期胃癌总的 5 年生存率在 90% 左右,其中黏膜内癌的 5 年生存率为 98%,黏膜下癌为 88.7%;而早期胃癌的 10 年生存率在 66%~85%。早期胃癌在过去有不同的名称,虽然这些名称共同的概念是癌组织在胃壁浸润比较表浅,但具体含义又有较大差别。有的指限局于腺体的原位癌,有的指黏膜内癌,有的包括癌浸润到黏膜下层甚至浅肌层,并对伴有淋巴结转移者是否列入早期胃癌,意见也不一致。这些反映了当初人们对早期胃癌的概念混淆或理解不一。1962 年,田坂提出癌浸润达黏膜及黏膜下层,包括有淋巴结转移者均为早期胃癌。1963 年,对早期胃癌的定义又修订为“无淋巴结转移者”。但以后经过讨论又取消了“无转移”的规定,仍按“不论癌的大小,不管有无淋巴结转移,凡癌限于黏膜及黏膜下层者均为早期胃癌”,目前这一概念与定义已为多数学者所接受。2000 年的 WHO 胃肠道肿瘤分类将早期胃癌定义为“一种不论有无淋巴结转移、局限于黏膜层或黏膜层和黏膜下层的癌”。

虽然“早期胃癌”这一概念被广泛沿用,但并非没有问题。将浸润深度作为区别早期胃癌与进展期胃癌的概念,对临床是有意义的。但淋巴结转移也是衡量恶性肿瘤进展程度及预后的重要指标,不管有无淋巴结转移都作为早期胃癌显然是需要商榷的。为此,有学者曾建议对早期胃癌应根据临床病理检查,分为早期胃癌无转移组和有转移组两类。

二、早期胃癌的大体分型

据国外资料报道早期胃癌的发生部位，以胃窦部最多见，约为 47.3%，其次为小弯（26.0%）、胃角（12.4%）、胃体（8.0%），大弯和贲门部很少见。全国胃癌病理协作组收集 55 个单位共计 1477 例早期胃癌资料统计，其好发部位为胃窦小弯侧，占 43.7%，其次为胃体小弯侧，约占 19.5%，贲门 9.0%，胃角 6.5%。

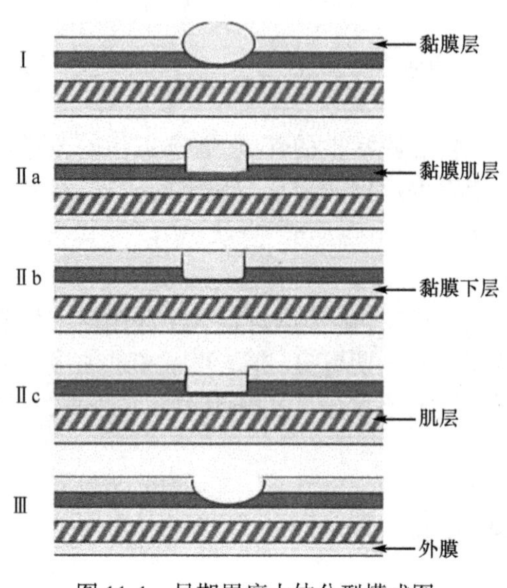

图 11-1　早期胃癌大体分型模式图

早期胃癌癌灶的大小与病程长短、就诊时间早晚和检查手段等多种因素有关，也因肿瘤的生物学性质不同而异。其中，以直径 2.1 ~ 4.0cm 为最多，约占 32.0%；其次为 1.1 ~ 2.0cm，约占 29.7%。

早期胃癌的大体分型是与其概念同时提出来的，目前各国多采用 1962 年日本内镜学会提出的分型方案，尽管其还存在一些缺点，但已被广泛应用于胃镜、X 线诊断，临床外科与病理学领域，也是目前我国最多应用的分型方法（图 11-1）。

（一）Ⅰ型（隆起型，protruded type）

癌肿呈息肉状外观，其隆起高度超过正常黏膜厚度 2 倍以上（>5mm）。胃镜易于发现，但鉴别良恶性不易，隆起形态分为有蒂、短蒂及广基，在早期胃癌中以短蒂、广基者多见。早期胃癌表现黏膜不规则，凹凸不平，呈大小不等、排列不整颗粒状，表面颜色发红或苍白，出血或糜烂，隆起大小往往>1cm。

（二）Ⅱ型（浅表型，superficial type）

癌灶比较平坦，不形成明显的隆起或凹陷，此型根据凸凹程度不同又可分为 3 个亚型。

1. Ⅱa 型（浅表隆起型，elevated type）　其高度小于黏膜厚度 2 倍，隆起高度不到 5mm，形态呈圆形、椭圆形，表面凸凹不平，有不均匀颗粒，色泽同周围黏膜或发红、苍白，有糜烂。

2. Ⅱb 型（浅表平坦型，flat type）　癌灶隆起或凹陷不明显，有灰白色或深红色的色泽改变，黏膜不光滑，粗糙感，触之出血，与周围黏膜分界不清。

3. Ⅱc 型（浅表凹陷型，depressed type）　最常见，黏膜呈现浅凹或糜烂，底部有细小颗粒，或覆盖白薄苔，或岛状黏膜微隆起，边缘不规则，呈齿状、虫蚀状，有出血，周围黏膜皱襞向中心聚集，呈中断、变细、变钝、尖端膨大、融合、虫蚀状。

（三）Ⅲ型（凹陷型，excavated type）

Ⅲ型又称溃疡型，癌灶较周围黏膜明显凹陷，可形成溃疡，但癌组织未超过黏膜下层。

此外，依病变主次不同，还有一些混合型，如Ⅱc+Ⅲ型或Ⅱa+Ⅱc 等等。按这种分型方案各学者统计早期胃癌大体分型结果如表 11-1。

表 11-1　早期胃癌大体分型结果

作者	年份	例数	Ⅰ	Ⅱa	Ⅱb	Ⅱc	Ⅱa+Ⅱc	Ⅱc+Ⅲ	Ⅲ+Ⅱc	Ⅲ
林田	1969	2364	229	215		800		552		
崎田	1970	275	44	15		94	34	43	36	3
长与	1966	322	29	3	6	51				233
菅野	1972	269	14	35		83		137		
				(Ⅱa+Ⅱc)		(Ⅱc+Ⅱb)			(Ⅲ)	
广田	1981	1000	(97)	(119)	(20)	(572)	(103)	(109)	(43)	(7)
		(1097 灶)				(Ⅱc+Ⅱa)				
全国胃癌协作组	1981	288	17	22	37	91		41	28	52
中国医科大学肿瘤研究所	1984	66 (75 灶)	(2)	(7)	(7)	(37)		(10)	(9)	(3)

（四）我国分型方案

胃癌发生后，当癌变组织继续增殖时，或向胃腔隆起，或向胃壁深层浸润形成溃疡凹陷，或是在黏膜层内横向蔓延。根据这种生长特点，并考虑大体形态、组织发生和临床意义等，1976 年辽宁省部分病理医生汇集了全省 80 余例早期胃癌标本和资料，对病变范围、界限是否清楚和病理组织学等方面，应用双盲法进行了早期胃癌大体分型的研究，提出如下分型方案，将早期胃癌分为三型。

1. 隆起型　肿瘤呈息肉样隆起，高出胃黏膜 5mm 以上，有蒂或无蒂，原发或继发于黏膜息肉者。

2. 浅表型　无明显的隆起或凹陷，亦称平坦型或胃炎型。此型又分为两个亚型，浅表局限型（肿瘤直径在 4cm 以下，比较局限，境界清楚）和浅表广泛型（肿瘤直径超过 4cm 以上，境界多不清楚）。

3. 凹陷型　指溃疡深度达黏膜下层以下，但癌组织不超过黏膜下层者，包括溃疡恶变及其他型早期胃癌发展而来的。

三、早期胃癌的组织学分型

早期胃癌的组织学分型与进展期胃癌的组织学类型基本相同。胃癌的组织学分型方法较多，目前最常采用的是世界卫生组织（1979 年）提出的分类方案，日本胃癌研究会提出的分类方法也受到广泛重视。全国胃癌协作组参考 WHO 与日本胃癌研究会的分类方法，结合我国的情况，将早期胃癌的组织学类型分为乳头状腺癌、管状腺癌（高分化及中等分化）、低分化腺癌、印戒细胞癌、黏液腺癌、硬癌、未分化癌及混合癌等。其中，以管状腺癌最多见，其次为低分化腺癌，未分化癌最少见。全国 1389 例单发早期胃癌统计，高、中分化的管状腺癌为 49.9%，乳头状腺癌为 8.1%，低分化腺癌为 21.2%，未分化癌仅 2.7%。

胃癌的组织病理学表现较为复杂，不同的胃癌有不同的特点，胃癌在生长发展过程中形态也发生变化。石黑信吾等把仅见乳头状腺癌、管状腺癌者作为分化型；把仅见低分化腺癌及印戒细胞癌者作为未分化型；呈两者混合形态者作为混合型。对 246 例深达黏膜下的癌灶进行了研究,结果观察到从黏膜浅层向黏膜下深层浸润的过程中,有从分化型癌经混合型变为未分化型癌的现象。因此早期胃癌的组织病理学所见与进展期胃癌的表现也略有差异,即早期胃癌的组织学类型有分化较高的倾向。

四、早期胃癌的特殊类型

早期胃癌的特殊类型最早是由中国医科大学肿瘤研究所于 1985 年提出。这些类型的早期胃癌都各有其自身的生物学特点,不同于一般意义的早期胃癌。主要包括平坦弥漫型、平坦局限型、微小癌、小胃癌、一点癌、多发性早期胃癌、残胃早期癌等。

(一) 平坦弥漫型

平坦弥漫型又称浅表广泛型,简称 Super 型,是指癌组织在黏膜内向周围浸润能力强,癌肿区域面积一般大于 $4cm^2$ 者,肿瘤界限不清。因此,手术切除时癌组织易残留。

(二) 平坦局限型

平坦局限型又称浅表局限型,简称 Pan 型,是指癌组织范围较小,直径多在 4cm 以内,但向深部浸润能力强,较早出现淋巴结转移。因此,手术时应注意淋巴结的清扫。

上述两种类型早期胃癌的生物学特性有所不同,认识这两种类型的意义,在于提示临床医师警惕平坦弥漫型易因肿瘤界限不清,胃壁增厚不明显,病变范围广而造成癌残留;平坦局限型则易深侵及转移而应充分重视淋巴结清扫。

(三) 微小癌

微小癌又称为微小胃癌(micro-gastric cancer),是指癌灶最大径在 5 mm 以下的胃癌。日本北村报道其占早期胃癌的 13. 9% ,而望月的资料显示在 441 例早期胃癌中仅有微小癌 19 例 22 个癌灶,占 4. 3% ;国内胃癌协作组在 1477 例早期胃癌中检出微小癌 183 例,共 231 个灶,占 12. 5% 。微小癌的大体类型以Ⅱb、Ⅱc、Ⅱa 型多见,国内胃癌协作组的统计资料显示Ⅱ b 型占 36. 4% 、Ⅱc 型占 34. 6% 、Ⅱa 型约占 11. 7% 。微小癌的大体分型,应有别于一般早期胃癌的分型,因为相当一部分微小癌是“隐匿型”。微小癌的组织学类型比较单纯,绝大多数为管状腺癌,其次为低分化腺癌,其他类型均较少见。

微小癌为胃癌的最早发展阶段,其在病理形态上具有以下特点:①在大体形态上基本为平坦型。其中,2/3 为Ⅱb 型,1/3 为Ⅱc 型。②组织学类型比较简单,主要为管状腺癌,其次是低分化腺癌和印戒细胞癌。③癌细胞的分化一般更为幼稚,除干细胞型的比例较高外,其他组织类型的癌细胞亦在某些分化性特征上表现得不明显;印戒细胞癌中亦常杂有多数缺乏黏液分泌的干细胞型癌细胞。④癌组织内间质稀少,癌周淋巴细胞及其他组织反应轻微。⑤基本上为黏膜内癌,只有极少数可浸润至黏膜下层。

(四) 小胃癌

小胃癌(small-gastric cancer)是指癌灶直径为 6 ~ 10mm 的胃癌。日本广田等报道国立癌中心在 23 年间切除的早期胃癌 1536 例中,检出微小癌 77 例 77 个癌灶;检出小胃癌 115 例 118 个癌灶。国内胃癌病理协作组在 1477 例早期胃癌中检出小胃癌 225 例,共 233 个癌灶,检出率为15.2%。

小胃癌及微小胃癌 Murakami 肉眼分型:隆起型,包括结节型和半球型;平坦型,包括红色微凹型和红色微隆型;凹陷型,包括红色凹陷型、瘢痕凹陷型、边缘充血型和皱壁集中型。小胃癌的大体类型以Ⅱc型最多见,约占50%,其次为Ⅲ型和Ⅱb型,分别占15%和10%左右,其他类型相对较为少见。小胃癌的组织类型介于微小癌与一般早期胃癌之间,也主要为管状腺癌,其次为低分化腺癌和印戒细胞癌。

(五) 一点癌

一点癌(one-point cancer)是指胃黏膜活检材料诊断为癌,而在手术切除标本上不仅肉眼找不到癌灶,就是经详细地大量系列连续组织切片,仍然找不到癌组织时,称此活检组织为"一点癌",也称之为超微癌。此虽然属于微小癌,但仅指显露于胃黏膜、可能是比微小癌更小的癌灶。

(六) 多发性早期胃癌

多发性早期胃癌是指在同一胃内同一时间发生各自独立的2个以上的早期癌病灶。对于判定多发性胃癌的标准,目前一般都按照 Warren 及 Gates 提出的标准,即:①各病灶肯定都是恶性的。②各病灶间有正常的胃壁间隔。③必须严格除外一个癌灶有从另一癌灶发展或转移而来的可能性。上述标准也适用于判定多发性早期胃癌。

多发胃癌在早期胃癌的发生频度较进展期胃癌高,文献报道占全部胃癌的1%~5%,占早期胃癌的6%~10%。病变部位以胃窦小弯最多(45.5%),其次是胃体小弯(14.1%),并见贲门胃底部单发癌多,胃窦前、后壁以多发癌为多。癌灶的大体形态报道不一,北冈见主癌灶凹陷型多,顺次为Ⅱc、Ⅱa、Ⅰ型和Ⅲ型,约80%的病例主副癌灶形态相同。我国则见多发癌以Ⅰ型、Ⅱa型与Ⅱb等平坦或隆起型多。国内外报道组织学类型主副癌灶相同者多,北冈的资料为75.8%,春间贤报道为81.0%。我国资料为78.2%,多为管状腺癌。

(七) 残胃早期癌

残胃作为一种癌前状态,虽然其癌变率低,占1.0%~1.5%,但在大部分胃切除术后,残胃内环境变化,如胃泌素减少,激素平衡失调,胃肠吻合引起胆汁反流,胃内碱性环境促进细菌繁殖增长使胃炎加重,如同时有反复致癌因素作用则易发生残胃癌变。如治疗及时可有较长存活时间。国内早期残胃癌报道极少,最长1例已存活15年以上。

第二节　进展期胃癌病理分型

目前,我国除了少数医院每年能诊治一定数量的早期胃癌之外,绝大多数都是进展期胃癌。因此,进展期胃癌在胃癌防治研究工作中,仍占有相当重要的地位。所谓进展期胃癌(advanced gastric cancer)系指胃癌组织侵达肌层或更深者,不论其是否有淋巴结转移,也称为中晚期胃癌。进展期胃癌好发于胃窦部,其次为胃底贲门,胃体较少。

一、进展期胃癌的大体分型

胃癌的大体形态各异,不同大体形态的胃癌其生物学特性和临床意义差异显著。

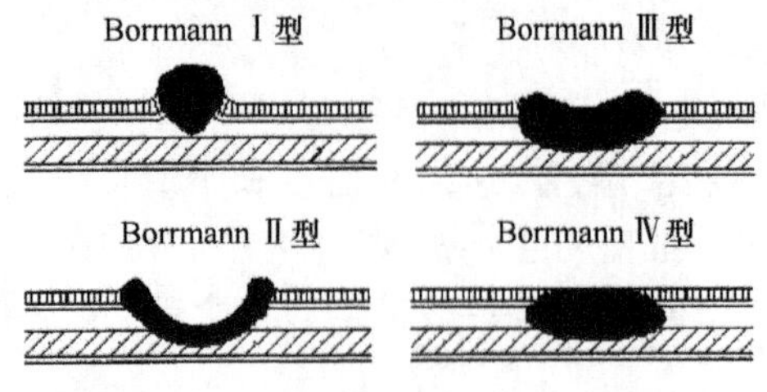

图 11-2　进展期胃癌 Borrmann 大体分型

（一）Borrmann 分型

在进展期胃癌大体形态分型中，Borrmann 分型（1926 年）是国外最广泛采用的一种，其是根据癌组织在胃壁的浸润方式和黏膜面癌肿的形态而分为四型（图 11-2）。

1. Borrmann Ⅰ型　Ⅰ型癌组织主要向胃腔内隆起，呈息肉状或巨块状，所以也称为息肉状癌或巨块型癌，有的呈蕈伞状或结节状，肿物的基底较宽，常在表面形成不甚明显的糜烂或溃疡，浸润现象不明显，生长缓慢，转移也较晚。

2. Borrmann Ⅱ型　Ⅱ型胃癌形成明显的溃疡，溃疡直径较大，常>2cm；溃疡底部不规则，凹凸不平；溃疡的边缘明显隆起，似火山口或呈结节状围堤。浸润现象不明显，因此也称为局限溃疡型。

3. Borrmann Ⅲ型　Ⅲ型胃癌亦具有明显的溃疡，但溃疡边缘呈坡状，向周围有浸润，亦称浸润溃疡型。

4. Borrmann Ⅳ型　Ⅳ型胃癌呈弥漫性浸润，有时浸润较广泛，主要是在黏膜下层、肌层及浆膜下浸润，向胃腔内突出不明显，因周边无明显界限，黏膜皱襞多消失或不整，胃壁广泛增厚变硬，胃腔变狭，称“革囊胃”。癌的中心部表面有时形成不太明显的浅溃疡，因浸润明显而且广泛，所以也称“弥漫型癌”或“浸润型癌”。

在 Borrmann 的四个类型中，以Ⅲ型及Ⅱ型多见，Ⅰ型少见。近年来，在 Borrmann 原四种分型的基础上又增添了两型，即将全部早期胃癌叫做 Borrmann 0 型，而把不能归入以上四型者，叫做 Borrmann V 型。

Borrmann 分型与癌的组织学类型有一定的联系。一般分化较高的乳头状、乳头管状或管状腺癌多呈现 Borrmann Ⅰ型或Ⅱ型；而分化较低的腺癌、未分化癌及印戒细胞癌往往呈Ⅳ型或Ⅲ型。

Borrmann 胃癌大体分型自 1926 年发表至今一直为世界各国沿用，表明 Borrmann 分型有其突出优点，即它基本上能够反映胃癌的生物学行为，既简便又实用，病理医生及临床医生均愿采用。Borrmann 分型与胃癌手术后 5 年生存率的关系，如表 11-2 的报道。

表 11-2　Borrmann 分型与术后 5 年生存率的关系

作者	病例数	5 年生存率（%）			
		Borrmann Ⅰ	Borrmann Ⅱ	Borrmann Ⅲ	Borrmann Ⅳ
山初（1976）	525	41.7	35.7	13.7	5.4
全国胃癌协作组（1983）	6505	23.4	16.7	18.8	7.2

（二）全国胃癌协作组分型

全国胃癌协作组病理组制订的《胃癌病理检查及诊断规范》中规定，进展期胃癌的大体形态分为以下几型：

1. 结节蕈伞型　肿物主要向胃腔内生长，呈结节状、息肉状，中央可有溃疡，但溃疡较浅，切面界限清楚。

2. 盘状蕈伞型　肿瘤呈盘状,边缘高起外翻,中央有溃疡,切面界限清楚。

3. 局部溃疡型　似慢性胃溃疡,但溃疡较深,边缘隆起,界限清楚。

4. 浸润溃疡型　溃疡底盘大,浸润范围广泛,切面界限不清。

5. 局部浸润型　即局部革囊胃,肿物向周围扩展呈浸润性生长,表面可有糜烂或浅表溃疡。

6. 弥漫浸润型　即革囊胃,此型特点为癌组织累及大部胃或全胃,使胃壁僵硬,胃腔变小。

7. 表面扩散型　肿瘤主要在黏膜或黏膜下层浸润,范围较大,有小区浸润肌层或肌层以外。

8. 混合型　有上述几型中之两种或两种以上病变者。

按此分型方案,全国胃癌病理协作组 8523 例进展期胃癌统计,以浸润溃疡型最多,占 41.6%,以下依次为局限溃疡型(25.5%),结节蕈伞型(8.2%),盘状蕈伞型(8.0%),局限浸润型(7.8%),弥漫浸润型(4.9%),表面扩散型(0.8%)。

(三)其他分型

梶谷(1950 年)将进展期胃癌的大体形态分为限局型、中间型及浸润型三型。这是一种为了临床适用而简化的分型,是在 Borrmann 分型的基础上进一步归类,将 Borrmann Ⅰ型、Ⅱ型划为限局型,Borrmann Ⅲ、Ⅳ划为浸润型,Borrmann Ⅱ、Ⅲ型混合或过渡者划为中间型。这种分型在日本较有影响,已纳入日本的《胃癌外科、病理处理规约》中。

中国医科大学肿瘤研究所张荫昌等(1964 年)按胃癌的三个主要生长形态分为蕈伞型、溃疡型及弥漫型三型。

陈峻青等(1980 年)将胃癌大体形态分为限局型和浸润型两型,其将 BorrmannⅠ、Ⅱ这两种倾向于限局性生长的胃癌划为限局型,将有浸润倾向的 Borrmann Ⅲ、Ⅳ、Ⅴ型划为浸润型。这种分型是从胃癌的生物学行为在大体形态上的表现而制订的,它便于临床医生掌握,特别是外科医生在手术前或术中据此容易确定胃癌的大体分型,并施以适当的手术方式。

二、进展期胃癌的组织学分型

进展期胃癌组织结构比较复杂,其分型方案也较多,目前学者们普遍认为,一个较合理的胃癌组织学分类方法应考虑以下几个方面:①分型尽可能简明扼要,便于多数人掌握和应用;②对判定预后和统计有价值;③与世界卫生组织的分型能够相互对应;④以整个癌灶内占相对优势的组织为准。以下列举几种较常用的分类法。

(一)WHO 的胃癌组织学分型

1979 年,经 Oota 及 Sobin 两人提议,WHO 发表了胃癌的国际组织学分型。

1. 腺癌(adenocarcinoma)

(1)乳头状腺癌(papillary adenocarcinoma)

(2)管状腺癌(tubular adenocarcinoma)

(3)黏液腺癌(mucinous adenocarcinoma)

(4)印戒细胞癌(signet ring cell carcinoma)

2. 腺鳞癌(adeno acanthoma)

3. 鳞状细胞癌(squamous cell carcinoma)

4. 类癌(carcinoid)

5. 未分化癌(undifferentiated carcinoma)

6. 未分类癌(unclassified carcinoma)

对两种组织类型并存者进行分型时,以占优势的组织学类型为据,并注明次要的组织学类型。另外,对腺癌按其分化程度(分化程度最低的部分)分为:高分化型腺癌、中分化型腺癌和低分化型腺癌。

(二) 日本胃癌组织学分型

日本胃癌组织学分类最初是由日本病理学会的胃癌组织学分类委员会所制定,后经胃癌组织学分类检讨委员会重新修订。具体分类如下:

1. 普通型

(1) 乳头状腺癌(papillary adenocarcinoma)

(2) 管状腺癌(tubular adenocarcinoma):①高分化型(highly differentiated adenocacinoma);②中分化型(moderately differentiated adenocacinoma)。

(3) 低分化腺癌(poorly differentiated adenocarcinoma)

(4) 黏液腺癌(mucinous adenocarcinoma)

(5) 印戒细胞癌(signet ring cell carcinoma)

2. 特殊型

(1) 腺鳞癌(adenoacanthoma)

(2) 鳞状细胞癌(squamous cell carcinoma)

(3) 类癌(carcinoid)

(4) 未分化癌(undifferentiated carcinoma)

(5) 其他

同一胃癌灶内可呈现多种组织类型,根据其中占优势的组织类型,确定其组织学类型。如果两种组织型并存或混合出现,而又不易判断何者占优势时,则以深部生长前沿者为标准。

(三) 全国胃癌协作组分型

1. 乳头状腺癌(papillary adenocarcinoma)

2. 管状腺癌(tubular adenocarcinoma)

3. 低分化腺癌(poorly differentiated adenocarcinoma)

4. 黏液腺癌(mucinous adenocarcinoma)

5. 印戒细胞癌(signet ring cell carcinoma)

6. 未分化癌(undifferentiated carcinoma)

上述三种进展期胃癌的组织学分型虽略有不同,但所有的术语和含义以及形态学标准基本上一致。现将各型胃癌的组织病理学所见描述如下:

1. 乳头状腺癌 癌细胞构成很多乳头状结构(图 11-3),向癌组织表面或向癌组织内扩张的腺腔内呈分支的乳头状突起。乳头的形态不一,可呈细长、粗短、逐级分支状。大多数乳头中心有纤维性轴心,外围被覆的癌细胞呈柱状或立方形,常保持着一定的极性,这是一种分化较好的腺癌。有的乳头仅有癌细胞构成,无纤维性轴心,此即假乳头。也有的呈乳头状和管状混合的腺癌,称为乳头管状腺癌。乳头状腺癌的典型结构常常见于癌组织的浅表部,越向深部浸润其分化越低,在胃切除标本常见表面为乳头状腺癌,越向深层则逐渐移行为管状或低分化腺癌。此型胃癌的生长方式常呈外生性息肉状的肿块向胃腔内突入,当向深部浸润时,呈膨胀性生长,与周围组织界限明显,癌周常出现较多的淋巴样细胞反应或纤维包裹现象。

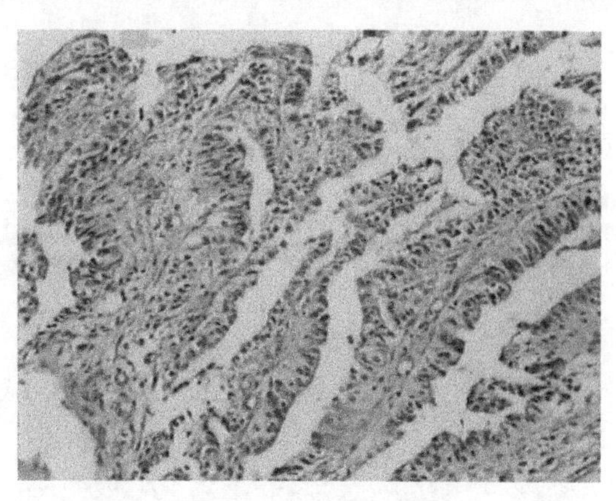

图 11-3 胃乳头状腺癌

癌细胞向腺腔内生长呈乳头状,乳头内有纤维性轴心

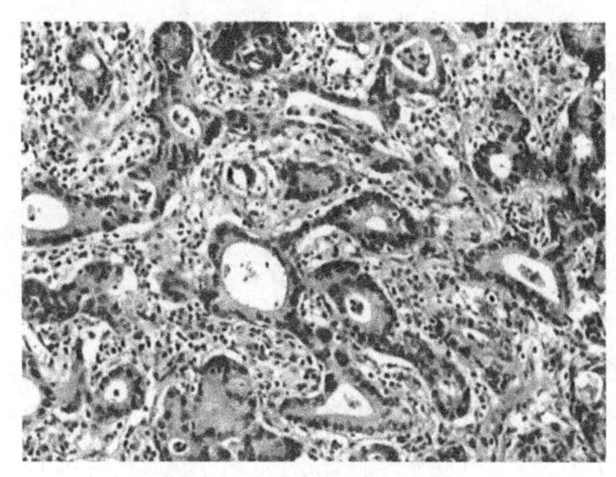

图 11-4 胃中分化管状腺癌

腺管较小,排列不甚规则,癌细胞多为立方形或矮柱状

2. 管状腺癌 癌细胞形成较明显的管腔,即在纤维间质内形成分支的腺管。管腔或大或小,有的呈囊状扩张,有的管腔很小,即所谓腺胞样腺癌,腺管排列疏密不等。癌细胞呈柱状或立方形,有时因管腔内存有分泌物或坏死物而癌细胞被挤压成扁平状。此型腺癌呈高分化状,腺管形状及排列较规则,癌细胞分化较好,排列整齐,仍有极性,有的分化较差,为中等分化腺癌(图 11-4)。此类腺癌大体生长方式,或向胃腔内突出,或伴较明显的深部浸润,溃疡型癌中多见这类腺癌。

3. 低分化腺癌 仅在局部区域可见腺管形成或黏液分泌。其组织像变异较多,不如管状腺癌单一。癌细胞以立方形为主,细胞核常偏位,核分裂象多见,胞质中可含有黏液空泡。根据组织结构不同大致可分为两类:实性型,呈实性、片状或管状结构不清楚的腺泡状结构。过去称之为单纯癌或髓样癌。伴有淋巴间质的也归于此类;非实性型,呈腺泡状、梁状,或少数细胞或单个细胞的小癌巢,弥漫浸润,间质丰富。应当注意黏膜层和胃壁深层浸润的癌组织图像可能不同,应根据优势原则划分类型。如在黏膜层为印戒细胞或中分化管状腺癌,但在胃壁深层无腺管形成,应归于低分化腺癌。

4. 黏液腺癌 癌细胞形成管腔,能分泌大量的黏液排出胞质外到腺腔内,由于黏液物质的堆积,可使许多腺腔扩张或破裂,黏液物质浸润间质,即形成黏液湖。HE 染色的切片中,为一大片淡蓝色物质,见有单个或呈索状、团块状的癌细胞漂浮于黏液湖中。间质相对较少,有时两个癌巢间仅见纤细的纤维间隔。此型胃癌在大体形态上往往呈半透明胶冻样,故也有“胶样癌(colloid carcinoma)”或“黏液癌(mucoid carcinoma)”之称。

5. 印戒细胞癌 癌细胞含有不等量的黏液,在不同病例中,可有部分或多数细胞呈印戒状、核偏位,胞质内充满黏液(图 11-5)。少数可有腺管形成倾向。有的病例在黏膜层内

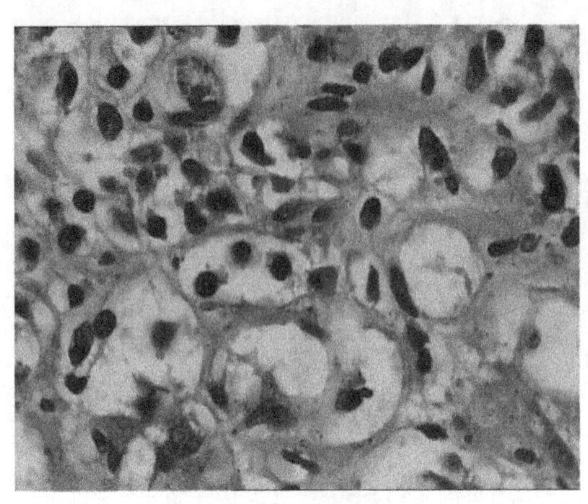

图 11-5 印戒细胞癌
癌细胞胞质内含大量黏液,胞核被挤到一侧,形似戒指

为印戒细胞癌,而在深层浸润部分则为低分化腺癌,应根据优势原则划分类型。印戒细胞癌有三种类型:①癌细胞细胞核偏位,胞质内含中性黏液的嗜伊红颗粒。②细胞具有胞质内小囊,其边界为 PAS 阳性。③癌细胞胞质因酸性黏液分泌颗粒而扩张似杯状细胞。三种癌细胞既可独立存在,也可混合出现,癌细胞呈弥漫性浸润,伴有大量纤维化。

6. 腺鳞癌 腺鳞癌是指在同一胃癌组织内既有腺癌组织型,又有鳞癌的部分,并可见两者有移行,这种情况多是腺癌的鳞状化生也称腺棘癌。如两者没有移行,而同时存在则称之为碰撞癌,此癌较少见。

7. 未分化癌 如前述低分化腺癌中,癌细胞完全不形成腺样结构,呈未分化的形态时称未分化癌。但此分型方案中的未分化癌是指不形成腺样结构的实体性癌,亦可称单纯癌或髓样癌。

三、胃癌的组织学分型与生物学行为

胃癌细胞的增殖生长代谢特征、浸润生长方式、组织学形态、分化程度、转移扩散规律以至癌细胞抗原的转化和宿主的免疫反应状态等,都是胃癌的生物学行为表现。研究胃癌的生物学行为,对探讨胃癌的病因,了解组织发生(起源),指导临床治疗和判断预后等具有重要意义。

(一)张氏分型

1964 年,张荫昌等首次报道了胃癌的生长方式的分型。根据病理切片所见按浸润生长方式进行了分类,把胃癌分为团块状生长、弥漫性生长和巢状生长三种类型。

1. 团块状生长型(massive growth pattern) 胃癌在胃壁内呈膨胀性生长,腺癌癌巢聚集成较大的团块状,向周围推挤,癌细胞与周围组织之间的界限较为明显。癌灶周围有多量淋巴样细胞反应,组织学上多为高分化乳头状腺癌及管状腺癌,但也有少数中分化腺癌或未分化癌,生长方式也呈团块状,癌周的淋巴细胞反应也很明显。

2. 弥漫性生长型(diffuse growth pattern) 癌细胞呈散在的或细条索状弥漫地向胃壁浸润生长,与“正常”胃壁组织无明显界限,因此多无纤维包裹,炎性反应也较轻微。此型多见于溃疡型、印戒细胞癌等。

3. 巢状生长型(nest growth pattern) 指癌巢呈小腺管状或条索状分散地向胃壁浸润生长,是介于上述两种类型之间的形态。

上述三种生长方式有时混合,则以生长前沿部的生长方式为准,生长方式的划分不单是组织学图像上的分型,主要是表现胃癌的浸润生长倾向以及宿主的免疫反应状态,所以它是癌宿主与癌肿之间相对抗的反映,在淋巴结转移和临床预后方面都有所不同。此种分型与临床预后关系为：团块状生长的胃癌预后最好，弥漫性生长的胃癌预后最差。

（二）Lauren 分型

1965 年，Lauren 及 Jarvi 根据胃癌手术标本的组织结构和组织学特性的观察，将胃癌分为肠型胃癌和弥漫性胃癌两型。此分型对胃癌的流行病学和临床研究具有重要价值。

1. 肠型胃癌　此型胃癌的组织学特点是形成明显的腺体结构，即高分化的乳头状腺癌或管状腺癌，癌细胞呈高柱状，排列整齐，极性清楚，有时还可以看到清楚的刷状缘，所以形态上很像大肠癌，此型占 53%。

2. 弥漫型胃癌　弥漫型胃癌起源于胃固有黏膜，癌细胞分化较差，呈弥漫性生长，缺乏细胞连接，一般不形成腺管，许多低分化腺癌和印戒细胞癌属于此型，占 33%。年轻女性易出现淋巴结转移和远处转移，预后较差。

（三）Ming 分型

1977 年，Ming 根据胃癌生长方式将胃癌分为膨胀型和浸润型两类。这种分型在反映肿瘤生物学行为方面优于组织学分型，且与患者预后有一定关系。膨胀型肿瘤呈膨胀性生长，癌细胞集聚成大的团块状，边界清楚。浸润型肿瘤呈浸润性生长，瘤细胞分散成条索状，不形成大的团块，与周围组织无明显界限，多为低分化腺癌或印戒细胞癌，预后较前者差。

（四）中村分型

1967 年，中村恭一根据胃癌的组织发生观点，分为分化型胃癌和未分化型胃癌，前者相当于肠型，后者相当于胃型。

1. 分化型胃癌　发生于肠组织转化黏膜，呈局限性生长。大体相当于 Borrmann Ⅰ、Ⅱ和Ⅲ型，组织学类型多为乳头状腺癌或管状腺癌。男性多见，多发于中老年，临床表现可出现黄疸，少数可发生腹水，不发生腹膜种植，但常可经门脉引起肝转移，也可发生肺转移。

2. 未分化型胃癌　发生于胃固有黏膜，呈弥漫性生长，相当于 Borrmann Ⅲ、Ⅳ型，组织学类型多为印戒细胞癌、硬癌。女性多见，好发于年轻人，易发生种植。临床常表现为癌性腹膜炎、腹水，可以经淋巴道转移到肺，并引起癌性胸膜炎，肝转移较少见。

（五）日本胃癌研究会分型

在日本《胃癌处理规范》中，将胃癌对其周围组织的浸润生长（infiltrative growth）按周边的优势部分分为三型。①膨胀性（INF-α）：癌与周围组织间界限清楚。②浸润增殖性（INF-β）：处于 INF-α 与 INF-γ 之间者。③浸润性（INF-γ）：癌与周围组织间的界限不明显。

（六）连接型胃癌与分离型胃癌

1977 年，Fujita 根据研究胃黏膜上皮细胞的细胞增殖动力学及胃癌的组织发生学而将胃癌细胞分为两类。在正常状态下，胃黏膜的上皮细胞中有一类具有结合的特性，即细胞间有比较紧密的连接，因而在细胞移动中不互相分离；另一类上皮细胞具有倾向分离的特性，细胞间相互连接不紧密，当细胞移动时，常常分散开来。与上述现象相联系的是，胃癌细胞在增殖浸润时也呈现出这两种不同的倾向。

1. 连接型(associated type)胃癌 亦称A型胃癌,癌细胞相互间连接紧密。由于癌细胞间的连接而形成了腺管状、腺胞状或乳头状癌巢,因此是高分化腺癌。据称此类癌细胞的生命周期为2.5~13天,所以它的增殖周期比正常胃黏膜上皮细胞还慢,因此在正常黏膜上皮细胞中间出现一个或数个此类癌细胞,则可能被向黏膜表面移动的正常上皮细胞排挤掉,并在移向胃黏膜表面的过程中(2~4天)还未来得及完成一次分裂便结束了生命。

2. 分离型(dissociated type)胃癌 亦称D型胃癌,印戒细胞癌是典型的分离型胃癌,放射自显影研究表明这类癌细胞是非增殖性的,但有时在这类癌细胞中间伴有一些体积较小的癌细胞,在黏液染色时方能证明它在合成黏液物质,后者是具有增殖活力的。在早期胃癌中,有时可见这类癌细胞出现在胃黏膜的增殖带,在进展期胃癌的生长期前沿的癌细胞也常呈现这种形态。

D型胃癌的发生与A型胃癌一样,在增殖带开始出现癌细胞时,即随着细胞的增殖而向上或向下移动,这种癌细胞一方面本身逐渐丧失了增殖能力,同时随着移动的细胞行列而消失。这种分型表明了两类胃癌不同的组织发生学和生物学特点。

(张荫昌 袁 媛)

参考文献

1. Correa P. Human gastric carcinogenesis: a multistep and multifactorial process-first American society award lecture on cancer epidemiology and prevention. Cancer Res,1992,52:6735-40.
2. 王恩华. 病理学. 第2版. 北京:高等教育出版社,2008:204-206.
3. 中村恭一. 胃の常見良性病変. 東京:金芳堂,1972:118-120.
4. 张文范,张荫昌. 胃癌. 第2版. 上海:上海科学技术出版社,2001:51-59.
5. 村上忠重. 胃潰瘍癌一考え方の変遷. 胃と腸,1976,11(5):561-565.
6. Rugge M,Correa P,Dixon MF,et al. Gastric dysplasia: the Padova international classification. Am J Surg Pathol,2000,4:167-72.
7. 江正辉. 早期胃癌. 上海:第二军医大学出版社,2006:138-41.
8. 全国胃癌协作组. 1477例早期胃癌病理分析. 中华消化杂志,1990,10(5):287-90.
9. 张荫昌. 胃病理及胃黏膜活检. 沈阳:辽宁科学技术出版社,1988:26-35.
10. WHO CC News Letter. WHO Collaborating Center for Evaluation of Methods of Diagnosis and Trealment of Stomach Tokyo,Japan: Cancer,NO. 14,July 1983
11. 全胃胃黏膜"一点癌"研究协作组. 胃黏膜"一点癌"胃镜检查诊断与病理组织学对比观察(附25例分析). 中华肿瘤杂志,1991,13(3):226-229.
12. 游伟程. 胃癌. 北京:中国医药科技出版社,2006:221-229.
13. 袁媛,张荫昌,张佩范. 胃黏膜"点状癌"的病理诊断(附胃黏膜"点状癌"的临床病理分析). 实用肿瘤学杂志,1993,2:18-20.
14. Takekazu yamao. Risk factors for lymph node metastasis from intramucosal gastric carcinoma. Cancer,1996,77(4):602-607.
15. 王梅先,张荫昌,张佩范. 1477例早期胃癌病理分析--中国早期胃癌病理学特点. 中华肿瘤杂志,1993,15(6):368-70.
16. 袁媛,吴烨秋,张佩范等. 157例早期癌临床病理及其30年变化趋势分析. 中国医科大学学报,1993,22(5):340-342.
17. Sugano H. Pathological studies of human gastric cancer. Acta Pathol Jpn,1982,32(suppl 2):329-334.
18. 李勇. 胃癌. 北京:科学技术文献出版社,2009:82-87.
19. Ming SC. Gastric carcinoma,A pathohistological classification. Cancer,1977,39:2475-2480.
20. 全国胃癌病理协作组. 8523例中晚期胃癌的病理组织学观察. 中华病理学杂志,1983,12:37-40.
21. 刘倩. 胃癌. 北京:人民卫生出版社,2004:200-206.
22. 张延龄. 一种新的胃癌UICC-TNM分期系统的优点. 国外医学. 外科学分册,2000,27(4):248.

23. Katai H, Yoshimura K, Maruyama K, et al. Evaluation of the new international union against cancer TNM staging for gastric carcinoma. Cancer, 2000, 88: 1796-1780.
24. 陈峻青．日本胃癌处理规约第13版重要修改内容简介．中国胃肠外科杂志,1999,2(3):1-4.
25. 洪骏,毕健威．国际TNM分期与日本胃癌分期指导意义的区别．中华胃肠外科杂志,2010,13(10):790-92.
26. 陈磊．分子肿瘤病理学的新进展．癌症,2007,26(1):106-12.
27. Golub TR, Slonim DK, Tamayo P, et al. Molecular classification of cancer: class discovery and class prediction by gene expression monitoring. Science, 1999, 286(5439): 531-37.
28. 李艳萍,张建军．常见恶性肿瘤分子分期、分子分型研究进展．国外医学．肿瘤学分册,2003,30(5):333-36.
29. Zhang YJ, Fang JY. Molecular staging of gastric cancer. J Gastroenterol Hepatol, 2008, 23(6): 856-60.
30. Lee HJ, Nam KT, Park HS, et al. Gene expression profiling of metaplastic lineages identifies CDH17 as a prognostic marker in early stage gastric cancer. Gastroenterology, 2010, 139(1): 213-25.
31. Bi J, Lau SH, Lv ZL, et al. Overexpression of YKL-40 is an independent prognostic marker in gastric cancer. Hum Pathol, 2009, 40(12): 1790-97.
32. Senapati S, Chaturvedi P, Sharma P, et al. Deregulation of MUC4 in gastric adenocarcinoma: potential pathobiological implication in poorly differentiated non-signet ring cell type gastric cancer. Br J Cancer, 2008, 99(6): 949-56.
33. Zheng HC, Takahashi H, Li XH, et al. Overexpression of GRP78 and GRP94 are markers for aggressive behavior and poor prognosis in gastric carcinomas. Hum Pathol, 2008, 39(7): 1042-49.

第十二章　胃癌分子分型及分子分期

长期以来,组织病理学诊断对肿瘤诊断分型一直具有不可取代的重要作用,是肿瘤诊断的金标准和临床治疗的基础。然而临床实践显示,常规病理学诊断方法难以有效早期检出恶性肿瘤,或对其病程演进转归及治疗反应做出准确判断和预测;即使负荷有相同组织学形态(包括分期、分级)的肿瘤如果采取相同的治疗方案,患者的临床病程、对治疗的反应以及预后也可能具有明显差异。故病理学诊断在肿瘤诊断及预后方面存在一定局限性。组织学病变是发生于分子水平的病理改变集合并累积的结果,在相同组织类型、发生于不同个体的肿瘤之间,能够导致一系列细胞功能失调的遗传学或表观遗传学分子水平改变却可能千差万别,而肿瘤的分子类型则能够为其组织形态学特征补充提供更多、更有意义的临床相关信息。全面准确认识、理解与临床表现密切相关的、重要的肿瘤特有分子变化谱型,可使临床医生有可能根据个体肿瘤的分子特征,对患者做出更准确地诊断与评估,从而采取更加适当的处理与治疗方式。

肿瘤分期是一相对客观的指标,是当代肿瘤患者治疗的中心环节,临床上通常以肿瘤分期对肿瘤的发生、发展、扩散程度进行标准化分类,正确的分期有助于合理拟定治疗方案、准确判断预后及评价疗效。目前国内外存在多种肿瘤分期系统,不同分期标准给临床诊治和交流比较带来不便,多年来肿瘤研究者都在不断研究和探索各类肿瘤的最佳分期模式。现今国际上最通用的肿瘤分期系统仍是基于解剖学和病理学基础上的 TNM 分期系统,主要是依据肿瘤瘤体的形态(大小、数目、分布、质地)、淋巴结和远处转移情况、病理检查结果(肿瘤组织细胞类型、分化程度)等特征分期。但在临床实践中,对同一分期、同一病理类型、采用同一治疗方案的某些恶性肿瘤病人,其疗效却有明显不同,究其原因在于 TNM 分期未充分考虑肿瘤本身的异质性,传统的临床病理分期方法并不能有效地区别不同生物学行为的肿瘤。故随着分子生物学技术的不断发展,生物医学进入分子水平时代,迫切需要应用分子诊断技术,从分子水平上认识对肿瘤发生发展的病理学机制及生物学行为,认识肿瘤发生发展的不同分期。

第一节　肿瘤分子分型及分子分期

肿瘤是一类分子水平上高度异质性的疾病,组织学形态相同的肿瘤其分子遗传学改变不尽一致,从而导致肿瘤治疗反应和预后的差别。故只有从分子水平认识恶性肿瘤发生发展,方能为肿瘤预防和治疗创造有利条件。作为恶性肿瘤治疗的中心环节,肿瘤分期亦需要统一和完善,分子生物学与形态学相结合、相补充,提高有效性、可靠性和实用性,实现肿瘤早发现、早治疗及生活质量兼顾的个体化治疗模式转变。

一、肿瘤分子分型及分子分期生物学基础

细胞周期失控、具有迁移性以及接触抑制丧失是肿瘤细胞的三个典型生物学特征,导致其异常增殖和低分化的分子机制至今仍是肿瘤基础与应用研究的关键问题。肿瘤病变

的分子特征决定了肿瘤的恶性特征、转移特征、复发特征和耐药特征,是肿瘤预后判断的基本依据,也是对化疗药物反应的基本依据。肿瘤发生发展主要涉及3类基因,即癌基因、抑癌基因和DNA修复基因。其中,癌基因产物转导正调节信号,促进细胞生长与增殖,阻滞细胞发生终末分化。抑癌基因产物起负调节作用,抑制细胞增殖,促进细胞分化、成熟和衰老,诱导细胞死亡。癌基因与抑癌基因表达的适量产物是维持细胞正常增殖与分化的必要条件,一旦癌基因与抑癌基因表达与调控失衡,即可引起肿瘤细胞增殖与分化的异常,这是引起肿瘤细胞发生、发展直至转移的的重要原因之一。DNA修复基因的种类较多,其基因产物起着修复DNA损伤及修复DNA复制过程中发生的碱基错配,对包括癌基因、抑癌基因等所有基因均有作用,能够维持遗传的稳定性。

基因组不稳定性是肿瘤的主要分子特征,常引起基因结构变化,导致癌基因活化、抑癌基因失活,进而引起基因表达谱变化,导致肿瘤细胞和临床表型的改变,而这些改变正是肿瘤分子分型的生物学基础。

(一) 染色体不稳定性(CIN)

染色体不稳定表现在核苷酸水平和染色体水平,以后者居多,通常表现为染色体的获得或缺失、染色体易位、重排等,涉及了大量的基因变异。这些基因涉及纺锤体检测点、复制检测点、细胞周期检测点、修复检测点、染色体凝集、姊妹染色单体粘合、着丝粒及动粒的结构和功能、中心体与微管形成、端粒异常等过程。对这些基因变异及功能的研究,为CIN应用于肿瘤分子分型拓宽了视野。CIN主要通过DNA倍性分析和微卫星标记杂合性缺失来评估,常用基因组杂交阵列和单核苷酸多态性阵列这两种技术,以便在基因组DNA拷贝数获得和缺失上有更高的分辨率。

(二) 微卫星不稳定性(MSI)

微卫星是由1~6个核苷酸组成的具有高度多态性的简单串联重复序列,广泛分布于整个基因组中,多位于编码区附近,也可位于内含子和启动子区。DNA复制过程中易发生改变,人类基因组中最常见微卫星序列是胞嘧啶(C)和腺嘌呤(A)二聚体。MSI多由于DNA错配修复系统(MMR)功能缺陷,导致无法修复DNA复制错误所致。MMR缺陷所致MSI通过DNA复制和细胞分裂而被保存在基因组中,增加了其他基因的不稳定性,进而出现整个基因组不稳定性,导致细胞增殖及分化异常,从而促进肿瘤发生。

(三) 杂合性缺失(LOH)

染色体LOH指肿瘤染色体上一对等位基因的DNA多态性基因座中的一个发生缺失,失去杂合性。LOH是人类肿瘤基因组中常见的遗传学改变,绝大多数人类肿瘤都存在非随机性的染色体片段缺失。某等位基因的基因型由杂合性变为半合性(hemizygosity)、纯合性(homozygosity)或零合性(nullizygosity)称为LOH。某些野生型基因特异性丢失(或失活),保留或复制了突变性等位基因,在特定肿瘤发生、发展过程中具有因果关系。

(四) CpG岛甲基化表型(CIMP)

近年来以抑癌基因为代表的CpG岛甲基化所致基因转录失活已经成为肿瘤表观遗传学研究的重要内容。研究表明,多种肿瘤如结肠癌、肺癌、胃癌等经常同时存在多个基因甲基化，称为 CIMP。虽然 CIMP 结合 MSI 是目前应用最为广泛的分子分型方法，但单独采用 CIMP 能否作为分子分型的标记，目前临床研究尚无结论，还需要进一步检测其他分子标记物及深入的临床研究加以验证。

二、肿瘤分子分型主要研究方法

分子分型是利用基因组结构和功能的特征性改变谱型，与肿瘤发生发展过程中展现的生物学行为及临床表型进行相关性分析，以此发现并鉴定与癌变发生相关、与恶性肿瘤演进转归（转移、复发、预后）相关的基因（簇）及其产物，以及与肿瘤药物治疗或放射治疗作用直接相关的靶基因及其产物。因此，分子分型涉及 DNA、RNA 和蛋白质水平的改变及其相应的检测分析技术。

（一）DNA 水平

依据基因突变、单核苷酸多态性（SNP）、拷贝数变异（CNV）以及基因组细胞遗传学改变或甲基化差异进行分型。

1. SNP 分析 采用技术主要包括：PCR、实时定量 PCR、基因测序等，通过针对特定生物学通路中的一组基因或者全基因组范围进行 SNP 分析，检出具有肿瘤遗传易患性的高危人群或个体，有效监测并早期诊治；区分对特定化疗药物具有不同敏感性的患者，从而预测疗效并尽量减轻毒副反应。

2. CNV 分析 采用技术主要包括：染色体荧光原位杂交（FISH）、基于染色体分裂象的经典比较基因组杂交（CGH），以及基于芯片的微阵列比较基因组杂交（array CGH）方法等。目前，已有多项研究根据基因组 CNV 特征，对乳腺癌、神经胶质瘤、淋巴瘤、肾癌、膀胱癌、肺癌等恶性肿瘤进行与临床表型密切相关的分子分型。

3. 基因突变分析 检测基因突变的方法很多，包括 PCR 单链构象多态性（PCR-SSCP）、杂合双链分析法、变性梯度凝胶电泳法（DGGE）、化学切割错配法、等位基因特异性寡核苷酸分析法（ASO）、染色体分析、DNA 序列测定等。

4. 比较基因组杂交（CGH） CGH 是在染色体荧光原位杂交基础上发展起来的一种新的分子细胞遗传学研究技术，主要是用不同的荧光体系来标记肿瘤组织 DNA 和正常对照 DNA，与正常中期分裂象染色体进行竞争性抑制杂交，荧光信号摄取及软件分析所得的比值可判断染色体区段的扩增、缺失还是正常。CGH 仅需少量肿瘤组织 DNA 即可在整个基因组水平研究不同基因组间 DNA 拷贝数差异，并将这些异常定位在染色体上。CGH 与微芯片技术结合的芯片 CGH，以 cDNA 作为杂交靶，可使得基因组水平遗传物质异常的分辨率达到几十个 kb，并可对关键基因改变进行精细定位。

（二）RNA 水平

采用基因芯片技术分析鉴别肿瘤组织 RNA 表达谱的差异，是目前肿瘤分子分型研究的主流。其中 sanger RNA（mRNA）表达谱分析已被广泛地用于大多数肿瘤的分子分型研究。基因表达谱芯片技术可以同时观察成千上万个基因在不同个体、不同组织、不同发育阶段的表达状况，能够快速地检测成千上万个基因表达，从中发现肿瘤基因表达的差异性，筛选出肿瘤早期诊断、进展和转移相关的分子标志物，应用于肿瘤分子分型。它的原理是在已建立的 CDNA 或寡核苷酸组成的芯片或微陈列上，用不同颜色荧光标记的 cDNA 制备的探针与之杂交，扫描及计算机处理所得的信号以比较样品中基因的转录表达情况。

（三）蛋白质水平

根据蛋白质表达谱的差异，亚细胞结构蛋白组成的不同或蛋白质翻译后修饰的改变进行分型，较常用的技术有酶联免疫吸附实验（ELISA）、Western blot 等，以高通量结合生物信息学为特点的蛋白质组学分析技术为肿瘤分子分型以及治疗标志物的筛选带来了便利与可能。

1. 蛋白质组表达谱分析 基本方法为采用凝胶电泳或液相色谱技术分离被测样品总蛋白，随后以高通量生物质谱（mass spectrometry）技术及信息学分析进行蛋白质组鉴定，从而获得被测样品的蛋白质组表达谱，此法已经较广泛地运用于肿瘤分子分型研究。

2. 差异蛋白质谱型分析 表面增强激光解析离子化-飞行时间质谱（SELDI-TOF-MS）技术，以具有不同表面化学性质的蛋白芯片为基础，无需初步总蛋白分离，就可给出微量被测样品的蛋白质组指纹图谱。但是，SELDI-TOF-MS 检测只能得到差异蛋白的荷质比峰值及谱型，却不能将蛋白质明确鉴定出来；而其分析结果的稳定性不理想则限制了这种新型技术的临床推广应用。

3. 肿瘤蛋白标志物分析 基因组、转录组及蛋白质组水平研究发现的肿瘤相关基因的蛋白产物，作为生物学标志已广泛用于肿瘤的分子分型研究。组织微阵列（亦称组织芯片）可以同时分析成百甚至上千个不同分型分期分级的样品，是组织水平的高通量方法。大量研究结果显示，多个蛋白质组合使用，对于肿瘤分子分型的价值远大于单一蛋白质检测。而针对血清/血浆等进行大规模、多种蛋白标志物联合分析，则需要蛋白质芯片或 Array-ELISA 等适用于体液样品的高通量新技术。

肿瘤分子分型标志着肿瘤分型已进入分子时代，分子分型对于识别肿瘤组织学来源、亚型、预测肿瘤进展或复发转移风险，以及预测治疗敏感性等均具有重要的临床意义。有关分子分型需关注与思考的问题是：首先，目前能够明确用于临床分子分型的分子标记物仍然较少，需要发现新的癌相关基因克隆并开展深入的功能研究；其次，现有的肿瘤分子分型技术费用高，临床操作难度大，因此，亟待开发先进实用的分子分型技术平台，并建立简便、相对经济的检测方法。肿瘤分子分型的研究将促进肿瘤治疗上的革命，同时对于肿瘤的发生发展机制探讨，肿瘤的早期诊断和预后判断等方面亦具有重要意义。

三、肿瘤分子分型

肿瘤分子分型（molecular classification）的概念于 1999 年由美国国立癌症研究院（NCI）首先提出，随后其他一些发达国家也相继启动了相应研究。2006 年，我国国家高技术研究发展计划（863 计划）重大项目立项开展了“重大疾病（包括恶性肿瘤）的分子分型及个体化诊疗”的研究。主要是从系统生物学角度，采用现代新型高通量分子分析技术，根据分子遗传学或分子生物学特征，在基因水平上精确区分肿瘤的分子类型，从而使肿瘤分类从以形态学为基础转向以分子特征为基础的新的分类体系。分子分型可不依赖于组织形态学鉴定，可对后者进行补充。分子分型的最终目标是明确个体肿瘤的分子特征，有针对性地选择最适当的治疗方案，真正使患者最大程度获益。基于分子标志物研究的肿瘤分子分型将使肿瘤的治疗方案更匹配肿瘤的生物学行为和发展规律,将会显著改变以往的肿瘤治疗策略,从而改善患者的预后。目前,除乳腺癌分子分型研究相对成熟外,肝癌、肺癌、结直肠癌等也有较多的研究报道。

(一)乳腺癌

Perou 等依据不同分子特征(ER、PR、HER-2)基因谱表达情况对乳腺癌进行分类,将乳腺癌分为临床预后截然不同的四个亚型:

1. 管腔(Luminal)型 ER/PR+,基因表达与乳腺腔上皮细胞相似;根据 HER-2 表达情况又分成 A(HER-2-)和 B(HER-2+)两个亚型。管腔 A 型是女性乳腺癌最常见类型,TP53 突变率很低(13%)且与 HER-2 基因表达有高度的一致性。此型预后最好,多见于绝经后女性,对化疗不敏感而适合内分泌治疗。管腔 B 型多见于高龄乳腺癌患者,中等程度表达管腔上皮特殊基因,而与增殖相关的基因则相对高表达;此型和 HER-2+型相似,但其浸润性却远远低于 HER-2-型,肿瘤体积较小且激素受体水平较高,属于内分泌治疗敏感的肿瘤,但对三苯氧胺的疗效较管腔 A 型差,对芳香化酶抑制剂疗效较好。

2. 正常乳腺样(Normal-like)型 ER-/HER-2-,基因表达与乳腺纤维腺瘤及正常乳腺组织相似,强表达基底上皮基因,高表达基底上皮及脂肪组织基因,低表达腔上皮基因,对化疗最不敏感,但预后较好。此型分布于其他亚型的乳腺癌中,缺乏针对性的治疗策略,有待进一步深入研究。

3. 基底细胞样(Basal-like)型 ER-/PR-/HER-2-,基因表达与乳腺基底细胞相似,完全不表达 luminal/ER 基因族。是目前研究最为广泛的一种分子亚型,最多见于青年女性及 BRCA1 携带者,大部分有 TP53 突变及 BRCA1 突变。患者 ER、PR、HER-2 表达均阴性,属于"三阴型乳腺癌",预后均较差,对内分泌治疗和靶向治疗均不敏感。

4. HER-2 高表达型 ER-/PR-/HER-2+,高表达 HER-2 及其相关基因。此型 p53 基因突变率很高,肿瘤分化相对较差,对靶向分子治疗相对敏感,但预后较差。原发性乳腺癌患者中,有 20%-30% 存在 HER-2 过表达,且预后较差,多数为晚期患者,较易出现腋窝淋巴结转移。因为 ER、PR 均阴性,此型对内分泌治疗几乎无效。

当然,乳腺癌分子分型尚未完善,仍缺乏标准化分子分型方法,新亚型也不断被发现。

(二)肝癌

目前关于肝细胞癌分子分型的研究很多,但尚无统一的标准。

1. 根据染色体不稳定性 可将肝细胞癌分为"染色体不稳定组 G1-G3"和"染色体稳定组 G4-G6",其中 G1、G2 伴有 HBV 感染。而肝炎病毒感染与高甲基化密切相关,这较好解释了为什么慢性病毒感染将最终导致肝细胞癌的发生,并推测甲基化发生在肝细胞癌发生的早期阶段,而由等位基因失衡导致的染色体不稳定性出现在肝细胞癌发生的后期,且促进肿瘤发生和转移。

2. 根据比较基因组杂交技术检测的基因突变位点 将肝细胞癌分为 A1-A3、B1-B3 这 6 个类型。其中,A1 亚型与血管内皮生长因子(VEGF)信号通路有关,使用 VEGF 受体抑制剂 Sorafenib 可抑制肿瘤生长、延缓疾病进程;B2、A3 亚型与 mTOR 信号通路下游分子激活有关,可使用 mTOR 抑制剂如 Rapamycin 进行靶向治疗。

3. 根据 miRNA 分子在肝癌组织中差异性表达情况 将肝细胞癌分为表达上调组和下

调组，miRNA 可作为生物标志物在早期对肝细胞癌进行诊断、分类和针对性的个体化治疗。其中，过度表达的 MIR21、MIR221、MIR222，MIR143，MIR224、MIR9 和 MIR181 与 AKT 通路激活、细胞周期调节蛋白抑制、促进肿瘤转移及促进 EpCnM 表达有关，其中 MIR221 与肿瘤的多结合状态及手术切除后复发有关；表达明显下调的 let7 家族、MIR122、MIR1、MIR124、MIR203、MIR101、MIR195、MIR34A 和 MIR26 与抑制癌基因表达、肿瘤分化、细胞凋亡调控及肿瘤转移有关，特别是 MIR26 低表达与预后差有关，但应用干扰素治疗效果较好。

（三）结直肠癌

结肠癌主要分子特征包括 MSI 和 CpG 岛甲基化表型。MSI 评估主要采用 NCI 推荐的 5 个标记（BAT26、D2S123、D5S346、D17s250 和 BAT25），判断标准为：一种肿瘤中，40% 以上 MS 位点检出 MSI 为高频微卫星不稳定型（MSI-H）；低于 40% 位点检出 MSI 为低频微卫星不稳定型（MSI-L）；各位点均没有检出，则为微卫星 DNA 稳定型（MSS）。根据 CIMP 含量分为 CIMP 含量高（CIMP-high）、CIMP 含量低（CIMP-low）和 CIMP 负含量（CIMP neg）表型。此外，K-ras 基因突变也是结直肠癌高频发生的一种分子事件，突变位点集中于 12、13、61 密码子，以 12 密码子最为常见。

根据 MSI、CpG 岛甲基化表型及其与 BRAF、KRAS 突变之间的形态关联性，将结肠癌分为 5 种分子类型：1 型（CIMP-high/MSI-H/BRAF 突变），2 型（CIMP-high/MSI-L 或 MSS/BRAF 突变），3 型（CIMP 低/MSS 或 MSI-L/KRAS 突变），4 型（CIMP-neg/MSS）和 5 型或 Lynch 综合征（CIMP-neg/MSI-H）。1 型和 2 型的癌前病变为锯齿状息肉，4 型和 5 型的癌前病变为腺瘤，而 3 型则可能出现两类息肉。临床上，1、4 型相对少见，其分子事件相互重叠，而 2、3 和 5 型则具有异于 1、4 型的分子特征。此种分类方法促进了结肠癌的病因学发展，并影响其预防及治疗效果。

四、肿瘤分子分期

2001 年 12 月，在慕尼黑召开了第一届关于肿瘤分子分期的国际会议，首次提出了肿瘤分子分期理念（Molecular staging），即应用各种先进的分子生物学诊断技术检查肿瘤患者的淋巴结、循环血液及骨髓等组织，从中发现常规影像学或病理组织学无法检测到的隐形微小转移灶，从而从基因或蛋白质水平诊断肿瘤的转移，并根据转移发生的部位，结合肿瘤的国际分期标准，最终达到更准确的 TNM 分期。分子分期的目的，是把分子生物学的最新研究成果与 TNM 分期有机整合，准确描述肿瘤生物学行为，提供手术以及辅助化疗策略，开展新的治疗方法，为预后和治疗决策提供更有利的证据。一个好的分子分期和分型对临床实践具有极大的价值，在解决肿瘤异质性、分期的合理性、治疗方案的设计和预后估计的准确性方面能提供参考。如对临床低分期但分子生物学指标检测呈高危险的病例进行辅助治疗，而对临床高分期但分子水平检测呈低危险病例避免使用强烈治疗，从而进行更个体化的治疗，提高患者的生活质量。

肿瘤生物学（包括形态学）特性与肿瘤细胞内基因的表达密切相关，如果肿瘤的某些生化特性或者某个信号传导途径控制和调节特定肿瘤的恶性生长及转移，这些特性及与此相关的基因表达图谱从理论上就可以作为此肿瘤的分期以及预后判断的指标。例如：Meyerson 实验室利用 231 个芯片筛选数据将肺腺癌分成三个亚型：Bronchoid、Squamoid 和

Magnoid。其中,Bronchoid 腺癌多发生在携带 EGFR 基因突变的非吸烟女性,早期 Bronchoid 型有相当高的生存率,但晚期 Bronchoid 型生存率相当不好;Squamoid 腺癌较易出现在伴有 K-Ras 突变的吸烟男性,早期 Squamoid 型腺癌临床行为并不如 Bronchoid 型好,但晚期生存率比 Bronchoid 类要高。再如,Tomida 等利用非监督聚类法对非小细胞鳞癌的 8644 单一基因进行分析后,将其分成具有不同的组织学特征及预后的两个亚群,预后不佳的一组明显高表达 fibronectin,SPARE 和不同胶质蛋白的亚聚体 alpha2(Ⅰ)和 alphal(Ⅱ)等胞外间质蛋白。Sotiriou 等分析了 64 例 ER 阳性乳腺癌患者的基因表达谱,筛选出Ⅰ级与Ⅲ级间差异显著的 97 个基因(主要是细胞增殖和细胞周期基因),并根据其表达情况,开发了基因表达分级指数(gene expression index,GEI)系统,对肿瘤的基因分级进行量化评分。

然而,虽然在肿瘤发生发展过程中有许多分子标志,但目前多种肿瘤均未成功构建合理且被广泛应用的肿瘤分子分期系统。分子分期仍存在许多问题,其最大的不足在于缺少标准化的检测方法,无法对分子标志物进行量化、比较和归类,因此分子分期需不断发展和完善,分子诊断检测技术需不断提高。随着分子生物学技术的进一步深入,外周血肿瘤细胞的检测不仅有助于癌症的确切分期,判断预后和治疗效果,而且有助于深入探讨肿瘤复发和转移的可能机制。此外,肿瘤特异基因改变将逐渐被人们所认识和利用,新的肿瘤特异性标志基因还有待发现,对已有的分子生物学标记物的临床意义需积累更多的临床病例进行更为深入的研究,分析这些因子对预后的影响,为分子分期的进一步发展奠定基础。总之,肿瘤分子分期系统的建立,需要分子生物学家、病理学家、肿瘤学专家、临床医生等多学科专家的通力合作,依靠大量不断发展的分子生物学技术和方法、大规模临床病例研究以及合理的统计学方法来完成分子分期模式的建立。

第二节　胃癌分子分型和分子分期

随着肿瘤诊疗学的发展,自 20 世纪 90 年代以来,外科手术技术日趋成熟,各种先进的辅助治疗手段不断涌现,使胃癌的综合治疗达到了一个新的阶段。然而,时至今日胃癌总的 5 年生存率一直徘徊于 28%~40%,未能与治疗手段的发展相同步。目前认为,胃癌治疗未能取得突破性进展的原因之一是缺乏准确评估胃癌生物学行为和病期的指标,从而不能制定完全个体化的治疗方案,同时也使得分子水平的靶向治疗无计可施,因此对其进行分子分型是胃癌个体化诊治的必然要求。

一、胃癌分子生物学特征

胃癌在组织病理学及分子生物学上均存在高度异质性,胃癌发生涉及多个基因改变,分子机制涉及基因组不稳定性(包括 CIN 或 MSI)、癌基因激活、抑癌基因失活、细胞周期调控失衡、DNA 修复基因变异等遗传和表观遗传学的改变。

(一) CIN

CIN 是散发性胃癌最常见的基因组不稳定,包括染色体(非整倍体)获得或丢失或 LOH、易位或扩增。比较基因组杂交分析发现染色体 6p21、9p34、11q23、17p13、19p13、22q13 等区域 CNV 增加。一项发现胃癌患者染色体 20q13 存在高频 CNV,其中 114 个基因扩增上调,11个基因下调。染色体1p、3p、4p、5q、6p、7p、7q、8p、9p、11q、12q、13q、14q、17p、18q、21q、22q LOH可能是抑癌基因所在区域,在胃癌发生中发挥了至关重要的作用。APC、P53、nm23、Rb基因存在高频LOH。

(二) MSI

研究发现,由DNA复制错误所致MSI与15%~20%胃癌发生相关,遗传性胃癌发生MSI频率更高。晚期侵袭性肠型胃癌高频率MSI可能与错配修复基因hMLH1失活有关,转化生长因子-β(TGF-β)、胰岛素样生长因子受体II(IGFII)、BAX基因突变与MSI散发性胃癌浸润和淋巴结转移有关。高分化胃癌中可见C-A重复序列不稳定、APC基因LOH及丢失等。

(三) 原癌基因

目前已经发现多个胃癌相关原癌基因存在突变性活化和(或)扩增。K-ras癌基因12密码子突变常见于肠型胃癌及其癌前病变、肠上皮化生、腺瘤,但弥漫型癌未见。c-erbB2的过表达常见于肠型胃癌,而c-Met扩增、FGFR2/ErbB3/PI3激酶信号通路基因突变常见于弥漫型胃癌。人类同源果蝇蛋白"Zeste增强子"EZH2与肠型胃癌及其远处转移风险高度相关。

(四) 抑癌基因(TSG)

胃癌中存在很多TSG变异。胃癌及其癌前病变中常发生由LOH、错义突变、移码缺失等引起的p53基因失活,由胺和硝酸盐产生的致癌物N-亚硝胺所致弥漫型胃癌可见p53基因GC-AT移位。胃癌和癌前病变常发生染色体10q23.31区PTEN基因LOH和突变。RUNX3可能是胃癌表观遗传学调控的基因沉默靶点,慢性胃炎、肠上皮化生、胃腺瘤中常见RUNX3基因启动子甲基化。肠型胃癌常发生核视黄酸受体β甲基化,但不发生于弥漫型胃癌。

(五) 细胞周期调节因子、生长因子和细胞因子

基因变异和细胞周期调控因子异常表达在胃癌的发病机制中发挥了重要作用。胃癌中常见cyclin E和CDK过表达、p53基因异常表达、p27表达下降,与侵袭性增加和预后差相关。细胞周期蛋白D1、p21、p27与早期pTNM分期、肿瘤细胞增殖、预后良好呈正相关,与淋巴结转移呈负相关。但p27表达与细胞凋亡指数呈负相关,提示这些细胞周期调控分子可以作为早期胃癌的候选标志。由胃肿瘤微环境产生的多种生长因子和细胞因子参与调节多种细胞类型的分化、激活、生存。胃黏膜经历正常、慢性萎缩性胃炎、不典型增生、癌顺序进展过程中常发生TGF-β信号通路基因及其下游靶点表达谱的广泛变化,包括TGFB1/2、TGFBR1、MYC、TP53表达的逐步增加,SMAD4、CDKN1A、SMAD1/2/3、Smad2/3、CDKN1B在不典型增生中表达增加,TGFBR2、SMAD7、RELA、CDC25A在癌中表达下降。

二、胃癌分子分型

比之乳腺癌、肝癌、直结肠癌等,胃癌分子分型研究相对滞后。由于胃癌是多基因参与

复杂疾病,不同阶段具有不同基因表达谱,胃癌遗传性、个体差异和分子机制的复杂性决定了需要由基因群或基因簇来概括其各方面的细节特征。

(1) 一项应用基因芯片的研究将胃癌分为高度炎症浸润型和低度炎症浸润型,后者再细分为 3 个亚型,即弥漫型以及具有不同恶性特征的 2 个肠型。由于纳入分子分型的基因大多代表了肿瘤某些生物学行为的特性,因此每一种分子亚型均与一定的预后参数相关。将胃癌基因表达谱与肿瘤体积、浸润深度、生长方式、淋巴结及肝脏转移等参数相结合,可建立胃癌的预后评分系统和不同恶性程度的特征标签。

(2) 一项联合 MSI 分析、CGH 及基因表达芯片技术的研究,通过对 746 个基因表达谱的差异分析,将胃癌分为 3 种亚型:癌变型(tumorigenic)、反应型(reactive)和胃样型(gastric-like),其中胃样型患者较其他两种亚型胃癌具有更好的总体生存率。

(3) 一项应用 CD36、SLAM、PIM-1 三个基因建立的组合模式判断胃癌切除术患者预后,特异度为 80.0%,敏感度为 73.3%,小样本研究显示,无论在总体胃癌人群还是Ⅲ期胃癌患者,据此模式判断的预后较好者的生存率显著优于预后不良者。

(4) 一项研究根据黏蛋白(MUC1,MUC2 和 CD10)表达情况将胃癌分为 4 种表型:G 型(胃或小凹表型),Ⅰ型(肠表型),GI-型(肠和胃混合表型)和 N 型(既不是胃也不是肠型)。一些特异性基因变化,如:TP53 突变多见于Ⅰ型而非 G 型胃癌,而 MSI 则多见于 G 型而非Ⅰ型胃癌。此外,一些特殊的表观遗传学改变也参与了不同的黏蛋白表达,hMLH1 甲基化更常见于 MUC2 阴性胃癌,而 MGMT 甲基化则多见于 MUC2 阳性。

在我国 21 家中心进行的国家高技术研究发展计划(863 计划)重大疾病分子分型和个体化诊治项目的子课题"胃癌分子分型与晚期胃癌化疗临床疗效相关性研究",对晚期胃癌患者进行疗效预测标志物分析发现,组织标本中的 TP 酶高表达及 B 微管蛋白Ⅲ型低表达与疗效及预后呈正相关。

三、胃癌分子分期

通过多学科合作模式进行胃癌组织学、分子生物学与临床诊治相结合的协作研究是胃癌分子分期研究的有效模式,不同的临床参数可能对胃癌的分子分期提供有力证据。一项多学科联合研究显示,按照组织学结构、细胞异型性程度、p53 基因突变、18q LOH、MSI 以及有无脉管神经浸润等因素与预后进行综合分析,胃癌恶性程度可分成三级:

(一) 胃癌Ⅰ级(预后良好型)

Ⅰ级胃癌约占全部胃癌的 37%。主要表现为大量肿瘤内/旁淋巴样细胞反应型、高分化管状腺癌、黏液结节型和促纤维结缔组织增生性弥漫型胃癌。主要量化指标是肿瘤内的大量淋巴样细胞反应,或者虽然无明显的淋巴样细胞反应,但瘤细胞异型性较轻,缺乏血管、淋巴管或者神经浸润。由于突变的 MSI 相关基因产生较多具有抗原性的蛋白质,或者 EB 病毒产生的病毒蛋白质导致较多的淋巴样细胞反应性增生。胃癌伴有大量淋巴样细胞反应性增生多见于微卫星不稳定型胃癌或合并 EB 病毒感染型胃癌。

(二) 胃癌Ⅱ级(预后中等型)

其他胃癌,占全部胃癌的 44%,其组织学改变及分子生物学变异均介于Ⅰ、Ⅲ级之间。

（三）胃癌Ⅲ级（预后不良型）

Ⅲ级胃癌占全部胃癌病例的19%。主要表现为高度异型性胃癌、浸润型黏液腺癌、肿瘤细胞异型性中等但具有p53基因的第7或第8外显子突变、伴有血管淋巴管浸润以及神经浸润者。高度异型性胃癌主要是指神经内分泌性癌、肝样腺癌、绒毛膜上皮样癌或表皮样分化癌等少见类型胃癌。浸润型黏液癌主要是指有明显淋巴管浸润的黏液癌。

上述关于胃癌恶性程度评价体系因其涉及MSI、p53突变以及EB病毒检测等，在临床普及以及操作流程标准化控制等方面还有待统一，同时因其所涉及的分子标志仍然有限，还不能成为分子分型的特异性标志物，但该研究为不依赖于临床分期独立进行胃癌预后判断新标准的建立提供了有益的资鉴。

目前已找到了一些与胃癌生物学行为及预后相关的分子标志物，分子生物学技术的发展也为这些标志物的临床检测提供了快速、简便的手段。近年来，有诸多研究致力于发现一些新的胃癌相关分子，虽然迄今仍未有为大家所公认的用于胃癌分子分类和分期的基因表达谱，然而这些新分子在临床前试验中所显示出的敏感性和预测性优势，预示着胃癌诊治领域的巨大变革，这些新分子的加入，将使未来的胃癌分子分型模式较之传统的以病理学为基础的TNM分期法或Lauren分型法更为精确化，个体化，实用化，真正实现从组织水平到分子水平的飞跃，使胃癌的诊疗取得长足进展。

（孙丽萍　宁佩芳）

参考文献

1. Narod SA, Salmena L. BRCA1 and BRCA2 mutations and breast cancer. Discov Med., 2011, 12(66):445-453.
2. Metzger Filho O, Ignatiadis M, Sotiriou C. Genomic Grade Index: An important tool for assessing breast cancer tumor grade and prognosis. Crit Rev Oncol Hematol., 2011, 77(1):20-29.
3. Di Cosimo S, Baselga J. Management of breast cancer with targeted agents: importance of heterogeneity. [corrected]. Nat Rev Clin Oncol., 2010, 7(3):139-147.
4. Charafe-Jauffret E, Ginestier C, Monville F, et al. How to best classify breast cancer: conventional and novel classifications (review). Int J Oncol, 2005, 27(5):1307-1313.
5. Distribution, clinicopathologic features and survival of breast cancer subtypes in Southern China. Xue C, Wang X, Peng R, Shi Y, Qin T, Liu D, Teng X, Wang S, Zhang L, Yuan Z. Cancer Sci, 2012, 103(9):1679-1687
6. EpCAM expression is an indicator of recurrence in basal-like breast cancer. Agboola AJ, Paish EC, Rakha EA, Powe DG, Macmillan RD, Ellis IO, Green AR. Breast Cancer Res Treat, 2012, 133(2):575-82. Epub 2011 Oct 15.
7. Iwamoto T, Bianchini G, Booser D, et al. Gene pathways associated with prognosis and chemotherapy sensitivity in molecular subtypes of breast cancer. J Natl Cancer Inst. 2011 Feb 2; 103(3):264-72. Epub 2010 Dec 29.
8. Use of ER/PR/HER2 subtypes in conjunction with the 2007 St Gallen Consensus Statement for early breast cancer.
9. Bauer K, Parise C, Caggiano V. BMC Cancer, 2010, 10:228.
10. Chen XS, Ma CD, Wu JY, et al. Molecular subtype approximated by quantitative estrogen receptor, progesterone receptor and Her2 can predict the prognosis of breast cancer. Tumori, 2010, 96(1):103-110.
11. Staaf J, Ringnér M, Vallon-Christersson J, et al. Identification of subtypes in human epidermal growth factor receptor 2--positive breast cancer reveals a gene signature prognostic of outcome. J Clin Oncol, 2010, 28(11):1813-1820
12. Zaha DC, Lazăr E, Lăzureanu C. Clinicopathologic features and five years survival analysis in molecular subtypes of breast cancer. Rom J Morphol Embryol., 2010, 51(1):85-89.
13. Metzger Filho O, Ignatiadis M, Sotiriou C. Genomic Grade Index: An important tool for assessing breast cancer tumor grade and

prognosis. Crit Rev Oncol Hematol,2011,77(1):20-29

14. Wiechmann L,Sampson M,Stempel M,et al. Presenting features of breast cancer differ by molecular subtype. Ann Surg Oncol, 2009,16(10):2705-2710.
15. Eschrich S,Yang I,Bloom G,Molecular staging for survival prediction of colorectal cancer patients. J Clin Oncol,2005,20;23(15):3526-35.
16. Jass JR. Classification of colorectal cancer based on correlation of clinical, morphological and molecular features. Histopathology. 2007;50(1):113-30.
17. Ogino S,Goel A. Molecular classification and correlates in colorectal cancer. J Mol Diagn,2008,10(1):13-27
18. Søreide K,Nedrebø BS,Knapp JC,et al. Evolving molecular classification by genomic and proteomic biomarkers in colorectal cancer:potential implications for the surgical oncologist. Surg Oncol,2009,18(1):31-50
19. Soreide K,Berg M,Skudal BS,Nedreboe BS. Advances in the understanding and treatment of colorectal cancer. Discov Med, 2011,12(66):393-404
20. Ogino S,Galon J,Fuchs CS,Dranoff G. Cancer immunology--analysis of host and tumor factors for personalized medicine. Nat Rev Clin Oncol,2011,8(12):711-719
21. Bohanes P,LaBonte MJ,Winder T,Lenz HJ. Predictive molecular classifiers in colorectal cancer. Semin Oncol,2011,38(4): 576-587.
22. Lugli A,Karamitopoulou E,Zlobec I. Tumour budding: a promising parameter in colorectal cancer. Br J Cancer. 2012,106(11):1713-7.
23. Hayes DN,Monti S,Parmigiani G,et al. Gene expression profiling reveals reproducible human lung adenocarcinoma subtypes in multiple independent patient cohorts. J Clin Oncol,2006,24(31):5079-90.
24. Tay ST,Leong SH,Yu K,et al. A combined comparative genomic hybridization and expression microarray analysis of gastric cancer reveals novel molecular subtypes. Cancer Res. ,2003,63(12):3309-3316.
25. Vauhkonen M,Vauhkonen H,Sipponen P. Pathology and molecular biology of gastric cancer. Best Pract Res Clin Gastroenterol. ,2006,20(4):651-674.
26. Dy GK,Adjei AA:Systemic cancer therapy:evolution over the last 60 years. Cancer,2008,113(suppl 7):1857-1887.
27. Zhang YJ,Fang JY. Molecular staging of gastric cancer. J Gastroenterol Hepatol. 2008,23(6):856-860.
28. Solcia E,Klersy C,Mastracci L,et al. A combined histologic and molecular approach identifies three groups of gastric cancer with different prognosis. Virchows Arch. ,2009,455(3):197-211
29. Shah MA,Khanin R,Tang L,et al. Molecular classification of gastric cancer:a new paradigm. Clin Cancer Res. 2011,17(9): 2693-701
30. PascaleCervera, Jean-FrançoiseFléjou. Changing Pathology with Changing Drugs: Tumors of the Gastrointestinal Tract. Pathobiology,2011,78:76-89
31. Leja M,Wex T,Malfertheiner P. Markers for gastric cancer premalignant lesions: where do we go? Dig Dis,2012,30(3): 268-276.

第十三章　胃癌诊断及鉴别诊断

胃癌的早期发现、早期诊断、早期治疗是治愈病人的关键，称之为防治胃癌的“三早”工作方针。但做到这点并非容易，提高早期胃癌的诊断水平是胃癌防治工作的重要努力方向。

第一节　胃癌临床症状及体征

胃癌的症状和体征常因肿瘤的生长部位、类型、大小，病程的早晚，有无并发症或转移病灶等条件不同而有所不同。临床医生应在症状不明显时或从一般胃病症状中警惕胃癌的可能性，进一步采用有效检查方法，以早期发现、早期诊断。

一、胃癌的一般症状

（一）胃病史

早期胃癌多由慢性萎缩性胃炎（CAG）及胃黏膜不典型增生基础上发生的，胃病史较长，可达几年。据统计，出现胃部不适症状1年内就诊者仅占1/3到1/2的病例。

（二）上腹胀痛

上腹胀痛是常见而又不典型的症状，有的以腹痛为主，有的以腹胀为主，老年人痛觉较差易隐忍，多以腹胀为主诉。症状往往开始时很轻，容易被忽视，逐渐发展为隐痛和钝痛。如果是胃窦部的早癌，往往引起十二指肠功能的改变，易误诊为十二指肠球部溃疡。如稍做治疗，如服用消炎、制酸和胃黏膜保护药物，症状可以得到一时的缓解，更易被忽视。直到症状再加重，达到消瘦、呕血、黑便和幽门梗阻时，才意识到有胃癌的可能。因此，对40岁以上有上腹胀、痛的病人，应常规进行胃镜、X线检查。

（三）食欲减退、消瘦

食欲减退、消瘦是胃癌第二个常见症状，将近50%的胃癌患者都有明显食欲减退或食欲不振的症状，部分患者是因进食过多会引起腹胀或腹痛而自行限制进食的。短期内可出现明显的体重下降、乏力、贫血。慢性胆囊炎、胰腺炎、肝炎等亦可出现食欲减退、消瘦等症状，但不如胃癌明显。

（四）恶心、呕吐

由于大部分胃癌位于幽门窦部，故幽门梗阻症状颇为多见。不典型的早期梗阻可引起食后膨胀感，轻度恶心、反胃等，典型的机械性幽门梗阻则引起胃扩张呕吐。呕吐物多为在胃内停留过久的隔宿食，故有腐败酸臭味。弥漫性胃癌常无梗阻呕吐症状。

（五）呕血、黑便

胃癌多为小量出血，多表现为大便潜血阳性。当侵及范围广泛可出现大量呕血、黑便。

若合并有幽门梗阻时,常在呕吐物中混杂咖啡色或黯红色的血液。呕血不一定是晚期胃癌的表现,早期胃癌中有 30% 是以呕血、便血为首发症状来就诊的。

(六) 其他症状

胃癌可出现腹泻、便秘、低热、水肿、全身衰竭等症状。癌肿破溃,或引起胃壁穿孔时,可出现大出血、腹膜炎等并发症。咽下困难是贲门癌常伴有的症状,胃窦癌可引起幽门梗阻症状。

二、胃癌的一般体征

(一) 腹部肿块

很多晚期胃癌患者可于上腹部触及肿块,质坚硬,结节状,有触痛,随呼吸上下移动。尤其患胃窦部癌的消瘦患者更易发现肿块。

(二) 转移灶

胃癌可直接蔓延至邻近的胰腺、肝脏、横结肠;也可经淋巴道转移至胃周围淋巴结及远处淋巴结;还可以通过血液循环转移至肝、肺、脑、骨骼、皮肤、卵巢等处,此时可分别在腹部扪及固定不移的肿块;在左锁骨上窝和腋下扪及肿大的淋巴结;或出现直肠陷凹内肿物。

(三) 腹水和胸水

晚期胃癌因腹膜和肝脏转移或门静脉被癌肿阻塞而引起腹水。若有胃癌细胞在胸腔内种植转移,可引起胸水。腹水和胸水多为血性,有时可从中找到癌细胞。

(四) 伴癌综合征

一些胃癌患者可以出现伴癌综合征,包括反复发作的表浅性血栓静脉炎及过度色素沉着、黑棘皮病(皮肤皱褶处有过度色素沉着,尤其是双腋下)、皮肌炎、膜性肾病、累及感觉和运动通路的神经肌肉病变等。

三、早期胃癌的症状和体征

胃癌的早期阶段多无明显自觉症状,当病变发展,胃的功能和周身状况逐渐发生改变,可出现一些临床症状。这些症状常无特异性,可时隐时现,可长期存在。如上腹部饱胀不适或隐痛、泛酸、嗳气、恶心,偶有呕吐、食欲减退、消瘦等。少数溃疡型(Ⅱc 型和Ⅲ型)早期胃癌也可有溃疡样症状,呈节律性疼痛,反酸,内科治疗可缓解等。有些患者的胃癌与某些良性病变共存或在某些良性病变的基础上(如 CAG,消化性溃疡等)发生癌变,而这些良性胃部疾病的症状已长期存在,或反复发作,更易使患者和医生放松对胃癌的警惕,而延误诊断时机。某些早期胃癌也可以出现呕血,黑便,或吞咽困难等症状而就诊。临床医生应在症状不明显时或从一般胃病症状中警惕胃癌的可能性,进一步采用有效检查方法,以早期发现、早期诊断。

早期胃癌患者一般无明显的阳性体征,大多数患者除全身情况较弱外,仅在上腹部出现深压痛。仅凭临床症状及体征诊断早期胃癌十分困难。

第二节　胃癌诊断及鉴别诊断

早期诊断和根治性治疗是胃癌取得良好预后的有效途径。胃癌的症状与很多胃部疾病相似,所以,前期的鉴别诊断很重要,对后续的临床治疗具有至关重要的作用。早期胃癌尤其要与胃良性溃疡、胃部原发性恶性淋巴瘤、胃息肉、胃间质瘤等加以鉴别。胃癌的常用诊断方法包括影像学、内镜及病理组织学检查等。

一、胃癌常用的诊断方法

(一) 影像学检查

1. 胃钡餐造影检查　胃钡餐造影检查方法是利用硫酸钡与胃壁对比产生阴影进行诊断,现已逐渐被胃双重对比造影所取代。主要的征象有龛影、充盈缺损、黏膜皱襞的改变、蠕动异常及梗阻性改变等。

2. 胃双重造影法　胃双重造影法是指以低稠度、高浓度的硫酸钡和气体(空气或 CO_2),两种不同性质的造影剂同时注入胃内进行显影透视的一种检查方法。它能够清楚显示胃黏膜的细微结构即胃小区的轮廓形态;对胃癌的诊断特别是早期胃癌的诊断有独特的效果。该法可见胃黏膜表面不光滑、边缘不规则、2mm～3mm 的龛影。近年来,随着双对比成像原理的研究进展和若干造影新征象的发现,如雾滴征、多边征的敏感性和特异性均在90% 以上。目前 X 线诊断不仅仅能够证实胃癌的存在与否,同时还能对胃癌的浸润深度和范围等做出诊断,为临床治疗和估计预后提供依据,并与胃镜检查共同成为临床诊断此病最常用的方法。

3. 腹部超声检查　腹部超声检查主要用于观察胃的邻近脏器(特别是肝脏、胰腺)受浸润及淋巴结转移情况。还可以用于判断胃癌浸润深度,但易受上腹部空腔脏器的气体干扰,图像质量和准确度不如超声胃镜。

4. CT　CT 是电子计算机 X 射线断层扫描技术的简称,CT 检查可以显示正常胃壁清晰轮廓。CT 可较好观察胃壁内外的情况及远隔器官有无转移,对于主要向壁外或壁间生长的胃癌具有独到的诊断效果,明显优于内镜和消化道造影检查。CT 对淋巴结的判断主要依据淋巴结的大小,多数学者认为>1cm 的淋巴结可诊断为转移。螺旋 CT 依靠胃壁厚度变化、胃壁的异常强化和胃壁增厚以及胃黏膜的变化,提高胃癌(尤其是早期胃癌)的检出率、精确肿瘤分期。螺旋 CT 较普通 CT 在血管侵犯的诊断上有了极大的提高,多层螺旋 CT 动态增强扫描是显示大血管最佳的单项检查手段。有报道用人工气腹法 CT(induced pneumo peritoneum in spiral CT,SCTPP)技术使胃周围及小网膜囊充气良好,增大了胃与邻近脏器之间的间隙,改善了腹膜和周围组织、胃壁与周围组织之间的对比,不仅利于显示病变本身的大小、浸润深度和外侵状况,也有助于显示腹膜转移、肝转移,因而 SCTPP 提高了胃癌 T 分期的准确性和 M 分期的敏感性,为肿瘤的可切除性和治疗方案的选择提供了有益的影像依据。

5. MRI　MRI 即磁共振成像,它是断层成像的一种,利用磁共振现象从人体中获得电磁信号,并重建出人体信息。MRI 可对胃癌的浸润深度、周围侵犯、远处转移等情况可作出较准确的判断。与 CT 相比，MRI 检查无辐射，并具有多平面及多参数成像能力，可提供丰富的影像信息。MRI 在胃癌诊断中仍有较多因素限制，诸如检查时间较长以及随之而带来的移动伪影、动态增强扫描显示范围较小等。现代 MRI 采用快速自旋回波技术和呼吸补偿方法，可在非屏气状态下进行胃扫描，运动伪影可最大程度得以克服，图像质量明显提高。有学者通过分析胃壁信号特征证实高分辨率 MRI 对于体外早期胃癌（EGC）的胃壁侵入评估的准确率高，有助于术前组织病理学的正确分期。但目前有关 MRI 检测 EGC 的报道甚少，尚需更多的研究证实。

6. PET/CT PET/CT 于 1998 年 4 月由匹兹堡大学医学中心首次应用于临床，其原理是应用计算机程序融合 PET 的代谢变化图像和 CT 对应解剖位置的三维图像，以达到一次检查同时完成定性定位诊断的目的。^{18}F-FDG（β-2-［18F］氟-2-脱氧-D-葡萄糖）PET/CT 作为一种功能显像技术，在胃癌的诊断、分期、疗效监测等方面已有较多报道。PET 和 CT 的融合图像不仅能显示解剖学的改变，如大小、形状和密度等，而且还能反映功能代谢的异常。明显的^{18}F-FDG 放射性浓聚和胃壁的厚度对胃癌恶性侵袭行为的评价有重要参考价值，且两者呈正相关。

由于正常胃组织对^{18}F-FDG 有不同程度的生理性摄取，一些良性疾病如胃炎、胃溃疡时胃对^{18}F-FDG 的摄取也可明显增高，造成假阳性。对于如何降低假阳性，各家报道的方法虽然不同，但目的都是抑制胃肠蠕动，减少分泌，充分扩张胃腔以利于观察病灶。临床的体会是生理性摄取一般较弥散，检查前饮水充分扩张胃腔及延迟显像后可消失，而对于延迟显像后仍然存在局限性的高摄取区，无论是否观察到胃壁增厚，都应当建议胃镜检查以防止漏诊。

（二）内镜检查

消化内镜的出现是临床医疗工作的一项巨大突破，为早期胃癌的临床诊断提供了非常便捷直观的检查手段。1958 年 Hirschwitz 研制成光导纤维胃镜，1961 年用于临床，随后同胃黏膜活检技术与黏膜病理诊断的联合应用，对胃癌的早期诊断和对胃病的认识具有划时代意义，也使胃癌的治疗效果得到了明显改善。历经多年的发展，新一代的电子内镜在胃内几乎没有观察死角，能够获得各个部位的清晰图像，而且可以用于钳取活检和多种治疗，十分有利于早期胃癌的诊断和治疗。应用电子内镜结合组织病理活检是目前对早期胃癌最可靠和有效的诊断方法。

1. 普通电子胃镜 EGC 表现隐匿，特征不明显，普通电子胃镜下观察主要是黏膜粗糙感、触之易出血、斑片状充血及黏膜糜烂、小溃疡等。该技术对 EGC 的诊断正确率为 30%～90%。

2. 色素内镜 色素内镜可使病变组织与正常黏膜形成明显对比，特别是能提高微小癌和小胃癌的诊断率。色素内镜下 EGC 表现为正常胃小区结构消失，表面呈现颗粒样或结节样凹凸不平，颜色发红或褪色，黏膜下血管紊乱或消失，病变区易出血，黏膜僵硬。正常胃黏膜上皮因不能吸收亚甲蓝而不着色，肠上皮化生和异型增生的黏膜着色快而浅，胃癌细胞着色慢，需 0.5 小时以上，颜色深蓝或黑色，不易冲洗掉。靛胭脂喷洒涂布整个胃黏膜或黏膜的可疑病变处，沉积在胃凹陷部位的靛胭脂呈现浅蓝色，与胃黏膜的橘红色形成鲜明的对比。有报道，EGC 普通内镜确诊率为 83.0%，色素染色法为 98.1%。

3. 放大内镜 放大内镜下胃小凹的形态分为 5 型：A 型（圆点状）、B 型（线状）、C 型

(稀疏而粗大的线状)、D 型(斑块状)和 E 型(绒毛状)。异型增生主要见于 D 型和 E 型黏膜,有助于对萎缩肠化生及异型增生等常见胃黏膜病变的诊断。有报道放大内镜诊断早期胃癌的灵敏度和特异度分别为 96.0% 和 95.5%。

4. 超声内镜(EUS)　超声内镜观察,EGC 的典型表现是低回声不规则的病灶,黏膜及黏膜下层结构紊乱、破坏或增厚,第 3 层结构无中断。应用高频率(20MHz)的小探头能更清晰地显示病灶浸润的深度和范围。EUS 还可用于判断有无区域淋巴结转移。多数认为圆形,低回声或内部回声不均匀,以及与肿瘤部位回声相同者多为转移淋巴结,而炎性淋巴结多为高回声、椭圆形,周边模糊。EUS 对 EGC 的阳性预测值达 94.1%;而其判断邻近淋巴结转移的准确率达92.6%,高于腹部 CT 的 90.1%。EUS 还可对胃癌准确分期,从而指导治疗;亦可用于术后随访发现残余癌或复发癌。由于受到超声束穿透距离的限制,一般肝右叶大部、腹腔内肠系膜上血管以下的后腹膜和肠系膜淋巴结等均不能被 EUS 探及,所以 EUS 对远处转移不能提供结论性诊断。

5. 窄带成像技术　内镜窄带成像技术(narrow band imaging,NBI)是通过改变内镜光学滤器的光谱性质,进而观察到普通白光内镜下难以发现的病变。这种新技术能够精确观察消化道黏膜上皮形态,如上皮腺凹结构和上皮血管网的形态,帮助内镜医生区分胃肠道早期肿瘤腺凹不规则改变,从而提高内镜诊断的准确率,提高胃肠道早期肿瘤的发现率。

6. 荧光内镜　荧光内镜原理为生物组织内的化合物与特定波长的发光物发生反应,可以发出特殊的荧光信号。良性病变和恶性病变的生化特征不同,对应的荧光光谱存在差异。目前主要采用胃镜激光激发法、血清内源性荧光光谱法等。前者可在胃癌部位出现黄绿色荧光,亮度较强,有深部组织发光感,活检可做荧光光谱分析。后者需注射血卟啉衍生物,衍生物能被恶性肿瘤选择性摄取,激光激发后可发出红色荧光。自体荧光内镜下,正常黏膜表面呈现绿色荧光,而不典型增生和癌变黏膜呈红色或紫色;而肿瘤边缘区的表面血管由于红细胞的血红蛋白吸收光而呈蓝色,可作为上皮癌变的第二征象。荧光内镜可清晰显示 EGC 以及黏膜浸润程度,灵敏度和特异度达 94% 和 86%。但对胃表浅性肿瘤的特异度不强。自体荧光内镜对发现 EGC 有较高灵敏度,在指导活检方面有较强优势。

7. 红外线电子内镜　红外光可穿透组织,利用带有 780 ~ 840nm 的远红外线光源的电子内镜,可看到黏膜细小血管的形态,可用于区别黏膜癌、黏膜下癌和进展期癌;还可清晰显示胃黏膜下血管情况,为是否进行 EGC 黏膜下切除提供依据。

8. 窄光谱光源(NBI)　窄光谱光源结合放大内镜可清晰显示胃黏膜早期微小病变、黏膜血管病变,从而增加 EGC 诊断的准确性。EGC 胃黏膜表面微血管的形态分为三类:A 类为细微网格状;B 类为螺旋状,C 类为未分类型。A 类多见于分化良好的腺癌,B 类较多见于分化较差的腺癌。NBI 结合放大内镜目前虽不能完全替代传统的组织学检查,但可基本达到"光学活检"的目的。

9. 共聚焦激光显微内镜　内镜检查同时进行共聚焦显微镜检查可获得消化道黏膜层放大 1 000 倍的横切面图像,清晰辨认组织结构、细胞及亚细胞结构,做即时的高分辨率的组织学诊断。胃癌组织的共聚焦内镜特点为腺体和黏膜微血管排列不规则,分化型胃癌黏膜微血管明显增多,管径粗细不一呈不规则排列,而未分化型胃癌则微血管明显减少,呈不规律的短枝状。

10. 超声腹腔镜　超声腹腔镜对肿瘤病灶及淋巴结转移状况的诊断明显优于常规的 CT 及 B 超检查,准确率高,并且无假阳性报告,阴性预测值明显优于 CT。能够准确提供术前 T 及 N 分期,使肿瘤的可切除率提高到 97% 。

(三)流式细胞仪检测

流式细胞仪检出非整倍体细胞,是近年来诊断早期胃癌的新方法。胃癌及癌前疾病,存在细胞增殖和凋亡的平衡失调,表现为细胞增殖增加和凋亡减少。异倍体 DNA 最早出现于异型增生,而在胃癌时最显著。具有异倍体 DNA 的胃癌细胞增殖指数明显升高而凋亡指数显著降低,提示 DNA 异倍体的检测有助于早期发现癌前疾病、早期诊断胃癌和评价胃癌的恶性度。

(四)病理组织学检查

病理组织学是胃癌诊断的金标准。内镜检查多点取材做病理检查常可明确胃癌诊断,提示肿瘤分型。但由于受取材深度的影响,往往不能确定肿瘤浸润的深度和肿瘤与周围脏器的关系,需要结合影像学等其他资料综合分析。术后病理检查则可全面了解肿瘤的分型、分期、淋巴结转移情况及与周围脏器的关系,为术后辅助治疗和预后提供依据。

胃癌的病理分类主要有世界卫生组织 WHO 分类法、Ming 分类法、Lauren 分类法、Nakamura 分类法和 Goseki 分类法等。临床分类采用 WHO 分类法。科学研究广泛使用的是 Lauren 分类法该分类法是由 Lauren 在 1965 年提出的优势在于仅仅通过显微镜下表现,将胃癌分为弥漫型和肠型两种主要类型,两种胃癌分别有迥异的临床表现和流行病学趋势,弥漫性胃癌发病年龄较低,可发生于胃任何部位,发病机制中以遗传因素为主,预后较差;肠型胃癌多发生于胃窦部,与 CAG、肠上皮化生关系密切,发病年龄多较高,预后相对较好。之后,日本学者 Nakamura 和 Goseki 提出的分类法和 Lauren 分类基本相似,Nakamura 分类法将胃癌分为分化型和未分化型,分化型基本与肠型胃癌相对应,未分化型基本与弥漫性胃癌相对应,前者包括高分化和中分化腺癌,后者包括印戒细胞癌、黏液腺癌和低分化癌(详见第十章)。

二、胃癌与其他疾病鉴别诊断

(一)与胃良性疾患的鉴别

1. 胃溃疡 由于胃癌无特异性的症状和体征,临床上常与胃溃疡或慢性胃炎相混淆。胃溃疡典型的 X 线表现可作为鉴别依据,如龛影突出于胃腔外,口部光滑,周围黏膜呈辐射状,胃壁柔软可扩张。

2. 胃腺瘤 发病年龄以 60 ~ 70 岁为多见。X 线钡餐检查显示为 1cm 左右直径、边界完整的圆形充盈缺损。常与隆起型早期胃癌相混淆,当腺瘤直径≥2cm,特别是其基底宽度大于高度,表面不光整而高低不平时,应首先考虑为恶性病变,需进一步胃镜活检检查。

3. 胃平滑肌瘤 多见于 50 岁以上,肿瘤多为单发,2 ~ 4cm 大小,好发于胃窦及胃体部。X 线检查可见呈圆形或椭圆形边界清楚的充盈缺损,表面黏膜有溃疡形成时可见龛影,但其周围黏膜及胃蠕动均正常。应与早期胃癌相鉴别。

(二)与其他恶性肿瘤的鉴别

1. 胃恶性淋巴瘤 胃恶性淋巴瘤占胃恶性肿瘤的 0.5% ~ 8% ,好发于 50 ~ 60 岁之间。

好发于胃窦、幽门前区及胃小弯。病变广泛累及胃及十二指肠，X 线显示黏膜皱襞粗大，多伴有息肉样充盈缺损和多发性小龛影。

2. 胃平滑肌肉瘤　胃平滑肌肉瘤占胃恶性肿瘤的 0. 25% ~ 3% ，多见于老年，好发于胃底、胃体。瘤体一般较大常在 10cm 以上，呈球形或半球形。X 线钡餐显示胃腔内可见边缘整齐的充盈缺损，中央有“脐样”龛影，或可见胃壁受压及推移征象。与胃癌不难鉴别。

（白维君　何红梅）

参考文献

1. El Abiad R, Gerke H. Gastric cancer: endoscopic diagnosis and staging. SurgOncol Clin N Am, 2012, 21(1): 1-19.

2. Longcroft-Wheaton G, Bhandari P. Endoscopic methods. Recent Results Cancer Res, 2011, 85: 185-99.

3. 张谢夫，吕建峰. 胃癌术前螺旋 CT 分期的临床意义. 中华普通外科杂志, 2003, 18: 503-504.

4. 中华人民共和国卫生部医政司. 胃癌诊疗规范(2011 年版).

5. 中国医学前沿杂志, 2012, 4(5): 62-64.

第十四章　胃癌二级预防

由于大多数胃癌一经诊断即为晚期，早期诊断率不足 10%，而晚期胃癌的 5 年生存率低于 10%。因此，战略前移，以预防为主是胃癌防治的主要策略。在胃癌防治策略中通过筛查使胃癌患者得以早期发现、早期诊断。胃癌早期发现、早期诊断的目的是早期治疗，胃癌一经确诊，应及早争取手术治疗，术后根据病情进行恰当的综合治疗。通过二级预防可以有效地降低胃癌死亡率，获得巨大的社会和经济效益。

第一节　胃癌早期发现——胃癌筛查

肿瘤早期发现得益于肿瘤筛查。肿瘤筛查有别于诊断性检测，它所应用的范围是更为广泛的无症状人群。这些人群对于筛查的愿望和期许不及寻求诊断的患者强烈；而且可能仅有少部分人可以从筛查中获益，但所有筛查对象均须承担其风险。因此只有不断优化筛查的每一步程序，开发高质量的筛查手段，才可能在利弊间寻求更好的平衡。

一、肿瘤筛查的一般原则

（一）肿瘤筛查的前提

作为被筛查的肿瘤，必须符合以下的条件：①该肿瘤达到一定的发病率和死亡率，对居民健康构成严重威胁，否则筛查就难以取得较大的效益；②具有可检出的临床前期（detectable pre-clinical phase，DPCP）的病人比例较高，这一方面要求目标人群中有相当比例的病人，另一方面要求肿瘤的临床前期足够长；③对于没有症状的早期病人，通过及时的、合理的治疗，能有效地降低其病残率或死亡率，如果早期治疗对肿瘤的预后没有影响，那么对该肿瘤进行筛查是没有必要也没有效果的；④具有安全、方便、经济，并具有高灵敏度和高特异性，且易被接受的筛查方法；⑤对筛查阳性者有进一步的确诊方法和有效的治疗方法。

（二）肿瘤筛查的对象

确定肿瘤筛查的对象是筛查方案中非常重要的一环，需要根据具体情况来决定。目前普遍认为，筛查的对象应该是患某种疾病的高危人群。当高危人群多数为某些癌前疾病或者癌前状态的患者时，以这类人群作为筛查的对象无疑可以提高筛查的针对性。高危人群的筛选还可以总结已知的危险因素，通过健康教育和宣传，让居民自我鉴别患恶性肿瘤的危险性，或寻求医生协助选择合适的筛查方案。这样将大大提高筛查的成本-效益和可行性。肿瘤的筛查还应该包括已接受治疗的肿瘤病人。这些人往往已诊断明确并接受过相应的治疗，对他们进行定期随访可及时发现肿瘤的复发和转移。此外，第二肿瘤在这些人群中的发生率明显增高，一部分人在治愈后会发生另一种癌，早期发现可望提高第二肿瘤的治愈率。高危对象的划定是相对的，不同地区某种肿瘤发病的危险因素可能不尽相同，则高危对象亦应有差异。此外，高危对象的划定还取决于筛查的人力和物力准备。

（三）肿瘤筛查方法的选择

按照UICC的标准，行之有效的筛查方法必须要满足的条件为：①具备高度的敏感性；②成本低，经济实用；③无痛、无创伤，受检群体易于接受；④方法简单，易操作；⑤适于大规模应用普及，且能定期复查；⑥能提高治愈率，降低筛查人群肿瘤死亡率；⑦若出现假阳性结果，也不至于引起高度的心理和经济负担。各国学者普遍认为在发现肿瘤之前，为了节省人力、财力、物力，应先寻找行之有效的初筛（筛查）方法，先初筛出去90%的健康人群，只留下5%~10%的高危人群进入第二轮筛查，或精查确诊。这一模式既符合预防为主的原则，又符合受检者的利益，更重要的是能够真正地降低肿瘤死亡率。

WHO规定，在采用筛查手段之前，应考虑的因素包括：①敏感性：它反映筛检实验发现肿瘤病人的能力；②特异性：它反映筛检实验阴性结果确定非肿瘤病人的能力；③阳性预测值：筛检实验阳性者患目标疾病（真阳性）的可能性；④阴性预测值：筛检实验阴性者不患目标疾病（真阴性）的可能性；⑤可接受性：目标人群同意进行筛查试验的接受程度。

（四）肿瘤筛查的途径与实施

肿瘤筛查途径主要包括自然人群普查、高危人群筛查及门诊机会性筛查等。

1. 自然人群普查　自然人群普查系指基于无症状人群进行的肿瘤全民筛查。全民肿瘤普查的筛查成本很高。

2. 高危人群筛查　高危人群筛查系指在肿瘤高发病率地区有针对性地选择具有肿瘤发病风险的人群开展的肿瘤筛查。高危人群筛查为“靶向筛查”，目标集中，可节约医疗资源，绩效比明显，社会效益较好，目前是适合绝大多数国家，尤其是发展中国家国情的肿瘤人群筛查方案。

3. 门诊机会性筛查　门诊机会性筛查属于一种被动性筛查，即将日常的医疗服务与目标肿瘤患者的筛查结合起来，在患者就医过程中，对具有高危倾向的患者进行追踪筛查。该策略的优点是经济、无需额外的花费、患者的顺应性好。由于近半数早期肿瘤无症状，甚至部分进展期肿瘤亦无特征性临床表现，需要检诊医生具有高度的早期发现的意识，以免漏诊。门诊机会性筛查是目前发展中国家提高肿瘤筛查效率及覆盖率的一种切实可行的方法之一。

筛查的实施往往受到许多现实的因素制约，如人力物力资源、目标人群的文化程度、工作人员的理论和技术水平等。在制定筛查方案的时候必须充分考虑所有的客观因素，尽可能平衡各方面的矛盾和需求。筛查的方法要适合大规模检查，操作相对简便，检出阳性和可疑阳性的结果可通过进一步的检查确诊。随访的频度可依据诊断的疑似程度和该肿瘤进展的速度来考虑，一般为3个月，半年，一年及以上复查一次，必要时可以缩短或延长复查时间。筛查检出的肿瘤病例一旦确诊，应给予及时而积极的治疗。只有这样才能体现出肿瘤筛查挽救病人生命的价值。

如肿瘤筛查作为全民肿瘤控制项目，应该是有组织有计划的，以确保绝大部分目标人群都可以接受筛查，并能够获得进一步的确切诊断和治疗。WHO规定，全民性的肿瘤筛查项目应遵循以下指导原则：①确定的筛查实施频率以及进行筛查的年龄；②筛查试验的质量控制系统；③明确的诊断参考机制及后续治疗手段；④完善的信息系统：发布初筛的通知;召回患者进行复查;对筛查有异常者进行随访;对项目进行监督和评价。

(五) 肿瘤筛查的评价

一个筛查项目的评价,应该从三个方面考虑:一是对该筛查项目的可行性进行评估;另一方面是对该筛查项目的有效性进行评估;此外,还要对筛检的效益进行评估。

1. 筛查的可行性 筛查项目的可行性由许多与项目执行有关的因素确定,包括被筛查对象的可接受性、筛查项目的成本效益、筛查试验阳性者的诊治和患者的配合。筛查项目应当易于为筛查对象所接受,筛查对象主观上要求检查迅速、方便,不会引起明显不适,不影响日常生活。评价筛查成本的时候应考虑总体成本以及平均发现一例病人的成本,其中还包括筛查阳性者进一步确诊和患者治疗的费用,甚至还应包含阳性者随访的费用。

2. 筛查的有效性 筛查试验有效性的评估主要考虑:该筛查试验对预测每个筛查对象是否患某一疾病的准确性有多大,即:如果筛查阳性,该筛查对象患病的机率有多大;如果筛查阴性,该筛查对象不患病的机率有多大。对筛查试验有效性评价的指标有:敏感性和特异性、阳性预测值和阴性预测值。

3. 筛查的效益 筛查一个重要的问题是它能否降低肿瘤的病残率和死亡率。筛查的效果评价不能只以早诊率和生存率作为指标,死亡率才是评价筛查效果的硬指标和核心指标。筛查的目的是预防疾病造成的死亡和残疾。最准确的方法是比较那些经筛查发现的病人和因出现症状就医的病人之间疾病死亡专率的区别。评价筛查的效益时,筛查组和非筛查组两组中除筛查以外,所有可能影响结果的变量应该具有可比性。还需排除各种干扰正确评价筛查工作的因素,以期对筛查有一客观的评价。筛查中主要的偏倚有 3 种:志愿者偏倚(volunteer bias)、领先时间偏倚(lead-time bias)和病程长短偏倚(length bias)。

二、胃癌筛查及其评价

目前,全世界范围内胃癌仅次于肺癌居各种恶性肿瘤死因第 2 位。中国胃癌高发,其死亡率曾高居恶性肿瘤榜首多年。据卫生部公布的最新数据,中国胃癌死亡率目前位于肺癌、肝癌之后,居第 3 位。早期发现、早期诊断、早期治疗,可以有效降低胃癌死亡率。采用有效的筛查方法,制定合理有效的筛查方案并组织实施是胃癌“三早”的重要环节。数十年来,国内外已积累了大量胃癌筛查早诊研究资料,不同国家及地区也进行了富有成效的胃癌筛查实践。尽管如此,目前国内外尚无公认的胃癌人群筛查方案。胃癌筛查从理论到实践都需要深入研究与探索。

(一) 胃癌筛查方法

目前用于胃癌筛查的技术手段包括传统的 X 线气钡双重造影和胃镜黏膜活检以及近年开展的血清生物标志物检测等。

1. 胃 X 线-气钡双重造影 X 线-气钡双重对比造影方法是通过双对比像、黏膜像、充盈像和压迫像等清晰地显示胃黏膜细微结构的检查方法,由日本学者白壁彦夫 1950 年创建。自 20 世纪 70 年代末日本逐渐建立了全国性胃癌普查体系,采用间接 X 线气-钡造影作为初筛,再行直接 X 线检查或直接胃镜检查,对 40 岁以上危险人群进行胃癌筛查,每年普查大约 500 万人,胃癌检出率为 0.12% ,其敏感度为 82.4% ,特异度为 77.2% 。日本推行的

X 线-胃镜筛查方案成本较高,每发现 1 例胃癌约需 7000 美元,再加上没有采用随机对照试验,无法评价领先时间偏倚、长度偏倚及自身选择偏倚对生存率的影响,无法对单纯 X 线检查及 X 线加胃镜检查的效果作出确切的科学结论,因此至今世界卫生组织及国际癌症联盟尚未向其他国家推荐该方法。

2. 胃镜检查　胃镜检查是在直视下对胃的所有部位从多角度进行检查。胃镜设备的更新换代使胃镜检查技术的敏感性、特异性、准确性以及安全性大为提高,使胃粘膜显像清晰、图像真实、色泽自然,肉眼可发现小至直径 0.5cm 的病灶,直视下活检做出最后病理诊断。一些严重的癌前病变及早期胃癌还能够利用胃镜得到很好的治疗。目前,胃癌筛查的最终诊断均以胃镜结合活检病理诊断为根据。在机会性筛查或个体化筛检种,胃镜检查可以作为一线检查方法使用,而在大规模有组织的人群筛查中,胃镜仅在初筛后精查时使用。由于胃镜检查往往难以发现黏膜下及浆膜外的病变;要求胃镜医生具有一定的临床基础和丰富的实践经验;人群普查直接应用胃镜还存在成本、安全性与依从性及技术培训等问题,WHO 尚未推荐或规定以胃镜为人群直接普查的方法。

3. 血清生物标志物检测　血清生物标志物检测方法无创伤,简便易行、费效比合理、受检者依从性好,敏感性及特异性较好,可以作为胃癌及其高危人群初筛方法,在胃癌人群筛查中显示出极大的优越性。目前用于胃癌筛查的血清生物标志物主要包括①胃黏膜终末分化产物,如胃蛋白酶原、胃泌素等;②胃癌相关抗原,如 Mg7 等;③其他蛋白类抗原,如 CA72-4、CEA、CA19-9 等;④与胃病有关病原菌,如幽门螺杆菌(H. pylori)等。上述指标特异度、灵敏度不同,成本及实施条件各异。

(1) 血清胃蛋白酶原:胃蛋白酶原(pepsinogen,PG)是胃黏膜特异性功能酶的前体,其中胃蛋白酶原 I 型由胃底腺主细胞分泌,胃蛋白酶原Ⅱ型由胃窦和幽门腺细胞分泌,胃黏膜炎症可导致 PGI 和 PGII 血清水平升高,通常 PGII 升高更明显,PGI/II 比值下降。伴随萎缩的发展和分化细胞的消失,PGI 和 PGII 都降低,但 PGI 减低更明显,进而导致 PGI/II 比值下降。因此,低 PGI 水平,低 PGI/II 比值,或两者都低,是判断胃黏膜萎缩性改变的有效标志,也是胃癌高风险个体的预警标志。Samloff 于 1982 年建立了放射免疫分析方法,许多研究将其作为胃癌的初筛手段。Oishi 等的研究中显示,血清 PGI 和浓度 PGI/II 比值的联合检测是一项很好的预测胃癌发生的指标。在经过 14 年的随访后,血清胃蛋白酶原检测正常的个体相较于血清胃蛋白酶原检测阴性者,胃癌发病率至少高出 4 倍。这种关联在 H. pylori 抗体阴性或阳性时仍然十分显著。Yuan 等发现,根据年龄、性别等因素分层制定的 PG 法初筛方案的灵敏度、特异度可达 63%~83% 和 51%~76%,在胃镜精查之前使用可以有效缩小高危人群的范围,降低胃镜精查率达 50%。目前,血清 PG 检测已在日本、芬兰、中国等国家及地区应用于胃癌高危人群的筛查,并取得一定成效。

(2) 胃泌素 17(G17):胃泌素 17(G17)被建议用于鉴别胃萎缩的患者,尤其适用于鉴别慢性萎缩性胃炎(CAG)的程度。血清或血浆的胃泌素 17 浓度依赖于胃内的酸度和胃窦 G 细胞的数目。所以,高胃酸或有萎缩性胃窦炎者其空腹 G17 浓度会降低。与血清 PG 联合,G17 可以诊断局限于胃窦(低 G17 浓度)或胃体(高 G17 浓度)的 CAG。一项日本的研究显示,使用血清 G17 和 PG,以及胃组织学检查可以帮助鉴别胃癌的高风险人群。具有低 PGI,低 PGI/II 比值,高血清 G17 浓度可以证实为胃体和胃底部的 CAG,如胃体小弯侧同时伴有肠化生,则个体具有很高的胃癌发病风险。然而,血清 G17 浓度只与胃的远端相关,且胃癌患者 G17 的浓度会显著升高,因此血清 G17 浓度不能鉴别早期和进展期胃癌,这种检测方法尚不能作为胃癌的独立血清学检测指标。

(3) 血清胃癌相关抗原(MG7):MG7-Ag 是一种胃癌相关抗原,现已建立了检测血清 MG7 的高灵敏免疫-PCR 技术。Zhang 等在 2 710 人中利用免疫 PCR 技术双盲检测血清胃癌相关抗原 MG7,并以胃镜活检组织病理学诊断为标准评价该检测指标,结果显示血清 MG7 检测胃癌敏感性达到 77.5%、特异性为 95.5%,准确度达到 73.1% 作为单一一种生物标志物在胃癌预警及早期诊断方面种具有重要应用潜能。Jin 等通过酶联免疫吸附试验方法对术前及术后胃癌患者、癌前病变、健康献血者及其他癌症患者血清 MG7 抗原的表达进行分析,同时应用免疫组织化学分析对胃癌患者及上述癌前病变人群血清 MG7 抗原的表达进行检测。结果显示术前胃癌患者的血清 MG7 抗原表达最高,两种方法敏感性相似。且血清 MG7 抗原在胃癌中的表达水平与肿瘤分化相关和病理分期有关。提示 Mg7-Ag 酶联免疫吸附试验可能是一个非侵入性筛检大规模胃癌高危人群的方法。

(4) 其他蛋白类抗原:癌胚抗原 CEA、CA72-4、CA19-9 是与消化道肿瘤密切相关的肿瘤标志物。研究表明在胃癌诊断中,CA72-4 的特异性和敏感性均优于癌胚抗原与 CA19-9。3 项肿瘤标志物联合检测胃癌的敏感度为 76.0%,明显高于单项肿瘤标志物检测的敏感度。血管内皮生长因子(vascular endothelial growth factor,VEGF)是目前已知的直接刺激血管内皮细胞增殖作用最强、最特异的因子。有研究显示,胃癌组血清 VEGF 的含量明显高于胃溃疡组和正常对照组的血清中含量,提示 VEGF 可能参与了胃癌的发生发展。Tanaka 等研究证实,胃癌患者血清肝细胞生长因子(HGF)平均值明显高于正常人 HGF 在早期病例的阳性率均高于癌胚抗原和 CA19-9。有血管侵犯的胃癌患者血清 HGF 水平明显高于无侵犯的患者。在较小的早期胃癌中,血清 HGF 的升高与淋巴结转移有关。血清 HGF 水平可能是胃癌早期阶段及晚期阶段患者一个重要的肿瘤标志物。

(5) 血清幽门螺杆菌(H. pylori):H. pylori 感染是胃癌的重要致病因子。据日本一项 1 526 例大样本人群的前瞻性研究报道,1 246 例 H. pylori 感染者在随访 10.6 年间,有 36 例(2.9%)发生胃癌,而 H. pylori 阴性者无 1 例发展为胃癌。血清检测 H. pylori 感染可以作为筛查胃癌高危险人群的方法之一,对感染阳性者需要进一步检查。胃癌预防亚太地区共识指南指出,在亚太地区胃癌高危人群中,人群 H. pylori 感染筛查能降低胃癌危险性。H. pylori 血清学和血清胃蛋白酶原浓度联合检测是预测胃癌的发生很好的指标。在日本一项 9000 人的大型系列研究中,经过随访(平均随访时间 4.7 年),血清胃蛋白酶原浓度提示萎缩性胃炎的患者比血清胃蛋白酶原浓度正常且 H. pylori 血清学阴性者胃癌发病风险升高 6~8 倍。值得注意的是,H. pylori 血清学阴性者比阳性者具有更高的风险,推测可能是因为在严重胃萎缩时 H. pylori 已经不复存在。60 岁以上的男性且 H. pylori 血清学阴性者具有最高的年均胃癌发病率,为 1.8%。

4. 基因检测 目前,胃癌易感基因研究比较明确的是遗传性弥漫性胃癌(HDGC),它是一种罕见的常染色体显性遗传的胃癌,约占胃癌的 1%~3%。在临床诊断符合 HDGC 的家系中,大约有 30%~40% 携带 CDH1 突变。国际胃癌协作组(International Gastric Cancer Linkage Consortium,IGCLC)最近提出了接受 CDH1 分子遗传学检测的最新标准:①家庭中有 2 例或 2 例以上的胃癌病例,其中至少 1 例确诊为弥漫性胃癌,且诊断年龄<50 岁;②二级亲属中有 3 例或 3 例以上患弥漫型胃癌,年龄无限制;③个体在 40 岁之前被诊断为弥漫型胃癌;④个体或家庭成员患弥漫型胃癌和小叶乳腺癌,其中一项诊断年龄<50 岁。任何满足上述要求的患者都应接受 CDH1 突变检测,并由有遗传检测经验的健康保健专家为这些

患者提供检测前后的遗传学咨询。

对于大部分有遗传背景的散发性胃癌病例而言，胃癌遗传并不是直接的癌症遗传，而是易发生癌症倾向的遗传，许多微效易感基因共同作用参与散发性胃癌的发生。人群中存在易感个体是由于一些与肿瘤发生相关的基因存在多态性，其并不直接造成细胞的癌变及肿瘤发生，但可能会赋予个体对某种特殊的环境因素易感。暴露于相似诱因的条件下，携带易感基因型的人更易患肿瘤。目前发现与胃癌发生相关的易感基因多态至少包括：①与致癌物解毒功能相关的代谢酶基因，如细胞色素氧化酶 CYP2E1，谷胱甘肽转硫酶 GSTM1、GSTT1、GSTP1，乙酰基转移酶 NAT1、NAT2 等；②与 DNA 合成修复功能相关的基因，如亚甲基四氢叶酸还原酶 MTHFR、核苷酸切除修复基因 XRCC1、XRCC5 等；③与免疫反应相关的基因，如白细胞介素 IL-1B、IL-8、IL-10 等；④与胃黏膜功能相关的基因，如粘蛋白 MUC1、胃蛋白酶原 PGC 等；⑤与细胞周期调控功能相关的基因等。检测上述胃癌易感基因多态性进行检测，对于识别胃癌高风险个体以及预防、早诊具有重要意义。

（二）胃癌筛查方案及其评价

利用现有的筛查方法，制定切实可行的胃癌筛查方案，是胃癌筛查早诊的关键。董志伟等认为，合理的技术方案一般由初筛和诊断性筛查两步组成，但也不排除同时完成筛查和诊断的一步法。后者是否适当，取决于绩效评价和卫生经济学评价。

关于胃癌人群筛查方案，目前国内外尚无共识意见。比较成熟的方法是日本已经使用 40 余年的 X 线气钡双重造影与胃镜结合的方法。由于该方案操作较复杂、有一定损伤性、群众不易接受、人群筛查成本很高等，至今未在世界范围内推广。长期以来，我国研究人员一直致力于寻找适合我国国情的胃癌优化筛查方案。目前采用的筛查方案主要有序贯筛查、直接胃镜检查、PG Ⅰ/Ⅱ-胃镜检查等。其中，PG Ⅰ/Ⅱ-胃镜两轮筛查方案是中央补助地方公共卫生专项资金-胃癌早诊早治项目的推荐方案之一。

1. 胃癌两轮筛查流程　血清“PG 法”初筛法应用于高危人群胃癌筛查，筛查对象为年龄 40 岁以上；有上消化道病史或症状者；有胃癌家族史者。经过我国胃癌高发现场随机对照研究证实，其敏感度和特异度较好，简便、易行、易于推广，可有效缩小胃癌高危人群的范围。其胃癌高危人群的阳性判别值为 PGI/II 比≤7。

对 PG 初检阳性者或有明确的上消化道病史或症状，有胃癌家族史并自愿接受胃镜检查者可采用胃镜及胃黏膜活检组织病理学检查确诊。筛查出的胃癌患者接受规范化治疗，非胃癌患者需定期接受胃镜检查。推荐胃癌筛查流程图见图 14-1。

2. 两轮筛查注意事项

（1）血清 PG 法初筛的适用性：血清 PG 法是一种通过检测胃黏膜萎缩和炎症状况来判断胃癌高危人群的筛查方法。如果有明确的上消化道症状者（心口痛、嗳气、呕吐、食欲不振、体重减轻等），无论血清 PG 检测结果如何均要接受胃镜精查（检诊时应视其为医疗对象）。如采用血清 PG 法初筛胃癌高危人群（胃癌及胃黏膜萎缩性病变者），下列受检者为非适用对象：①正在接受食管、胃或十二指肠疾病治疗或患有可影响 PG 值的各种疾病者；②服用抑酸剂-PPI 阻滞剂（治疗胃、十二指肠溃疡及返流性食管炎用药）者；③胃切除术后患者；④肾功能不全患者。

（2）胃镜精查的技术要求：胃癌早诊筛查的最终手段是依靠胃镜检查结合胃黏膜活检病理诊断。胃镜检查，尤其是在高危人群中的早期胃癌筛查工作对胃镜医生的要求较高。

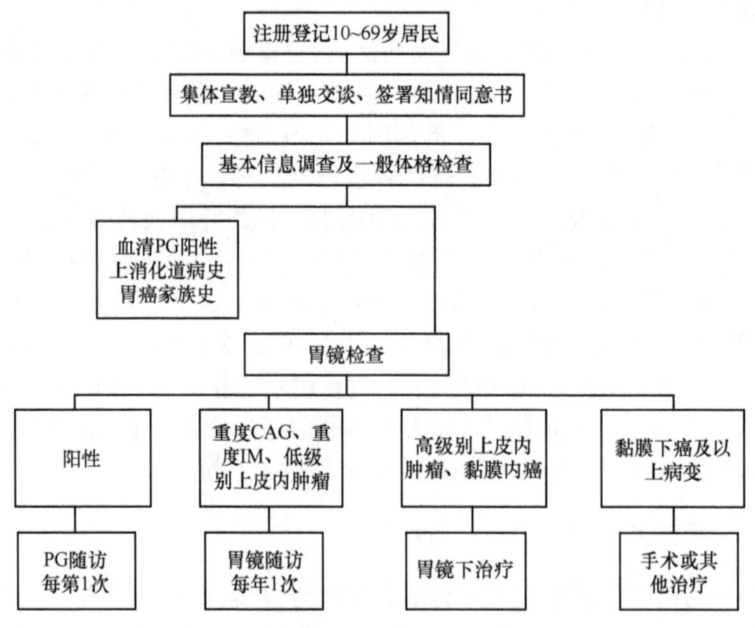

图 14-1 胃癌筛查及早诊早治流程图

胃镜医生必须经过严格的技术培训，一般应具有三年以上胃镜操作经验并完成300例以上胃镜检查，才可能胜任胃癌早诊筛查的工作。

胃镜检查过程中应全面观察胃内的各个部位，同时注意检查胃癌高发部位，对细微的黏膜改变，如变色、充血、出血、粗糙、隆起、凹陷、糜烂、溃疡等在直视下进行活检。活检第一点十分重要，活检钳对准部位并与黏膜面垂直，钳口开大并适当加压于病变上，以使活组织块够大够深（达到黏膜肌层），如首块活检取材不准，由于渗血覆盖了小病变会影响再次活检。

3. 筛查的频度及评价 血清PG初筛法是诊断胃黏膜萎缩状态的方法，其成本较低，如果人力及物力许可的话，对PGI/II比值阳性者可进行年度性检查，观察其比值的变化；PGI/II比值阴性者，第二次PG检测间隔可适当延长为2～3年。而PGI/II比值为阳性且胃镜精查诊断为胃黏膜重度萎缩性病变者，建议每年接受1次胃镜检查；诊断为重度肠上皮化生和异性增生病变者，可根据病变程度和范围大小，胃镜检查时间为6个月至1年。

4. 筛查方案的成本效用分析评价 按照循证医学的原则，癌症筛查评价需有明确的标准和方法。绩效评价的终点指标是死亡率下降，而卫生经济学评价，则要求详细计算癌症早诊早治的费用，以及相应的健康收益，分别以成本效果、成本效用和成本效益来表述，并与未干预的相应指标进行比较。

根据我国肿瘤登记和社会信息收集尚在完善之中的现实情况，结合中国癌症早诊早治项目的实践经验，参考评价癌症早诊早治技术方案的一般原则，董志伟等提出采用癌症早诊早治的工作指标（检出率、早诊率和治疗率）作为中期指标进行绩效评价的可行性，进一步明晰早期发现成本系数（early detection coatindex，EDCI）与健康收益的关联，以及其用于卫生经济学评价的可行性。其中包括筛查方案的评价指标（筛查技术方案的组成，随访人群占诊断性筛查人群的比例，早期发现和处理癌症和癌前病变）、绩效评价的中期指标［筛查早诊率，降期效应系数（down stage effect index，DSEI）］以及卫生经济学评价指标，传统评价方法,简化评价指标——早期发现成本系数(EDCI)等。尽管上述评价指标尚不能替代经典的绩效评价和卫生经济学评价,但对癌症筛查和早诊早治工作有初步判定和路径指引作用,对推动癌症早诊早治工作有现实意义。

目前有关胃癌大规模筛查项目的成本效用比评价资料十分匮乏。成本效用比主要受胃镜检查的花费和普查的人群胃癌发病率的影响。新加坡的一项研究表明对中、高危人群(如50~70岁中国籍男子)每两年进行一次胃镜检查,对该国的医保体系而言仍然是一个沉重的负担。有学者采用三种基本的卫生经济学评价方法即:成本-效果分析、成本-效益分析和成本-效用分析对胃癌“两轮筛查法”进行了卫生经济学评价。成本效果分析显示,在庄河地区高危人群中每多投入8448元人民币进行筛查治疗就可以减少一例胃癌的死亡。成本效益分析显示,共投入成本1260000元人民币,产生效益:3283728元,成本效益比为1∶2.6。成本-效用分析显示,共挽回252个质量调整生命年(QALY)。在庄河地区高危人群中每挽回一个QALY花费为5000元。证实胃癌两轮筛查是一项经济效益较好、在胃癌高发区值得推广的胃癌筛查方案。

综上,笔者认为,在血清PG法初筛胃癌基础上再行胃镜及胃黏膜活检精查,即“两轮筛查法”敏感度及特异度较高,简便易行,费效比合理,受检者依从性好,可避免胃镜检查带来医源性感染的潜在危险,也可降低胃镜医生自身医疗水平所致的诊断偏差。因此,“两轮筛查法”是一种符合我国国情的胃癌优化筛查方案,具有在我国胃癌高发地区推广应用的价值。

(三)国内外胃癌人群筛查现状及展望

胃癌的发病率和死亡率存在显著的地区、人群、种族分布差异,因受社会经济条件和卫生保健制度的限制,各个国家胃癌的筛查和防治工作的需求和力度存在明显差异。目前,在东亚地区,尤其是日本、韩国、新加坡、中国等胃癌高发国家,已经在胃癌的筛查策略、筛查方案的建立及干预措施等方面取得实效。美国、欧洲等胃癌相对低发国家未见全国性胃癌筛查研究报道。

1. 日本　日本是世界上胃癌最高发国家,其在胃癌的人群筛查、早诊技术及方法研究领域已经取得了令人瞩目的成绩。20世纪60年代开始,胃气钡双重对比造影结合胃镜检查的全民胃癌普查已经成为日本一项国家性胃癌筛查方案。每年由日本政府资助和组织40岁以上者进行胃癌筛查,钡餐筛查阳性者,进一步接受胃镜检查。每年普查人数维持在300万~500万以上,每年发现胃癌3000~6000例,其中早期胃癌约为50%~70%,约50%的患者接受了胃镜黏膜切除术或胃镜黏膜下剥离术。

上消化道内镜是日本另一项主要的筛查手段。内镜常规用于那些不参加全国筛查的临床门诊诊所或是用于健康保健的私人诊所进行机会性筛查。在日本的健康保险系统中,无论个人是否有症状,都可以很容易地在门诊诊所接受上消化道内镜检查。对于这方面的检查,个人只需承担不到30%的相关费用,政府的保险会支付剩余的部分。但是,私人的健康保健诊所并不参加政府的保险系统,所有相关检查费用都要个人自己支付。所以,在私人健康保健诊所接受内镜检查的人数非常少。很多内镜检查都是在政府保险系统下属的门诊诊所进行的,为日本早期胃癌的高检出率做出了很大贡献。

1960年始于宫城县的胃气钡双重对比造影结合胃镜检查是目前日本胃癌全民普查采用的唯一方案。40岁以上的无症状个体就有资格参加这项政府资助的大规模筛查项目。

如果钡餐检查有阳性发现，则推荐进行进一步的上消化道内镜检查。然而，在符合资格的个体中，只有 20% 左右实际参加了筛查。2002 年，大约 4300 万人参加了地区政府组织的胃癌筛查。2010 年 34.3% 接受政府提供的筛查；2009 年胃癌检出率为 0.088。

为了解决公众参与全民普查积极性下降的问题，提高胃癌检出率，日本政府开始探索新的筛查策略，鼓励采用血清 PG 及 H. pylori 联合检测，检查并治疗 H. pylori，既可作为高危人群病因学预防的有效手段，也可作为后续胃癌筛查手段。Miki K 等采用血清胃蛋白酶原检测和胃镜结合方法进行 101892 例日本人的胃癌筛查，检出胃癌 125 例，胃癌检出率为 0.12%，其中早期胃癌占 80%。

2. 东亚地区其他国家 胃癌是韩国最常见的恶性肿瘤之一，仅次于肺癌，在肿瘤相关死亡原因中居第二位。韩国于 2002 年正式启动胃癌人群普查方案，即采用直接的上消化道检查系列或胃镜（或两者联合）对 40 岁以上韩国男性和女性每两年进行一次胃癌筛查，其早期胃癌发现率约为 20%，在无症状人群中检出 EGC 的比例（74%～78%）明显高于有症状人群（26%～36%）。2005 年韩国的全国性癌症普查报告，胃癌预期检出率约为 0.12%，即 1381/1500 万。获益于胃癌的早期诊断和治疗，韩国胃癌的 5 年生存率从 20 世纪 90 年代的 40% 逐步上升到本世纪初的 60% 以上。内镜检查在韩国被认为是成本效益最高的筛查方法，因为这项技术具有相对低廉的费用和很高的胃癌检出率。目前并没有随机对照试验对胃癌的大规模筛查进行评估，还需要更多的数据来支持现行的筛查项目。

新加坡是胃癌中度发病国家，其胃癌筛查项目的筛查对象为≥50 岁高发病风险的中国人、中低发病风险的马来西亚人和印度人。2003 年成立全国胃癌流行病学和分子遗传学计划（GCEP），旨在找出最佳的方案和成本-效益比算法来指导地方性胃癌筛查。2004 年以来开展的一项前瞻性队列研究，计划招募 4000 例≥50 岁的高风险患者，纳入早期胃癌的系统性筛查项目，从国家数据库收集了参与者的临床资料，根据标准化方案收集血样、胃活检组织、胃液等各种生物标本，并应用胃镜检查进行 5 年以上的随访，胃癌或癌前病变每年发现率为 0.5%。泰国、马来西亚等胃癌相对低发国家未见全国性胃癌筛查研究报道。

3. 中国 目前中国尚无大规模的胃癌全民普查项目，选择性的胃癌高发区高危人群筛查已经付诸实施。"七五"期间北京大学第三医院在山东牟平县胃癌高发区现场实施了以胃癌亚类危险因子概率模型-超微量胃液系列分析，对 12000 人进行序贯筛查，以胃镜及病理最终诊断，早期胃癌检出率为 47.2%，5 年生存率为 89%。北京大学临床肿瘤学院在山东临朐县胃癌高发区现场对 35～64 岁共 3400 人的高危人群进行多次胃镜普查，随访 10 年共 39 303 人年，共发现胃癌 85 例，其中早期胃癌检出率为 50%～67%，5 年生存率达 63.7%。"九五"至"十五"期间，中国医科大学附属第一医院采用血清 PG 检测并胃镜病理检查两轮筛查方案，连续十年对庄河地区 50 个自然村逾万人进行了胃癌筛查，在完整接受了两轮筛查的 7036 人中共查出胃癌患者 69 例，早期胃癌患者 41 例，早期胃癌检出率达到 56.8%～64%。2008 年开始，受中央财政转移支付项目资助，采用血清 PG 检测并胃镜病理检查两轮筛查方案，在我国辽宁庄河、山东临朐及甘肃武威等胃癌高发现场进行大规模人群筛查。截止 2010 年底，共计 12000 余人接受两轮筛查，在三个现场全部检出胃癌病例中，早期胃癌检出比例达到 60%～90%。近期，Zhang 等报道，河北医科大学附属医院在河北赞皇胃癌高发区对 1501 名居民进行了 14 年的血清学（PG 及 H. pylori）追踪随访，在血清 PG 异常且 H. pylori 感染阳性的高危人群中，胃癌发病率可达 56.0‰。

筛查往往是涉及面较广的社会公益活动，癌症的筛查及早诊早治应根据不同癌种及不同社会经济发展水平因地制宜地进行,必须预期能获得相当的社会效益,而且通过筛查得到的“利”要大于筛查本身给群众带来的“弊”。综观国内外,尤其是东亚地区胃癌高发国家胃癌筛查及早诊早治的现状和发展趋势,发现目前面临的主要问题是如何选择适合本国国情的胃癌优化筛查方案和防治策略,包括确定筛查的范围、筛查对象、筛查手段、干预时机和治疗方案等。胃癌的筛查和防治策略的选择受多因素制约,包括经济条件、胃癌发病率及死亡率、胃癌发病危险因素及筛查手段等。目前我国大规模开展胃癌全民普查的条件尚不具备,应在完善筛查方案方面开展更多的研究工作,可以逐步扩大在胃癌高发区开展胃癌筛查及早诊早治工作。

内镜技术由于其高检出率被越来越多地应用于胃癌筛查。尤其是内镜可以检查出传统钡剂造影检查会漏诊的浅表平坦型和非溃疡型病变。但是,这项技术很大程度上依赖于内镜检查者的技术和胃镜设备的可获得性。所以,即使在日本这样高度发达的国家,如果缺少有经验的内镜医师,使用内镜进行大规模的人群筛查也是不可行的。胃镜普查虽然可以提高早期胃癌检出率,仍有不少漏诊发生。随着各种新的内镜技术的引进,如染色内镜,窄频带成像,共焦内镜和自体荧光内镜等,是否能够提高内镜技术胃癌检查的敏感性还需拭目以待。还需要更多的研究来明确内镜在胃癌筛查中的作用。

血清标志物检测方法无创伤,简便易行、费效比合理、受检者依从性好,敏感性及特异性较好,可以作为胃癌及其高危人群初筛方法。根据日本的经验,胃蛋白酶原检测是目前最为实际且可靠的血清学标志物,可以鉴别出具有广泛胃萎缩的高危人群,保证他们接受进一步的内镜或其他更为集中的监测手段。因此血清胃蛋白酶原检测目前在日本是一种比较普遍的非侵入式胃癌筛查方法。然而,血清胃蛋白酶原检测也存在一些局限性。它是用来检测萎缩性胃炎的,所有它更适用于肠型胃癌。血清胃蛋白酶原检测的效能取决于检测人群中肠型胃癌患者的比例。而且,在不同的研究中使用不同界限值也会影响结果的敏感性和特异性。血清 PG 检测指标对于胃黏膜萎缩及胃癌的判断界值,不同地区差异较大。例如,在日本,通常将 PGI 浓度低于 70 mg/L 或是 PGI/II 比值小于 3 作为鉴定萎缩性胃炎的界限值。而在我国,PGI/II 比值小于 7 作为鉴定萎缩性胃炎及胃癌风险的界限值。此外,年龄和 H pylori 感染可能和胃萎缩直接相关,这些因素会对血清胃蛋白酶原的浓度造成影响。H pylori 根除治疗和使用质子泵抑制剂也会很大程度上改变血清 PG 的浓度。尽管存在这些局限性,血清胃蛋白酶原的浓度被认为有很高的阴性预测值(例如,可以鉴别出没有胃萎缩的个体),这样,检测结果为阴性的个体就可免于其他更具侵入性的筛查,如内镜等。我国是胃癌高发地区,通过大规模、多中心的研究,提高血清学检测指标的灵敏度、特异度,降低筛查成本,将对我国胃癌的防治产生重要影响。

随着癌症易感基因的发现,癌症筛查面临的另一重要问题是如何有针对性的识别胃癌高风险个体。携带胃癌易感基因突变者的人群不但患癌风险增加,而且其发病年龄较普通人群低,这是传统的胃癌筛查推荐方案面临的新的挑战。因此,需要进一步研究建立有效的胃癌高风险个体识别技术和筛查档案。中国普通人群缺乏胃癌特别是早期胃癌相关知识,应加强抗癌防癌等相关知识的宣传,努力使一般人群认同应用已证实的筛查技术,使一些无症状人群自愿参与胃癌筛查,以期获得最大的胃癌筛查效益。

(袁 媛)

参考文献

1. 万德森. 癌症筛查与早期发现. 广东科技出版社,2009.
2. Jemal A, Bray F, Center MM, et al. Global cancer statistics. CA Cancer J Clin, 2011,61(2):69-90.
3. 中华人民共和国卫生部. 全国第三次死因回顾抽样调查报告. 陈竺主编. 中国协和医科大学出版社,北京,2008 年.
4. 白壁彦夫. 胃二重造影法,文光堂,东京,1970.
5. Hisamichi S. Screening for gastric cancer. World J Surg. 1989;13(1):31-7.
6. René Lambert. Endoscopy in screening for digestive cancer. World J Gastrointest Endosc,2012,16; 4(12): 518-525
7. Samloff IM. Pepsinogens I and II: purification from gastric mucosa and radioimmunoassay in serum. Gastroenterology, 1982, 82(1):26-33.
8. Oishi Y, Kiyohara Y, Kubo M, et al. The serum pepsinogen test as a predictor of gastric cancer. Am J Epidemiol 2006; 163: 629-37.
9. 袁媛, 张萌昌. 辽宁庄河胃癌防治现场报告. 中国肿瘤, 2009, 18(1):13-17.
10. Miki K, Ichinose M, Kakei N,et al. The clinical application of the serum pepsinogen I and II levels as a mass screening method for gastric cancer. In: Takahashi K, ed. Aspartic
11. Proteinases: Structure, Function, Biology and Biomedical Implications . New York: Plenum Press, 1995; 139-43.
12. Sipponen P. Biomarkers in clinical practice: a tool to find subjects at high risk for stomach cancer. A personal view. Adv Med Sci. 2006;51:51-3.
13. 董志伟. 中国癌症筛查及早诊早治技术方案(试行). 北京:人民卫生出版社,2009.
14. 卫生部疾病预防控制局 癌症早诊早治项目专家委员会, 癌症早诊早治项目技术方案(2011 年版),北京:人民卫生出版社,2011.
15. Leung WK, Wu MS, Kakugawa Y, et al. Asia Pacific Working Group on Gastric Cancer. Screening for gastric cancer in Asia: current evidence and practice. Lancet Oncol. 2008 Mar;9(3):279-87.
16. DM Fan,XY Zhang,XT Chen,et al. Mouse and human monoclonal antibodies against gastric cancer. Preparation and clinical application Chin Med J,1988,101(7):488-489
17. Ren J, Chen Z, Juan S J, et al,Detection of circulating gastric carcinoma associated antigen MG7-Ag in human sera using an established single determinant immuno-polymerase chain reaction technique,Cancer, 2000,88(2):280-285.
18. Zhang L;Ren J;Pan K,et al Detection of gastric carcinoma-associated MG7-Ag by serum immuno-PCR assay in a high-risk Chinese population, with implication for screening, Int J Cancer. 2010 Jan 15;126(2):469-73.
19. 游伟程. 胃癌早诊早治进展. 中国肿瘤, 2009,18(9):695-699.
20. Jin B, Wang X, Jin Y, et al . Detection of serum gastric cancer associated MG7-Ag from gastric cancer patients using a sensitive and convenient ELISA method. Cancer Invest, 2009, 27(2):227-233.
21. Lin HZ, Chen L , Li XC, et al. The significance of pepsinogen with its subgroup and CA72-4 associate detect applied to early diagnostic and prognosis judgment on gastric cancer. ZhonghuaWaiKeZaZhi, 2004, 42(24): 1505-1508.
22. Eroğlu A. Serum levels of vascular endothelial growth factor in gastric cancer patients. J Surg Oncol. 2011 Aug 1;104(2):222.
23. Tanaka K, Miki C , Wakuda R, et al . Circulating level of hepatocyte growth factor as a useful tumor marker in patients with early stage gastric carcinoma. Scand J Gastroenterol ,2004, 39(8):754-760.
24. Yang YH, Deng H, Li WM, et al. Identification of matrix metalloproteinase 11 as a predictive tumor marker in serum based on gene expression profiling. Clin Cancer Res, 2008, 14(1): 74-81.
25. Uemura N, Okamoto S, Yamamoto S, et al. Helicobacter pylori infection and the development of gastric cancer. The New England Journal of Medicine, 2001, 345(11):784-789.
26. Fock KM, Talley N, Moayyedi P, et al. Asia-Pacific gastric cancer consensus conference. Asia-Pacific consensus guidelines on gastric cancer prevention. J Gastroenterol Hepatol,2008,23(3):351-365.
27. Correa P, Fontham ET, Bravo JC, et al. Chemoprevention of gastric dysplasia: randomized trial of antioxidant supplements and anti-Helicobacter pylori therapy. J Natl Cancer Inst. 2000;92:1881-1888.
28. Watabe H, Mitsushima T, Yamaji Y, et al. Predicting the development of gastric cancer from combining Helicobacter pylori antibodies and serum pepsinogen status: a prospective endoscopic cohort study. Gut, 2005;54: 764-68.

29. Fitzgerald RC, Hardwick R, Huntsman D, et al. Hereditary diffuse gastric cancer: updatedconsensus guidelines for clinical management and directions for future research. J Med Genet. 2010;47(7):436-44.

30. Boccia S. Polymorphisms in metabolic genes, their combination and interaction with tobacco smoke and alcohol consumption and risk of gastric cancer: a case-control study in an Italian population. BMC Cancer, 2007,7;206.

31. Capella G. DNA repair polymorphisms and the risk of stomach adenocarcinoma and severe chronic gastritis in the EPIC-EURGAST study. Int J Epidemiol, 2008, 37(6):1316-1325.

32. Murphy G. Association of gastric disease with polymorphisms in the inflammatory-related genes IL-1B, IL-1RN, IL-10, TNF and TLR4. Eur J Gastroenterol Hepatol 2009,21(6):630-635.

33. Xu Q, Yuan Y, Sun LP, et al. Risk of gastric cancer is associated with the MUC1 568 A/G polymorphism. Int J Oncol. 2009;35(6):1313-20.

34. Gao L, Nieters A, Brenner H. Cell proliferation-related genetic polymorphisms and gastric cancer risk: systematic review and meta-analysis. Eur J Hum Genet. 2009;17(12):1658-67.

35. Smith RA, Cokkinides V, Brooks D, et al. Cancer screening in the United States, 2010: a review of current American Cancer Society guidelines and issues in cancer screening. CA Cancer J Clin. 2010;60(2):99-119.

36. 董志伟,乔友林,王贵齐,等. 癌症早诊早治的评价. 中华肿瘤杂志 2012, 34(8):637-640.

37. Hamashima C, Shibuya D, Yamazaki H, et al. The Japanese guidelines for gastric cancer screening. Jpn J Clin Oncol. 2008; 38(4):259-67.

38. Okui K, Tejima H. Evaluation of gastric mass survey. Acta Chir Scand. 1980;146(3):185-7.

39. Hisamichi S, Sugawara N. Mass screening for gastric cancer by X-ray examination. Jpn J Clin Oncol. 1984;14(2):211-23.

40. Kura T, Kumaki T, Matsuhisa T, et al. Investigation of gastric cancers detected at a medical check-up center. Nihon Ika Daigaku Zasshi. 1996;63(3):202-14.

41. Foundation for Promotion of Cancer Research. Cancer statistics in Japan—2005. Tokyo, Japan: Foundation for Promotion of Cancer Research, 2005.

42. Nakajima S. Gastric cancer screening in Japan, now and tomorrow Nihon Rinsho. 2012;70(10):1686-93.

43. Choi IJ. Screening and surveillance of gastric cancer. Korean J Gastroenterol. 2007; 49 (suppl) : 15-22.

44. Jung KW, Park S, Kong HJ, et al. Cancer statistics inKorea: incidence, mortality and survival in 2006-2007. J Korean Med Sci, 2010, 25(8):1113-1121.

45. National Registry of Diseases Office. Singapore Cancer Registry Interim Report. Trends in cancer incidence in Singapore 2001-2005.

46. 丁士刚, 王觉生, 林三仁, 等. 胃癌序贯筛查法对降低胃癌死亡率的作用. 中国肿瘤临床与康复, 2001, 8(3):38-40.

47. 袁媛. 1997-2011 年辽宁省庄河地区胃癌高危人群筛查效果评估. 中华肿瘤杂志, 2012, 34(7):538-542.

48. Zhang X, Xue L, Xing L, et al. Low serum pepsinogen I and pepsinogen I/II ratio and Helicobacter pylori infection are associated with increased risk of gastric cancer: 14-year follow up result in a rural Chinese community. Int J Cancer. 2012, 130(7): 1614-9.

49. Goldie SJ, Gaffikin L, Goldhaber-Fiebert JD, et al. Cost-effectiveness of cervical-cancer screening in five developing countries. N Engl J Med, 2005. 353:2158-2168.

50. Dan YY, So JB, Yeoh KG. Endoscopic screening for gastric cancer. Clin Gastroenterol Hepatol 2006; 4:709-16.

51. Zhou L, Guan P, Sun LP, et al. Health economic assessment for screening of gastric cancer in a high risk population in northeastern china. Chin J Cancer Res. 2011;23(1):21-4.

第二节 胃癌早期诊断

早期诊断是胃癌二级预防的核心内容。目前,胃癌早期诊断措施有病理学、影像学和血清生化学检测 3 大类技术。提高胃癌早期诊断率,需要大力普及推广胃镜和上消化道造影检查,并提高微小病灶识别的能力。胃癌异质性大,从长远角度看,应致力于发现敏感性和特异性均较好的肿瘤标志物,用于早期诊断、临床预后评估以及对治疗反应性的预测与评价。

一、早期胃癌内镜诊断

早期胃癌系指肿瘤局限于黏膜或黏膜下层，而不论其范围大小或有无淋巴结转移。内镜表现主要显示色调变化如发红、色淡、或黏膜微有凹凸变化，需与胃炎、淋巴瘤等鉴别。

日本胃癌学会（Japanese Gastric Cancer Association，JGCA）制定的早期胃癌内镜下分型与2002巴黎浅表性食管、胃、结肠肿瘤分型共识是目前国际上通用的诊断指导标准。根据胃癌的内镜形态，日本胃癌学会提出六型分类法，即：0型—表浅型，1型—隆起型，2型—溃疡型，3型—溃疡浸润型，4型—弥漫浸润型，5型—不能分类型。其中的1至5型对应于进展期胃癌的Borrmann分型，0型则对应早期胃癌（表14-1为日本内镜学会对早期胃癌，即0型胃癌的分类法）。

巴黎共识对于0型胃癌的定义为“形态学判断浸润深度不超过黏膜下层的肿瘤性病变”。参照JGCA的早期胃癌形态学分型方法，将0型分为息肉型（0-Ⅰ型）、浅表型（0-Ⅱ型）和凹陷型（0-Ⅲ型）三大类。其中0-Ⅰ型分为带蒂息肉型（0-Ⅰp型）和广基息肉型（0-Ⅰs型）。0-Ⅱ型分为浅表隆起型（0-Ⅱa型）、浅表平坦型（0-Ⅱb型）和浅表凹陷型（0-Ⅱc型），其中0-Ⅰ型与0-Ⅱa型以病变隆起的高度为限，超过2.5mm者为0-Ⅰ型［图14-2(1)］。

实际工作中所遇到的浅表性肿瘤，相当部分表现为混合型，命名时要根据各亚型在病变中所占的比重，排列分型中的先后次序。如0-Ⅱa+Ⅱc表示以浅表隆起为主、部分表现为浅表凹陷的早期胃癌病灶。

表14-1 早期胃癌日本内镜学会分类法

类型		病灶特点
Ⅰ型（隆起型）		病变向胃腔内突出，可见明显的瘤状隆起
	Ⅱa（表浅隆起型）	病变表浅无明显隆起和凹陷，但有轻度隆起，且隆起高度不超过正常黏膜的两倍
Ⅱ型（平坦型）	Ⅱb（表浅平坦型）	病灶部分隆起和凹陷均不显著
	Ⅱc（表浅凹陷型）	未见明显的隆起和凹陷，病灶部分可见糜烂或黏膜浅凹
Ⅲ型（凹陷型）		可见明显的凹陷病变

在早期胃癌的鉴别诊断中，需要注意隆起型胃癌与疣状胃炎和淋巴瘤等鉴别，前者多单发而后两者常为多发病灶。凹陷型胃癌要注意其形态及黏膜集中征，与良性溃疡进行鉴别。随着新技术的发展和应用，内镜筛选胃癌的检查中涌现了一些新的筛查技术，这些新技术在发现病灶及清晰显露病灶方面具有明显优势，给胃镜操作者比白光内镜更多的信息，提高早期胃癌诊断率。我们主要介绍一下目前应用比较广泛的如放大内镜、内镜电子染色（NBI）、超声内镜和激光共聚焦显微内镜等［图14-2(2)，(3)］。

1. 放大内镜 放大内镜（magnification endoscopy）是一种利用内镜的成像放大技术。通过放大倍数的调整和染色剂的应用，能够发现普通内镜难以发现的微小病变。根据观察到的黏膜表面形态、颜色、腺体开口等特点、血管的走形、绒毛的形态等，能够及时发现早期胃癌，为病灶的及时诊断和治疗提供有益的参考依据。放大内镜离不开色素的应用，所以放大内镜也往往等同于色素放大内镜，色素能够增强胃镜观察的对比度，染色前使用蛋白分解酶溶液冲洗黏液，能清楚地发挥色素的作用和便于观察。在早期胃癌的内镜诊断中应用不同种类的色素可以达到发现微小病变、诊断早期胃癌并判断癌浸润深度等作用。

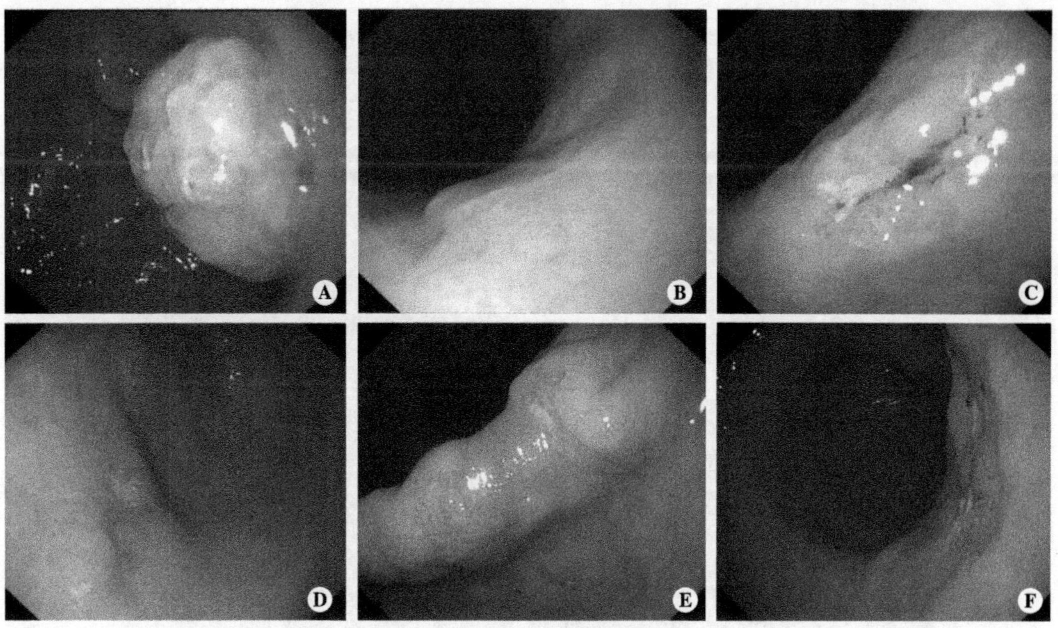

图 14-2　早期胃癌的内镜下表现(1)

A. 0-Ⅰ;B. 0-Ⅰia;C. 0-Ⅱa+Ⅰic;D. 0-Ⅱc+Ⅱa;E. 0-Ⅱc;F. 0-Ⅲ

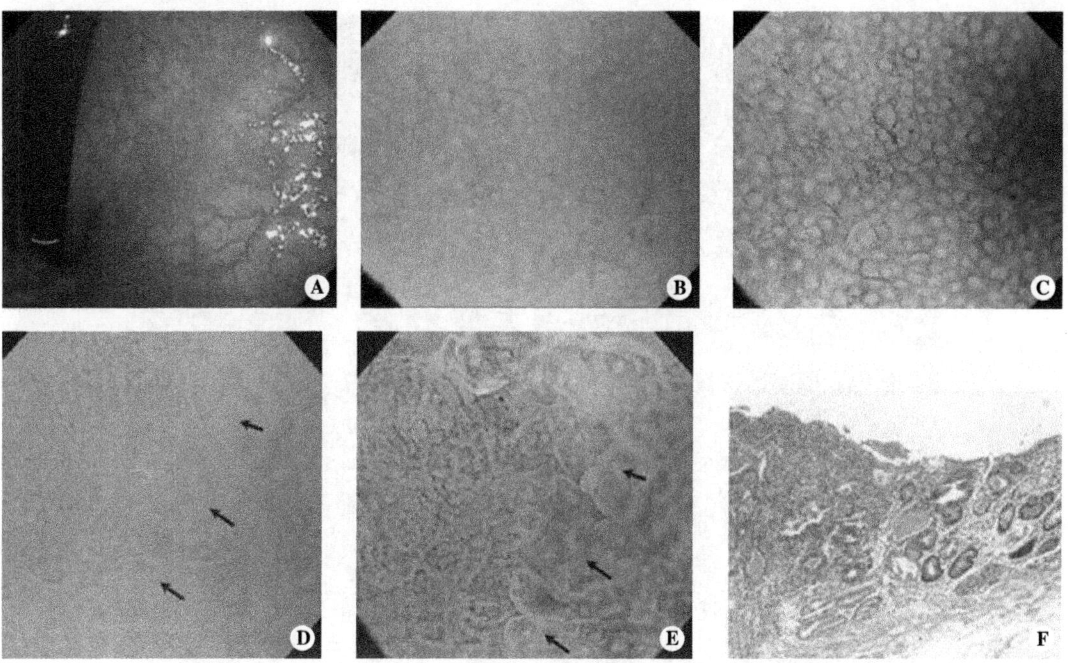

图 14-3　早期胃癌的内镜下表现(2)

A. 白光内镜显示病变黏膜发红;B. 放大内镜显示肿瘤周围黏膜;C. NBI 模式显示毛细血管形状和排列方式;D. 放大内镜观察病变边缘,显示癌变黏膜内增殖微血管不规则的形状和排列;E. NBI 模式下,对比明显的癌变粘膜内微血管形状和排列方式;F. 组织学检查提示为高分化腺癌(贲门癌)

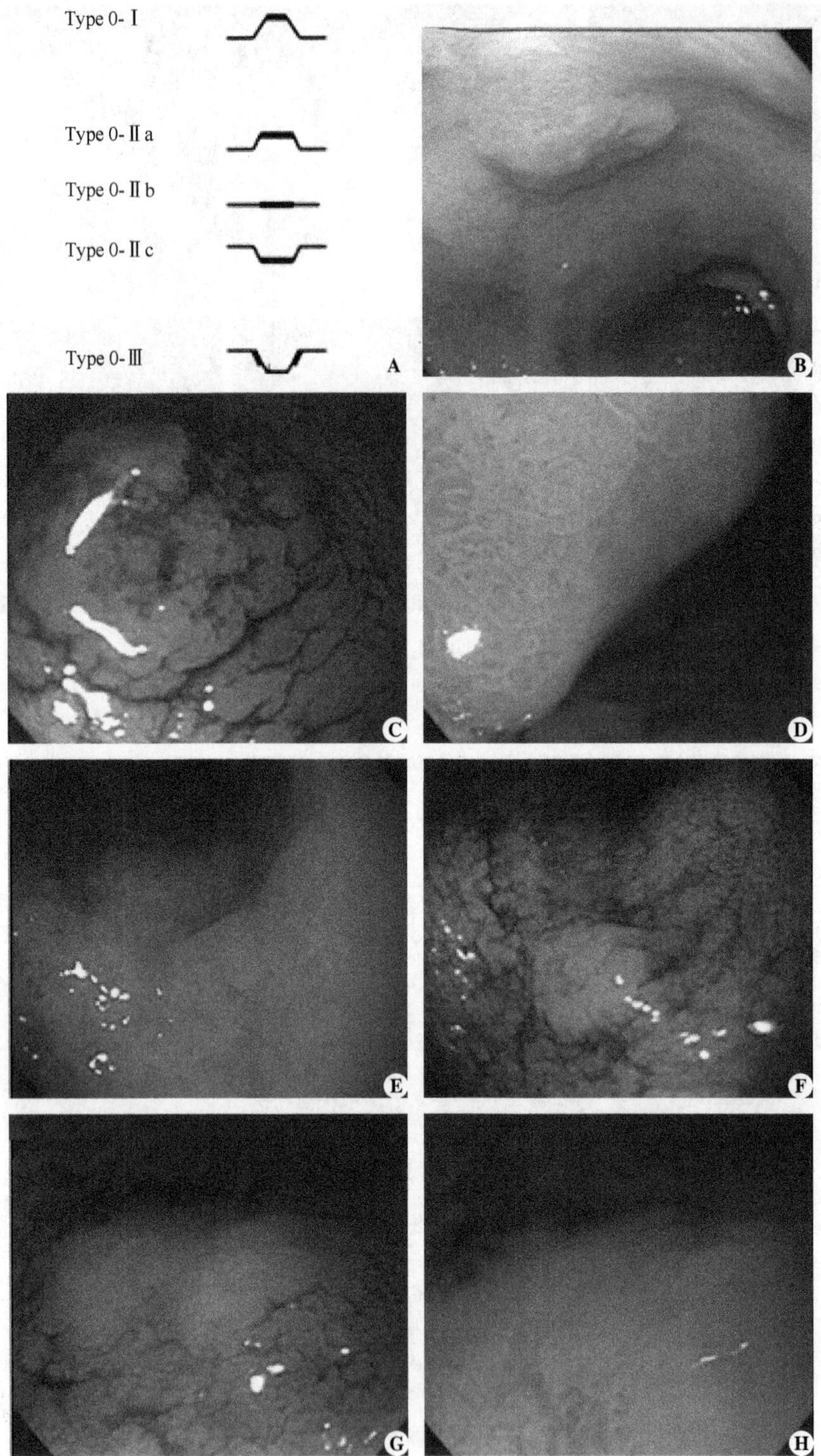

图 14-4　早期胃癌的内镜下表现(3)

A. 早期胃癌形态示意图;B. 白光内镜下Ⅱc 病变;C. 色素染色下ⅡC 病变;D. 放大内镜观察Ⅱc 病变;E. 白光内镜下Ⅱa 病变;F. 色素染色下Ⅱa 病变;G,H. 放大内镜观察Ⅱc 病变

2. 窄带显像 窄带显像(narrow band imaging, NBI)就是利用血红蛋白吸收特性峰值的415nm和540nm的窄带光作为观察光,通过光学数字化技术实现突出成像的观察能力。来自于光源的照射光,经过NBI滤光器的滤过后,就会变换成以415nm的蓝色光和540nm的绿色光为中心波长的窄带波,其通过不同的结构强调与色彩模式,主要实现观察黏膜表层的毛细血管(及毛细血管的密度分布区域)和着重显示黏膜表层微细结构的功能。目前NBI技术也在进步,联合放大成像技术对病灶近距离放大观察并开启NBI模式可以进行微小病灶的早期发现与诊断,并且通过放大内镜观察其细微结构,可以进一步评价其特性并预测组织病理学结果,并作为病灶靶向活检及内镜下治疗的定位手段。

3. 超声内镜 超声内镜(endoscopic ultrasound,EUS)是将超声探头与内镜有机结合的一种技术,超声内镜在早期胃癌诊断中的应用一个方面体现在评估早期胃癌病灶的浸润深度进行;另一个方面则体现在检查上消化道周边是否存在肿大淋巴结。超声内镜下的胃壁分为5层,其层次是基于胃壁结构的声学特征而非组织学特征,目前较为公认的超声图像层次与组织学层次的对应关系如下:

(1) 超声下胃壁第1、2层对应胃壁黏膜层(M);

(2) 超声下胃壁第3层对应胃壁黏膜下层(SM);

(3) 超声下胃壁第4层对应胃壁固有肌层(MP);

(4) 超声下胃壁第5层对应胃壁浆膜下层及浆膜层(SS)。

基于以上的对应关系,超声内镜下的病变深度判断标准如下:

(1) EUS-M,病变局限于超声下胃壁的第1、2层内;

(2) EUS-SM1,病变累及超声下胃壁第3层结构,深度小于1mm;

(3) EUS-SM2,病变累及超声下胃壁第3层结构,深度达到或超过1mm;

(4) EUS-MP,病变累及超声下胃壁第4层结构。

超声内镜的结果可以提示病变的浸润深度以及周边的淋巴结状况,对判断病灶是否适合内镜下治疗或是外科手术治疗具有重要价值。

4. 激光共聚焦显微内镜 激光共聚焦显微内镜(confocal laser endomicroscopy,CLE)是一种可以对检出的早期胃癌可疑病灶进行定性诊断的靶向诊断技术,被认为是实时的组织学诊断手段,目前已有整合式和微探头式等器械应用于临床。激光共聚焦显微内镜检查时能清晰观察胃黏膜下的病变组织的细胞和结构,即时对早期胃癌肿瘤细胞的类型和分化程度作出正确判断。

二、早期胃癌X线诊断

X线钡餐检查在临床上对早期胃癌的诊断仍然有较大的价值。应用气-钡双重对比法,压迫法和低张造影技术,采用高密度钡剂,能清楚地显示胃的黏膜结构,有利于发现微小病变。

早期胃癌按病理形态分为四型,其X线表现如下:

(一) 隆起型(Ⅰ型)

病灶隆起呈小息肉状,高度超过5mm,基底宽无蒂,直径常大于2cm。

（二）表浅型（Ⅱ型）

病灶表浅，分3个亚型。

1. 浅表隆起型（Ⅱa型） 病变稍高出黏膜面，高度低于5mm，以压迫法显示较佳，病灶表现为颗粒状突起。

2. 浅表平坦型（Ⅱb型） 病变与黏膜平齐，双重造影表现为病变区胃黏膜失去其正常均匀影像，表面粗糙可呈细颗粒状。

3. 浅表凹陷型（Ⅱc型） 最常见，凹陷低于0.5cm，病变底面粗糙不平，可见周围黏膜皱襞纠集或中断、融合。

（三）溃疡型（Ⅲ型）

凹陷深度0.5cm以上，黏膜溃烂较Ⅱc深，但不超过黏膜下层，周围聚合皱襞有中断、融合或变形成杵状。溃疡型胃癌主要发生在肿块之上，X线片显示龛影位于胃轮廓之内，形状不规则，侧位缘呈典型半月征，外缘平直，内缘不整齐且有多个尖角。龛影周围绕以透明带，即环堤征，环堤宽窄不等，轮廓不规则而锐利。

（四）混合型

有上述3型中两型以上的特征，以Ⅱc+Ⅲ型较多见，其次为Ⅱa+Ⅱc型。都伴有一个较深的溃疡，其周围有或大或小的癌性浅糜烂。都伴有黏膜皱襞的集中或走行异常。微小胃癌的X线表现：癌灶≤1.0cm的胃癌称为小胃癌；≤0.5cm者称为微小胃癌。小胃癌和微小胃癌的X线征象：①星芒状或不规则形的钡斑影；②在Ⅱc型微小凹陷性病灶中可见到小颗粒状隆起；③网状凹陷性改变；④小的息肉样病灶；⑤浅小的三角形龛影。对临床中怀疑早期胃癌的患者，应从多角度拍摄X片，并仔细寻找微小病变。

三、早期胃癌生物标志物诊断

伴随医学技术的发展，对胃癌特别是早期胃癌的研究已由传统的宏观检查转向微观诊断。提高胃癌的总体疗效很大程度上取决于早发现、早诊断、早治疗及治疗后的复发监测，因此寻找高灵敏度和高特异度的肿瘤标志物对胃癌的早期诊断有重大意义。理想的肿瘤标志物应符合以下条件：①敏感性高；②特异性高；③肿瘤标志物浓度和肿瘤大小、转移、恶性程度有关，能协助肿瘤分期和预后判断；④半衰期短，有效治疗后浓度很快下降，较快反映体内肿瘤的实际情况；⑤存在于体液特别是血液中易于检测。目前胃癌标志物的寻找主要从肿瘤抗原筛查、mRNA表达差异、蛋白质表达差异、代谢组学和表观遗传学筛查等方面入手。近年来，通过对胃癌微观检测寻找某些特异性标志，以用于胃癌早期或超早期诊断，包括炎症和氧化应激标志、细胞增殖、分化、凋亡和黏附标志、胃黏膜相关标志以及DNA修复因子等。

（一）细胞增殖标志

1. 细胞周期依赖性蛋白激酶（cyclin-dependent kinases，CDKs） 增殖活性是癌变的标志，CDKs是一类直接调节细胞周期的蛋白，细胞周期的每个阶段更替都依靠CDKs调节。

CDKs 由一个催化亚单位(CDK)和一个调节亚单位(Cyclin)组成二聚体,其中 CDK 4/Cyclin D1 活性是通过 G1 期所必需,CDK 4/CyclinD1 和 CDK 2/Cyclin A 控制着 S 期的进程,而 CDK1 复合物介导有丝分裂。许多种 CDK 蛋白,尤其是与 G1 期密切相关的 CyclinD1 和 CyclinE 在胃癌组织中过量表达;同时,CDK 抑制剂 P27/Kip1 在胃癌患者的表达降低,由此导致细胞周期缩短,细胞增殖旺盛及可能的 DNA 损伤修复能力降低。正常胃黏膜,增殖带局限于腺体颈部。胃癌发生高风险状态下,如慢性萎缩性胃炎可出现两个特征性变化,即细胞增殖率增加和增殖带的上移。研究发现细胞增殖率与胃癌进展相关,从胃炎到肠化逐渐增高,胃癌高于癌旁正常组织。在过度增殖的环境下,替换和 DNA 复制的增多可促使肠上皮化生和不典型增生的发生。

2. 细胞增殖核抗原(PCNA)　PCNA 又称为周期蛋白,在增殖细胞中合成与表达,是一种与细胞增殖相关的核蛋白,能参与 DNA 的合成并在细胞周期中起重要调控作用。研究表明,PCNA 作为 DNA 聚合酶的辅助蛋白直接参与细胞增殖的 DNA 复制,在 S 期明显增多,G2-M 期迅速减少,其合成及表达与 DNA 复制及肿瘤细胞增殖密切相关。胃癌细胞 PCNA 呈过度表达,PCNA 的过度表达可能是端粒酶激活的重要途径之一,因此端粒酶的激活和 PCNA 的过度表达在胃癌细胞增殖中起重要作用。Mib-1(Ki-67 的抗原表位)表达于细胞周期的 S 期,已经作为增殖标志物用于多项胃组织相关研究。

3. 原癌基因(c-myc)　c-myc 作为 myc 基因家族三大成员之一,是一个具有多重功能的癌基因,具有转录因子活性,可诱导细胞凋亡抑制细胞分化,调节细胞周期并参与细胞凋亡,具有刺激细胞增殖和诱导细胞凋亡的双重作用。当 c-myc 基因表达,而又有生长因子存在时,细胞则出现大量增殖,因此,c-myc 基因的表达与胃癌的转移密切相关。

(二) 细胞分化标志

1. P21 蛋白　研究发现,正常细胞和肠化细胞中,P21 蛋白表达仅限于胃黏膜表面的上皮细胞;而在包括异型增生、腺瘤和腺癌的瘤性病变中,P21 蛋白表达通常是降低的,当然并非全部。

2. 膜联蛋白 Annexin A7　Annexin A7 是 Annexin(膜联蛋白)家族一员,是从牛肾上腺髓质分离纯化出的一种蛋白质,与细胞膜运输、细胞信号转导、细胞分化和增殖、转移有关。研究发现,Annexin A7 阳性率随胃癌分化程度降低而逐渐降低:高分化腺癌(100%)>乳头状腺癌(66.7%)>中分化腺癌(64.9%)>低分化腺癌(31.9%)>印戒细胞癌及黏液癌(0%),肠型胃癌高于弥漫型胃癌,结果提示 Annexin A7 可作为胃癌分化的标志。

3. 果蝇同源异形盒转录因子 2(CDX2)　同源异形盒基因及相关蛋白是以核转录调节因子的形式调节生物结构及细胞分化,在生物体的不断演化过程中决定着生物体正常结构,并最终保持相对的保守性。研究发现,胃癌组织中的 CDX2 蛋白阳性表达率低于肠化生组织,阳性表达强度随胃癌分化程度减低而减弱:低分化腺癌(73.3%)<高分化腺癌(85.5%),肠型胃癌 CDX2 蛋白阳性表达率为 91.1%,提示 CDX2 异常表达于肠化生并和胃癌分化程度密切相关。

(三) 细胞凋亡标志

细胞凋亡是由一系列有序的细胞内级联反应导致的,其基本执行过程在多种凋亡细胞中是保守的,主要包括:凋亡信号的跨膜传递、促凋亡蛋白的释放、Caspase 即半胱氨酸天冬氨酸特异性蛋白酶的活化和死亡底物的水解等过程。

1. 半胱氨酸蛋白酶家族(Caspase) Caspase 是指一群含有半胱氨酸的蛋白酶,Caspase 家族蛋白是细胞内执行凋亡过程中最关键的环节之一,其促进细胞凋亡的可能机制是:多数 Caspase 正常以非活性前体形式存在,即 Caspase 酶原或 Procaspase,Caspase 酶原激活通常由上一级 Caspase 剪切所致,故这类酶自身催化,产生级联效应。Caspase 引起细胞凋亡的途径通常为死亡受体接受死亡信号,引起上游 Procaspase-8 的激活,导致 Procaspase-9 激活,最终导致 Caspase-3、Caspase-7 激活。Caspase-3 和 Caspase-7 通过破坏细胞核纤层,直接导致细胞结构的破坏。细胞核纤层是附着于核膜内面的网络状纤维层,由头尾相连的 LaminA 蛋白组成,具有保持核轮廓并可将染色质固定在核膜内面特定部位的功能,完整的核纤层使核内染色质按一定次序分布激活的 Caspase-3 和 Caspase-7 可剪切 LaminA,导致核纤层塌陷,产生染色质聚集浓缩使细胞凋亡。

2. bcl-2 bcl-2 基因是从滤泡性 B 细胞淋巴瘤中分离出来的一种原癌基因,其基因表达产物 bcl-2 蛋白主要分布在线粒体外膜的浆膜面、内质网及核膜上,具有稳定线粒体膜功能,阻止线粒体释放 Caspase 及凋亡介导因子(AIF)、Ca^{2+}、细胞色素 C 等,从而调控 Caspase-3 活化和细胞凋亡。bcl-2 基因是重要的细胞凋亡调节基因,通过抑制细胞凋亡延长细胞寿命,从而增加了肿瘤发生的机会并促进肿瘤的发展。bcl-2 过表达使同时存在于线粒体中的钙离子重新分布,使钙依赖性核酸激酶活性降低,抑制了细胞凋亡;使细胞内外离子分布改变,阻断了氧化作用对细胞组分的破坏,促使细胞抗凋亡。bcl-2 表达与胃癌发生发展有关,正常胃黏膜中有少量 bcl-2 表达,倾向分布于增殖细胞内,可能发挥使增殖细胞免于凋亡的生理保护作用,促进细胞分化成熟;而在胃恶性肿瘤中 Bcl-2 表达明显高于正常胃黏膜细胞,提示恶性细胞可通过 bcl-2 过度表达抑制细胞凋亡,延长细胞寿命,使细胞增殖增加,增大癌变机率。

3. P53 蛋白 P53 蛋白对细胞周期中的增殖细胞具有调控作用,能控制 G0 或 G1 期细胞进入 S 期,从而抑制细胞增殖。P53 分为野生型和突变型 2 种。野生型 P53 被称作人体内"分子警察",作为抑癌基因具有监测基因组的完整性,调节细胞周期的进行、老化、分化和凋亡的功能,可介导 DNA 损伤后细胞周期抑制和损伤修复。野生型 P53 可以抑制细胞增殖,同时也有诱导细胞凋亡的功能,一些携带损伤 DNA 的细胞在其生命期限的早期,就依赖野生型 p53 基因表达的途径发生病理性细胞凋亡;而突变型 p53 基因通过抑制野生型 p53 基因活性,失去抑制细胞周期运行和触发细胞凋亡的功能,使细胞正常增生转变成增生分化不良或过度增生,发生癌变。正常细胞内 P53 为野生型,因半衰期短,不能用免疫组化方法检出;当其突变后,蛋白构型发生改变,半衰期长,从而产生 P53 蛋白积聚,易为免疫组化方法检出,故免疫组化法检测到的 p53 皆为突变型。在胃癌组织 P53 突变主要发生于外显子 5-8,以错义突变为主,突变频率达到 32%。p53 基因突变与胃癌临床分期、淋巴结转移之间差异有统计学意义,进展期胃癌高于早期胃癌,有淋巴结转移胃癌组织高于无淋巴结转移胃癌组织。因此,p53 基因突变可能参与了早期胃癌向进展期胃癌的发展过程,并可能是胃癌发生淋巴结转移机制之一。

(四) 细胞黏附标志

目前发现,在胃癌的起始阶段就已发生黏附分子及其基因表达的改变。

1. E-钙粘连素(E-cadherin) E-cadherin 是分布在所有上皮组织中的钙依赖性跨膜蛋白,主要介导钙依赖性同质细胞间的黏附反应,对维持细胞极性和参与分化调节、维持组织结构形态和完整性起着重要作用。胃癌前病变和胃癌可见 E-cadherin 表达缺失或降低。与肠型胃癌相比(28% ~ 44%)，E-cadherin 基因甲基化更常见于弥漫型胃癌(56% ~ 83%)。体外细胞培养证明缺乏 E-cadherin 的侵袭性肿瘤细胞在转染 E-cadherin 后,其侵袭性丧失,亦说明 E-cadherin 具有抑制肿瘤细胞侵袭、转移的能力。启动子 CpG 岛的过度甲基化是 E-cadherin 失活的重要方式。Lee 等通过蛋白质印迹和逆转录 PCR 方法得到 E-cadherin 表达与细胞分化直接相关的结论,说明 E-cadherin 可用于判断胃癌的分型、分化及预后。E-cadherin 表达水平与胃癌的侵袭和转移显著负相关。

2. CD44　CD44 是一种在淋巴细胞成熟过程中起重要作用的细胞表面黏附分子,能特异性结合透明质酸的细胞表面跨膜糖蛋白,介导细胞与基质间的异质黏附作用;也能与细胞内骨架蛋白结合,调节细胞移动和增殖,影响肿瘤侵袭和转移。编码 CD44 蛋白的基因位于第 11 号染色体短臂上,由 10 个组成型外显子和 10 个变异型外显子组成,含不同变异体外显子编码序列的 CD44 称为 CD44 拼接变异体,即 CD44v。细胞恶性转化过程中,CD44 结构和功能均发生显著变化,CD44v 使肿瘤侵袭与转移能力增强。正常胃黏膜组织中有 CD44v5 和 v6 的表达。利用 PCR 方法发现,正常胃黏膜可合成两种能与 CD44v6 杂交的拼接变异体。Heider 等发现, CD44v6 表达与胃癌转移相关;原发灶和淋巴结转移灶中均可检出 CD44v6 呈阳性表达的细胞克隆,提示 CD44v6 在转移过程中起着主要作用。

3. 骨桥蛋白 OPN　OPN 是一种分泌型、粘附性的磷酸化糖蛋白,具有促进炎症、参与骨质吸收和形成等多种生物学功能,其在肿瘤发生、转移等过程中也起着重要作用,可能成为肿瘤诊断的一个新的标志物。OPN 可通过 N 端 RGD 结构与自身细胞表面 αvβ1、αvβ3、αvβ5 等整合素受体结合,激活一系列细胞内信号通路,如激活内皮细胞 NF-κB 通路,进而激活 Src 和 Ras,最终激活 Ras-MAPK 信号途径,导致细胞移动性增强及多种蛋白溶解酶(主要为尿激酶型纤溶酶原激活物)合成、分泌增加,从而引起细胞外基质降解、肿瘤浸润和转移。OPN 还能与细胞表面的 CD44 突变体结合,介导细胞-基质间相互作用和细胞间信号转导,导致细胞黏附力下降而脱离原发灶,降低肿瘤转移阻力,并提高其化学趋化、迁移作用,促进细胞运动。胃癌细胞分泌的 OPN 可增强自身的运动性和侵袭性并降低细胞间黏附,从而促进胃癌进展和转移。Dai 等研究指出,OPN 高表达与胃癌的深度浸润、淋巴结转移、远处转移及高 TNM 分期相关。增强 OPN 转录活性后胃癌细胞的转移潜能随之增加,而 RNA 干扰后细胞增殖及运动侵袭能力明显减弱,提示 OPN 与胃癌细胞的生长和运动有着密切的关系。

(五) 炎症反应标志

在胃癌发生、发展过程中会伴随着机体的一些炎性反应,尤其是 H. pylori 感染后引起的胃黏膜炎症及氧化应激诱发了机体一系列免疫反应,因此炎性因子对胃癌诊断有一定意义。

环氧化酶(cyclooxygenase,COX)是花生四烯酸代谢过程中前列腺素(PGs)合成的限速酶,环氧合酶有 COX-1 和 COX-2 两种同工酶,COX-1 为原生型,而 COX-2 为诱生型,静息状态下在正常组织中无表达或弱表达,当受到各种生长因子、细胞因子等刺激后大量表达,炎症和肿瘤组织中有高度表达,可能与炎症反应和肿瘤的发生、发展有关。COX-2 不仅是启动炎症反应的关键酶,而且还参与多种肿瘤的发生和发展过程,可能通过其下游产物前列腺素或血栓素而促进肿瘤发生。COX-2 的致癌机制,可能为 COX-2 的过表达可促进肿瘤细胞增殖,抑制凋亡发生,促进细胞黏附,也可使癌组织中前列腺素水平增高,抑制免疫系统的监管作用,有利于癌细胞的免疫逃逸;COX-2 过表达与肿瘤新生血管形成有关。

细胞因子(Cytokines)在胃部疾病中同样具有一定的诊断和预后价值。研究发现:胃癌患者术前血清白细胞介素-6(IL-6)和 C-反应蛋白(CRP)水平呈正相关,二者均与肿瘤浸润深度、淋巴结转移及 TNM 分期相关,且 IL-6 与腹膜种植转移也相关。另一项研究也发现:胃癌患者术前血清中 IL-6 水平比健康对照组高,并与肿瘤大小和分期有关,但与 CEA 或 CA19-9 水平无相关性;IL-10 水平与病人预后相关,IL-10 高患者预后相对较差。因此血清 IL-6、CRP 水平可作为胃癌患者术前评估参考。白细胞介素-8(IL-8)和 PGI/PGII 的比值可联合评价胃体萎缩性胃炎,其精确性明显高于单用 PGI/PGII、IL-8 和 PGII 水平的升高提示胃黏膜的炎症反应,而 PGI 水平的降低提示胃体萎缩。由于黏膜炎症的发生早于黏膜萎缩,所以 IL-8 和 PGI/PGII 的比值可作为一种较为理想的反应胃黏膜早期病变的联合血清生物学标志物。然而,由于胃以外的组织或器官(如支气管或泌尿系)炎症反应的存在可对其产生干扰,因此在用于评价胃部病变时不可避免的存在一定程度的假阳性。

多种 H. pylori 成分都可以通过激活 NF-κB 通路诱发促炎因子 IL-8 和 COX-2 产生,其中 IL-8 似乎起着关键作用。从正常胃黏膜至胃癌,NF-κB 表达逐渐增高。H. pylori 感染慢性胃炎者 IL-8 表达增加,但是由慢性胃炎至胃癌 IL-8 表达降低。从正常胃黏膜至异型增生,COX-2 表达逐渐增高;胃癌比癌旁正常黏膜 COX-2 表达增高。

(六) DNA 修复标志

基因结构的相对稳定是生物种系得以维持和延续的基本前提和重要保证。对 DNA 复制过程中形成的碱基错配进行修复是生物界普遍存在的一种遗传忠实性、调节遗传多样性的基本功能。错配修复基因 hMLM1 就是细胞内负责对碱基错配进行修复的基因之一,由突变或表遗传学变化所致的错配修复基因功能性失活可以引起微卫星不稳定性(MSI)、相关癌基因、抑癌基因突变的不断积累,最终形成细胞的恶变、肿瘤形成。MSI 是 hMLM1 缺失的重要标记。研究表明,胃癌 MSI 发生率明显高于正常,hMLM1 基因的 5′CpG 岛甲基化发生率高达 41.5%,其中 88.5% 表现为蛋白表达缺失或降低。此外,由启动子 DNA 甲基化引起的 hMLH1 或 hMSH2 蛋白表达缺失常见于胃癌特别是高水平 MSI 胃癌。此项检测可为胃癌早期发现、早期诊断提供信息。

(七) 胃黏膜功能相关蛋白标志

1. 胃蛋白酶原(pepsinogens,PG) 胃蛋白酶原(pepsinogens)是由 375 个氨基酸组成的蛋白多肽链,是胃黏膜特异性功能酶—胃蛋白酶的无活性前体,分为生化和免疫学特性不同的两类亚群:血清胃蛋白酶原Ⅰ(PGI)和血清胃蛋白酶原 II(PGII)。PGII 是胃黏膜分化成熟的标志。PGI 主要由胃底、体腺的主细胞和颈粘液细胞合成,而 PGII 除主细胞和颈黏液细胞外,还可由胃窦腺细胞和近端十二指肠 Brunner 腺合成,此外前列腺和胰腺也可产生少量 PGII。PG 合成后主要分泌至胃腔,仅有约 1% 可扩散入血,血清 PG 水平可间接反应胃黏膜的形态和功能。

血清 PGI 和 PGII 浓度在 H. pylori 相关性慢性活动性胃炎中均有升高,但 PGII 升高程度明显高于 PGI,进而引起 PGI/PGII 比值显著下降。当胃黏膜发生萎缩且严重进展时,胃体/底腺数量减少或被幽门腺所取代(即假幽门腺化生)因幽门腺无主细胞和颈黏液细胞,故不分泌 PGI,导致 PGI 水平下降;而分泌 PGⅡ的细胞分布较广,其水平不受影响,导致

PGI/PGII 比值下降且低于正常人。研究表明,血清 PGI 降低是中-重度胃体部萎缩性胃炎的高灵敏性、高特异性指标;血清 PGII 水平升高与胃黏膜病变程度密切相关,8.25ug/L 是病变胃黏膜区别于正常的临界值,10.25 ug/L 是 H. pylori 相关性胃黏膜病变区别于正常的临界值;以 6.9 为 PGI/II 比值临界值,筛选胃黏膜萎缩性病变,灵敏度 53.2%、特异度 67.5%,较之 PGI 和 PGII 更适用于胃疾病筛查。

2. 胃癌抗原 MG7(MG-antigen 7) MG7-Ag 是用人胃癌单克隆抗体(胃低分化腺癌细胞株 MKN-46-9 作为免疫原免疫 BALB/C 鼠制备)发现的一种胃肠肿瘤相关抗原,为中性糖脂。MG7-Ag 属糖蛋白抗原,抗原决定簇位于糖链上,具有分泌性抗原的特点,即在细胞内合成后分泌到细胞外。MG7-Ag 理化性质与已知的消化道肿瘤相关抗原不同,在胃癌细胞系中优势表达,具有较高的特异度和敏感性。研究表明,MG7-Ag 表达与胃黏膜异型增生癌变密切相关,可作为异型增生发展为胃癌的预警因子。MG7-Ag 在胃癌组织中阳性检出率为 80%~94%,血清中阳性检出率为 40%~60%,且组织和血清中 MG7-Ag 对胃癌的特异性均较高。MG7-Ag 和 PG 的联合检测可提高胃癌早期诊断率,胃癌患者血清 MG7-Ag、PGA、PGC 三者联合检测阳性率为 93.55%,较两两检测阳性率高;两两联合检测较单一指标检测阳性率高。

3. 胃泌素-17(Gastrin-17,G17) G17 属于胃泌素家族,是一种主要由胃窦部 G 细胞产生的由 17 个氨基酸组成的蛋白质,反映胃窦部黏膜结构及功能状态的生物标记物。人体中有生物活性的胃泌素 95% 以上为 a-酰胺化胃泌素,其中 80%~90% 是 G17,胃黏膜发生病变时,血清 G17 水平随之发生变化:胃窦萎缩时,胃窦腺体丧失导致 G 细胞数量减少,进入血液循环的 G17 水平降低。胃体萎缩时,胃酸分泌降低,对胃窦 G 细胞的抑制作用减弱,导致 G17 分泌增加,血清 G17 水平升高。最近的研究表明餐后 G17 浓度与胃窦部萎缩严重程度明显相关,日本、挪威、芬兰等国已实施通过血清 PG 和 G17 检测筛查 CAG 和胃癌。

(八) 微小核糖核酸(miRNA)

microRNAs(miRNA)是一类内源性非编码小 RNA,通常长度为 21-25 个核苷酸,是一类重要的高度保守的非编码小分子单链 RNA,具有调节基因表达活性的功能。miRNA 能够识别特定靶基因 mRNA,并在转录后水平通过促进靶 mRNA 降解或抑制翻译过程而发挥负调控基因表达。miRNA 广泛存在于真核生物体内,通过调控信号分子(如细胞因子、转录因子、生长因子、促凋亡和抗凋亡基因)的表达,实现其调节细胞增殖、分化和凋亡的功能。miRNA 与恶性肿瘤的发生有密切相关,可作为潜在的肿瘤诊断或预后判定标志。研究报道,与同一病人非肿瘤组织相比,胃癌组织表现不同的 miRNA 模式:在非肿瘤组织中高表达的有 miR-768-3p、miR-139-5p、miR-378、miR-31、miR-195、miR-497 和 miR-133b,胃癌组织中高表达的有 miR-20b、miR-20a、miR-17、miR-106a、miR-18a、miR-21、miR-106b、miR-18b、miR-421、miR-340、miR-19a 和 miR-658。此外,miRNAs 模式与循环肿瘤细胞的数量相关,特定的血清 miRNA 表达谱可以构成识别肿瘤与其他疾病的"指纹",为其诊断提供一种新的非侵入性的检测方法,同时还可用于肿瘤分类、预后判断、手术疗效监测及疾病复发预测等领域,并可能带来未来临床医学上的变革。Tsujiura M 等在胃癌患者血浆中发现 miR-17-5p、miR-21、miR-106a 和 miR-106b 表达量明显高于正常对照组,而 let-7a 则低于对照组。中国 Liu 等进行的全基因组血清 miRNA 表达谱研究发现,五种血清 miRNAs (miR-1、miR-20a、miR-27a、miR-34 和 miR-423-5p)可以作为特征性胃癌识别标志物。Paranjape 等总结了关于 miRNA 在胃癌中表达的现有数据,其中上调 miRNAs 包括 miR-17、miR-18a、miR-19a、miR-214、miR-25 和 miR-340,下调的包括 miR-31、miR-

183、miR-133b、miR-195、miR-139-5p 和 miR-378。

目前,由于不同研究鉴定出来的胃癌 miRNA 表达谱不完全相同,miRNA 表达谱在不同亚型胃癌如肠型和弥漫型之间也可能不同,因此目前的临床实践中 miRNA 尚不能成为筛选胃癌或相关癌前病变的诊断工具。

(九)线粒体 DNA(mitochondrial DNA,mtDNA)

近年来研究认为,mtDNA 与肿瘤的发生可能有关。线粒体基因组缺乏损伤修复系统,加之线粒体内氧浓度很高,易产生氧自由基,而它本身又不能合成谷胱甘肽将其有效去除,所以特别易受内源性损伤因子和外源性致癌物质的攻击。此外,线粒体内脂肪、DNA 的比值很高,使具有嗜脂性的致癌物质优先在占细胞总 DNA 很少的 mtDNA 上聚集,mtDNA 缺乏组蛋白的保护,因此,mtDNA 是致癌物作用的重要靶点。研究表明,胃癌细胞的 mtDNA 量比癌旁正常组织明显低,可能是线粒体在损伤因子作用下导致 mtDNA 复制周期加长、复制减慢或 mtDNA 破坏增加。但由于胃癌组织与正常胃黏膜所含的细胞数目、种类和构成比例本身就不同,也会造成 mtDNA 定量的差异。因此,mtDNA 作为胃癌的一种新的肿瘤标志物尚需进一步证实。

至今尚未发现特异度和灵敏度俱佳的胃癌早期诊断标志物,而两个或多个肿瘤标志物的联合检测可以相互补充,从而提高胃癌早期诊断率。因此,从传统的肿瘤标志物至基因组范围新标志物,人们一直致力于寻找到不同标志物组合以提高胃癌诊断的准确性。随着各种高通量组学技术的发展,综合应用生物分类学("组学")技术,如基因表达系列分析联合基因表达谱分析、基因多态性分析和遗传不稳定性分析,发现胃癌标志物之间的联系已成为可能。随着肿瘤检测方法的不断进步,有望在不久的将来发现有效、简单、经济、易行的胃癌早期诊断标志物。

(孙丽萍 孙明军)

参考文献

1. Yasui W, Sentani K, Sakamoto N, et al. Molecular pathology of gastric cancer: research and practice. Pathol Res Pract, 2011, 207(10):608-612.
2. Leja M, Wex T, Malfertheiner P Markers for gastric cancer premalignant lesions: where do we go? Dig Dis, 2012, 30(3): 268-276.
3. Nagini S. Carcinoma of the stomach: A review of epidemiology, pathogenesis, molecular genetics and chemoprevention. World J Gastrointest Oncol, 2012, 4(7): 156-169
4. Kim K, Chun KH, Suh PG, et al. Alterations in cell proliferation related gene expressions in gastric cancer. Crit Rev Eukaryot Gene Expr, 2011, 21(3):237:254.
5. Subramaniam MM, Chan JY, Yeoh KG, et al. Molecular pathology of RUNX3 in human carcinogenesis. Biochim Biophys Acta, 2009, 1796(2):315-331.
6. Imtaiyaz Hassan, Aman Toor, and Faizan Ahmad. Progastriscin: Structure, Function, and Its Role in Tumor Progression. Journal of Molecular Cell Biology, 2010, 2:118-127
7. Guo J, MiaoY, Xiao B, et al. Differentialexpression of microRNA species in human gastric cancer versus non-tumorous tissues. J Gastmenterol Hepatol, 2009, 24(4):652-657.
8. Song JH, Meltzer SJ. MicroRNAs in pathogenesis, diagnosis, and treatment of gastroesophageal cancers. Gastroenterology, 2012, 143(1):35-47.

9. Li P, Zhang D, Guo C. Serum biomarker screening for the diagnosis of early gastric cancer using SELDI-TOF-MS. Mol Med Report, 2012, 5(6): 1531-1535.

10. Hsu PI, Huang MS, Chen HC, Hsu PN, Lai TC, Wang JL, Lo GH, Lai KH, Tseng CJ, Hsiao M. The significance of ANXA7 expression and its correlation with poor cellular differentiation and enhanced metastatic potential of gastric cancer. J Surg Oncol, 2008, 97(7): 609-614.

11. Yasui W, Sentani K, Sakamoto N, et al. Molecular pathology o gastric cancer: research and practice. Pathol Res Pract. 2011, 207(10): 608-612. Sci, 2004, 95: 385-392.

12. De Mattos-Arruda L, Olmos D, Tabernero J. Prognostic and predictive roles for circulating biomarkers in gastrointestinal cancer. Future Oncol. 2011 Dec; 7(12): 1385-1397.

13. Corvalan AH, Maturana MJ. Recent patents of DNA methylation biomarkers in gastrointestinal oncology. Recent Pat DNA Gene Seq. 2010. 4(3): 202-209

14. Wu WK, Lee CW, Cho CH, et al. MicroRNA dysregulation in gastric cancer: a new player enters the game. Oncogene, 2010, 29(43): 5761-5771.

15. Ye T, Chen Y, Fang J. DNA methylation biomarkers in serum for gastric cancer screening. Mini Rev Med Chem, 2010, 10 (11): 1034-1038

16. Cappellani A, Zanghi A, Di Vita M, et al. Clinical and biological markers in gastric cancer: update and perspectives. Front Biosci (Schol Ed). 2010, 2: 403-12. Serum autoantibodies as biomarkers for early cancer detection.

17. Zhong Zhang, Li-Ping Sun, Yue-Hua Gong, Xu-Guang Wang, Meng Zhang, Yuan Yuan. Facters affecting the surum gastrin 17 level: an evidence-based analysis of 3906 serum samples among Chinese. Journal of Digestive Diseases, 2007, 8(2): 72-76

18. Li-Ping Sun, Yue-Hua Gong, Lan Wang, Yuan Yuan Serum pepsinogen levels and their in 8 430-B234 relating factors: A population-based study in 6990 Chinese from North China World J Gastroenterol, 2007, 13(48): 6562-6567

19. He CY, Sun LP, Gong YH, Xu Q, Dong NN, Yuan Y. Serum pepsinogen II: a neglected but useful biomarker to differentiate between diseased and normal stomachs. J Gastroenterol Hepatol, 2011, 26(6): 1039-1046.

20. Chen Z, Hong L, Liu L, et al. Monoclonal antibody MG7 as a screening tool for gastric cancer. Hybridoma (Larchmt), 2010, 29(1): 27-30.

21. Zhang L, Ren J, Pan K, et al. Detection of gastric carcinoma-associated MG7-Ag by serum immuno-PCR assay in a high-risk Chinese population, with implication for screening. Int J Cancer. 2010, 126(2): 469-473.

22. Ren J, Chen Z, Juan SJ, et al. Detection of circulating gastric carcinoma-associated antigen MG7-Ag in human sera using an established single determinant immuno-polymerase chain reaction technique. Cancer, 2000, 88(2): 280-285

23. Paranjape T, Slack FJ, Weidhaas JB. MicroRNAs: tools for cancer diagnostics. Gut, 2009, 58: 1546-1554.

24. Liu R, Zhang C, Hu Z, et al. A five-microRNA signature identified from genome-wide serum microRNA expression profiling serves as a fingerprint for gastric cancer diagnosis. Eur J Cancer, 2011, 47: 784-791.

25. Ueda T, Volinia S, Okumura H, et al. Relation between microRNA expression and progression and prognosis of gastric cancer: a microRNA expression analysis. Lancet Oncol, 2010, 11: 136-146.

26. Yasui W, Oue N, Ito R, et al. Search for new biomarkers of gastric cancer through serial analysis of gene expression and its clinical implications. Cancer

27. Tan HT, Low J, Lim SG, et al. Biomarkers in gastroenterology: between hope and hype comes histopathology. FEBS J, 2009, 276(23): 6880-6904.

28. Jankowski JA, Odze RD. Proteomic and metabolic prediction of response to therapy in gastrointestinal cancers. Am J Gastroenterol. 2009, 104(5): 1093-1096.

29. Herrmann K, Walch A, Balluff B, et al. Proteomic and metabolic prediction of response to therapy in gastrointestinal cancers. Nat Clin Pract Gastroenterol Hepatol, 2009, 6(3): 170-183.

第三节　胃癌早期治疗

详见本书第十五章。

第三篇　胃癌规范化治疗及监控与三级预防

亡羊补牢，未为晚矣
早期规范治疗，妙手可回春

胃癌的三级预防包括提高胃癌患者生存率、生活质量和促进患者康复的临床措施。三级预防的意义在于对晚期患者要进行综合治疗，正确有效地实行姑息治疗和康复治疗，延长患者的生存期和提高患者的生活质量，防治胃癌的复发和转移。我们需要在规范化治疗的基础上，进一步加强对晚期胃癌复发转移的监控以及疗效评价，并通过躯体和心理等方面的干预，延长患者的生存期和生活质量，以达到降低胃癌死亡率及带瘤生存的目的。

第十五章　胃癌规范化治疗

胃癌治疗水平的提高，归根到底取决于病因学研究、化学干预治疗、早期诊断以及分子水平个体化治疗等方面的进步。但目前和今后相当长一段时间内，由于中晚期患者偏多的状况很难改变，治疗结果的提高仍需依赖规范化治疗方案的推广，以及各种治疗方案优化过程中所进行的相关临床试验。

第一节　早期胃癌胃镜治疗

胃镜下治疗早期胃癌的方法主要有两类。一类是可以得到切除标本的方法，包括内镜下黏膜切除术(EMR)和内镜下黏膜下剥离术(ESD)。另一类是可以去除癌肿但不能得到病理标本的方法。包括激光照射、热探头或微波凝固、氩气刀凝固等。

一、内镜下黏膜切除术(endoscopic mucosal resection，EMR)

(一) EMR 简介

EMR 由日本医生多田于 1984 年提出一种切除胃黏膜的方法，在病变黏膜部位下方的黏膜下层注入生理盐水 3 ~ 5ml，使黏膜与其下层分开，形成局部隆起后使用高频电刀做黏膜层水平切除。后来日本学者将这种使胃黏膜上的病变隆起后用钢线圈套并通过高频电流烧灼切除的技术引用于早期消化道肿瘤的治疗，成为内镜下黏膜切除术。

(二) EMR 方法

1. EMR 术前准备　在常规胃镜准备的基础上，检查血常规、出血和凝血时间。术前 30 分钟肌注山莨菪碱 10mg 或丁溴东莨菪碱 20mg，抑制胃肠蠕动。

2. EMR 基本操作　EMR 的基本操作步骤为(图 15-1)：①确定病灶部位，进镜后用针状切开刀在离病灶 0.5cm 距离的正常组织进行标记，必要时使用靛胭脂染色，使病灶清晰。②向病灶黏膜下层注入适量生理盐水使病灶形成局部隆起。③用圈套器套住病灶，进行高频电切除。④回收切除黏膜组织，进行病理学检查。⑤术后 24 小时卧床休息，禁食 6～8 小时，流食 2～3 天，口服或静脉应用抑酸药。

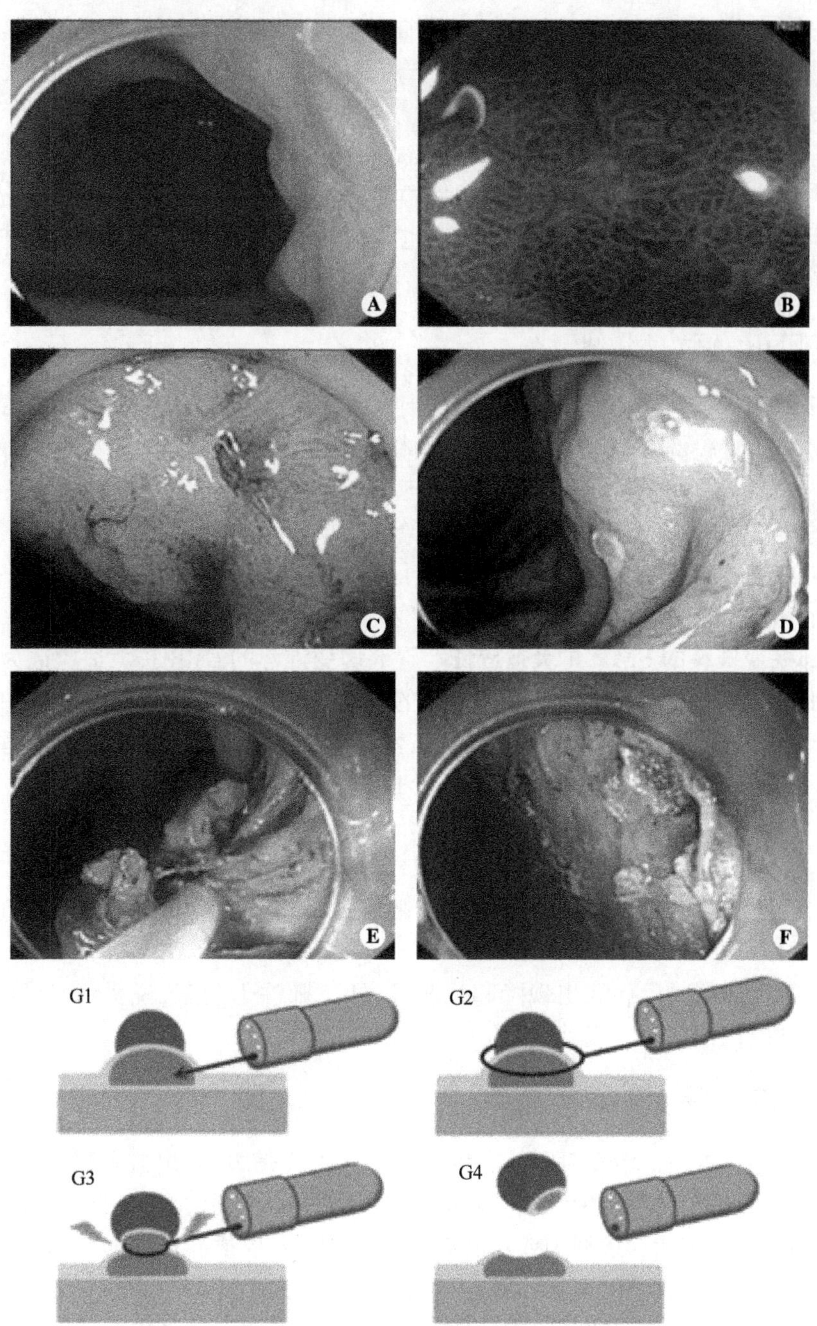

图 15-1　EMR 方法

A. 观察定位；B. NBI 染色观察；C. 色素染色观察；D. 黏膜下层注射，形成局部隆起；E. 圈套病变，高频电切除（EPMR 进行分片切除）；F. 圈套切除，回收黏膜进行组织学检查

G1. 黏膜下注射，G2：圈套器圈套，G3：圈套切除，G4：切除

3. 其他改良方法的 EMR

(1) 透明帽法(EMR-C):于内镜头端装平头或斜形透明帽的方法,适用于食管和胃部的病变。EMR-C 法始于 1992 年,它的优势在于应用的胃镜是单通道的,操作只需持胃镜者和一名助手。

(2) 套扎法(EMR-L):适用于病变性质明确不需要病理检查的病例,如确定的息肉、黏膜肌层平滑肌瘤和早期胃癌等。方法与食管曲张静脉套扎相同,病灶将自行脱落于消化道中排出体外。EMR-L 法始于 1997 年。这种方法具有简单、安全、费用低的优点。而且操作所用的可以是普通的胃镜。操作者也只有持镜者和一个助手共 2 人。

(3) 分片切除法(endoscopic piecemeal mucosal resection,EPMR):适用于病灶较大不能一次圈套切除的病例,可以先切除主要病灶,再将周围病灶分次切除。EPMR 的优点是能将 EMR 的适用范围扩大到一些较大的病灶,但也要注意到分片切除法的缺点,即 EPMR 术后的病变残留率和复发率相对较高。

(三) EMR 的适应原则

根据日本胃癌学会制订的《胃癌治疗指南修订第三版》,EMR 的基本条件是几乎无淋巴结转移可能性的病例,而且肿瘤位于能整体全部切除的部位。作为具体的条件为小于 2cm、黏膜内癌、组织学类型为分化型,大体类型不计但无溃疡存在。满足上述条件病灶,因无淋巴结的转移,仅局部处理,完全可获得根治性效果。

1. 胃部病变推荐的 EMR 绝对适应证 小于 2cm 肉眼可见的黏膜内癌(cT1a),组织类型为分化性(pap,tub1,tub2),无论何种大体类型,限于 UL(-)。

2. 胃部病变推荐的 EMR 扩大适应证 胃部病变推荐的 EMR 扩大适应证为:①2cm 以上 UL(-)的分化型 cT1a;②3cm 以下 UL(+)的分化性 cT1a;③2cm 以下 UL(-)的未分化型 cT1a,无脉管侵犯的情况下,淋巴结转移危险性较低,可扩大适应证范围。这些病变采用 EMR 切除不完全的可能性较高的情况下可行 ESD。

(四) EMR 的禁忌证

(1) 有严重心肺疾病、血液病,凝血功能障碍以及服用抗凝剂的患者。纠正凝血功能前禁忌行 EMR。

(2) 进行局部注射后病灶出现隆起征阴性,即不随注射隆起,说明病变已经超过黏膜下层,不适合进行 EMR。

(五) EMR 的并发症及处理

对早期胃癌行胃镜下治疗时可能发生的并发症主要是腹痛、出血和穿孔。腹痛主要因治疗时形成的溃疡引起,可以给予质子泵抑制剂和黏膜保护剂治疗。出血是最常见的并发症,大多数出血发生在治疗进程中或术后 24 小时之内,发生危险性的大小与肿瘤所在的部位、肿瘤的大小以及是否及时发现和处理有关。位于胃的上部的或者较大的肿瘤都是比较容易出血的。通常情况下出血量不大,多能在胃镜下用温和的电凝电流通过止血钳夹闭和凝固出血的血管达到止血的目的,如果肿瘤剥离已经完毕,用止血夹止血也可以收到非常好的效果。通常情况下,穿孔的发生并不常见。在治疗过程中要时刻注意发现新鲜的穿孔,穿孔发生时应即刻采取用止血夹缝合,行胃肠减压术、解除气腹、应用抗生素等治疗措施。及时发现和正确处理是取得良好治疗效果的关键。

（六）EMR 术后的治疗

根据术后病理结果判定根治度后决定术后的治疗方针。对绝对适应证根治性切除的情况要进行每年 1～2 次的胃镜随访检查。而对于扩大适应证行根治性切除的情况，除了每年 1～2 次的胃镜检查，还需进行腹部超声、CT 等检查评估有无转移。

二、内镜下黏膜剥离术（endoscopic submucosal dissection，ESD）

（一）ESD 简介

ESD 是在 EMR 基础上发展出的一种使用高频刀切开病变周围黏膜并剥离黏膜下层的切除技术，所选的电刀有多种类型，目前在日本和一些西方国家已经用于临床的有针形刀（needle Knife）、尖端绝缘刀（insulation-tipped diathermic knife）、螺旋伸缩刀（flex Knife）、钩形刀（hook Knife）和三角刀（triangle tip knife）等，ESD 扩大了早期胃癌胃镜下切除的适应证，它的优点是可以一次把较大面积的肿瘤整块地剥离下来，为术后精确的病理组织学判断提供了基础，减少了肿瘤的残留和复发。但是 ESD 对技术水平要求非常高。

（二）ESD 方法

1. ESD 术前准备　与 EMR 相同，在常规胃镜准备的基础上，检查血常规、出血和凝血时间。术前 30 分钟肌注山莨菪碱 10mg 或丁溴东莨菪碱 20mg，抑制胃肠蠕动。但由于 ESD 操作时间比较长，一般需要在全身麻醉下进行。

2. ESD 基本操作　ESD 基本操作为（图 15-2）：①确定病灶部位，进镜后用 APC、Hook 刀、Flex 刀、IT 刀或针形切开刀在离病灶 0.5cm 距离的正常组织进行标记。②应用含有 1mg 肾上腺素和 5ml 的 0.3% 靛胭脂染剂的 200ml 生理盐水溶液进行黏膜下注射，每次使用 3～5ml，并在操作中不断补充注射，使病灶黏膜下组织与黏膜肌层剥离。③先用针状切开刀切一小口，之后用 IT 刀沿标记线进行周围黏膜的环形切开。亦可用 Flex 刀、IT 刀、Hook 刀直接切开周围正常黏膜。切开过程中如发生出血，随时止血以保持创面视野清晰。④当肿瘤四周被充分切开后，对于较小的肿瘤，可使用圈套器切除病灶。如果肿瘤较大、并且形态不规则或伴有溃疡形成，则必须在病灶下方进行剥离。在剥离过程中根据需要反复黏膜下注射以维持病灶充分抬举，术中注意随时止血。回收切除黏膜组织，进行病理学检查。⑤当病灶被完整切除后，要对创面所有可见血管进行预防性止血处理，可能发生渗血部位以止血夹、APC 等处理，较大裸露血管以止血夹夹闭。最后喷洒黏膜保护剂硫糖铝胶或凝血酶，预防出血。⑥术后 24 小时卧床休息，禁食 24 小时，第二天进少量流食，以后逐步增加流食量，并过渡到半流食和普通饮食。应用 PPI 制剂 8 周，复查胃镜发现切口瘢痕化后停药。

（三）ESD 治疗早期胃癌的适应证

ESD 能够整体完全切除大于 2cm 病变，因此无淋巴结转移的早期病变均可作为 ESD 的

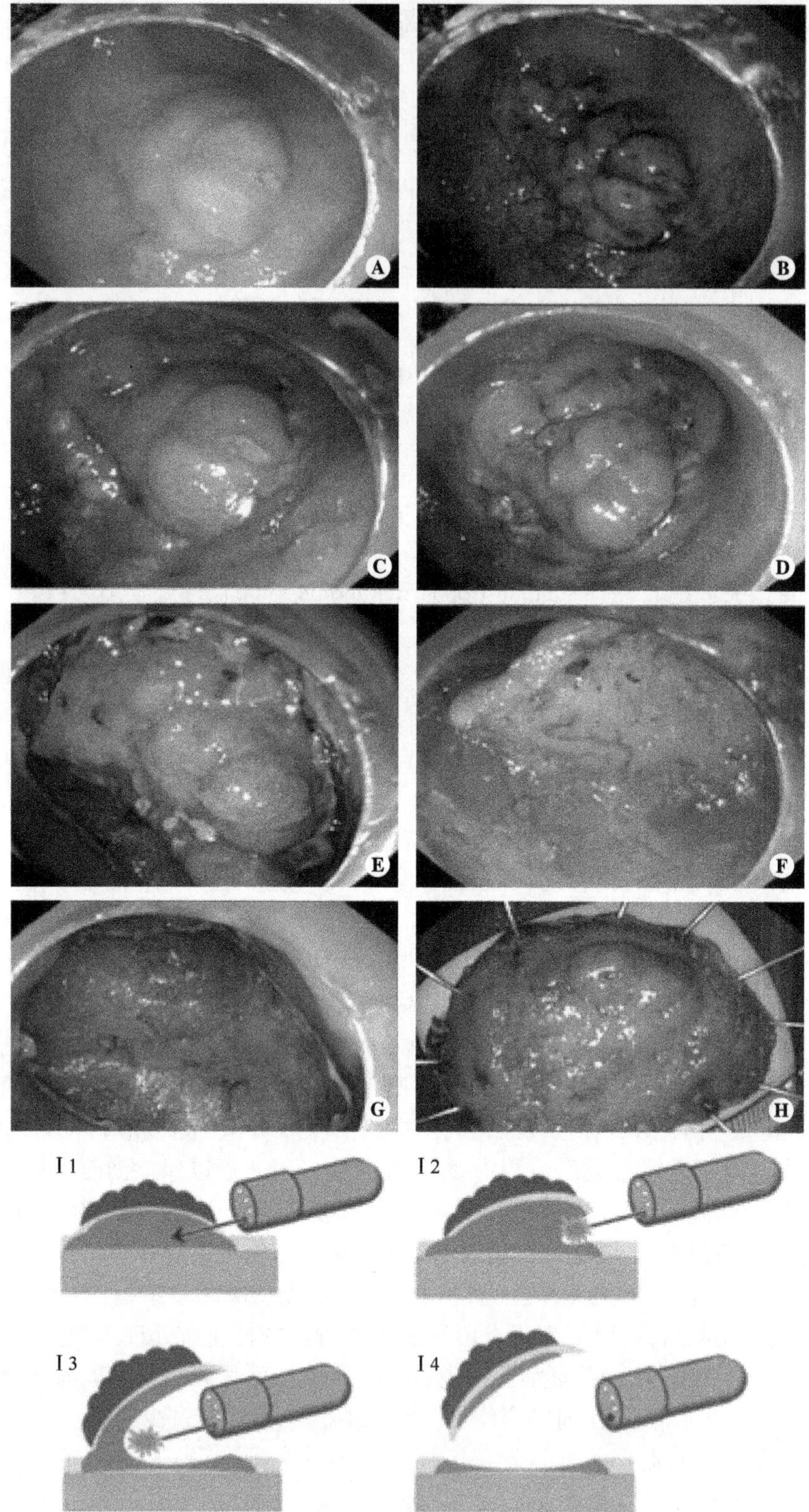

图 15-2　ESD 方法

A. 观察定位;B. 色素染色;C. 标记定位;D. 局部注射,形成人工隆起;E. 黏膜环切;F. 黏膜剥离;G. 病变黏膜完全剥离;H. 黏膜回收,行组织学检查。I1. 黏膜下注射,I2. 黏膜环切,I3. 黏膜剥离,I4. 黏膜完全剥离

适应证。目前其较为具体的适用范围为：①分化型黏膜内癌，UL(-)，不论大小；②分化型黏膜内癌，UL(+)，直径<3cm；③未分化型黏膜内癌，UL(-)，直径<2cm；④分化型黏膜下层癌，UL(-)，无淋巴及血行转移，直径<3cm；⑤对于年老体弱、有手术禁忌证或疑有淋巴结转移的黏膜下癌，拒绝手术者，可视为相对适应证。

（四）ESD治疗禁忌证

与EMR基本相同，具体包括：①有严重心肺疾病、血液病，凝血功能障碍以及服用抗凝剂的患者。纠正凝血功能前禁忌行ESD。②一般情况较差或对麻醉耐受差。③进行局部注射后病灶出现隆起征阴性，即不随注射隆起，说明病变已经超过黏膜下层，不适合进行ESD。

（五）ESD并发症及处理

由于病灶范围大，操作时间长，故其出血、穿孔等并发症发生率均较EMR为高。虽然如此，ESD的并发症多数还是可以避免的，已发生的多数也可以在胃镜下处理好，需要紧急外科手术的病例微乎其微。ESD后的延迟出血值得重视，这种出血多数（约占3/4）都发生在治疗后的12小时之内，但仍有10%的病例是在长达ESD后1周的时间里发生。因此，ESD后的密切观察和随访非常重要。ESD并发穿孔的发生率大约为3%，穿孔发生的危险性高低也与肿瘤的部位、大小和是否存在溃疡有关，在胃的上中部的、较大的或有溃疡瘢痕的病变穿孔发生率较高。无论是出血还是穿孔，及时发现和正确的镜下处理都是必需的，只有这样才能保证患者的生命安全，避免不必要的急诊手术。

（六）ESD术后的治疗方针

与EMR基本一致，术后的病理分析非常重要，必要时要进行追加的外科手术治疗。

三、其他胃镜下治疗方法

（一）胃镜下氩气刀治疗

胃镜下氩气刀治疗是胃镜下高频电刀治疗的一种。高频氩气刀是近几年在临床应用的新一代高频电刀，其工作原理是利用高频电刀提供的高频、高压电流，再利用氩气的特性达到一种完善的临床效果。氩气是一种性能稳定、无毒无味、对人体无害的惰性气体，它在高频高压作用下，被电离成氩气离子，这种氩气离子具有极好的导电性，可连续传递电流。而氩气本身惰性，在手术中可降低创面温度，减少损伤组织的氧化、炭化（冒烟、焦痂）。与一般高频电刀相比：高频氩气刀具有止血快、作用面较宽、失血少、无氧化和焦痂等良好效果，因而成为胃癌前病变胃镜下干预治疗研究中的热点。其对黏膜或黏膜下的多个散在病灶治疗效果较佳，而且对操作者的技术水平要求较低。

（二）胃镜下激光治疗

激光治疗亦称激光光凝破坏术，或光动力学疗法（Photodynamic Therapy，PDT）。它的基本原理是，光敏剂进入体内后一定时间，肿瘤组织摄取和存留的光敏剂较多，此时应用特定波长的激光照射肿瘤部位，在生物组织中氧的参与下可诱发强烈的光化学反应，产生大量活性氧化产物（单态氧和自由基等），导致细胞凋亡和细胞残留物自我吞噬。激光照射组织后使组织水肿、血管扩张、继之凝固、胶原纤维收缩、组织皱缩。临床上常用的治疗消化道肿瘤的光敏剂是血卟啉衍生物，常采用630nm波长的激光进行照射。当激光能量密度增加，癌前病变组织表面产生碳化、蒸发、汽化而被清除。用于内镜的激光器有：Nd：YAG激光器、氩离子激光器、铜蒸气激光器以及氩离子激光泵浦染色激光和血卟啉合用、铜蒸气激光泵浦染色激光与血卟啉合用等，绝大多数用Nd：YAG激光，因为其激光功率较高，效果较好。需要强调的是：激光治疗后3-4周内要行内镜复查，同时进行多点活检或刷拭法检查。

（三）胃镜下微波治疗

1982年微波治疗用于内镜治疗，微波对靶组织辐射，引起局部组织发热和升温。其温度可达60～100℃，达到杀伤和破坏癌组织的目的。微波治疗具有安全、方便、局部根治性好、远期疗效高的优点。内镜下微波治疗属于胃镜下非切除治疗胃癌前病变方法中的一种。治疗后应密切随访，因为微波凝固治疗癌前病变，不能回收标本进行病理检查，术后随访显得尤为重要。

应该强调的是，对患有早期胃癌的病人，把原发病灶完全切除是非常重要的胃镜下治疗措施。其他胃镜下的治疗方法，如电凝、激光照射或氩气刀等只能去除肿瘤，但不能得到完整的切除标本，更不能肯定肿瘤是否被完整切除。相比之下，EMR和ESD不但可以将肿瘤完全切除，取下的标本还可以进行准确的组织学鉴定。因此，EMR和ESD应该成为我们治疗早期胃癌的首选方法。

（孙明军）

参考文献

1. 刘正新. 早期胃癌胃镜下治疗的进展. 中国实用内科杂志，2006，26(9)：659-662.
2. 刘思德，智发朝，姜泊等. 早期胃癌胃镜下黏膜切除术——设备与技术进展. 现代消化及介入治疗，2007，12(2)：124-125.
3. 房殿春，彭贵勇. 早期胃癌的胃镜诊治进展. 国内讲堂，2007，1(4)：6.
4. 黄玮，吴云林. EMR和ESD在消化道肿瘤治疗中的应用. 国际消化病杂志，2006，26(6)：414.
5. 诸琦，贺益萍，吴云林等. 胃镜下氩气刀凝固术治疗胃息肉及疣状胃炎的临床研究. 中国消化胃镜，2007，1(3)：16-19.
6. Abe N, Watanabe T, Sugiyama M, et al. Endoscopic treament orsurgery for undifferentiated early gastric cancer? . Am J Surg, 2004, 188(2): 181.
7. 田辺聡，佐佐木撤，樋口勝彦他. EMR(方法と成績，合併症，問題点). 消化器外科，2008，31(5)：683-688.
8. 日本胃癌學會編. 胃癌治療ガイドライン(醫師用). 東京：金原出版株式會社，2010.
9. Ono H. Endoscopic submucosal dissection for early gastric cancer. Chin J Dig Dis, 2005, 6(3): 119-121.
10. Oda I, Gotoda T, Hamanaka H, et al. Endoscopic submucosal Dissection for early gastric cancer. Digestive Endoscopy, 2005, 17(1): 54-58.
11. 山口俊晴. 胃癌ガイドライン速報版. 成人病と生活習慣病，2009，39(6)：695-697.
12. 荒井邦佳. 胃癌取扱い規約の矛盾点と私の提案. 癌と化學療法，2007，34(13)2325-2328.

第二节　胃癌手术治疗

1881年Billroth首例胃癌切除成功后，随着外科学与肿瘤学的迅猛发展，胃癌外科治疗从安全关走出。遵循着认识论的实践、认识，再实践、再认识的规律，胃癌手术切除范围经历了一个从小到大,到过大,再缩小,再选择扩大的“钟摆”现象的过程,由认识偏颇逐渐走向合理。

一、进展期胃癌的手术治疗

时迄20世纪50年代前后,许多学者认识到胃癌外科治疗的主要任务是将癌肿完全切除和彻底清除胃周淋巴结。但究竟将胃切除多少才能将癌肿完全切除争论较大,如何彻底清除胃周淋巴结更是一个复杂问题。当年,Lahey、Longmire,Pack 和我国顾恺时等均遵循当时癌肿根治切除原则,即不论癌肿大小和病期早晚,均应切除罹患癌肿整个脏器的原则。对胃癌根治切除亦应如乳癌行 Halsted 手术、直肠癌行 Miles 手术,行全胃切除术。更有甚者,Brunschwig 等主张所有胃癌应行全胃联合脏器切除术。我国傅培彬等 1965 年亦发表过类似报告。

约经十年时间,到1960年前后,全胃切除治疗胃癌的病例数已为数不少,术后经过一定时间。虽然全胃切除与大部胃切除的手术死亡率无明显差别,但更多学者们已看到全胃切除给病人带来不少痛苦甚或是致残的症候,如营养不良、返流性食管炎、无胃或倾倒综合征、贫血等代谢障碍等问题。另一方面,从临床病理资料分析,全胃切除并不能提高胃癌的治疗效果,并初步认识到胃癌的病理生物学特点,如大体分型、生长方式、淋巴结转移、浆膜受侵等才是影响胃癌疗效的重要因素。国内外学者近乎取得共识,完全地切除胃原发癌,行全胃或大部胃切除,彻底清除胃周淋巴结,切除大网膜乃是胃癌外科治疗的原则。适应全胃切除术的病例约占全部胃癌病例的1/3。同时指出,当时治疗溃疡病的胃切除方法治疗胃癌是不适宜的。

此间外科学取得飞速发展,麻醉和手技取得巨大进步,病理生理学研究深入阐明,抗菌素问世,围手术期管理日臻完善,矫正病人全身衰弱状态有了有效措施。换言之,病人全身状态限制手术和保证手术安全的问题得到基本解决,增强了外科医师施行扩大手术的信心。在此仅介绍几个颇具代表性的扩大手术。

(一) 腹主动脉旁淋巴结清除术

1976年梶谷首先报告 No. 16 淋巴结(+)病例清除后获得了长期生存的结果。之后,1980 年代中叶梶谷与西等发表了胃癌 No. 16 淋巴结清除术 258 例的报告,根治术后 5 年存活率为 9% 。再后,不仅日本、欧洲一些国家,我国一些大医院,尤其胃癌专科医师均开展此手术,并形成胃癌学术会议上交流的热点课题。

(二) 左上腹内脏全清除术

这是一个达极限的手术。1980 年 6 月梶谷等正式命名此手术,其本意是把胃癌连同侵及胰体尾部、横结肠系膜从腹膜后整块根除,从 gerota 筋膜前叶前面,只保留腹腔动脉与肝总动脉,切除左上腹 6 ~ 10 个脏器。

(三) 胃癌浸润食管的扩大切除术

对胃上部癌或贲门癌浸润食管是否行左侧胸腹联合切口,彻底清除纵隔淋巴结的手术。多数学者报告胃癌浸润食管的病例,纵隔淋巴结转移率为 10% ~ 30% ,总的说来预后不良。下纵隔可同贲门膈肌淋巴结“一块”清除,但气管分叉下的中纵隔淋巴结转移(+)病例,清除后无治疗效果。

(四) Apple-by 手术

1953 年 Appleby 首先提出此手术。20 世纪 70 年代日本学者和田达雄大力提倡开展此手术,他也是世界上开展此手术最多的医生。他们遵从乳腺癌行 Halsted 手术的原意用于指导胃癌手术。即把支配罹患癌肿的脏器的血管从根部切断、结扎。他们主张治疗胃癌,包括早期胃癌应从腹腔动脉根部切断、结扎。虽然此手术在理论上具有高度根治性的优点,但术后发生严重的肝、胆囊、十二指肠并发症,术后死亡率为 2.0%~7.2%,生存期亦未得明显提高。临床上未能推广,目前大多数医生不提倡此手术。

随着早期胃癌病例的增加,对癌症治疗不仅要求治疗效果,还要求良好生活质量:

(五) 保胰、脾动脉+脾切除术

20 世纪 80 年代前,胃上部、中部癌行 D2 清除术,为清除 No. 10、11 淋巴结,则行左侧半胰切除术。但术后胰瘘、腹腔感染发生率高达 65.4%,糖尿病发生率占 9.3%。从 1970 年代中叶丸山圭一等开始系统地做了胃癌有无胰腺转移的基础临床研究。结果证明胃癌除直接侵及胰腺外,无胰腺转移。他的临床资料亦表明保胰与不保胰的 D2 清除术疗效相同。保胰手术并发症明显减少。作者们从 1986 年始行此手术,保胰组 52 例,切胰组 139 例,5 年存活率分别为 40.4% 与 39.6%;并发症分别为 13.5% 与 24.5%。结果与丸山的结果一致。但回顾此保胰手术的发展过程,从 1970 年代到 1990 年代中叶,经历了不接受、慢慢有限地接受,到 2000 年代取得共识,确定了保胰、脾动脉+脾切除是胃上、中部胃癌 D2 清除术的合理术式,只有胃癌直接侵及胰、脾或 No. 10、11 淋巴结有严重转移者,才行联合半胰+脾切除术。

(六) 贲门癌胃切除术式的变革

外科治疗曾一度主张贲门癌应行全胃切除,而贲门侧胃切除术被抛弃。近年后一术式又获得重视而被采用,即扩大膈肌食管裂孔,经腹清除下纵隔淋巴结,采用自动吻合器行短空肠段空肠间置术和防止返流瓣的食管-胃吻合术,不再积极主张开胸清除纵隔淋巴结。2007 年报道日本 27 个医院对贲门或贲门下部癌采用经胸腹切口与开腹经膈肌食管裂孔途径的前瞻性研究。结果是前组 85 例 5 年存活率 37.9%,合并症多;后组是 82 例,5 年存活率为 52.3%,合并症少。用吻合器行食管胃前壁吻合,提起胃切断端固定于食管上方或膈肌,重建 His 角,对防止返流性食管炎效佳,方法简便,易推广。

(七) 腹主动脉周围淋巴结清除术的前瞻性研究

2007 年报道日本 24 个医院对胃癌行标准 D2 清除术与 D2+No. 16 清除术的前瞻性研究。结果是病例共 523 例,两组清除术后 3、5 年存活率,住院死亡率均一致。唯 D2+No. 16 组合并症略高。进一步否定预防性 No. 16 清除术的临床价值。对治疗性 No. 16 清除术的最佳适应证尚需深入研究。

二、早期胃癌的手术治疗

20 世纪 50 年代前,胃癌外科治疗的 5 年存活率为 20% 上下。当时病例病期较晚是重要原因。之后,对胃癌所属淋巴结的清除经历了较长的研究历史。直到1962年日本出版了首版胃癌处理规约,肯定了胃癌行彻底淋巴结清除术可明显提高5年存活率。D2清除术获得了日本国家科技奖(State-of-the-art)。同时亦确定不论病期早晚,D2清除术是胃癌的标准根治术。时迄1980年代,经过近20年来观察、研究了大量病例,许多学者报道早期胃癌淋巴结转移(-)者居多,尤其M癌转移率为0~3.0%,即使转移(+)多数亦在第Ⅰ站。统一规定早期胃癌均行D2清除术并无必要。于是不少学者首先对高龄、并存疾病多、体弱的早期胃癌病人施行了缩小手术。术后结果证实早期胃癌缩小手术与标准D2清除术5年存活率无明显差别。我国以中国医科大学附属第一医院资料为例,1972.1-2005.8早期胃癌行缩小手术108例与D2或D2以上清除术217例,术后5年存活率两组分别为94.0%与96.0%,10年内复发率为13.0%与9.0%,两组间差异均无显著意义($P>0.05$)。

(一) 缩小手术

缩小手术是与标准根治术比较而言,包括缩小胃切除范围(2/3以下),淋巴结清扫范围(D2以下)和胃周植物神经(保留迷走神经肝支、腹腔支),不切除网膜囊,保留大网膜。合理的缩小手术应确保根治,早期胃癌如欲经外科手术治愈,就绝对不能引起局部及淋巴结复发,既保持根治性,又缩小淋巴结的清扫范围。故术中诊断有无淋巴结的转移及其转移程度显得十分重要。在日本胃癌规约里推荐了D1+α/β清扫缩小的标准。按淋巴结清除范围、术式分为缩小手术A与缩小手术B。缩小手术A的适应证是ⅠA期(M、SM癌,N0)病例中不适宜EMR治疗者,或分化型、小于1.5cm的SM癌。清除范围是,不论肿瘤部位,行D1+No.7或下部胃癌行D1+No.7、8a。缩小手术B的适应证是ⅠB期病例中的SM癌,无淋巴结转移,或T1N1,而T1在2.0cm以下。清除范围是D1+No.7、8a、9。缩小手术的最终目的是改善病人的术后生活质量,从日本学者目前的研究结果看,同实行标准D2手术的病例比较,在食物摄取量、体重的维持等方面,显示了良好的效果,特别是分节切除中幽门侧位切除术的比较,残胃内的胆汁的逆流率减少,内镜下见胃炎的发生率减低,倾倒综合征减少。此术式已列人日本胃癌协会(JGCA)指南。

(二) 腹腔镜下手术

腹腔镜下早期胃癌局部切除术包括腹腔镜下胃楔形切除术(LWR)及腹腔镜下胃腔内黏膜切除术(IGMR)。日本胃癌规约将早期胃癌腹腔镜下胃局部切除术的手术适应证定位:术前诊断为胃黏膜癌,难以行EMR;隆起型直径<25mm;凹陷型直径<15mm,无溃疡。IGMR适用于除胃前壁以外的胃癌,而LWR适用于除胃后壁以外的胃癌。从1994年,日本学者开展腹腔镜下幽门侧胃切除以来,到2001年,日本已行4552例。适应证包括几乎全部缩小手术A病例,术式有胃局部切除、远侧胃切除、远侧胃切除+D1+、D2清除术。术后并发症仅有吻合口狭窄,占2.3%,住院死亡率为0,表明早期胃癌低侵袭性手术获得肯定。当前随着腹腔镜技术在胃癌外科的广泛应用,在腹腔镜下对胃癌进行淋巴结清扫技术也日渐成熟,由于腹腔镜的微创优势及淋巴结清扫的可行性,早期胃癌腹腔镜手术将在早期胃癌的治疗中发挥越来越多的作用。

(三) 胃局部切除术

早期胃癌胃局部切除包括胃局部切除(LR)、保留幽门的胃切除(PPD)和胃段切除

(SG)。该手术的适应证是除上述胃镜下胃黏膜切除术适应证外,更适用于 EMR 或 ESD 切除困难或切除不彻底者。术前行癌灶及其周围注墨定位至关重要。PPD 的优点有以下几点:较大残胃和幽门保留了胃的贮存功能;胃内的低 pH 保证了铁的酸化和吸收率,减少了术后缺铁性贫血的发生;还有,胃内容物不会急速落入肠内,进食后腹部不适和倾倒综合征的发生率下降;增加了消化道激素,特别是胰液和胆汁的分泌,保持了良好的消化吸收率,有利于术后体重恢复;进食后血糖的变动接近于正常人,减轻了胰腺外的分泌机能,防止了胰腺萎缩的发生;幽门可以抑制十二指肠液的逆流防止了残胃炎和逆流性食管炎的发生;保留了胆囊的周期性运动功能,Oddi 括约肌的阻力减少,使术后胆结石的发生率降低。缺点是承担着蠕动运动的幽门窦的容量下降,术后早期会出现自述长期感觉残胃内残留有食物残渣,胃酸分泌升高,增加了残胃溃疡的发生率。缩小胃切除和淋巴结清扫范围的手术目的是在根治基础上,保证术后有良好的生活质量。这类手术切除范围缩小,但对外科医师的术前诊断水平、评估技术及术中处理程序提出了更高要求。术后更要求病理学对标本进行水平、垂直边缘的详尽检查,以及加强术后随诊工作。

(四) 早期胃癌术式介绍

1. 早期胃癌根治手术 I (远侧)

[定义] 切除全胃 2/3 以上,行 D1+No. 7,或 D1+No. 7、8a、9 淋巴结清除术。

[适应证] ⅠA 期,或ⅠB 期,能获得根治度 A 的结果。

[麻醉] 多采取全身麻醉。对体质瘦弱,内脏下垂者亦可行硬脊膜外麻醉。

[体位] 仰卧位。

[手术步骤]

(1) 切口:常采取上腹部正中切口。为充分显露胃及其毗邻脏器,便于广泛,彻底地清除胃周淋巴结,并减少对癌肿的挤压,手术野必须充分开阔。

一般从剑突上 2cm 开始,沿中线下行,绕脐左侧止于脐下 2cm 处。用手术刀切开皮肤后,换用电刀切开皮下组织,腹白线,腹膜。

(2) 探查:开腹后,如见胃呈胀满状,请麻醉师协助用鼻胃管吸引,排空胃内气体及液体。探查顺序应由远离癌肿处开始,最后检查癌肿。首先探查 Douglas 窝有无转移癌结节,腹主动脉周围有无肿大淋巴结。其次探查脾门,胰尾区及肠系膜根部有无癌浸润和淋巴结转移,用左手探查肝脏有无转移结节。最后仔细检查癌肿,确定:①癌肿部位;②浆膜分型;③癌肿是否穿透浆膜;④估测癌肿大小;⑤癌边缘(尤其上下缘)与健胃界限是否清楚;⑥癌肿是否可以活动;⑦癌肿与胰腺,横结肠系膜有无愈着;⑧胃周淋巴结有无转移,若有转移应明确是大结节融合型,一般型抑或小结节孤立型。

(3) 切除前准备工作:根据探查结果决定行根治术时,应进行如下准备。

1) 垫起脾脏:为避免切除大网时牵拉过紧致脾下极撕裂、出血,在进行切除操作前,先将一大块厚纱布垫放在脾脏后上方。体质瘦弱、癌在胃远侧,胃呈松弛状,不必垫脾。

2) 放置腹壁开张器,开张器有多种多样,可从外科医生习惯选择。

3) 阻断胃周循环:用中圆针、中号线分别在胃左血管降支分出处,胃右血管、胃网膜左及右血管近根部予以缝扎。如果上述拟行缝扎阻断处有明显淋巴结转移时,切不可分离转移淋巴结进行阻断,以免引起癌的扩散。

(4) 手术顺序:D1+No. 7,或 D1+No. 7、8a、9 淋巴结清除术。①切除大网膜;②切除胃结肠韧带及横结肠系膜前叶；③清除 No. 6 与 No. 4d 淋巴结；④清除 No. 5 淋巴结；⑤切断十二指肠；⑥切除小网膜，清除 No. 1 与 No. 3 淋巴结；⑦清除 No. 7 淋巴结；⑧清除 No. 8a 淋巴结；⑨清除 No. 9 淋巴结；⑩切断胃左动、静脉；⑪切除胃；⑫重建术；⑬引流。

2. 早期胃癌根治手术Ⅱ（全胃）　全胃切除术也是早期胃癌根治手术方法之一。不同医院，不同医师对全胃切除术的适应证、术式选择及操作方法或程序不尽相同。

［适应证］

（1）全身状态：全身状态中等以上，心、肺、肝、肾脏器无严重疾病。低蛋白血症、贫血、水电解质失调均已矫正。注意有无糖尿病，如有亦应调控。

（2）局部状态

1）癌侵占胃的大部分，癌口侧缘至贲门距离小于癌可能浸润的距离。

2）胃上部癌肛侧切断线达胃角时，不宜勉强行近侧胃切除，因残胃太小无保留意义，宜行全胃切除术。

3）早期胃癌浅表扩大型、多发癌占据 2-3 个分区（U、M、L），癌口侧缘至贲门小于 3cm 者。

［麻醉］全身麻醉。

［体位］仰卧位。

［手术步骤］

（1）切口：上腹正中切口，或上腹正中加左侧平第 7 肋间切口。自剑突上 2～3cm 开始，正中切开，向下绕脐左侧达脐下 2～3cm。逐层切开上腹正中各层。一般均切除剑突，体质瘦弱、内脏明显下垂者可不切除剑突。

（2）探查：切开腹壁后仔细探查，确定本手术适应证。尤其要认真，细致地检查癌肿口侧缘类型与距贲门的距离。

（3）切除前准备工作：同早期胃癌根治手术（远侧）。

（4）手术顺序：①切除大网；②切除胃结肠韧带及横结肠系膜前叶；③清除 No. 6 与 No. 4d 淋巴结；④清除 No. 5 淋巴结；⑤切断十二指肠；⑥切除小网膜；⑦清除 No. 7 淋巴结；⑧清除 No. 8a 淋巴结，以上各项均参照早期胃癌根治手术（远侧）相同项目进行；⑨切断肝左三角韧带、食管膈肌韧带，游离食管腹段，清除 No. 1、No. 2 淋巴结；⑩剪断食管；⑪清除 No. 2 淋巴结；⑫切断胃膈韧带、胃脾韧带；⑬检查标本切除是否充分；⑭引流。

3. 保留幽门的胃切除术　多数学者报道保留幽门手术，术后能保持较好的消化功能。比 Billroth Ⅰ式胃切除倾倒综合征少，体重下降低。

［适应证］位于胃体下部至胃角部的早期癌（M，SM），癌肛侧缘距幽门轮 4cm 以上，术中判定淋巴结无转移或仅第 1 站转移。

［手术操作要点］胃切断线在癌肿侧缘下 2cm。过去，主张幽门轮上保留 1.5cm，近年主张，尤其对初行此手术者最好保留 3cm。这样缝合技术容易，吻合完成后肥厚的幽门轮肌肉不进入吻合口，并可预防术后排空迟滞。所以，癌肿肛侧缘距幽门轮应为 4.5～5.0cm。应清除 No. 3，4d，6 淋巴结，有时尚须清除 No. 4Sb 淋巴结。No. 5 淋巴结原则上不清除，但癌肿靠近小弯，则应清除 No. 5 淋巴结，胃右动脉从根部切断、结扎，应保留幽门下动脉。切除部分胃后，将上端残胃小弯侧部分缝合闭锁，然后残胃近、远端对端吻合。

4. 保留迷走神经的胃切除　保留迷走神经是指保留迷走神经前干发出的肝支和从后干发出的腹腔支。过去，施行胃切除往往损伤了迷走神经和腹腔神经结，发生腹泻、倾倒综合征、小胃综合征等多种术后并发症。近年,为了提高术后长期生存质量,倡导行保留迷走神经的幽门侧胃切除术与贲门侧胃切除术。

(1) 保留迷走神经的保留幽门胃切除术:保留幽门的范围目前尚未取得完全一致意见,笔者认为 1.5 ~ 3.0cm 为宜。当然,加大保留范围使适应证受到限制。癌肿位置在幽门轮上 4 ~ 5cm 的胃中部早期癌,从根部切断胃网膜右动脉,一般可达到近 D2 淋巴结清除术的范围。术后短期有残胃食物排出不畅,应坚持进行饮食指导。

1) 保留迷走神经方法:保留辨认肝支,分离开右侧食管胃韧带,在贲门右前方可看到迷走神经前干,便能看到分出的前支与肝支。肝支走行于肝胃韧带上方无血管区内,向右达肝门形成肝丛,再向下分出幽门支。小网膜脂肪少的病人辨认肝支较容易。

2) 保留辨认腹腔支:腹腔支位置较深,走行变异较多,操作稍难,仔细切开小网膜,用深钩把肝尾状叶向头侧拉起,切开肝下缘腹膜,向上延至贲门右侧,剥离开腹膜,可见迷走神经后干,从食管沿胃小弯下行,脂肪多者较难辨认,此时将胃向脚侧牵引,并触摸,从胃小弯弓状部走向胃左动脉根部,可触得索状物,有助辨识。腹腔支多者,往往缠绕在胃左动脉根部 1 ~ 2cm 处,这种情况,应在胃左动脉根部远侧 1.5cm 处切断,结扎。

(2) 保留迷走神经的胃节段切除,贲门侧切除术:首先在贲门近旁确认迷走神经前支和肝支,切断其前支,连同 No.1 淋巴结剥离至胃切断线。再确认迷走神经后干,在食管裂孔处穿一条带,提起后干,看清了腹腔分支及其走行,依次切断胃后支。直到接近胃左动脉根部,在腹腔动脉前面看到了与腹腔支相连接的腹腔神经节,把这些神经予以保留。这样,迷走神经肝支与腹腔支得以保留。此术式即使 No.8a 淋巴结转移亦可清除。其优点为可防止术后食欲减退或体重下降,可减轻腹泻等症状。

5. 腹腔镜胃癌根治术

[术前准备] 腹腔镜手术术前准备与开腹手术相似:①术前应纠正低蛋白血症及贫血;②并发幽门梗阻者应调整水电解质紊乱;③术前 3 日流质饮食,每晚以温盐水洗胃;④结肠受侵者行肠管准备;⑤手术前放置胃管;⑥清洁脐垢。

[适应证] 目前腹腔镜治疗胃癌的手术适应证尚无定论。腹腔镜胃局部切除主要适用于不适合 EMR 治疗的黏膜内早期胃癌,且范围较小(< 25mm)的非低分化癌。腹腔镜胃癌胃大部切除及全胃切除的适应证为胃癌浸润深度在 T2 以下者。

[麻醉] 气管内插管,全身麻醉。

[体位] 病人取平卧两腿分开位,术者站于病人的左侧或两腿之间。扶镜者站于两腿之间或右侧。

[应用器械简介]

(1) 常规设备:包括高清晰度摄像与显示系统、全自动高流量气腹机、冲洗吸引装置,录像和图像储存设备。腹腔镜常规手术器械,包括气腹针,5 ~ 12mm 套管穿刺针(trocar),分离钳,无损伤肠管抓钳和持钳,剪刀,持针器,血管夹与施夹器,牵开器与腹腔镜拉钩,标本袋等。

(2) 特殊设备:超声刀(ultracision),结扎束高能电刀(ligasure TM 血管封闭系统),双极电凝器,腹腔镜手辅助器(lapdisc),各种型号的肠管切割缝合器和圆型吻合器。

[手术方法及淋巴结清除种类]

(1) 腹腔镜胃恶性肿瘤的手术种类:①全腹腔镜胃手术,切除胃与消化道重建均在腹腔镜下完成,技术要求较高,手术时间较长;②腹腔镜辅助胃手术,游离胃及清除淋巴结在腹腔镜下完成,切除胃与消化道重建通过腹壁小切口辅助下完成,后者是目前应用最多的手术方式;③手助腹腔镜胃手术,在腹腔镜手术操作过程中,行腹壁小切口将手伸入腹腔辅助操作完成手术。

(2) 腹腔镜胃切除术种类:①腹腔镜远侧胃切除术;②腹腔镜全胃切除术;③腹腔镜近侧胃切除术;④腹腔镜联合切除术。

(3) 胃周淋巴结清除术种类:①腹腔镜胃 D1 淋巴结清除术;②腹腔镜胃 D1$^+$淋巴结清除术,清除第 1 站及 No. 7、8a、9 淋巴结;③腹腔镜胃 D2 淋巴结清除术。前两种清除范围适应于胃淋巴瘤、胃恶性间质瘤等非上皮来源恶性肿瘤及早期胃癌或因高龄和不能耐受手术者。对进展期胃癌和黏膜下层早期胃癌原则上应施行 D2 淋巴结清除术(不同部位胃癌淋巴结编码及站遵循日本第 13 版胃癌处理规约规定),腹腔镜下胃癌 D3 淋巴结清除术目前尚无学者报道。

(邢承忠)

参考文献

1. Shimoyama S, Seto Y, Yasuda H, et al. Concepts, rationale, and current outcomes of less invasive surgical strategies for early gastric cancer: data from a quarter-century of experience in a single institution. World J Surg, 2005, 29(1):58-60.
2. Otsuka K, Murakami M, Aoki T, et al. Minimally invasive treat-ment of stomach cancer. Cancer J, 2005, 11(1):18-25.
3. Sierra A, Regueira FM, Hernandez-Lizoain JL, et al. Role of the extended lymphadenectomy in gastric cancer surgery: ex -perience in a single institution. Ann Surg Oncol, 2003, 10(3):219.
4. 藤村隆,木南伸一,伏田幸夫他. 縮小手術(機能温存根治手術). 消化器外科,2008,31(5):708-715.
5. 陈峻青,夏志平. 胃癌手术学. 北京:第 2 版. 人民卫生出版社,2008,1-7.
6. 郑民华. 胃肠道癌肿腹腔镜手术的根治问题. 中国实用外科杂志,2001,21(1):28.
7. NCCN 胃癌临床实践指南(中国版)2010 年 第一版.
8. 曹晖,赵恩昊. 早期胃癌的诊断和外科手术进展. 消化肿瘤杂志(电子版). 2010(01).
9. 应敏刚. 胃癌微创外科治疗进展. 中华普通外科学文献(电子版)2012(05).

第三节 胃癌化学治疗

局限性胃癌是一种可治愈性疾病,但仅进行手术治疗局限性胃癌是不够的。术后增加辅助性放化疗可使治愈率增加 10%,术前化疗也可使治愈率增加大约 10%。因此,对于无转移的胃癌患者在术后给予辅助治疗或术前新辅助治疗已成为胃癌临床试验的焦点。晚期胃癌是一种不可治愈的疾病,目前化学治疗是晚期胃癌有效治疗的重要手段之一。然而,晚期胃癌的化疗至今仍然未能确定标准的化疗方案。如何选择化疗药物及化疗药物之间是否有协调或拮抗作用,成为临床研究热点课题。

一、术前新辅助化疗

新辅助化疗最早由 Frei 提出,对于潜在的可手术切除的局部进展期患者,术前新辅助化疗可以降低肿瘤分期,使一部分不可手术病例变成可手术病例,减少术后复发,对改善胃癌的预后具有重要意义。

术前治疗的目的主要在于提高手术切除几率,对于这类患者应选用客观反应率高的治疗方案,尽快降低分期以达到 R0 切除的目的。这类方案或许不是延长生存期的最佳方案,但在这种情况下，使患者生存获益的治疗是手术，而非化疗。最近德国研究者 Schuhmacher 等报告的研究表明，局部进展期胃癌接受术前新辅助化疗，尽管由于样本量较小，未观察到生存优势，但辅助观察指标如无复发生存期、R0 切除率和淋巴结阳性率等均显示新辅助治疗有优势，有改善患者转归的趋势。同时在胃癌的Ⅲ期临床研究及 meta 分析的结果均提示术前化(放)疗可显著提高 R0 切除率，并延长生存期。美国 Johns Hopkins 医院的 Bose 等发表的一项回顾性研究表明，与辅助放化疗相比，术前新辅助放化疗(nCRT)使胃癌患者中位生存(OS)更长，可达 5 年，而且手术伴扩大区域淋巴结清扫者 OS 获益更大。第一项检验能力强大的术前化疗Ⅲ期临床研究由英国胃癌静脉辅助化疗研究会(MAGIC)主持进行。503 例患者随机分为两组，一组进行围手术期化疗[ECF(表柔比星、顺铂和 5-FU)术前和术后化疗]和手术，另一组单用手术治疗。每组患者中，74% 为胃癌，11% 为胃食管结合部癌。围手术期化疗组中 T1 和 T2 期患者比例较高，为 51.7%，而单独手术组为 36.8%，围手术期化疗组患者的 5 年生存率为 36%，单独手术组为 23%。研究结果证实，与单纯手术治疗相比，围手术期 ECF 方案化疗可显著改善患者的无进展生存期和总生存期，奠定了围手术期化疗在可切除胃癌患者中的标准治疗地位。ECF 方案也因此被美国 NCCN 指南作为Ⅰ类证据推荐用于围手术期化疗。顺铂联合氟脲嘧啶类的化疗方案出现在 2010 版 NCCN 指南中，作为胃癌术前放化疗方案(2B 级推荐)。正在进行的 MAGIC-B 研究比较了围手术期 ECX±贝伐单抗治疗可切除胃癌的疗效，有望将分子靶向药物扩展到围手术期治疗中。从另外一项研究(REAL-2)结果可得知，其改良方案(ECX,EOF,EOX)也是很好的选择。此外，紫杉类药物联合氟脲嘧啶类，譬如在晚期胃癌一线治疗中有较好反应率的 TCF/DCF 方案，经过改良也有人尝试用于术前化放疗，但尚缺乏高水平的循证医学证据。特别是国内目前胃癌的放射治疗尚未普及，这方面的证据十分匮乏。对于术前接受化放疗的患者，还需要注意的是术前治疗的时间一般不超过 3 个月，应及时评效，以免延误手术时机。

二、术后辅助化疗

虽然胃癌患者有潜在的根治性切除机会，但 50%～90% 的患者仍死于疾病复发。GASTRIC 研究组报告的一项 meta 分析显示，与单纯手术相比，含氟脲嘧啶的术后辅助化疗可降低胃癌患者的死亡风险。研究结果显示，中位随访七年以上，辅助化疗组患者的总生存期($HR=0.82, P<0.001$)和无病生存期($HR=0.82, P<0.001$)均较单纯手术组有明显获益。同时美国的 INT0116 试验与英国的 MAGIC 研究分别证明了术后 5FU/LV 联合放疗以及 ECF 用于术前/术后辅助化疗的有效性。

对于术前进行了 ECF 或其改良方案新辅助化疗的患者，术后推荐按照 MAGIC 研究流程仍然进行 3 个周期原方案的化疗。对于术前未接受 ECF 或其改良方案新辅助化疗的Ⅱ、Ⅲ期患者，术后是否应该接受辅助化疗，则长期存在争议。2008 年公布了两项荟萃分析，纳入的临床随机试验以及病例数分别为 15 项、3212 例和 13 项、4919 例。结果显示，与单独手术相比，术后进行辅助化疗的 3 年生存率、无进展生存期和复发率均有改善趋势。2009 年最新公布的一项纳入 12 项随机临床研究的关于胃癌 D1 以上根治术后辅助化疗的荟萃分析结果显示，术后辅助化疗较单独手术可降低 22% 的死亡风险，由于该分析中仅 4 项为日本研究，其余 8 项均为欧洲研究，纳入标准严格，除外仅含 T1 期患者和进行 D0 手术的研究，与目前临床实践相符，结果较为可信，更具有指导意义。因此，对于术前未接受 ECF 或其改良方案新辅助化疗的Ⅱ期/Ⅲ期患者,NCCN 指南中国专家组认为其术后仍可接受辅助化疗,但目前尚无标准的方案。对于 DO/D1 根治术后的患者,INT-0116 研究结果显示,术后以氟脲嘧啶类联合放疗行辅助放化疗,可明显延长中位生存期,并且不增加远期毒性,因此 NCCN 指南将氟脲嘧啶类术后放化疗作为Ⅰ类证据推荐。此外,在日本进行的Ⅲ期临床研究(ACTS-GC)评价了扩大淋巴结清扫(D2 切除)的胃癌切除(RO 切除)术后用 S-1 进行辅助化疗治疗Ⅱ期(剔除 T1 期)或Ⅲ期胃癌的效果。1 059 例患者随机接受手术及术后 S-1 辅助化疗或单纯手术治疗,S-1 治疗组的 3 年总生存率为 80.1%,单纯手术组为 70.1%。S-1 组的死亡风险比为 0.68。这是首次在临床研究中显示术后辅助化疗对 D2 切除术后的日本患者存在优势。因此中文版 NCCN 指南将 S-1 纳入胃癌的术后辅助治疗当中。但在日本临床肿瘤组(JCOG 8801)早期进行的一项随机研究(579 例患者)中,D2 切除术后 UFT(尿嘧啶和替加氟的复方制剂)辅助化疗并没有显著的生存优势。目前西方国家仍缺乏 S-1 这方面的数据。其他化疗方案可参照 MAGIC 研究选择在晚期胃癌中安全有效的方案,如 ECF 或其改良方案,以及氟脲嘧啶加顺铂等。

术后何时开始辅助治疗差异很大。在日本,胃癌的辅助化疗在手术后立即进行,而在美国等国家,胃癌的辅助治疗往往在术后 4~6 周开始。

三、晚期及复发转移胃癌的姑息化疗

进展转移期胃癌(advanced gastric cancer,AGC)又称晚期胃癌,包括确诊时Ⅳ期及手术根治切除后复发转移者,全身化疗是主要治疗方法。有几种单药对晚期胃癌有肯定的疗效,这些药物包括 5-FU,丝裂霉素,依托泊苷和顺铂,总有效率为 10%~20%。其他药物包括伊立替康,紫杉醇,多西他赛,口服依托泊苷,奥沙利铂,优福定做为单药或联合化疗在晚期胃癌中也显示出疗效。现列举 2010 年 NCCN 指南推荐的化疗方案如下:

(一) DCF 方案(2010NCCN 1 类推荐)

多西他赛是从欧洲紫杉的针叶中提取,其作用原理与紫杉醇相似,都是作属于抗微管药物,实验证明有 29 种肿瘤对多西紫杉醇敏感,而只有 13 种肿瘤对紫杉醇敏感,单药治疗晚期胃癌的Ⅱ期临床研究表明,DTX 100mg/m^2 每三周重复,RR 18%~20%,主要不良反应是骨髓抑制,其多与 CTX,VP-16 和 5-FU 联合应用,具有协调作用。一项随机多中心Ⅲ期临床研究(V325)中 455 例初治晚期胃癌患者随机分为两组,一组 3 周给 DCF 方案(多西他赛、顺铂、5-FU)治疗;另一组用 CF(顺铂、5-FU)治疗。DCF 方案组的肿瘤进展时间较 CF 方案组明显延长(5.6 个月 vs3.7 个月)。DCF 方案组的 2 年生存率为 18%,CF 方案组为 9%。DCF 方案组的中位生存期比 CF 方案组明显延长(9.2 个月 vs8.6 个月,P=0.02)。根据这些研究结果,2006 年美国 FDA 批准 DCF 方案用于治疗以前未经化疗的晚期胃癌,包括胃食管结合部癌。V325 试验在显示 DCF 方案有效性的同时也暴露出该方案的严重不良反应,尤其是 3/4 级粒细胞减少,导致患者难以耐受 DCF 方案化疗。

(二) ECF(EPI+DDP+5FU)被欧洲推荐为治疗晚期胃癌常规方案(2010NCCN1 类推荐)

蒽环类药是三联化疗方案的主要构成。这类药物主要是阿霉素、表阿霉素、及吡柔比星，在化疗方案中含此类药者占 32%，仅次于 5-FU 及 CDDP。吡柔比星（THP）是 1979 年由日本梅泽滨夫等研制的新一代半合成蒽环类抗肿瘤药物，具有抗肿瘤谱广、活性强等优点。其作用机制是快速进入细胞内，嵌入 DNA 的双螺旋结构，从而阻止核酸的合成，进而抑制 DNA 的复制和转录。大量临床研究表明，THP 由于化学结构和立体构型的改变，加用吡柔比星进行治疗，总有效率上升为 55.9%。其主要副仍包括由于吡柔比星通过选择性作用于血管内皮（而不是心肌）影响血管平滑肌，所以对心肌有一定的影响。

（三）伊立替康+顺铂或伊立替康+氟脲嘧啶类（2010NCCN 2B 类推荐）

2010NCCN 指南中一项晚期胃和胃食管结合部腺癌患者一线治疗随机Ⅲ期研究结果显示，伊立替康与 5-氟尿嘧啶（5-FU）、亚叶酸钙联合化疗组的无进展生存（PFS）期不劣于顺铂与 5-FU 联合化疗组。同时，含伊立替康方案的耐受性更好。由此，NCCN 指南指出，当患者不能接受以顺铂为基础的一线治疗时，伊立替康可以替代顺铂与氟尿嘧啶联合，而当含铂一线治疗失败后，伊立替康是最适的选择。

同时另一项随机、多中心Ⅱ期研究 Moheler 比较了卡培他滨分别与伊立替康或顺铂联合在转移性胃或胃食管结合部腺癌患者中的疗效。尽管两组总生存率（OS，37.7% vs 42.0%）和中位 PFS（4.2 个月 vs4.8 个月）没有统计学差异，但卡培他滨与伊立替康联合组的中位 OS 显示了生存优势（10.2 个月 vs7.9 个月）。该研究提示，伊立替康与卡培他滨可能是一种有效的联合方案，但这种生存优势尚须进一步证实。

（四）奥沙利铂+氟脲嘧啶类（5-FU 或卡培他滨）（2010NCCN 2B 类推荐）

三代铂类药物 OXA 在治疗胃肠道癌方面的优势已被认同，AGC 联合化疗的含铂类方案中使用 OXA 占 39%，中国大陆报告 OXA 占到 68%，而 CDDP 仅占 32%，也有取代 CDDP 趋势。近年大陆报告 FOLFOX4 或 FOLFOX6 以及 XELOX（CAPE+OXA）治疗 AGC 最多，累计 1 188 例，中位缓解率为 48%，mTTP 为 5～7 月，mOS 为 8～11 月，3/4 级不良反应：中性粒细胞减少 15%～20%，血小板减少 10%，消化道反应 10%～20%，3 级周围感觉神经障碍 20%。一项大样本多中心 RCT（Ⅲ）临床试验比较了 5-FU civ+OXA 与 5-FUciv+CDDP 方案的疗效，共入组 220 例，结果两组的 RR% 分别为 34 和 27，mTTP 分别为 5.7 和 3.8 月（$P=0.019$），3/4 级不良反应分别为 8.9% 和 18.6%（$P=0.046$），表明 OXA+5-FU 治疗 AGC 有明显优势。在前述的 RCT（Ⅲ）REAL-2 试验中，以 OXA 代 CDDP、CAPE 代 5-FU civ 的 EOX 方案在 4 项方案中胜出，也证明了 OXA 的优势。

（五）氟脲嘧啶类口服单药（卡培他滨等）（2010NCCN 2B 类推荐）

单药口服只推荐与老年或体力状况差者。更多时卡培他滨用于联合方案取代 5-FU 静脉给药。卡培他滨是 5-FU 前药，口服后经小肠吸收，在肝脏内由 CE（羧酸酯酶）作用生成 5′-DFCR，再经 CyD（胞苷脱氨酶）生成 5′-DFUR，5′-DFUR 在肿瘤内经过关键的 TP（胸苷磷酸化酶）催化转变成 5-FU 发挥抗癌作用，TP 酶在瘤内活性比正常组织中高，有高选择性杀伤癌细胞效果。一项Ⅲ期 RCT 多国多中心研究对比了 XP 与 FP 方案的疗效，结果 XP 与 FP 组的缓解率（RR%）分别是 41 和 29（$P=0.03$），XP 组的 RR% 有明显优势。

2010NCCN 指南中 REAL-2 和 ML17032 是两项有关卡培他滨在胃癌中疗效的重要Ⅲ期临床试验。在对这些临床试验结果的评论中，2010NCCN 指南对原来的非劣效表述进行了更新,指出在晚期初治胃食管癌患者中,卡培他滨和奥沙利铂分别与氟尿嘧啶和顺铂同样有效。与顺铂相比,奥沙利铂有更低的3、4级中性粒细胞减少、脱发、肾毒性和血栓栓塞发生率,但3、4级腹泻和神经病变轻度增加。而卡培他滨服用方便,其与5-FU的不良反应差别不大。而且,讨论中增加了REAL-2和ML17032的荟萃分析结果。该分析显示,接受卡培他滨为基础联合化疗的患者和接受5-FU为基础联合化疗的664例患者相比,虽然两组PFS没有统计学差异,但卡培他滨组OS优于氟尿嘧啶组。

(六) 顺铂+氟脲嘧啶类(卡培他滨,2A类,替吉奥胶囊,2A类,5-FU,2B类)

日本是胃癌高发国家,其关于进展期胃癌的总体获益高于西方国家,特别是S-1在日本治疗进展期胃癌获得的成功引起了多个国家的关注。替吉奥(S-1、TS-1)是FT 207(喃氟啶)的复方口服剂,其组成比例是喃氟啶(FT-207):吉美嘧啶(CDHP):乳清酸钾(Oxo)=1:0.4:1。其中CDHP强烈抑制二氢嘧啶脱氨酶(DPD)的活性,阻止5-Fu的降解;Oxo减少消化道反应达85%~90%。S-1单药应用于化疗其反应率可高达49%。日本Ⅲ期临床研究SPIRITS结果显示,S1联合顺铂方案的中位OS和PFS均优于S-1单药。日本的另一项多中心研究亦评估了S-1联合顺铂在治疗晚期胃癌中的耐受性和疗效。但由于东西方种族差别,S-1是否也能在西方胃癌患者中取得相同的结果一直存在争议,但既往关于S-1研究缺乏大样本多中心研究结果,故始终未能得出最终结论。新版指南讨论更新了另一项Ⅲ期试验FLAGS结果,据Ajani等报道S-1治疗进展期胃癌的FLAGS研究未得出优效性结果。CS组(S-1/CDDP)与CF组(5-FU/CDDP)两组最终OS均不理想。

(七) 培美曲塞二钠

培美曲塞二钠(pemetrexed)是一种结构上含有核心为吡咯嘧啶基团的新型多靶点抗叶酸制剂,通过破坏细胞内叶酸依赖性的正常代谢过程,抑制细胞复制,从而抑制肿瘤的生长。体外研究显示,培美曲塞能够抑制胸苷酸合成酶(TS),二氢叶酸还原酶(DHFR)和甘氨酰胺核苷酸甲酰转移酶(GARFT)的活性,这些酶都是合成叶酸所必需的酶,参与胸腺嘧啶核苷酸和嘌呤核苷酸的生物再合成过程。因此在培美曲塞的治疗过程中及在临床研究中均显示了较其他化疗药物的毒副反应明显降低,且除鳞癌外的疗效均明显优于其他通常的化疗药物,通过用培美曲塞联合低剂量FP方案在治疗晚期难治性胃癌,培美曲塞500mg/m^2;低剂量FP方案:氟尿嘧啶(5-FU)250mg/m^2化疗泵静脉持续静滴;顺铂(DDP)6mg/m^2,中位无肿瘤进展时间为4.5个月,中位总生存时间7.8个月,对患者有很好的疗效。主要表现为骨髓抑制和胃肠道的反应。补充叶酸和$VitB_{12}$可减轻症状,不影响疗效。补充叶酸和$VitB_{12}$后也可出现恶心、疲乏和呕吐。但临床数据尚不充分,还需更多的循证医学证据验证其在胃癌中的应用。

晚期胃癌患者的全身化疗是肿瘤内科学一个难题,胃癌不同于其他化疗敏感肿瘤,对抗癌药有天然耐药性,易产生获得性耐药与多药耐药性。由于胃癌化学治疗在肿瘤化疗水平中处于后进状态,目前胃癌的化疗还没有像其他肿瘤如肺癌、乳腺癌、结直肠癌那样规范和标准,因此合理选择用药成为目前研究的热点。

（马 锐 邢晓静）

参考文献

1. Ohnishi T, Takahashi A, Mori E, etal. P53 Targeting can enhance cancer therapy via radiation, heat and anti-cancer agents. Anticancer Agents Med Chen, 2008;8(5):564-570

2. Mansfield PF. Lymphadenectomy for gastric cancer. J Clin Oncol, 2004, 22:2759-2762.

3. Khatri VP, Douglass HO, Jr. D2.5 dissection for gastric cancer. Arch Surg, 2004, 139:662-669.

4. van de Velde CJ, Peeters KC. The gastric cancer treatment controversy. J Clin Oncol, 2003, 21:2234-2236.

5. Bross P F, Beitz J, chen G. et al. Approval Summary: gemtuzumab ozogamicin in yelapsed acute myeloid leukemia. clin cancer Res, 2001, 7(6):1490-1496.

6. 潘琴,周红轩,王纯等. 培美曲塞联合低剂量 FP 方案治疗难治性晚期胃癌的临床观察. 临床肿瘤学杂志,2010,15(9):828-830.

7. 王文义. 紫杉醇、氟尿嘧啶与亚叶酸钙联合化疗治疗晚期胃癌的临床研究医药论坛杂志 2010,31(17):138-139

8. 吴坚文,李丹,曾波航等. 紫杉醇、奈达铂联合卡培他滨治疗晚期胃癌的临床观察. 广东医学,2010,31(17):2284-2285.

9. Parkin DM, Bray F, Ferlay J, et al. Global cancer statistics, 2002. CA Cancer J Clin, 2005, 55(2):74-108.

第四节 胃癌放射治疗

胃癌手术后常因局部复发或区域性转移而失败,因此局部辅助性放疗有可能提高疗效。但癌的放疗始于 1896 年,Despequness 首先应用 X 线,但因技术条件限制,疗效不佳。近年来,随着放疗技术的不断提高,放疗在治疗胃癌方面的应用又有了一些新的认识。

一、胃癌放疗概述

既往由于胃的周围有对放射线敏感且极易被损伤的肝、肾、脾、小肠、脊髓等重要脏器,出于安全考虑胃癌治疗剂量的给予被限制。另一方面由于胃的位置较深,饮食多少其充盈程度也不相同,很难得到满意的放射治疗剂量分布,再者高剂量放疗后也有可能引起胃出血、穿孔的发生,放疗过程中还可出现恶心、呕吐、厌食、体重下降等急性胃肠道不良反应,造成术后患者体质明显下降、术后恢复相当困难,这些方面均限制了胃癌放射治疗的开展与实施。

随着计算机的发展与应用推动了放疗设备飞速发展与进步,精确放疗--三维适形照射技术和调强放疗的诞生,使放射线治疗肿瘤发生了革命性的变化。三维适形与调强放疗的优点体现在:①能够使肿瘤周围正常组织得到满意的保护而不受照射,基本达到只杀肿瘤,不伤及无辜;②肿瘤靶区内的放疗剂量可以给得更高,并且剂量分布也比较均匀;③能够使各个部位的肿瘤在各种方向与角度上,根据肿瘤大小、形态或形状,给予合理的照射野;④相对传统照射方式其照射面积小,不良反应轻;⑤可以进行剂量验证,质量控制,监测措施齐全,这些新治疗技术的广泛应用使胃癌放射治疗的前景非常广阔。

胃癌的病理组织学检查绝大多数为腺癌,属于放射敏感性低的肿瘤,早期病例应以外科手术为首选。但是目前研究认为,胃腺癌与其他上皮细胞恶性肿瘤一样对放疗较化疗更敏感,放疗能够覆盖更多、更广的组织。给予 40 ~ 45Gy 的照射剂量对控制亚临床病灶有效,而这个剂量用于上腹部是安全的。局部小野照射可以耐受剂量为 60Gy 左右,因此,目前照射剂量多为 45 ~ 50Gy。对某些晚期或其他原因不适于手术的病例或术后临床有残留、亚临床有残留或术后复发的病例，在精确定位和各重要脏器剂量、体积监督下，可以进行胃癌放射治疗，部分病例还可以获得明显的减轻症状和延长生存期的效果。尤其是近年来由于新放射源和放射治疗新技术的出现、放射生物学发展和放疗方法的改进，另外还有放射增敏药物的临床应用，使得放疗在胃癌治疗中的地位和作用越来越重要。

二、胃癌放疗的应用

放射治疗主要用于胃癌术后辅助治疗，不可手术的局部晚期胃癌的综合治疗，以及晚期胃癌的姑息治疗。

（一）胃癌放疗的适应症及并发症

1. 胃癌放疗的适应症 胃癌放疗的适应症为：①胃癌根治性切除术后 T2b，T3，T4 或 N+但无远处转移病例应给予术后同步化放疗。②非根治性切除有残存病例术后同步化放疗。③不可手术的局部晚期胃癌（T4NxM0），如果无远处转移，病人一般情况允许时应给予同步化放疗。④不可手术晚期胃癌（TxNxM1）出现呕血、便血、吞咽不顺、腹痛、骨或其他部位转移灶引起疼痛，严重影响患者生活质量时，视患者身体状况进行同步化放疗或单纯放疗。⑤对于不良病理因素，应行术后同步放化疗：分化差，脉管瘤栓，神经侵犯，年龄<50 岁。

2. 胃癌放疗的并发症 恶心、呕吐、腹泻、食欲下降、（不全）肠梗阻、肠粘连、骨髓抑制、贫血等。

（二）胃癌放疗照射野和剂量

1. 胃癌放疗照射野的范围与依据 放疗范围见表 15-1。术后放疗需要根据术前上消化道造影、CT 等影像学资料或根据术中放置的银夹来确定术后的照射区域，一般包括瘤床、吻合口和区域淋巴结。术前放疗需要根据术前上消化道造影、CT 等影像学资料，需包括胃/肿瘤、区域淋巴结。原发灶位置不同，需照射的区域淋巴结范围不同。

表 15-1 胃癌放射治疗布野参考

不同位置的原发肿瘤，需要照射的淋巴结区域
中段胃癌（胃体癌）：照射野范围至少应包括贲门旁（第 1、2 组）、胃小弯和大弯侧淋巴结（第 3-6 组）、胃左动脉（第 7 组）、脾动脉/脾门区（第 10/11 组）、胰十二指肠后（第 13 组）、肝十二指肠韧带（第 12 组）
贲门癌或上 1/3 胃癌：食管旁淋巴结、贲门旁（第 1、2 组）、胃小弯和大弯侧淋巴结（第 3、4 组）、胃左动脉（第 7 组）、脾动脉/脾门区（第 10/11 组）。可不包括幽门上下组（第 5、6 组），除非胃周围伴广泛淋巴结转移时
胃窦不/下 1/3 胃：胃小弯和大弯侧淋巴结（第 3 ~6 组）、胃左动脉（第 7 组）、肝总动脉（第 8 组）、腹腔动脉（第 9 组）、胰十二指肠后（第 13 组）、肝十二指肠韧带（第 12 组）。不必包括脾动脉/脾门区（第 10/11 组）和贲门旁（第 1、2 组）
具体定位标记
前后位的射野标记（AP/PA）：
上界：T_8 或 T_9 椎体下缘，包括胃左动脉淋巴结，贲门区、胃底（如果是贲门癌，则上界需包括食管下 5cm）
下界：$L_{2\sim3}$ 椎体下缘，包括胃十二指肠淋巴结核胃窦（贲门癌可在 L_2 椎体下缘）
左侧界：2/3 或 3/4 左侧膈肌，包括胃底、胰上淋巴结和脾门淋巴结区
右侧界：椎体右侧旁开 3 ~4cm，包括肝固有动脉淋巴结区和胃十二指肠淋巴结
侧野的射野标记：
上下界：同前后位射野的上下界
前界：腹壁内侧壁
后界：椎体一半或后 2/3

美国胃癌术后治疗小组提出了相对统一的照射野范围：①上界为左侧膈肌水平；贲门或近端1/3病变应超过左侧膈肌水平包括吻合口，最好通过手术记录或服用钡餐、参考金属吻合夹来确定吻合口位置。②下界一般在第3腰椎水平；贲门或近端1/3病变，如累及的淋巴结较少，对于幽门下或胰十二指肠淋巴结的治疗可以选择性进行，不需要照射幽门下或胰十二指肠淋巴结的患者则需包括残胃以及脾门、胰腺上和肝门淋巴链，这一位置可经腹部CT扫描确定，一般在第3腰椎或第3腰椎下界水平。③左侧界包括所有的其余胃周淋巴结，通常可根据部分切除术后残留胃来确定。脾脏虽然低危，对于幽门或远端1/3病变者，当残留的胃周淋巴结和残胃都给予照射时，常将脾也包在内。④右侧界必须包括原发肿瘤的位置和肝门，可根据术前CT或术中外科放置的金属夹来确定。⑤当使用侧野时，主要根据上述靶区的最靠后程度确定后界。许多患者的侧野后界将延伸到靠近或到达脊髓的前半部分程度，侧野的前界根据术前肿瘤最靠前的程度来确定，通常定为前腹壁。⑥另外美国胃癌术后治疗小组强烈建议至少拍摄上述照射野的定位片，进一步确认外科金属夹、吻合口、瘤床是否全部被包括在照射野内。还应行静脉强化CT扫描以明确肾脏的确切位置。一般认为，传统二维照射时平行对穿的前后野适用于大多数术后放疗者。如果术前CT能够提供精确的靶区重建资料，共面或非共面的多野照射技术可以使用。Chung等的评估实验认为，尽管有此统一的指导方案范围，不同放射治疗学家勾画的胃癌靶区还是有较大的差异，但总的来说靶区的勾画有可重复性。

胃属于伸缩性比较大的器官，胃不同部位癌灶其胃周不同引流区淋巴结转移的频率也不相同，多数学者认为应根据淋巴结转移倾向具体设定照射野范围，有利于提高靶区剂量同时又避免周围脏器损伤。复旦大学附属中山医院放疗科对1995年7月~2005年4月期间确诊为胃癌，并在该院行胃癌根治手术后，可随访到的出现复发转移的139例患者进行回顾性分析。结果显示残胃复发占9.4%（13/139），吻合口复发占16.5%（23/139），肝脏转移占38.8%（54/139），腹腔淋巴结转移占62.6%（87/139），腹壁转移占11.5%（16/139），盆腔种植占7.9%（11/139），肺转移占2.9%（4/139）。在87例腹腔淋巴结转移患者中，胃周淋巴结转移占13.8%（12/87），胰周淋巴结转移占31.0%（27/87），腹主动脉旁淋巴结转移占55.2%（48/87）。其中原发于胃底贲门癌患者腹腔淋巴结转移仅占4.6%（4/87），原发于胃体部的胃癌患者腹腔淋巴结转移占32.2%（28/87），原发于胃窦部的胃癌患者腹腔淋巴结转移占63.2%（55/87）。该组病例不同原发部位胃癌术后复发转移的具体情况见表15-2，此研究结果提示胃癌患者根治术后局部复发转移的主要部位在区域淋巴结，并以胰周和腹主动脉旁淋巴结转移多见。原发于胃体和胃窦部的癌瘤根治术后更容易出现淋巴结转移，因此胃癌术后预防性放疗应主要针对胃体和胃窦部的胃癌患者，放射野应包括胰周和腹主动脉旁淋巴结的范围。尤其目前CT模拟定位，这些淋巴引流区能够比较准确地勾画出来。

表15-2 不同原发部位胃癌术后复发转移区域分布情况（%）（n=139）

复发区域	原发瘤部位			
	贲门胃底癌	胃体癌	胃窦癌	总合
残胃	2(1.4)	2(1.4)	9(6.5)	13(9.4)
吻合口	1(0.7)	2(1.4)	20(14.4)	23(16.5)
肝脏	3(2.2)	16(11.5)	35(25.2)	54(38.8)

续表

复发区域	原发瘤部位			
	贲门胃底癌	胃体癌	胃窦癌	总合
胃周淋巴结	1(0.7)	3(2.2)	8(5.8)	12/87(13.8)
胰周淋巴结	1(0.7)	5(3.6)	21(15.1)	27/87(31.0)
腹主动脉旁淋巴结	2(1.4)	20(14.4)	26(18.7)	48/87(55.2)
腹壁转移	1(0.7)	7(5.0)	8(5.8)	16(11.5)
盆腔转移	0(0)	4(2.9)	7(5.0)	11(7.9)
肺转移	1(0.7)	1(0.7)	2(1.4)	4(2.9)

2. 定位前的准备　定位前的准备包括：①空腹或距离上一餐时间为 3～4 小时。②定位前 2 小时口服 1000ml 水+20% 泛影葡胺(留 200ml 定位前服用)。③定位前饮入剩余水和造影剂。④每次治疗均重复上述准备(饮食，进食与治疗的间隔时间)，仅饮清水即可。

3. 常规模拟定位

(1) 体位：仰卧位，双手抱头置额或放床板上。

(2) 模拟定位步骤

1) 定前后野和两个侧野

机架 0°/180°，按定位标记定位出前后野的上下界、左右界。

机架 90°上下界不变，升或降床，定出 2 个侧野的前后界，找到 4 野的中心。

2) 在患者皮肤上标记前野中心，双侧野中心，并记录升床，双侧野的射野中心深度及相应的机架角度，推算出后野深度。

3) 分别拍摄 4 个野的定位片。

4) 写好患者的姓名、病案号等。

(3) 射野勾画：参考表 15-1 胃癌放疗布野以及美国胃癌术后治疗小组提出的照射野范围进行射野勾画。

(4) 模拟较位

1) 体位同第一次模拟定位。

2) 激光灯摆位，使 3 野的各个中心(前野和两个侧野)与激光灯重叠。

3) 在机头下方插入标有铅丝的塑料板。

4) 模拟定位下观察铅丝标记的射野有无不同，如果有，则取下较位板，调整铅丝的位置，直到铅丝标记的射野与定位片上所勾画的射野一致。

5) 整体挡铅将校正好的模板交给模室，做铅块。

6) 照射技术 4 野对穿照射，两个侧野适当加 15°～30°楔形板，四野计量比为 1：1：1：1。

7) 正常组织受量：①靶区照射剂量 DT45Gy，1.8～2.0Gy/d，5F/w；②脊髓照射剂量≤40Gy；③左肾应予遮挡 1/3 或一半，右肾照射体积<1/3；④侧野照射肝脏的剂量必须小于 20Gy。

4. 3D-CRT/IMRT 的 CT 模拟定位　定位前准备同前。

(1) 体位：仰卧位，双手抱头置额或放床板上，激光灯摆位。

(2) CT 模拟定位，建议用造影剂增强扫描：扫描范围从隔上 5cm 左右至脐水平(如为贲门癌，扫描上界最好在胸骨角水平)，层距为 5mm。

（3）靶区勾画：GTV（术前放疗或局部复发放疗）影像上确认的大体肿瘤范围，包括原发灶和转移的淋巴结。CTV 见表 14-1 中描述的范围。PTV 在 CTV 的基础上，上下、腹背扩大 1.0～2.0cm、左右扩大 0.5～1.5cm。不同位置的原发肿瘤的靶区勾画。

1）近端三分之一/贲门/胃食管结合部原发癌：照射野应该包括远端食管 3～5cm，左半横膈膜和邻近的胰体部。

2）胃体部癌应包括胰体。

3）远端三分之一/胃窦/幽门原发癌：术前放疗，应包括胰头、十二指肠第一和第二段；术后放疗应包括胰头和十二指肠残端 3～5cm。

正常组织和器官的勾画 包括全胃或残胃、双肾、肝脏、脊髓、照射范围内的小肠（需勾画到 PTV 最上层的上两层）。

（4）计划确认：处方剂量 95% PTV DT 45～50Gy/25F/5w（术前、术后放疗）。最高剂量<110%～115% 处方剂量。最低剂量>93% 处方剂量。

用剂量-体积直方图（DVH）评价靶区适型度和正常组织限量。①60% 肝脏接受的最大剂量≤30Gy；②一侧肾脏（多为右侧）33% 体积接受的最大剂量≤22.5Gy，另侧肾脏的 1/3 体积接受的剂量≤15Gy，双侧平均剂量均小于 15Gy；③小肠：D50% <20～30Gy，Dmax≤45～50Gy；④脊髓≤40Gy。

用高能 X 线（≥6MV）。采用多野技术，多野 3D-CRT 或 IMRT。

（三）放射治疗在胃癌综合治疗中的实施

1. 胃癌单纯放射治疗 对于某些晚期病例或其他原因不适于手术切除的病例，可以进行局部病灶的放射治疗，即以减轻症状或缓解痛苦为目的的姑息性局部放疗，有时部分病例还可以获得明显的延长生存期的效果。

（1）适应证：胃癌单纯放射治疗适应证为：①最敏感类型即未分化癌，其次是乳头状腺癌、管状腺癌和低分化腺癌，而黏液腺癌和印戒细胞癌放射敏感性最低；②不适于手术治疗或因各种原因拒绝手术治疗者；③手术探查病例，病变尚较局限，无远处转移者。如发现病变已侵及浆膜层，可用大网包裹病变局部部位，以防止放疗过程中因肿瘤消退而导致穿孔出血；④手术后复发者，病变尚比较局限，照射野有可能包括全部肿瘤者；⑤术中临床或亚临床灶残留的病例，应在手术时给予银夹标记，便于术后放疗定位。

（2）放射治疗剂量：因胃癌绝大多数是腺癌即放射敏感性比较差，故放射剂量不能太低，又要防止对胃周围脏器因剂量超过其耐受量而造成的损伤，目前多主张总剂量在 60Gy/6 周以上，此剂量照射病例约 30% 的肿瘤可以消退。

2. 胃癌术前放射治疗 术前放疗主要用于对有可能手术切除的进展期胃癌，为提高手术切除率和根治切除的可能性，先行术前放射治疗，使肿瘤体积有一定程度地缩小，便于手术切除。术前放疗已经在食管癌取得了比较好的疗效，在胃癌治疗中也表现出一定疗效，一般认为术前放疗可以将胃癌手术切除率提高 5.3%～14%，根治切除率提高 3.0%～20%，5 年生存率提高 7%～14%。

（1）适应证：胃癌术前放射治疗适应证为：①对放射线敏感的类型如未分化癌、低分化腺癌、乳头状腺癌；②肿瘤瘤体较大致使手术完全切除有一定困难，通过术前放疗肿瘤体积能够缩小者。

（2）放疗目的：胃癌术前放射治疗的目的为：①瘤块中存在处于增殖期各个时相的细

胞，其放射敏感性不同，术前放射可杀死部分处于敏感时相的细胞，使瘤块缩小便于手术切除，也更加符合肿瘤外科的手术原则和扩大手术的适应证，胃癌术前放疗可使48.5%的不适于手术的病例成为可能手术切除的病例，从而使切除率和治愈率都能够明显提高；②处于低敏感时相的瘤细胞，虽经术前放疗未能致死，但其增殖能力明显下降，降低其局部种植和手术挤压造成血行播散的可能性；③术前放疗可使局部毛细血管、淋巴管的内皮细胞增生，造成管腔不平和狭窄，继之小血栓形成，减少因手术挤压成瘤细胞入血远处转移的机会。

(3) 放射治疗剂量：多采用常规分割放疗，为减轻放疗所致的胃肠道反应，一般由单次小剂量开始，多数主张术前放疗总剂量应是根治剂量的2/3左右，即35～45Gy左右。此剂量对手术不会带来任何麻烦，也不会引起术后伤口的延迟愈合。

(4) 手术时间：术前放疗后到手术的间隔时间不宜过早，否则达不到术前放疗目的，也不能太晚，此时术前放疗的作用已经消失。原则上最合适的手术时间为放疗后2～3周，最迟不能晚于放疗结束后6周。

3. 胃癌术中放射治疗　术中放射治疗多用于腹部深在器官如胰腺癌，手术探查往往多为晚期不能全部切除，而位置又比较深在，手术操作有时很困难，此时直接推开周围重要脏器对瘤床区进行术中一次大剂量照射，对局部控制和防止术后播散均有益处。胃癌术中放疗有助于清除照射野内亚临床转移灶，术中肉眼可见胃癌组织已被切除但尚未吻合前，可以在保护腹内脏器的情况下，对手术野进行1次20～30Gy照射，一般可使胃癌5年生存率提高10%～20%，尤其对伴有浆膜浸润或有淋巴结转移的胃癌效果会更好。

(1) 适应证：胃癌术中放射治疗适应证为：①原发灶已行切除，周围可能有亚临床灶残留者；②未发现肝脏和腹腔转移者；③胃后壁有浆膜浸润者（前壁有浸润时极易腹膜播散）；④所有未切除的病灶或探查病例，一个照射野可以覆盖者；⑤分期在Ⅱ～Ⅳ期者。当术中给予剂量不足时，可在残留灶标记银夹，创口愈合后再从体外补充外照射。

(2) 放疗目的：术中放疗在开腹直视下进行，直接推开正常组织和器官，照射病灶局部，因此可以在减少正常组织损伤的情况下，给肿瘤靶区较高的照射剂量，有利于对放射敏感性较低的肿瘤进行治疗，达到消除肿瘤的目的。

(3) 放疗方法：利用6～16MeV电子束，根据残留病灶的厚度进行不同能量的选择，保证90%的剂量位于癌灶最深层平面处。将消毒后适合照射范围的限光筒通过刀口插入腹腔，放射范围应包括瘤床区和腹腔动脉淋巴结、脾动脉淋巴结、胃左动脉淋巴结和肝动脉周围淋巴结区。

限光筒由特制含铅有机玻璃材料制成。有圆形、椭圆形、正五边形及斜口底4种，直径大小不等。限光筒的选择主要根据外科医师对肿瘤切除的程度及肿瘤侵袭的范围而定，尽量避免不必要的正常组织受到照射。当肿块侵犯一侧，可选择斜口底限光筒；当肿块侵犯两侧较对称，可选择椭圆形限光筒；当肿块侵犯较广，甚至侵及胰腺组织、肠系膜等，可选择正五边形限光筒。在实施术中放疗过程中，要与手术医生密切配合。

(4) 术中照射靶区：应包括瘤体、瘤床及淋巴引流区。胃癌术中照射"淋巴引流区"是指照射腹腔动脉及肝十二指肠韧带区淋巴结。若靶区中存在不必要照射的正常组织（如胰腺、小肠）可用铅皮遮挡。

(5) 能量及剂量的选择：术中放疗具有定位准确，可将敏感组织移于照射野之外。利用电子线能量的可调性及在一定深度后剂量迅速下降的物理学特点，使肿瘤周围的正常组织免受过多照射,从而保护正常组织。当肉眼肿瘤已切除干净,仅照射亚临床病灶时多采用6～9MeV、10～15Gy、深度1.0～1.5cm。当肿瘤已全切除,但肿瘤已侵及浆膜,与周围组织似有粘连或已粘连时,多用9～12MeV、12～18Gy、深度1.0～2.5cm。当大块瘤体被切除,肉眼仍可见残留淋巴结时,用9～16MeV、20～25Gy、深度2.0～3.0cm。当瘤体基本未被切除时多选12～16MeV,总剂量达20～30Gy。

4. 胃癌术后放射治疗 目前放射治疗在胃癌治疗中应用最多的是根治性切除术后再行术后放化综合治疗,多数随机分组研究和回顾性研究都证实了术后放化疗确实能够改善生存预后。

(1) 适应证:胃癌术后放射治疗的适应证为:①手术中确实证明有癌灶残留,并已进行明确银夹标记,其组织学类型又属于比较敏感者;②根治性切除术后预防性照射者。

(2) 放疗目的:胃癌术后放射治疗的目的为①消灭已知的残留病灶;②清灭瘤床区及所属淋巴引流区亚临床病灶。

(3) 放疗剂量:由于受上腹部胃肠道、肝脏、肾脏和脊髓等周围重要脏器的影响,胃癌术后放疗剂量受到限制。美国国家综合癌症网(NCCN)推荐的术后辅助放疗的总剂量为45～50.4Gy,在5～6周内完成,这与许多文献报道一致。在该治疗剂量下,胃和小肠产生严重毒性反应的危险性≤5%。通常采用常规分割模式,鉴于患者术后的体力较弱,建议单次剂量可以适当降低,以1.7～1.8Gy比较合适。

(4) 手术时间:胃癌术后到放疗的间隔时间需多方面考虑,因为术后残留的癌细胞会很快出现加速再增殖,所以建议放疗宜及早进行,一般在术后2～3周时开始,如超过1个月以上,残留的癌细胞可能已增殖形成肿瘤结节,此时即失去术后预防放疗的意义,应按照术后未控或复发给予根治性放疗剂量。术后放疗也不能开始得太早,术后体质恢复需要一定时间,另外体质也影响放疗的耐受性。

三、胃癌调强放射治疗

调强放射治疗(intensity modulated radiotherapy,IMRT)是指在三维适形照射的基础上对照射野截面内诸点输出剂量进行调整,经过旋转照射使射线剂量在体内空间分布与病变一致,形成高剂量区。调强放射治疗作为一种新的放疗技术具有靶区高剂量三维适形的优点。剂量学已表明和三维适形治疗胃癌相比,调强放疗具有可行性和治疗获益,临床中调强放疗治疗胃癌的经验证实了此剂量学分析,也证实了调强放疗对正常组织毒性更低。

与3D-CRT适形放射治疗相比,IMRT有许多优势:①它能够优化配置照射野内各线束的权重,实现肿瘤放射治疗中剂量分布的更合理和优化,计划靶区内的剂量分布更均匀,且与靶区表面的剂量一致,同时还可以在边缘形成非常陡的剂量梯度;②IMRT的潜在效率更高,对照射野方向要求不高;③IMRT可同时实现大野照射及小野的剂量追加。

Wieland等比较了常规及三维适形放疗计划与静态IMRT计划在胃癌的治疗中对上腹部脏器的剂量学特点,发现当靶器官的中位照射剂量为45Gy时,与常规三维适形放疗计划相比,右肾受照射剂量低于其耐受量(取决于计划的设计),左肾受照射剂量范围在20～30Gy。与传统前后对穿(AP-PA)照射相比,IMRT可将左肾的受照射量减少到8～10Gy。在肝脏的剂量保护方面IMRT也优于常规三维适形放疗。对于肺的放射剂量,两者没有明显差异。对脊髓的剂量IMRT高于常规三维适形放疗,但在脊髓的耐受范围内。在靶区内的剂量分布 IMRT 明显优于常规三维适形放疗,但该研究的病例数较少,需要大宗病例资料研究来进一步得出结论。

Lohr 等将 8 野静态调强与传统 4 野技术对比,结果表明,IMRT 可以明显减少肾脏和肝脏的中位剂量。他们发现当靶器官的中位照射剂量为 45Gy 时,在常规三维适形放射治疗中,右肾受照剂量低于其耐受量。左肾受照剂量范围在 14.8 ~26.9Gy;IMRT 则将左肾的受照剂量减少到 10.5Gy。右肾的受照剂量控制在 8Gy 以下。在肝脏的保护方面,IMRT 也优于常规三维适形放射治疗。对于肺的受量,两者没有明显差异。IMRT 对脊髓的剂量高于三维适形放疗,但在脊髓的耐受范围内。靶区内的剂量分布 IMRT 优于三维适形。Ringash 等对 20 例已经进行了适形放射治疗 45Gy 的患者再应用 IMRT 计划,将 5 野适形计划与 7 ~9 野的共面 IMRT 计划进行对比,每组计划由 2 个独立的胃肠道肿瘤影像专家进行双盲评估,优劣评判的标准是哪种计划能提供更好的靶体积及更好的保护正常组织,并由他们进行选择哪 1 种方案用于患者,结果 IMRT 的采用率为 89% 。Milano 等关于术后放射治疗剂量学的比较的报道也表明,IMRT 在减少肝肾剂量方面有优势,同时还报道了一组 7 例胃癌术后切除的患者经 IMRT 后的不良反应,晚期不良反应均不超过 2 级。上述研究均从剂量学角度说明了 IMRT 优于传统放射治疗方式,从而具有潜在的临床治疗方面的优势。

然而由于 IMRT 技术通常是利用 MLC 形成多个子野,进行分步照射,子野数目过多,会使患者治疗时间延长;由于子野面积过小,单个子野机器跳数过少,都增加了剂量不确定性;并且由于器官运动的客观存在也会引起剂量叠加后较大的误差;IMRT 技术验证需要耗费大量的人力物力和时间。IMRT 技术目前对胃癌治疗的临床文献的病例较少,美国 NCCN2009 版仍认为将 IMRT 技术应用于胃癌的治疗还存在着争议,仍需大宗随机的临床试验以进一步证实。

(张文陆　哈敏文)

参考文献

1. Smallev SR, Caundexson L, Tepper J, et al. Gastric surgical aduvant radiotherapy consensus report: rationale and treatment implementation. int J Radiat Oncol Biol Phys, 2002, 52(2): 283-293
2. 孙菁,王敏桦,曾少冲. 胃癌术后复发转移模式及补救性放射治疗. 实用肿瘤杂志,2007,22(5):388-390
3. Glimelius B. Role of adjuvant chemoradiotherapy for abdominal malingnancies. Dig Surg, 2003, 20(3): 169-179.
4. Layke JC, Lopez PP. Gastric cancer: diagnosis and treatment options. Am Fam Physician, 2004, 69(5): 1133-1140.
5. Park SH, Kim DY, Hco JS, et al. Postoperative chemoradiotherapy for gastric carcinoma. Annal Ocol, 2003, 14(9): 1373-1377.
6. Marcia Bockbrader, Edward Kim. Role of intensity-modulated radiation therapy in gastrointestinal cancer. Expert Rev Anti cancer Ther, 2009, 9(5): 637.
7. 王国民. 肿瘤三维适形与束流调强放射治疗学. 上海:复旦大学出版社,2005:1-6.
8. Wieland P, Dobler B, Mai S, et al. IMRT for postoperative treatment of gastric cancer: covering large target volumes in the upper abdomen: a comparison of a step-and-shoot and an arc therapy approach. Int J Radiat Oncol Biol Phys, 2004, 59(4): 1236.
9. LohrF, DoblerB, Mai S, et al. Optimization of dose distributions for adjuvant locoregional radiotherapy of gastric cancer by IMRT. StrahlentherOnkol, 2003, 179(8): 557.
10. Ringash J, PerkinsG, Brierley J, etal. IMRT for adjuvant radiation in gastric cancer: a preferred plan? Int JRadiatOncolBiolPhys, 2005, 63(3): 732.
11. MilanoMT, GarofaloMC, Chmura SJ, et al. Intensity-modulated radiation therapy in the treatmentofgastric cancer: early clinical-out-come and dosimetric comparison with conventional techniques. The British Journal ofRadiology, 2006, 79(942): 497.
12. 殷蔚伯,李晔雄,王绿化等. 肿瘤放射治疗手册. 中国协和医科大学出版社,2010.

第五节　胃癌生物免疫治疗

近年来,随着生物技术的迅猛发展,新的生物制品和治疗技术不断涌现。生物治疗作为肿瘤治疗的第四种模式应运而生。机体内免疫细胞分布广泛,生物治疗可以激活人体自身的免疫细胞,可以最大限度的杀灭残存的肿瘤细胞的目的;而且由于生物治疗的副作用小,可提高患者的生活质量。另外生物治疗还可以提高机体的免疫和造血功能,对于增强放化疗的耐受和治疗效果具有重要作用,有望成为手术、放疗和化疗的有效辅助疗法。

一、生物免疫治疗概述

生物免疫治疗是指利用和激发机体的免疫反应来对抗、抑制和杀灭肿瘤细胞。与传统的治疗方法不同,生物免疫治疗主要是调动人体的天然抗肿瘤能力,恢复机体内环境的平衡。免疫系统是人体的天然防御体系,不但能清除细菌、病毒等外来异物,而且能清除体内衰老的无功能细胞以及发生突变的细胞。一个人身上每天 100 万亿个细胞在复制,其中约有万分之一到百万分之一的细胞会出现差错,换句话说,每天有 100 万到 1 亿个细胞会发生突变,有的突变细胞有可能进一步变为癌细胞。但人体自身的免疫系统可及时识别这些突变细胞,并予以清除。具备此种清除功能的免疫细胞有 T 细胞、K 细胞、NK 细胞、巨噬细胞等,这些细胞可通过直接杀伤或者协同作用对突变细胞进行清除,称为细胞免疫;另外还有 B 细胞,此种细胞可针对抗原产生相应的抗体。B 细胞针对肿瘤抗原产生的抗体,对肿瘤细胞也具有一定的清除和杀灭作用。

肿瘤生物免疫疗法的适应症:包括实体瘤,如恶性黑色素瘤、前列腺癌、肾癌、膀胱癌、卵巢癌、结肠癌、直肠癌、乳腺癌、宫颈癌、肺癌、喉癌、鼻咽癌、胰腺癌、肝癌、胃癌等;还有血液系统肿瘤,如白血病、浆细胞瘤等;以及多发性骨髓瘤等自体干细胞移植或放化疗后微小病灶残留(特别适合联合其他常规治疗的综合治疗)的患者。可以有效地防止手术后复发与转移,达到延长患者生存期、提高患者生活质量、甚至彻底治愈的目的。

肿瘤生物免疫疗法的禁忌症:①怀孕或哺乳期妇女;②脏器移植者;③严重自身免疫性疾病患者;④不可控制的感染性疾病;⑤对本治疗中所用生物制剂过敏者;⑥T 细胞淋巴瘤。

胃癌的生物免疫治疗主要包括:①给予免疫调节剂、细胞因子或效应细胞,直接增强宿主抗肿瘤反应,使患者对放、化疗的耐受性得到提高;②应用各种方法和手段,提高对免疫杀伤的敏感性,促进肿瘤细胞特异抗原的表达、递呈,增强机体对肿瘤的靶向攻击力与杀伤效率;③调节肿瘤细胞生物学行为,抑制其增殖、浸润和转移,促进其分化或死亡。

二、生物免疫治疗的分类及在胃癌治疗中的应用

凡采用生物技术手段,达到治疗肿瘤目的的方法,均可称为肿瘤生物治疗。主要包括:细胞因子、造血免疫细胞、单克隆抗体、基因导入及疫苗等。是近年来治疗肿瘤的新疗法,其临床和基础研究进展缓慢,且在临床应用与动物实验存在较大的差距。简要介绍如下。

（一）免疫调节剂治疗

通过非特异地、全面地提高机体免疫力以提高对胃癌的免疫反应。目前具有代表性的免疫调节剂有卡介苗、链球菌菌体抽提物（OK-432）、短小棒状杆菌菌苗、左旋咪唑、胸腺肽、胸腺五肽以及多糖类中的云芝多糖、香菇多糖等。这些非特异性免疫增强剂可以增强T淋巴细胞、自然杀伤细胞的活性，促进单核巨噬细胞的增殖和多种细胞因子的释放，调动胃癌患者机体免疫系统，支持进一步的放、化疗。

有报道显示，将OK-432和云芝多糖作为免疫调节剂注射瘤块内或注射入腹腔，与化疗和手术相联合来治疗进展期胃癌，可以明显提高胃癌患者的生活质量，延长生存期；胸腺肽α1可以促进肿瘤相关抗原的表达，MHC-Ⅰ类分子的表达增强，并诱导特异性$CD8^+$T细胞，激发其杀伤活性；化疗同时应用香菇多糖，与单纯化疗者相比，$CD3^+$T细胞、$CD4^+$T细胞、CD4/CD8比例及NK细胞活性均显著提高。

（二）细胞因子

细胞因子类生物反应调节剂在目前临床上应用最广泛且疗效最明确，常用的有干扰素（IFN-α）、白介素（IL-2）、肿瘤坏死因子（TNF）、粒细胞集落刺激因子（G-CSF）、粒-巨噬细胞集落刺激因子（GM-CSF）等。

细胞因子治疗肿瘤时，疗效出现缓慢但持久，一般长期低剂量给药效果最好，无剂量-反应关系，副作用小而短暂，与手术治疗、化疗联合优于单一治疗，局部治疗优于全身治疗。故有学者将根治性切除联合由细胞因子和化疗药物组成的免疫化疗，推荐为Ⅲ期胃癌患者的标准治疗方案。

1. 干扰素（IFN）　分为IFN-α、IFN-β和IFN-γ。IFN-α和IFN-β可以抑制病毒和细胞增殖，激活NK细胞活性，增加MHC-Ⅰ类抗原的表达和抑制MHC-Ⅱ抗原的表达。IFN-γ是巨噬细胞最强的激活因子，与GM-CSF具有协同作用。顾琴龙将IFN-α应用于胃癌细胞系，结果发现在剂量达100 U以上时其可产生明显抑制肿瘤作用。

普通干扰素作用时间短，价格低廉，注射12h后基本完全排出体外。注射方法可以为300万U隔日注射或是每周注射三次。长效干扰素半衰期长达40h，每周注射一次，安全方便，但价格昂贵。疗程3～6m。干扰素临床使用时常可造成白细胞减少、贫血、头痛、发热、肝功能异常、中枢神经系统中毒等。

2. 白介素（IL-2）　IL-2是目前临床应用最广泛的细胞因子，研究也最深入。其主要作用是促进B细胞增殖和分化并合成相应抗体；促进T细胞增殖；诱导多种细胞因子的产生和细胞因子受体的表达；刺激NK细胞增殖，增强NK细胞杀伤功能，激活巨噬细胞，诱导新型杀伤细胞的产生。

目前临床上IL-2的应用途径广泛，可以静脉、肌肉和皮下注射；可以瘤体内和胸腹腔注射；也可以动脉内输注。其中腹腔内注射常常应用于腹腔广泛转移的晚期胃癌患者。IL-2可引起发热、呕吐等一般症状，还可导致水盐代谢紊乱和肾、肝、心、肺等功能异常。常与IL-2的剂量及用药时间相关，停止用药后症状多迅速减轻或消失。有报道显示，静脉大剂量使用时，可能引起毛细血管渗漏综合征，表现为低血压、末梢水肿、暂时性肾功能不全等，有死亡风险，应立即停用。用大剂量时应从小剂量逐渐增大补量。

目前国内对IL-2的应用除细胞诱导外，多用小剂量配合化疗或与其他细胞因子和疫苗联合应用,降低并发症的发生率,提高患者的生活质量。适用于晚期肾癌、恶性黑色素瘤及癌性胸、腹腔积液的治疗,直接瘤内注射治疗膀胱癌、胃癌等。

3. 肿瘤坏死因子(TNF) 分为 TNF-α 和 TNF-β。除具有杀伤肿瘤细胞外,还有免疫调节、参与发热和炎症的发生。目前认为 TNF 全身用药的疗效不及局部用药,后者如病灶内注射,局部浓度高且副作用也较轻。近年来已开始采用 TNF 基因治疗对黑素瘤等肿瘤进行临床验证。另有人用 TNF 腹腔内注射治疗胃癌、肝癌转移有胸腹水的患者,其胸腹水可有部分吸收或消失。

4. 集落刺激因子(CSF) G-CSF 和 GM-CSF 的应用,成功地解决了胃癌化疗所致的中性粒细胞减少的难题。而促红素(EPO)能够有效地促进恶性肿瘤化疗病人红细胞和血红蛋白的恢复,目前 G-CSF、GM-CSF 及 EPO 常作为放化疗的辅助用药。

(三) 过继细胞免疫治疗

通过将在体外激活的具有抗瘤活性的免疫效应细胞输注给恶性肿瘤病人,在病人体内发挥抗肿瘤作用,而达到治疗肿瘤的目的。用于胃癌治疗的免疫效应细胞主要有淋巴因子激活的杀伤细胞(LAK),肿瘤浸润淋巴细胞(TIL),肿瘤特异的细胞毒性 T 淋巴细胞(CTL),以上细胞多需经 IL-2 激活并维持其活性。

LAK 抗癌谱广,杀伤作用不受 MHC 限制,对 IL-2 依赖性强,且对正常细胞有一定毒性。TIL 抗癌活性受 MHC 限制,杀伤活性及特异性较 LAK 强,对 IL-2 依赖性小,但其制备、扩增有相当难度。

CIK 细胞是一种非 MHC 和非 T 细胞受体限制性的免疫活性细胞,与 LAK 细胞和 TIL 细胞相比,CIK 细胞具有繁殖速度快、杀瘤活性高、杀瘤谱广、对多重耐药肿瘤细胞同样敏感,杀瘤活性不受 CsA、FK506 等免疫抑制剂的影响,对正常骨髓血前体细胞毒性很小,能抵抗肿瘤细胞引发的效应细胞 Fas-Fasl 凋亡,兼具有 T 淋巴细胞强大的抗瘤活性和 NK 细胞的非 MHC 限制性杀瘤优点。应用 CIK 细胞被认为是新一代抗肿瘤过继细胞免疫治疗的首选方案。适用于乳腺癌、胃癌、肺癌、结肠癌、食管癌、肾癌等术后患者,淋巴瘤(T 细胞淋巴瘤除外)、白血病、多发性骨髓瘤等自体干细胞移植或放化疗后微小残留病变患者的治疗(肿瘤负荷过重效果不好)。

(四) 肿瘤疫苗及主动特异性免疫治疗

通过激活患者自身免疫系统,利用肿瘤细胞或肿瘤抗原物质诱导机体的特异性细胞免疫和体液免疫反应,增强机体的抗癌能力,阻止肿瘤的生长、扩散和复发,以达到清除或控制肿瘤的目的,是近年研究的热点之一。

1. 肿瘤疫苗 肿瘤细胞疫苗是从机体肿瘤组织中提取肿瘤细胞,经灭活处理后使瘤细胞丧失致瘤性,但仍保持其免疫原性,然后对机体进行主动免疫。由于肿瘤细胞特异性抗原(TSA)表达低下,并缺乏一些免疫辅助因子的表达,免疫原性较低,常无法有效地诱导抗肿瘤免疫应答。因此,通常采用在疫苗中加入诱导免疫应答的细胞因子,如 IL-2 、IL-4 和 GM-CSF 等,或导入细胞因子的编码基因,或导入协同共刺激分子的编码基因,借此来达到增强疫苗免疫原性的目的,其中以 GM-CSF 被认为最为有效。在疫苗接种的部位,局部表达的 GM-CSF 能够增加抗原提呈细胞专职抗原递呈细胞(APC)数量,从而有效地捕获、加工和提呈抗原给 T 细胞。而在肿瘤细胞疫苗中导入协同共刺激分子,能够提供 T 细胞活化所需的非特异性第二信号,促进免疫应答。

2. 基因疫苗 基因疫苗又称 DNA 疫苗,是利用基因工程技术将编码肿瘤特异性抗原的基因结合于表达载体上(重组病毒或质粒 DNA),再将疫苗直接注入机体,借助载体本身和机体内的基因表达系统表达出期望的抗原,从而诱导特异性的细胞免疫应答。

Galanis 等利用麻疹病毒疫苗株(MV)设计了 MV-CEA 病毒用于治疗 21 名紫杉醇和铂难治性、复发性、CEA 正常水平的卵巢癌病人,有 14 名中位生存期为 92.5 天;5 名病人 CA-125 的水平明显下降。研究中,病人中位存活期为 12.15 个月,而一般中位存活期为 6 个月。采用腹腔内注射 MV-CEA 耐受性良好,在治疗已复发的卵巢癌病人中呈现剂量依赖型的生物活性。

Mufioz 等报道了对接种人乳头瘤病毒(HPV)6/11/16/18 疫苗的 17622 名 15 ~26 岁女性的随访研究结果,表明 HPV 疫苗可 100% 降低 HPV 16/18 相关高危宫颈、外阴、阴道损伤,以及罹患 HPV 6/11 相关的生殖器疣的危险。提示在青春期和年轻妇女中接种 HPV 疫苗,可大大降低生殖器疣、宫颈细胞学异常的发生率,实质上是降低宫颈癌、外阴癌和阴道癌的发病率。

3. 树突细胞(DC)疫苗 DC 是到目前为止发现的人体最有效的抗原递呈细胞之一,是近年来免疫学家及肿瘤研究工作者关注的热点。体外扩增时,将肿瘤特异抗原成分转导给 DC 或将 DC 与这些成分融合后,再回输或接种至荷瘤宿主,能诱导机体产生特异性 CTL,发挥保护性免疫作用。DC 疫苗还可以提高 NK 细胞的活性,活化受体的表达,维持 NK 细胞的生存期,增强活化的 NK 细胞的肿瘤杀伤的功能。

以肿瘤特异性抗原或肿瘤相关抗原多肽负载 DC 的肿瘤疫苗较早被应用于临床。Maurizio 等在小鼠模型体内以脂质体介导肿瘤抗原肽转染 DC,诱导出保护性抗肿瘤免疫反应。Dillman 等报道了经 IL-4 和 GM-CSF 体外培养获得的 DC 特异性肿瘤细胞疫苗治疗 54 名黑色素瘤转移病人的临床研究显示,5 年存活率达 54%,生存时间高于早期的 48 名接受全瘤细胞注射治疗的黑色素瘤病人临床试验结果(64 个月 vs 31 个月,$P=0.016$)。

(五) 基因治疗

肿瘤的基因治疗是将具有一定功能的外源目的基因导入人体靶细胞,以补充机体所缺乏的基因或纠正机体异常表达的基因,从而杀伤或抑制肿瘤细胞达到治疗的目的。

1. 自杀基因治疗 自杀基因治疗原理是将一些病毒或细菌基因组中前药转换酶基因(也叫自杀基因)导入肿瘤细胞,该基因编码特殊的酶,可将原先对哺乳动物细胞无毒性的前药在肿瘤细胞中代谢为毒性产物,从而引起这些细胞自杀。目前研究较多的是单纯疱疹病毒胸苷激酶(herpes simplex virus-thymidine kinase,HSV-TK)基因/丙氧鸟苷(GCV,gancyclovir)系统。

TK 酶能选择性地使抗病毒药物 GCV 磷酸化成为单磷酸化产物,并在细胞内磷酸激酶作用下,形成三磷酸产物,干扰、阻断 DNA 的正常合成和细胞增殖。Yoshida 等用逆转录病毒携带 HSV-TK 基因经脂质体包裹后转导人胃癌细胞株 TMK-1,结果瘤体直径减少,取得了满意的疗效。Tanaka 等将癌胚抗原(CEA)启动子与 TK 基因相接,构建特异性嵌合基因 pCEA/TK,用腺病毒载体将其导入 CEA 分泌型胃癌细胞株 MKN28 及 MKN45 和 CEA 非分泌型细胞 MKN1,发现 TK 基因选择性表达于 30% 左右 CEA 阳性癌细胞,瘤体生长明显受抑。这一新的治疗方法给临床根治胃癌尤其是中晚期胃癌带来了很大的希望。

2. 基因置换治疗 研究表明，胃癌的发生与多个癌基因的激活、扩增及抑癌基因的失活有关。当抑癌基因突变、缺失等原因而失活时，细胞易在其他因素的作用下发生癌变。基因置换即用正常有功能的基因通过载体转染肿瘤细胞，置换或增补肿瘤细胞缺陷的基因（抑癌基因）。

p53 基因为一种抑癌基因，调控细胞的生长和分化，维持基因组 DNA 的稳定。p53 基因突变中最多见的 G:C 向 A:T 转换。文献报道胃癌 p53 基因的杂合缺失（LOH）率为 36.5%～73.0%。因此将野生型 p53 基因（WTp53）转染肿瘤细胞可能是抑制肿瘤生长的有效方法。Matozaki 等将人野生型 p53 基因重组表达载体导入胃癌细胞株 MKN，结果转基因细胞（MKN/p53 细胞）较之亲本细胞和转入空白载体的细胞明显减少，生长速度明显减慢，G0/G1 期细胞数明显升高，而 S 期细胞下降。但将 p53 基因导入无 p53 基因突变的胃癌细胞系，则对其无影响，表明 p53 基因转导对有 p53 基因突变的胃癌有治疗作用。

胃癌常有 p16 基因表达丢失，CpG 岛甲基化是 p16 失活的重要原因。p16 基因在多种肿瘤细胞系及肿瘤组织中均有高频率纯合性缺失及点突变，总突变率约 70%。p16 纯合子缺失多见于低分化、有淋巴结转移的进展期胃癌，提示 p16 基因缺失是胃癌的晚期改变。p16 基因表达产物 p16 蛋白通过抑制 CDK4 及 CDK6 而直接抑制细胞周期。有研究将 p16 基因导入 PAMC82 人胃癌细胞株，发现被转染的胃癌细胞有 p16 基因的整合与表达，将该细胞株接种于裸鼠，发现成瘤性显著降低，肿瘤组织病理分析结果显示 PAMCp16 细胞形成的肿瘤，其分化程度优于亲本细胞，说明导入外源性 p16 基因可抑制胃癌细胞的恶性增生和促进细胞分化。

3. 反义基因治疗 肿瘤的反义基因治疗就是应用反义核酸技术，在转录和翻译水平阻断某些异常基因的表达，以期阻断瘤细胞内的异常信号传导，使瘤细胞进入正常分化轨道或引起细胞凋亡，或抑制自分泌生长因子的分泌，封闭其受体以改变肿瘤的生物学特性，达到治疗肿瘤的目的。其所针对的分子靶点包括与侵袭转移、细胞凋亡、多药耐药、血管形成、细胞内信号传导通路等相关的基因以及端粒酶等。目前研究较多的是 bcl-2 基因和 HER-2/neu 基因。

bcl-2 基因为凋亡抑制基因，在胃癌中常过度表达。研究表明胃癌细胞中 bcl-2 基因处于高表达状态，而反义 bcl-2 基因可有效地阻断其表达。HER-2/neu（c-erbB-2）编码一种跨膜酪氨酸受体。研究表明，胃癌患者中 Her-2/neu 过表达强度与胃癌侵袭、转移及预后有关，其高表达提示预后较差，是胃癌的独立预后因素。Funato 等将反义 HER-2 基因转染胃癌细胞株 MKN-7 和 KATO-Ⅲ发现，HER-2 mRNA 与其蛋白产物表达下降，这两种胃癌细胞株对化疗药物的敏感性提高。另外处于研究阶段的还有反义 PCNA 基因、反义 C-myc 基因、反义 K-ras 基因、反义 C-met 基因、反义 EGFR 基因等。

从肿瘤的发病机制来看，基因治疗无疑是一种很有前途的治疗方法。但目前仍存在一些问题：构建理想的载体，其应具有高安全性、特异靶向性、高效性、可插入大容量的基因以及可调控性等优点；需进一步优化基因的转移途径；胃癌的发生是多基因多步骤复杂作用的结果，仅单一基因治疗不可能完全抑制或逆转肿瘤发生，需多基因联合作用；胃癌也存在个体化差别。这些问题限制了基因疗法向临床应用的过渡。

（六）表皮生长因子受体靶向治疗

表皮生长因子受体（EGFR）是一种多功能糖蛋白的跨膜受体，在胃癌组织中常常过表达，与较晚的癌症病期、较差的预后以及对化疗较不敏感相关。EGFR 作为酪氨酸激酶受体，与外来配体结合后，自动磷酸化形成二聚体，激发细胞内的多条信号转导通路，最终导致 PI3K 和 MAPK 通路活化，从而促进肿瘤细胞增殖、浸润、转移以及肿瘤新生血管形成。因此，针对 EGFR 的靶向治疗可以阻断信号传导通路的活化，从而达到治疗胃癌的目的。

1. 抗 EGFR 单抗　代表药物为西妥昔单抗(cetuximab，erbitux)。西妥昔单抗是首个在中国上市的靶向抗 EGFR 单克隆抗体，可与细胞表面的 EGFR 特异性结合，竞争性阻断 EGFR 和其他配体的结合，阻断细胞内 EGFR 信号转导途径，从而干扰肿瘤的生长、侵袭和转移，抑制血管发生，诱导肿瘤细胞的凋亡。

Suntharalingam 等于 2006 年在 ASCO 年会上报告采用西妥昔单抗治疗胃癌和食管癌的Ⅰ期临床研究结果显示，化疗联合抗 EGFR 靶向治疗对胃癌和食管癌有良好的抗肿瘤活性。随后进行的多个Ⅱ期临床试验，分别应用西妥昔单抗联合不同的化疗方案治疗进展期胃癌，结果均表明西妥昔单抗联合化疗治疗进展期胃癌可以在疗效上带来显著的提升，同时具有较好的安全性。主要副作用包括脱水、食管炎、皮疹。研究还发现，EGFR 高表达与西妥昔单抗治疗胃癌临床获益相关，且与皮疹发生关系密切。EGFR 表达、皮疹发生以及临床获益三者间存在内在联系。治疗初期皮疹的严重程度是应用西妥昔单抗是否临床获益的重要提示。EGFR 基因扩增患者均临床有效，表明 EGFR 基因扩增可以准确反映 EGFR 信号通路的活跃程度，是西妥昔单抗治疗胃癌疗效预测的重要标志。血清 EGF 与 TGF-α 高水平与临床获益相关，提示西妥昔单抗可以有效阻断因自分泌环激活的 EGFR 信号通路，抑制肿瘤细胞的生长、增殖。胃癌 KRAS 基因不发生或甚少发生突变，KRAS 状态不能够成为西妥昔单抗治疗胃癌的疗效预测标志。

已经启动的晚期胃癌国际多中心Ⅲ期 EXPAND 临床研究，将评估爱必妥联合顺铂和卡培他滨一线治疗晚期/转移性胃腺癌患者包括胃食管交界处(GEJ)腺癌的有效性，目前已经完成了入组，相信此研究会给我们提高更丰富、更有价值的信息。

2. 表皮生长因子受体酪氨酸激酶抑制剂(TKIs)　小分子酪氨酸激酶抑制剂(TKIs)，因分子量小，易进入细胞内，阻止 EGFR 的下游信号传导通路，从而抑制细胞的生长与增殖。代表药物有吉非替尼(gefitinib，iressa)、埃罗替尼(erlotinib，tarceva)、拉帕替尼(lapatinib)等。

吉非替尼是第一个被 FDA 批准的强有力的 EGFR 酪氨酸激酶抑制剂，2005 年在我国上市。Doi 等报告了采用吉非替尼治疗 75 例进展期胃癌和胃食管连接部癌患者的Ⅱ期临床研究结果，12 例病情稳定(SD)，1 例部分缓解(PR)，肿瘤平均进展时间(mTTP)1.2 个月，平均总生存时间(mOS)3.5 个月。另一项使用吉非替尼每天 250mg po 治疗贲门癌和食管癌的Ⅱ期临床研究报告显示，中位缓解期 4.6 个月，临床总有效率达 30%。Rojo 等进一步对胃癌病理组织动态观察研究发现，使用吉非替尼后 EGFR 的磷酸化状态显著下降，通过检测增殖性核抗原 Ki-67 的表达发现细胞增殖受到明显抑制。埃罗替尼是另一种 TKIs。在 SWOG0127Ⅱ期临床研究中，采用埃罗替尼一线治疗晚期胃癌和胃食管连接部癌，胃食管连接部癌患者客观有效率为 9%，而胃癌组无客观有效病例。

3. 抗 HER-2 单抗　HER-2 蛋白是原癌基因 C-erbB-2 编码的具有受体酪氨酸激酶活性的跨膜糖蛋白，能启动酪氨酸激酶调控的信号转导系统。HER-2 与 EGFR 同属于 erbB 家族，与 HER-2 受体特异性结合可启动生长信号转导，增强细胞恶性转化和促进肿瘤进展，还可以下调血管内皮生长因子。代表药物为曲妥珠单抗(trastuzumab，herceptin)。曲妥珠单抗是1998年美国FDA批准上市的第一种重组DNA衍生的人源化单克隆抗体。2002年进入我国市场，商品名为“赫赛汀”。

Lordick等研究发现胃癌患者过度表达HER-2的阳性率相似(24%和20%)。HER-2过度表达最常见于原发贲门部位的胃癌，其次为胃底部和胃窦部胃癌，HER-2的过度表达和肿瘤侵犯血管有密切关系。Tanner等人研究发现，HER-2基因扩增在Lauren分型的肠型中更为常见为21.5%。HER-2基因扩增与肿瘤生存更短显著相关($P=0.0089$)，这种趋势在肠型胃癌中更为明显($P=0.0019$)，并且HER-2阴性的患者总生存期可达HER-2阳性患者的2倍。二者均证实了HER-2表达是胃癌的独立预后因素，并且HER-2表达与胃癌的侵袭及转移有关。

ToGA试验是第一个随机的、前瞻性的、多中心的旨在研究曲妥珠单抗治疗HER-2阳性胃癌的大型Ⅲ期临床研究。该研究共筛选了3807例进展期胃癌和胃食管连接部腺癌患者，研究发现：HER-2的阳性率为22.1%，HER-2的阳性率受到肿瘤部位、病理类型、标本类型等多种因素影响，HER-2阳性率胃食管交界处(GEJ)癌高于胃癌的(33.2% vs 20.5%，$P<0.001$)，肠型高于弥漫/混合型胃癌(32.2% vs 6.1/20.4%，$P<0.001$)，活检标本高于外科手术标本(23.1% vs 19.9%，$P=0.03$)。在本研究中，594例HER-2阳性患者1∶1随机接受曲妥珠单抗联合化疗或是单纯化疗。研究发现，曲妥珠单抗的应用使中位生存时间延长近3个月(13.8个月 vs 11.1个月，$P=0.0046$)，死亡风险减少26%(HR 0.74)，无进展生存时间延长了1.2个月(6.7个月 vs 5.5个月，$P=0.0002$)，客观有效率提高约13%(47.3% vs 34.5%，$P=0.0017$)。亚组分析显示，HER-2高水平表达(IHC2+/FISH+或IHC3+)的患者应用曲妥珠单抗的总生存时间可达16.0个月，而单接受了化疗的总生存时间只有11.8个月。安全性分析显示，曲妥珠单抗联合化疗与单纯化疗的安全性结果相似，患者对于曲妥珠单抗的耐受性良好。因此，曲妥珠单抗是第一个能显著改善HER-2阳性的进展期胃癌患者生存和疗效的靶向制剂。曲妥珠单抗为进展期胃癌患者的个体化治疗开创了新时代。

(七) 抗血管生成治疗

血管内皮生长因子(vascular endothelial growth factor，VEGF)是迄今发现的最重要的促血管生成因子，多项研究表明VEGF在进展期胃癌组织中的表达明显增高，与肿瘤的浸润转移及预后密切相关。抗血管生成不会产生肿瘤耐药，因此是胃癌分子靶向治疗的研究热点。贝伐单抗为重组人源化抗VFGF单克隆抗体，与VEGF特异性结合来阻断VEGFR受体活化，抑制肿瘤区域内皮细胞增生和新生血管形成，控制肿瘤。

Shah等进行了贝伐单抗联合伊立替康、顺铂治疗转移性胃癌或胃食管腺癌的多中心Ⅱ期临床研究，在34例可评疗效的患者中治疗的总缓解率为65%，中位生存期为12.3个月。研究中出现了胃穿孔(6%)、静脉血栓事件(25%)、高血压(28%)，其中66%血栓事件并无临床症状而是偶然发现的。另一项Ⅱ期临床研究中，贝伐单抗联合多西紫杉醇治疗晚期胃食管癌的总有效率为24%，动脉血栓事件发生率10%，胃肠道出血发生率15%，未报道有胃穿孔及静脉血栓事件发生。提示在使用贝伐单抗时仍需注意其安全性。最近，一项名为AVAGA STR的Ⅲ期随机临床研究正在入组中，采用贝伐单抗联合XP或FP方案治疗胃癌与单独XP或FP化疗对比，以观察贝伐单抗治疗胃癌的疗效。

(八) 细胞凋亡促进剂

NF-κB 是 NF-κB/Rel 蛋白家族成员,参与细胞的生长、黏附、炎症反应和分化。研究表明,在多种肿瘤形成过程中,NF-κB 能促进细胞的存活和抗凋亡。幽门螺杆菌(H. pylori)感染是导致胃癌的一个重要因素,NF-κB 活化可能在这过程中起到了桥梁作用。NF-κB 的表达与胃癌的恶性程度呈正相关而与预后呈负相关。

硼替佐米(Bortezomib,Velcade)是一种抑制 NF-κB 信号传导通路的活化的蛋白酶体抑制剂。多项研究表明硼替佐米对多种恶性肿瘤有明显的促凋亡作用。在一项多中心的Ⅱ期临床研究中,采用了硼替佐米联合伊立替康治疗 37 例晚期胃腺癌患者,在 29 例可评价疗效的患者中,联合组与单药组的 RR 分别为 44% 和 9%,PFS 分别是 1.8 个月和 1.4 个月,MST 分别为 5.4 个月和 4.8 个月。副反应主要包括胃肠道反应、贫血、血小板减少等。目前试验入组仍在进行,最终的结果还有待于进一步观察。

(九) 基质金属蛋白酶(MMPs)抑制剂

MMPs 是锌离子依赖的内分泌蛋白酶,目前发现的 MMPs 家族成员已达 20 多种,炎症、组织纤维化、新血管形成和肿瘤的侵袭转移等许多生理病理过程都与 MMPs 的表达及活化有密切联系。MMP-2,MMP-7,MMP-9 以及 MMP-14 在胃癌组织中都呈现过表达,其中 MMP-2 和 MMP-9 与胃癌细胞的浸润转移、血管生成及预后密切相关。临床前研究证实基质金属蛋白酶(MMPs)抑制剂能防止肿瘤的进展与转移。

马立马司他(Marimastat,BB2516)是新一代人工合成的 MMPI,也是最早进入Ⅱ期临床试验的口服基质金属蛋白酶抑制剂。Bramhall 等进行的一项随机双盲安慰剂对照的临床研究中,369 例无法手术的胃腺癌患者入组,部分患者接受过 5-氟尿嘧啶化疗。所有患者随机分成实验组(口服马立马司他)和安慰剂组。结果:安慰剂组中位生存时间为 138 天,实验组为 160 天,2a 生存率分别为 3% 和 9%。其中 123 例先前接受过化疗患者的安慰剂组和实验组的 2a 生存率分别升至 5% 和 18%。治疗结果显示马立马司他能够明显延长胃癌患者的生存时间,对接受过化疗的患者效果更加显著。

(十) 酪氨酸激酶抑制剂

胃肠间质瘤(GIST)主要是由于 c-kit 癌基因突变导致酪氨酸激酶持续活化、细胞增殖分化失控所形成。常规化放疗几乎无效,主要依赖手术,但术后复发与转移率很高。伊马替尼(imatinib)(ST1571,Gleevec,Glivec 格列卫)是一种口服的 Bcr-Abl 酪氨酸激酶跨膜受体特异性抑制剂,能够与 Abl 激酶上的 ATP 结合位点相互作用,从而阻止下游蛋白的磷酸化。除了对慢性髓性白血病(CML)高度有效外,对胃肠间质肿瘤(GIST)也有显著的临床和放射学效应。Demetri 等在一多中心研究中报告,147 例晚期 GIST 经治疗后,在可评价的 140 例患者中有 79 例(53.7%)PR,41 例(27.9%)SD,共有 81.6% 的患者临床受益,88% 的患者存活 1a 以上。

(十一) 抗幽门螺杆菌治疗

幽门螺杆菌(H. pylori)被公认为是慢性胃炎、消化性溃疡的主要致病因素,并且与胃癌和胃淋巴瘤的发生密切相关。WHO 将其归为Ⅰ类致癌因子。世界上约有超过 50% 的人群感染 H. pylori,但仅有小于 10% 的人群发病,引起临床疾病,包括慢性胃炎、消化性溃疡、胃癌和黏膜相关淋巴样组织(MALT 淋巴瘤)。研究发现,30 岁以下 H. pylori 阳性者伴有重度胃炎、胃黏膜萎缩、肠化生者,尤其是那些有胃黏膜萎缩家族史的年轻患者,其胃癌发生率显著高于 H. pylori 阳性的 30 岁以上年龄组。提示对对其积极的 H. pylori 根除治疗将有助于预防胃癌。国内资料显示,根除 H. pylori 感染治疗后,胃腺体萎缩和肠化生可部分逆转,提示对有腺体萎缩和肠化生的 H. pylori 感染患者,根除 H. pylori 是必要而有效的。第三次全国幽门螺杆菌感染若干问题共识报告指出,胃黏膜相关组织 MALT 淋巴瘤必须进行 H. pylori 感染根除治疗,对有胃癌家族史的支持进行 H. pylori 感染根除治疗。

虽然,目前对生物治疗的研究尚处于起步阶段,但其在控制肿瘤的增殖、预防和延缓复发转移以及提高患者的生活质量等方面具有独特优势,尤其是最近发展迅猛的 RNA 技术,可以预期生物治疗,尤其是基因治疗在胃癌的综合治疗中将会有更加广阔的前景。

(王艳丽　哈敏文)

参考文献

1. 朱金明. 胃癌生物治疗现状与展望. 中国普外基础与临床杂志,2004,(02):127-129.
2. 史绯绯,苏秀兰. 胃癌的生物治疗进展. 内蒙古医学院学报,2005,(01):70-75.
3. 张广钰,窦拉加. 胃癌的生物治疗. 现代肿瘤医学,2007,(06):885-887.
4. Galanis E, Hartmann L C, Clihy W A. Phase I trial of intra-peritoneal administration of an oneolytic measles virus strain engineered to express carcinoembryonic antigen for recurrent ovarian cancer. Cancer Res,2010,70(3):875-882.
5. Mufioz N, Kjaer S K, Sigurdsson K, et a1. Impact of human papillomavirus (H. PYLORIV)-6/11/16/18 vaccine on all H. PYLORIV-assoelated genital diseases in young women. J Natl Cancer lnst,2010,102(5):325-339.
6. Old LJ. Cancer vaccines: an overview. Cancer Immun,2008,8(1):1.
7. Dillman O, Selvan S R. Schiltz P M, et a1. Phase II trial of dendritic cells loaded with antigens from self-renewing, prolif-erating autologous tumor cells as patient-specific antitumor vaccines in patients with metastatic melanoma. Cancer Biother Radiopharm, 2009,24(3):311-319.
8. Chang MS, Uozaki H, Chong JM, et al. CpG island methylation status in gastric carcinoma with and without infection of Epstein-Barrvirus. C lin Cancer Res,2006,12(10):2995-3002.
9. Ding Y, Le XP, Zhang QX, et al. Methylation and mutation analysis of p16 gene in gastric cancer. World J Gastroentero,2003,9(3):423-426.
10. Duan J, Chen Z, L iu P, et al. Wild-type p16 INK4a suppresses cell growth, telomerase activity and DNA repair in human breast cancer MCF-7 cells. Int J Onco 1,2004,24(6):1597-1605.
11. 师雷锋. 胃癌免疫与基因治疗进展. 河南预防医学杂志. 2007,(01):73-76.
12. Park DI, Yun JW, Park JH, et al. HER-2/neuam plification is an independent prognostic factorin gastric cancer. DigD is Sci, 2006,51(8):1371-1379.
13. Funato T, Kozawa K, Fujimaki S, et al. Increased sensitivity to cisplatin in gastric cancer by antisense inhibition of the her-2/neu(c-erbB-2) gene. Chem otherapy,2001,47(4):297-303.
14. Lo rdick F, Lo renzen S, Hegewisch-Becker S, et al. Cetuximab plus weekly oxaliplat in/5FU/FA(FUFOX) in first-line metastatic gastric cancer. Final results from a multicenter phase Ⅱ study of the AD upper GI group. J Clin Onco, 2007, 25(18S):4514.
15. Migliaccio A, Castoria G, Di Domenico M, et al. Crosstalk between EGFR and extranuclear steroid receptors. Ann N Y Acad Sci,2006,1089:194-200.
16. Scaltriti M, Baselga J. The epidermal growth factor receptor pathway: a model for targeted therapy. Clin Cancer Res,2006,12: 5268-5272.
17. Suntharalingam M, Dipetrillo T, Akerman P, et al. Cetuximab, paclitaxel, carboplatin and radiation for esophageal and gastric

cancer. J Clin Oncol,2006,24:4029.

18. KllJlzler S,Tiaxbach T,Seufferlein T,et a1. Getuximab with irinotecan/folinic acid/5-FU as first-1ine treatment in advanced gastric cancer:A nonrandomized muhieenter AIO phase Ⅱ study. ASCO Meeting,2009,27:4534.

19. Woell E,Greil R,Eisterer W,et a1. Oxaliplatin,irinoteean,and cetuximab in advanced gastric cancer. First efficacy results of a muhicenter phase Ⅱ trial (AGMT Gastric-2) of the Arbeitsgemeiuschaft Medikamentoese Tumortherapie (AGMT). ASCO Meeting,2009,27:4538.

20. Yeh K,Hsu c,Lin C,et a1. Phase Ⅱ study cetuxirsab plus weekly eisplatin and 24-hour infusion of high-dose 5-fluorouracil and leucovorin for the first-line treatment of advanced gastric cancer. ASCO Meeting,2009,27:4567.

21. Fahlke J,Ridwelski K,Florschuetz A,et a1. Cetuximab plus docetaxel-eisplatin(DC) as first-line treatment for locally advanced or metastatic gastric cancer:Preliminary results of a phase Ⅱ study. ASCO Meeting,2009,27:a15592.

22. 刘慧龙,张小田,徐建明等．西妥昔单抗联合卡培他滨和顺铂一线治疗晚期胃癌相关预测因子的研究．临床肿瘤学杂志,2009,15(4):385-389.

23. Shia J,Klimstra DS,Li AR,et al. Epidermal growth factor receptor expression and gene amplification in colorectal carcinoma:an immunohistochemical and chromo-genic in situhybridization study. Mod Pathol,2005,18:1350-1356.

24. Kim MA,Lee HS,Lee HE,et al. EGFR in gastric carcinomas:prognostic significance of protein overexpression and high gene copy number. Histopathology,2008,52:738-746.

25. Pino MS,Shrader M,Baker CH,et al. Transforming growth factor alpha expression drives constitutive epidermal growth factor receptor pathway activation and sensitivity to gefitinib(iressa) in human pancreatic cancer cell lines. Cancer Res,2006,66:3802-3812.

26. Doi T,Koizumi W,Siena S,et al. Efficacy,tolerability and pharmacokinetics of gefitinib(ZD1839) in pretreated patients with metastatic gastric cancer. Proc Am Soc Clin Oncol,2003,22:abstr 1036.

27. Adelstein DJ,Rybicki LA,Carroll MA,et al. Phase II trial of gefitinib for recurrent or metastatic esophageal or gastroesophageal junction(GeJ) cancer. Proc Am Soc Clin Oncol,2005,23(16 suppl):4054.

28. Rojo J,Tabernero E,Van Cutsem E,et al. Pharmacodynamic studies of tumor biopsy specimens from patients with advanced gastric carcinoma undergoing treatment with gefitinib(ZD1839. Proc Am Soc Clin Oncol,2003,22:191.

29. Dragovich T,McCoy S,Fenoglio-Preiser CM,et al. Phase Ⅱ trial of erlotinib in gastroesophageal junction and gastric adenocarcinomas:SWOG0127. J Clin Oncol,2006,24(30):4922-4927.

30. Lo rdick F,Leon-Chong J,Kang Y,et al. Her2 status of advanced gastric cancer is similar in Europe and Asia. Ann Oncol,2007,18(Suppl 7):253.

31. Tanner M,Hollmén M,Junttila TT,et al. Amplification of HER-2 in gastric carcinoma:association with Topoisomerase IIalpha gene amplification,intestinal type,poor prognosis and sensitivity to trastuzumab. Ann Oncol,2005,16:273-278.

32. Lazar D,Raica M,Sporea I,et al. Tumor angiogenesis in gastric cancer. Rom J Morphol Embryol,2006,47:5-13.

33. Shah MA,Ramanathan RK,Ilson DH,et al. Multicenter phase II study of irinotecan,cisplatin,and bevacizumab in patients with metastatic gastric or gastroesophageal junction adenocarcinoma. J Clin Oncol,2006,24:5201-5206.

34. Shah MA,Ilson D,Kelsen DP. Thromboembolic events in gastric cancer:high incidence in patients receiving irinotecan-and bevacizumab-based therapy. J Clin Oncol,2005,23(11):2574-2576.

35. Kordes U,Krappmann D,Heissmeyer V,et al. Transcription factor NF-kappaB is constitutively activated in acute lymphoblastic leukemia cells. Leukemia,2000,14(3):399-402.

36. Zhao XH,Gu SZ,Tian HG,et al. Clinicsignificance of expression of apoptotic signal proteins in gastric carcinoma tissue. World J Gastroenterol,2005,11(25):3846-3849.

37. 王龙,刘巍．进展期胃癌的分子靶向治疗进展．临床肿瘤学杂志,2010,(09):856-860.

38. Zheng H,Takahashi H,Murai Y,et al. Expressions of MMP-2,MMP-9 and VEGF are closely linked to growth,invasion,metastasis and angiogenesis of gastric carcinoma. Anticancer Res,2006,26:3579-3583.

39. Bramhall SR,Hallissey MT,Whiting J,et al. Marimastat asmaintenance therapy for patients with advanced gastric cancer:arandomised trial. Br J Cancer,2002,86(12):1864-1870.

40. 吕伟,陈凛．胃癌分子靶向治疗的现状与进展．世界华人消化杂志,2007,25:2672.

第六节　胃癌中医药治疗

祖国医学博大精深,中医药治疗在肿瘤领域也具有良好的应用前景。近年来研究发现,中医、中药在提高患者免疫功能、逆转癌前病变、抑制肿瘤转移、减轻化疗不良反应、改善预后等方面都具有十分显著的优势,临床观察也证实中医中药可以提高胃癌综合治疗的疗效,提高患者的生存质量,延长生存时间。

一、中医药治疗胃癌的基本理论

中医、中药可以通过多种途径在各个环节上控制胃癌的发生发展或帮助提高临床治疗的效果。主要包括以下几个方面:

(一) 扶正祛邪,增强免疫,抑制肿瘤发展

祖国医学认为,疾病的发生与发展是"正气"与"邪气"斗争的过程。"正气"充沛,则人体的抗病能力强,疾病就会减少或不发生;若"正气"不足,疾病就会发生和发展。这与现代医学关于肿瘤发生发展中对原癌基因和抑癌基因的认识颇为相似。因此,按照中医理论,治疗肿瘤的关键是要改变"正邪"双方力量的对比,扶助"正气",祛除"邪气",使肿瘤向痊愈的方向转化。大量的研究已经证实许多中药或其方剂能够提高胃癌患者的免疫功能,尤其是细胞免疫的功能,如参麦、黄芪等中药可以促进 T 淋巴细胞的增殖及其杀伤肿瘤的活性,使 CD3、CD4 细胞的比例升高,使 NK 细胞水平升高,从而达到"扶正祛邪"的目的。

(二) 消痰散结,健脾解毒,减弱肿瘤恶性行为

祖国医学认为,"癌瘤"的发生是因脏腑功能失调,气机运行不畅,导致瘀血、痰浊、邪积毒蕴的结果。痰浊久留不去,致气血津液运行不畅, 邪毒相互搏结,终究影响到形质的改变,从而产生胃癌。"痰浊内阻,邪积毒蕴"与癌瘤的形成及转移有着密切的联系。中医中药在"辨证施治"的基础上消痰散结,健脾解毒,从而可以控制肿瘤。大量的基础研究已经证实:中药可以抑制癌基因的表达,逆转胃癌的癌前病变,抑制胃癌细胞的增殖,诱导肿瘤细胞凋亡,抑制端粒酶活性,降低胃癌细胞的侵袭和转移能力,减弱肿瘤的恶性行为。

(三) 益气养阴,补肾生髓,减轻放化疗不良反应

放疗和化疗仍然是治疗胃癌的主要手段。但由于恶心、呕吐、骨髓抑制、肝肾损害等严重的不良反应,往往限制了放化疗的使用。因此,减轻不良反应成为肿瘤治疗中的一个重要的研究课题。中医理论认为化疗药物属"热毒之邪",在治疗肿瘤的同时,也易伤阴耗气,损精灼液,导致脾胃功能失调,影响气血生化。因此,中医主张胃癌患者接受化疗的同时应该采用益气养阴、化痰祛瘀、补肾生髓、健脾行气等功效的中药进行调理,可以减轻放化疗对身体的损害。

(四) 培补正气,逆转耐药,提高化疗疗效

肿瘤细胞对化疗药物的多药耐药现象也是限制化疗药物使用的主要原因。中医理论

认为,肿瘤多药耐药性的产生与人体经过化疗打击后正气亏虚、邪气稽留有关,临床上患者常表现为脾肾亏虚,气血不足,因此,通过培补正气、破瘀散结、健脾补肾、补气养血等治则来增强化疗效果是中医克服化疗耐药性的主要手段。已有大量的研究证实槲皮素、甲基莲心碱、川芎嗪等中药可以降低P-糖蛋白和MRP的表达,具有良好的逆转肿瘤多药耐药性的作用,能够增加化疗药物在肿瘤细胞内的浓度和积聚,增强其疗效。

(五) 养心安神,化解忧虑,促进心理健康

心理因素在肿瘤的发生、发展及转归中起着重要的作用。中医认为人的喜怒哀乐、七情六欲无时不在活动和变化之中,且严重影响机体的健康。例如消化道肿瘤的发生,可能是经过长期抑郁,压抑、郁怒、悲愤,导致伤肝损脾、经络阻滞,气血不通、凝结成块的结果,而一旦患上肿瘤,又会对患者的精神情志造成重大的打击,使病情迅速恶化。中医中药通过养心安神,化解忧虑,促进心理健康,可以明显地缓解患者的恐惧心理,树立战胜癌症的信心,以积极的心态、乐观的情绪面对疾病更有益于疾病的治疗和康复。

二、胃癌的中医药临床治疗

(一) 基本方加减治疗

基本方加减治疗是中医较为传统的方法之一。文献报道此类方法很多,如以温寒化瘀、健脾降胃、解毒抗癌为其基本治法,基本方:干姜、生黄芪、黄药子、肉桂、沙苑子、陈皮、党参、藤梨根、白花蛇舌草、川续断、莪术、生姜、代赭石、槟榔、大枣等,对69例胃癌患者加减治疗,结果患者的中位生存期为2.45年,效果较好。另有采用半夏、天南星、白芥子、全蝎、川贝母、鸡内金、陈皮组成的基本方,随证加减治疗271例晚期胃癌,结果发现,该方对消除症状、改善体质、提高生存质量大有裨益。对其中中期胃癌87例生存率进行统计,3年生存率达78%,7例生存达10年以上,最长18年。诸多中医基本方加减治疗中晚期胃癌患者,结果显示其临床效果优于西医化疗。

(二) 中药固定方治疗

医学临床上关于固定方治疗的报道很多,多以中成药形式出现。如有研究等运用当归、赤芍、元胡、莪术、三七粉、郁金、八月扎、冬凌草、连翘、胡黄连、蚤休各、蒲公英、僵蚕、柴胡、佛手等制备成的颗粒以活血化瘀,清热解毒为主要目的,对119例胃癌患者进行治疗,总有效率达90%以上。还有报道运用郁金、菖蒲、生苡仁、广木香、败酱草、当归、莪术、川芎、八月扎、茯苓、枳实、白术、柴胡、黄连、麦冬等制备成清降胃宝饮,对116例胃癌患者进行治疗,疗效较佳。敖慧运用石菖蒲、泽泻、茯苓、败酱草、五灵脂、仙鹤草、郁金、三七粉、麦门冬等制备成谷神冲剂,对42例胃癌患者进行治疗,总有效率达90%以上。另有研究用六君子汤配伍藤梨根治疗晚期胃癌患者107例,将近期疗效、远期预后作为观察指标,结果肿瘤稳定率为79.44%,且癌胚抗原下降,治疗前后有显著性差异,1年生存率为84.11%,3年生存率为44.86%。综合各家文献报道,单纯采用中 医药治疗胃癌客观缓解率低,但在改善症状、提高肿瘤稳定率、改善生活质量、延长生存期等方面仍具有优势。

（三）针灸治疗

针灸治疗在我国历史悠久，也是中医中重要的传统技艺之一。一般中医中常用的针灸取穴为章门、血海、丰隆、膻中、支沟、阳陵泉、天突为主，部分采用水分、中脘、下脘等。其中章门穴是脏之会穴，可软坚散结；血海穴为活血化瘀要穴；丰隆穴为胃之络穴，可化痰，行气理脾；膻中穴为气之会穴，针灸则之可宽胸利膈、理气化痰；支沟穴为三焦经经穴，可疏调三焦之经气；阳陵泉穴为胆经之合穴，能疏理肝胆、调理气血；天突穴为任脉经穴，善理气化痰；水分穴可健脾利湿和胃；中脘穴为胃之募穴，可健脾和胃化痰，通调腑气；下脘穴可和胃化痰，通腑消胀。各穴位各有所长，不同医家可采取不同穴位为针灸点，但一般取穴多为上述。针灸在缓解癌症疼痛、改善放化疗副反应、提高患者免疫力等方面发挥了积极作用，成为肿瘤治疗中有效的治疗手段之一。

（四）中药静脉注射剂治疗

为了使用及服药方便，目前中药静脉注射剂的使用是越来越广泛。如在单纯化疗治疗胃癌患者的同时加用蟾酥注射液，可显著改善患者的近期有效率，这可能是因为蟾酥注射液可拮抗因化疗所引起机体的毒副作用，具有减毒增效的疗效，因而可改善患者体内胃癌症候及机体状况，提高机体免疫力，延迟其生存期。在单纯化疗治疗胃癌患者的同时加用华蟾素注射液也取得类似的效果。还有报道在胃癌患者化疗的同时加用岩舒注射液治疗，其治疗总有效率与癌性疼痛缓解率均较单纯化疗显著升高，说明岩舒注射液联合化疗治疗中晚期胃癌，可提高抗癌疗效，减轻化疗引起的不良反应，控制癌痛，提高生存质量。事实上，采用中医药注射液治疗胃癌在现代医学上的疗效也得以证明，中医药治疗后患者的免疫球蛋白和 T 细胞亚群等值均显著优于未使用组。

（五）其他中医治疗

除了上述主要方法之外，还有部分其他方法，主要有：①情志疏导治疗：情志疏导及西医中的心理治疗，中医研究亦表明 1/4 以上的患者存在有情志疾病，我国胃癌患者中也有四成以上存在有心理障碍，而情志因素又在胃癌的发生、发展和转归上具有很大影响作用，因此必须结合患者特点，在治病的同时注重耐心聆听患者述说，耐心向患者讲解疾病治疗知识，接触患者心理负担，使其配合治疗。②胃癌疼痛治疗：中医上认为胃癌疼痛的治疗应根据其病因病机进行治疗，多采用凝滞不通、血气不行等作为病因，目前治疗方法有整体调节止痛法、辨证止痛法和外敷止痛三种。

（六）中医药与其他疗法联合治疗

现代研究已经证明，胃癌是一种多因素、多基因共同导致的疾病，尽管西医手术或者化疗在胃癌治疗上成就显著，但是中医药同样有其优势，两者结合效果更好。在当前强调肿瘤多学科综合治疗背景下，中医药越来越多地与手术、放疗、化疗联合应用，发挥协同互补效用，增强治疗效果，减轻不良反应。中医药与其他疗法结合治疗胃癌主要有与化疗结合和与手术结合两种。中医药与化疗结合可以减少化疗对气血的损伤，减少肝肾亏损程度，既能缓解化疗的副作用，又能增加治疗胃癌的功效，主要增加胃癌的近期缓解率，增强患者免疫力，使其生存期得以延长。中医药与手术结合治疗胃癌，可以扶正祛邪，抑制肿瘤发展，提高手术耐受性；术后中药调理脾胃，可增进食欲，促进身体全面恢复。

（陈铁军）

参考文献

1. 梁鸣来．参麦注射液静滴联合肠内营养对胃癌患者术后细胞免疫功能的影响．山东医药，2011，51(46)：81-82.
2. 杨璐，沈洪，王立新等．黄芪甲苷联合树突状细胞瘤苗抗胃癌免疫的体外实验研究．国际中医中药杂志，2011，33(4)：301-304
3. 余翥，林寿宁，张学宁．中药抗胃癌机制基因分子水平实验研究现状．实用中医药杂志，2012，28(8)：720-722
4. 郑应馨，徐恒卫，崔立新等．中药治疗胃癌癌前病变的相关药理作用机理．中华中医药学刊，2007，25(4)：716-718
5. 曲婷婷，徐大钊，蔡玉文．活血行气方抑制人胃癌 SGC-7901 细胞株增殖及诱导其凋亡的实验研究．解剖科学进展，2010，16(6)：559-562
6. 王晓讳，秦志丰．中医药防治胃癌术后复发转移的研究进展．中国医药导报，2012，09(13)：5-7
7. 张玉，吴勉华．53 例胃癌患者化疗前后中医证候变化的临床研究．南京中医药大学学报，2011，27(3)：223-225
8. 盛桂琴，吕宾．中医药逆转胃癌多药耐药进展．医学综述，2011，17(5)：776-779
9. 李春香．健脾益胃养心汤对晚期胃癌化疗患者心理健康及生活质量的影响．中外医疗，2009，28(1)：90-91
10. 杨继泉，张斌斌．中医药治疗中晚期胃癌 102 例疗效分析．中医杂志，2000，41(8)：483-484.
11. 魏品康，许玲，秦志丰等．胃癌从痰论治的机理与临床研究．中国中医基础医学杂志，2002，8(3)：18-2.
12. 殷洁，龙惠珍．中医药论治胃癌癌前病变的临床研究进展．光明中医，2008，23(8)：1227-1228.
13. 李玉升．胃癌个体化治疗新进展．癌症进展杂志，2009，7(5)：500-505.
14. 张恒，蒋鹏程，陈锁成．胃癌综合治疗进展．中国实用医药，2008，3(29)：182-184
15. 敖慧．中医药治疗胃癌癌前病变的治则和临床研究进展．黑龙江中医药，2009，3(1)：59-61.
16. 周留勇，单珍珠，尤建良．六君子汤配伍藤梨根治疗晚期胃癌 107 例．四川中医，20 05，23(11)：41-42.
17. 谢晶日，张杨，崔希雷．中医药防治胃癌的研究进展．中医药信息，2008，25(5)：15-16.
18. 黄智芬，施智严，罗勇等．蟾酥注射液 配合化疗 治疗中晚 期胃癌 31 例临床观察．河北中医，2002，24(3)：163-165.
19. 张阳，朱眉，曹呖，等．华蟾素联合化疗治疗中晚期胃癌疗效观察．河南肿瘤学杂志，2005，18(5)：65-67.
20. 李蓉．岩舒注射液联合化疗治疗中晚 期胃癌的临床观察．中国社区医师综合版，2006 ，8(16)：60.
21. 曹晓琳．中医药治疗胃癌的临床研究进展．江西中医药，2009，40(2)：77-78.
22. 刘佛添．胃癌的中医药治疗进展．淮海医药，2009，27(1)：87-89.
23. 李菁，陈培丰．中医药治疗胃癌进展．浙江中西医结合杂志，2009，19(3)：191-193.

第七节　胃癌姑息治疗

姑息治疗是指对不能治愈的肿瘤患者给予积极的、整体的关怀照顾，包括疼痛和其他症状的控制，并着重解决患者心理、社会和精神等方面的问题。其目的是使患者及其家庭获得最好的生活质量。姑息治疗的很多内容可以与抗癌治疗的早期同时进行，是一种整体治疗，需要多学科的综合治疗。胃癌姑息治疗方法是在无法根治的情况下，给予患者带瘤生存的机会。胃癌姑息治疗方法的目的是减轻患者的痛苦，延长患者的生命，使肿瘤瘤块有所缩小，主要适用于中晚期胃癌患者。胃癌姑息治疗方法包括疼痛治疗，心理治疗，姑息性手术切除，姑息性放疗，姑息性化疗及临终关怀等。

一、姑息性手术

晚期胃癌常因局部浸润、淋巴结转移、腹膜播散和远处转移等因素失去根治手术的机会,只能采取姑息性手术,主要目的是减轻肿瘤负荷,减少出血梗阻穿孔等并发症的发生,对于晚期胃癌进行姑息性手术能否延长患者生命以往曾存在争议,但近来越来越多学者认为,采用姑息性手术治疗晚期胃癌,如果能将原发灶的肿瘤组织切除可以延长患者的生存期,但如果不能切除原发灶,延长生命的可能性有限。手术如果能将原发灶尽可能多切除,则可以减少肿瘤体积,减轻肿瘤负荷,减少肿瘤浸润,提高术后放疗化疗等综合治疗的疗效对于肿瘤范围超出根治范围的患者,如果身体条件允许的情况下,可积极行姑息性手术治疗,但适用范围及预后仍有待于临床证据给予支持。

二、姑息性放疗

姑息性放疗是指应用放疗方法治疗晚期肿瘤及其复发和转移病灶,以达到改善症状的目的。晚期胃癌患者常由于肿瘤浸润、压迫和坏死而致局部症状较明显,采用较低总剂量和短疗程的放疗,常可有效地控制症状而患者耐受良好。姑息性放疗常用于缓解肿瘤骨转移所致的疼痛以及原发或转移性肺癌引起的咯血,肿瘤浸润引起的压迫梗阻等。

三、姑息性化疗

姑息性化疗的目的为缓解肿瘤导致的临床症状,改善生活质量及延长生存期。适用于全身状况良好、主要脏器功能基本正常的,无法切除、复发或姑息性切除术后的患者。胃癌姑息治疗常用的系统化疗药物包括:氟尿嘧啶(5-FU)、卡培他滨、替吉奥、顺铂、表阿霉素、多西紫杉醇、紫杉醇、奥沙利铂、伊立替康等。化疗方案包括两药联合或三药联合方案,两药方案包括:5-FU/LV+顺铂(FP)、卡培他滨+顺铂、替吉奥+顺铂、卡培他滨+奥沙利铂(XELOX)、FOLFOX、卡培他滨+紫杉醇、FOLFIRI 等。三药方案适用于体力状况好的晚期胃癌患者,常用者包括:ECF 及其衍生方案(EOX、ECX、EOF),DCF 及其改良方案等。对体力状态差、高龄患者,考虑采用口服氟尿嘧啶类药物或紫杉类药物的单药化疗。对 HER-2 表达呈阳性(免疫组化染色呈+++,或免疫组化染色呈++且 FISH 检测呈阳性)的晚期胃癌患者,可考虑在化疗的基础上,联合使用分子靶向治疗药物曲妥珠单抗。

四、疼痛治疗

疼痛是与实际或潜在的组织损伤或类似损伤相关联的感觉和情绪体验,是最常见的肿瘤相关症状之一,作为一个世界性难题,癌痛每天都在影响无数患者的生活。据 WHO 统计,目前世界癌症患者中 30%~50% 伴有不同程度的疼痛。因此,控制癌痛是姑息治疗的重要内容和需要优先解决的问题。进入 21 世纪以来,在多次国际生命科学大会上,已经形成共识,认为在血压、呼吸、脉搏、体温之外,将疼痛看作人的第五生命体征,人类还应处于"无痛状态",疼痛应受到广泛重视。

疼痛全面评估、疼痛的处理在临床中具有优先地位。疼痛全面正确评估是控制疼痛最关键的一步,充分相信患者的主诉,通过评估可以了解疼痛的原因、部位、程度、持续时间、有无放散及加重、缓解因素等。疼痛评估法有主诉评估法(VRS),目测模拟法(VAS)和数字分级法(VAS),对于7岁以下儿童和认知障碍成年人,多采用 Wong-Baker 面部表情法。VAS 和 NRS 因为可以量化,在成年人中应用更广泛。疼痛分为无痛(0)、轻度(1-3)、中度(4-6)、重度(7-10)。癌症疼痛评估应该强调常规、量化、全面和动态评估。在疼痛开始治疗前后,反复多次评估,观察止痛治疗的疗效,指导调整药物剂量。

疼痛评价、治疗在临床中具有优先地位。癌症的疼痛治疗一般采用:①药物疗法;②手术;③放化疗;④中医;⑤其他方法:认知心理治疗、神经阻滞等。在以上这些方法中,药物治疗不需要特殊设备和装置,是最简便的方式。早在1986年 WHO 就已经公布《癌症三阶梯止痛治疗原则》,建议在全球范围内推行癌症三阶梯止痛治疗方案。1993年5月14日我国卫生部发布《癌症三级止痛阶梯疗法指导原则》,包括五个基本原则:口服给药,按阶梯用药,按时用药,个体化给药,主要具体细节。口服给药无创、方便、安全、经济。按阶梯给药是指按疼痛强度选择相应药物,轻度疼痛首选第一阶梯,即非甾体类抗炎药以阿司匹林为代表;中度疼痛首选第二阶梯,即弱阿片药物以可待因为代表;重度疼痛首选第三阶梯,即强阿片药物以吗啡为代表。按时给药是根据时间药理学原理,维持平稳有效的血药浓度,达到持续有效的止痛,减少药物不良反应。个体化给药,即根据个体对止痛药的剂量、疗效和不良反应的差异,选择药物和调整药物剂量。注意具体细节,对于用药患者密切观察,认真评估,耐心滴定,预防和处理不良反应,在镇痛同时,不良反应最小。

癌痛是一个复杂的慢性过程,WHO 三阶梯癌痛治疗指南已推广多年,目前《NCCN 成人癌痛指南》或欧洲姑息治疗学会(EAPC)的《阿片类药物癌痛治疗指南》,明显淡化三阶梯用药,明确指出轻度疼痛可用第二阶梯药物,中度疼痛可直接采用低剂吗啡进行初始治疗。吗啡是治疗重度疼痛的金标准用药,口服吗啡是全世界共同努力缓解癌性疼痛的里程碑。初始剂量选择应该个人化,初始镇痛应用即释吗啡,其给药间隔短,剂量增减方便,可在短时间内控制疼痛,即阿片类药物的滴定,滴定剂量应从小到大,如有必要,每24小时调整剂量1次,尽可能提高单次剂量,而不增加给药次数。一旦疼痛控制满意,所需药物剂量稳定,及早换用控释或缓释剂型,以利患者维持治疗。

吗啡的医疗消耗量是衡量一个国家癌痛控制的重要指标,作为世界人口五分之一的中国,吗啡用量不足世界总用量的3%,存在医护人员、患者及家属、麻醉药品供应和管理人员三方面障碍,进一步应该推动中国癌症疼痛规范化治疗。2011年3月,卫生部发布关于开展"癌痛规范化治疗示范病房"创建活动的通知,目的是不断提高我国癌症疼痛规范化诊疗水平,提高麻醉性镇痛药的合理应用于管理水平,提高肿瘤患者的生存质量。

五、临终关怀

临终关怀的目的是满足临终患者及家属的需要,提高患者生存价值,维护生命尊严。晚期胃癌患者大多数临床死亡前仍清醒,身心非常痛苦,因此为病人提供良好的临终护理,将病人的痛苦减少到最低限度,使其平静地接受死亡,对病人及其亲属和社会都具有重要意义。胃癌的临终关怀主要包括生理和心理两方面。首先要满足患者的生理需要,包括:①减轻疼痛;②纠正营养失调;③防止突发性并发症;④生活护理。另一方面,还要关注患者的心理需要,包括对患者进行安慰和支持,应充分了解患者心理动态,培养其良好的情绪状态,通过主动与患者的交谈,了解他们的烦恼、忧伤、痛苦,充分理解患者,并给予耐心疏导。通过支持、解释、说明、理解和同情来改变患者的心理和行为问题，达到减轻痛苦、缓解负性情绪的目的。并在不违反医疗原则的前提下，安排病人家属、亲友陪伴，也增进他们之间的交流，减轻患者的孤独恐惧感，直至离开人世。

（刘　飒　陈　威）

参考文献

1. Bickel Swenson D. End-of-life training in U. S. medical schools: a systematic literature review. J Palliat Med, 2007, 10(1): 229-235.
2. Ohata M, Shimoyama N, Shimoyama M. Mechanism-based pharmacotherapy for cancer pain. Nippon Rinsho, 2001, 59(9): 1775-1780.
3. Chevlen E. From mechanisms to management: translating the neuropathic pain consensus recommendations into clinical practice. J Am Acad Nurse Pract, 2005, 17(6 Suppl): 3-18.
4. 于世英．癌症疼痛治疗进展．医学临床研究，2003，20(10)：744-747.
5. 吕青，垦中，补彩云．晚期胃癌姑息性切除手术的临床价值．中国癌症杂志，2001，11：69.
6. 朱建和，詹华，罗高宏．晚期胃癌姑息性胃切除可行性探讨．现代中西医结合杂志，2005，14：1435-1436.
7. 王存德，龚泉，张利娟．恶性肿瘤姑息治疗的进展．中国肿瘤．2012，21(3)：206-210.
8. 中华人民共和国卫生部医政司．胃癌诊疗规范(2011 年版)．中国医学前沿杂志．2012，4(5)：62-71.
9. 毛洪鑫．晚期胃癌患者的临终关怀．广西医科大学学报．2002，19：171.

第十六章　胃癌疗效评价及预后评估

胃癌化疗敏感性欠佳,预后相对较差。治疗前如何选择敏感的用药方案并预测疗效,实现肿瘤治疗的个体化原则,成为近年来备受关注的重要课题。胃癌的疗效评价至今尚缺乏统一的标准,而进行客观、准确的疗效评价对于治疗方案的选择及判断预后至关重要。对胃癌的预后因素深入研究,进一步规范、完善胃癌的综合治疗,从而提高胃癌的生存率,特别是进展期胃癌的5年生存率,具有重要的理论意义和现实意义。

第一节　胃癌的疗效评价

疗效评价指标分为近期疗效指标和远期疗效指标。目前国际通用的临床疗效评价标准多为近期疗效评价,可分为病理评价标准和影像评价标准两大类,可对胃癌的各种治疗方案的疗效进行综合评价。远期疗效评价标准也已广泛应用于临床。

一、临床评价标准

(一)病理评价标准

病理评价标准主要适用于胃癌的新辅助化疗。化疗后手术标本的病理缓解率是判断新辅助化疗疗效最直观的方法。最常用的两个病理评价方法是日本学者于1999年提出的病理学疗效评价方法,及Becker等于2003年提出的原发瘤灶的组织病理消退分级标准。研究表明后者判定的疗效与预后有较好的相关性。该标准将瘤灶内残余的肿瘤细胞<10%规定为1b级,这已被多数胃癌新辅助化疗研究采用,并作为判断病理部分缓解的阈值。但是,如何确定化疗前肿瘤的范围和准确计算残瘤率在实际操作中仍存在一定困难。

(二)影像评价标准

胃癌治疗过程中,影像学手段贯穿始终,是最主要的疗效评价方法。胃癌作为常见的实体瘤之一,目前采用国际通用的实体瘤疗效评价标准。对实体瘤通过影像学或功能影像学进行疗效评价的方法有1981年Miller等提出的WHO标准,2000年Therasse等提出的RECIST标准,以及利用正电子发射断层显像(PET)的EORTC标准。采用影像学方法进行疗效评价多属于近期疗效评价,主要适用于有可观察病灶的新辅助治疗患者、复发或转移后解救治疗者及手术患者。

1. WHO标准及RECIST标准　WHO标准在近20年应用最为广泛,然而,这一标准在应用中产生了一些问题,与临床试验及治疗疗效存在偏差。不同研究机构对WHO标准的应用亦有不同,比如对可测量病灶和可评价病灶变化的测量方法的差异,对最小病变大小和数目的记录与否,恶化的标准不统一,未涉及CT和MRI的应用等。基于以上原因,几个研究机构在回顾性研究后于2000年发布了新的标准即RECIST标准。该标准是基于WHO标准制定的,采用简单的单径测量法代替既往的双径测量法,即以最长直径的长度代替面积来代表肿瘤的大小，确定了肿瘤病变需要测定的数量和最小尺寸，并可以重复多次测定，减少了测量误差，评价疗效确切，更适用于临床。这个标准已在国际肿瘤界得到广泛采用。我国学者于2004年通过比较以上两个标准后认为，我国患者RECIST标准与WHO标准具有较好的一致性，且具有直接、易重复性和易操作性等优点，建议国内肿瘤界尽快转向以RECIST对肿瘤进行测量和评价的体系。以下是2009年修订的RECIST标准1.1版的主要内容及WHO的远期疗效评价标准。

（1）肿瘤病灶的测量：肿瘤病灶分为可测量病灶和不可测量病灶两种。可测量病灶（至少有一个可测量病灶）：用常规技术，病灶直径长度≥20mm或螺旋CT≥10mm的可以精确测量的病灶。不可测量病灶：所有其他病变（包括小病灶即常规技术长径<20mm或螺旋CT<10mm）包括骨病灶、脑膜病变、腹水、胸水、心包积液、炎症乳腺癌、皮肤或肺的癌性淋巴管炎、影像学不能确诊和随诊的腹部肿块和囊性病灶。

（2）肿瘤病灶基线的评价：要确立基线的全部肿瘤负荷，对此在其后的测量中进行比较，可测量的目标病灶至少有一个，如是有限的孤立的病灶需组织病理学证实。①可测量的目标病灶：应包括所有累及的器官，每个脏器最多5个目标病灶，全部目标病灶总数不超过10个，最后以所有目标病灶最长径的总和作为肿瘤疗效评价的基线。并在基线时测量并记录。目标病灶应根据病灶长径大小和可准确重复测量性来选择。②非目标病灶：目标病灶以外的所有其他病灶应作为非目标病灶，包括所有不可测量病灶和未被选为目标病灶的其他可测量病灶。对于非目标病灶也应予记录，但不需测量，在进行肿瘤治疗疗效评价时应记录其是否存在或消失。

（3）缓解的标准：

1）目标病灶的评价：

完全缓解（CR）：所有目标病灶消失，无新病灶出现，肿瘤标志物下降至正常，并维持4周。

部分缓解（PR）：所有（一个或多个）基线目标病灶最长径总和缩小≥30%，并维持4周。

疾病稳定（SD）：所有基线目标病灶最长径总和缩小但未达PR，或有增大但未达PD。

疾病进展（PD）：较已记录到的最小目标病灶最长径总和增大≥20%，或出现一个或多个新病灶。

2）非目标病灶的评价：

CR：所有非目标病灶消失和肿瘤标志物水平恢复正常。

SD：一个或多个非目标病灶和（或）肿瘤标志物高于正常并持续存在。

PD：出现一个或多个新病灶和（或）存在非目标病灶进展。

（4）总的疗效评价

1）最佳缓解评估：最佳缓解评估是指治疗开始后最小的测量记录直到疾病进展/复发；虽然没有PD证据，但因全身情况恶化而停止治疗者应为“症状恶化”并在停止治疗后详细记录肿瘤客观进展情况。要明确早期进展、早期死亡及不能评价的病人。在某些情况下，很难辨别残存肿瘤病灶和正常组织，评价CR时，在4周后确认前，应使用细针穿刺或活检检查残存病灶。

2）肿瘤重新评价的频率：肿瘤重新评价的频率决定于治疗方案，每2周期（6～8周）的重新评价是合理的，在特殊的情况下应适度调整。完成治疗计划后，是否需要重复评价则依据研究的终点是缓解率还是出现事件的时间(TTE,如疾病进展或死亡)。

3) 缓解期:缓解期是从首次评价为 CR 或 PR 时直到首次经测量评价为疾病复发或进展的时间。

4) 稳定期:稳定期是从治疗开始到评价为疾病进展的时间。稳定期与临床的相关性因不同的肿瘤类型、不同的分化程度而变化。缓解期、稳定期以及无疾病进展生存期受基线评价后随诊频率的影响。

5) 无疾病进展生存期或疾病进展时间 PFS/TTP:在一些情况下(如非细胞毒药物的研究),PFS/TTP 可作为研究的终点,尤其是非细胞毒作用机制的生物药物的初步评估。

(5) 远期疗效评价标准:对肿瘤治疗效果的评价除了评价其近期效果外,还需评价其远期疗效。而且远期疗效的评价更为重要。但远期疗效的评价往往需要更长的时间。WHO 标准对其有比较明确的定义,常用的远期疗效评价指标有:

1) 中位生存时间(median survival time,MST):又称为半数生存期。即当累积生存率为 0.5 时所对应的生存时间,表示有且只有 50% 的个体可以活过这个时间。

2) 总体生存期(overall survival,OS):指从随机化分组至患者死亡或末次随诊之日为止的时间间隔,一般以月或年计算。这是Ⅲ期临床研究最重要的研究终点,也是受研究者主观偏倚影响最小的指标。

3) 生存率:是指恶性肿瘤患者经过治疗之后,患者存活的百分比。生存率通常作为判断某项综合疗法治疗恶性肿瘤效果的重要指标,同时也是经过治疗后判断患者预后的指标。1 年生存率即某一恶性肿瘤治疗的 1 年生存率=经治疗 1 年后仍存活的某一恶性肿瘤病例数/同一时期中治疗的某一恶性肿瘤的病例总数×100%。常用指标还有 3 年生存率及 5 年生存率。

4) 无病生存期(disease-free survival,DFS):是指 CR 后直至复发的时间。

2. 针对胃癌原发灶的影像学疗效评价标准 胃是空腔脏器,早期胃癌的大体分型除隆起型外,还有平坦型和溃疡型,而进展期胃癌的分型更为复杂,加之胃的蠕动及不同膨胀度下胃壁厚度变化等因素,使得通过影像学方法对胃癌原发灶进行测量存在困难。WHO 标准及 RECIST 标准由于仅测量肿瘤大小,对胃癌原发灶的测量存在一定局限性。结合 RECIST 标准,日本学者把胃癌原发灶分为可测量病变(a 病变)、测量困难但可评价的病变(b 病变)和弥漫性病变(c 病变)。判定 PR 的标准是:①病变在胃 X 线摄片上 2 个方向的缩小>50% 或 1 个方向的缩小>30%;②病变在胃肠 X 线和纤维胃镜显示病变明显缩小变平,大体相当达到 50% 以上;③病变是在 X 线造影上表现病变部位的面积缩小达 50% 以上。这个标准使胃癌原发灶的疗效评价变得切实可行。

3. EORTC 疗效评价标准 此标准主要针对功能性显像的 PET/CT。EORTC 总结大量的研究后,制定了通过 SUV 改变评价疗效标准:1 个或多个病灶的 SUV 增加超过 25% 或出现新的对 FDG 摄取的病灶定为进展;SUV 增加不超过 25% 或减少不超过 15% 定为无变化;经 1 个周期化疗 SUV 减少 15%~25% 或经多个周期化疗后减少 25% 以上定为部分缓解;肿瘤对 FDG 的摄取与周围正常组织相同者定为完全缓解。

二、临床评估方法

目前,对胃癌进行疗效评价的主要方法为影像学方法。胃癌的影像学方法主要包括:

CT、超声胃镜(endoscopic ultrasonography,EUS)、MRI、PET-CT、SPECT/CT 等,主要适用于有可观察病灶的胃癌新辅助化疗,复发或转移性胃癌化疗疗效的评价,也可用于判断和监测胃癌的复发和转移。肿瘤标志物检测是胃癌疗效监测的另一种常用方法,主要通过血清中肿瘤标志物数值的变化来监测复发或转移,但需要结合影像学证据或病理学证据。以上方法各有一些问题及局限性,适用范围各有不同,有机地综合应用各种方法,实现优势互补,才可更好地实现疗效评估的准确性和经济性。

(一) CT

CT 是目前最常用和最可靠的方法,和 MRI 一起被认为是最能客观再现病变的方法。多层螺旋 CT(MSCT)及多维重建(MPR)等技术的应用,使 CT 获得多角度多层面的立体图像,分辨力和准确性均提升,拓宽了 CT 在胃癌等空腔脏器方面应用的范围。CT 既可以用于胃癌原发灶或复发病灶的疗效评价,也可用于肝、肺、淋巴结等转移灶的评价。对于胸、腹、和盆腔,CT 用 10mm 或更薄的层面扫描,螺旋 CT 用 5mm 层面连续扫描。

CT 诊断胃癌原发灶或复发病灶主要依据胃壁增厚和(或)病灶异常强化来判断,病灶强化程度可间接反映肿瘤血管生成情况。CT 对胃癌分期的准确率可达 80% 以上。术前 T、N 分期准确率分别达到 69%~85% 和 68%~89% 。通过 CT 增强扫描可以判断深部淋巴结转移情况及对周围血管的侵犯程度。CT 对于阳性淋巴结的判断主要根据短径大于 8~10mm、近圆形、中心坏死和显著不规则强化来辨别,但是这个判断标准目前尚存争议。原因是较小的淋巴结可能已发生转移,增大的淋巴结也并非完全为转移性,故存在一定误差。饮水或应用解痉剂松弛胃壁后行 CT 检查可增加 CT 评价的准确性。目前,临床上采用 CT 评价胃癌新辅助化疗疗效评价指标多是比较化疗前、后胃癌 T、N、M 分期的变化。

由于胃癌是空腔脏器,故基于二维测量的 WHO 标准与基于一维测量的 RECIST 标准的疗效评价与预后相关性均有一定偏差,并受到 CT 扫描层厚的限制而对较小病灶的评价更困难。因此,日本胃癌协会于 2001 年提出胃癌放化疗疗效评价标准,综合了 WHO 标准和 RECIST 标准,通过 CT、钡餐透视和胃镜对不同大体形态的胃癌区别对待,其中对于弥漫浸润型胃癌则比较化疗前、后相同条件下胃腔容积的大小。研究发现姑息性化疗 4 周后用该法进行评估的结果和生存时间的相关度较好。但由于该法实施繁琐目前尚未广泛应用。

对于有肝、肺转移的患者,CT 尤其是增强 CT 均能达到清晰的显示,且适合用 WHO 标准或 RECIST 标准进行疗效评价。碘化油 CT 能准确地呈现胃癌介入治疗的病灶内部结构改变,在判断胃癌患者介入后病灶有无和治疗的变化上已成为公认的标准。

CT 检查存在一定的缺点,如存在辐射损伤,不适合短期内反复检查,软组织对比较差,难以发现肿瘤化疗后早期组织学变化。

(二) 超声胃镜(endoscopic ultrasonography,EUS)

EUS 是胃镜与超声结合而成的一种全新的影像设备,是胃癌术前分期的重要检测手段,在疗效评估方面主要侧重于新辅助化疗及复发癌的化疗。

EUS 能辨别胃壁各层,在胃癌浸润深度判断上较 CT 有优势,对 T 分期判断准确度为 69%~92% 。EUS 是最直观判断 T 分期的检查手段,对早期胃癌的鉴别有重要意义,可评估早期胃癌胃镜下的可切除性。评价胃癌化疗疗效时,多是比较化疗前后胃癌 T、N 分期或瘤体厚度的变化。EUS 提示肿瘤降期或瘤体变薄和预后改善相关。与 CT 一样,化疗可能会降低EUS对胃癌分期和瘤体厚度判断准确性,建议在化疗结束至少2周后再行EUS,且避免单独应用EUS来评价胃癌化疗疗效。EUS也可用于残胃复发癌分期诊断,准确性良好。

与常规胃镜相比,EUS的优点在于:准确判断胃癌的浸润深度和浸润范围;对淋巴结转移具有较高的检出率;有利于诊断 Borrmann Ⅳ型浸润型胃癌;早期发现胃癌及复发病灶,对选择手术切除或其他治疗方法均具有较强的指导意义。缺点是受操作者主观因素影响较大。

(三) MRI

MRI作为常用检查手段,是CT的重要补充手段。MRI对于软组织的分辨力高,具有多平面、多参数成像能力,且无需造影剂即可区分淋巴结与血管,在胃癌分期和疗效评价中具有很多潜在的优势。MRI能清楚地显示癌肿在胃腔内外、壁内生长,周围器官的侵犯和远处转移情况,尤其是胃癌的异常信号特征,可为临床提供丰富的影像信息,可与CT形成互补。MRI对T分期的准确度为71.4%~88.0%,由于缺乏对阳性淋巴结判断的统一标准,MRI对N分期的准确度较低,对M分期准确度约为85.7%。MRI对分期的优势在于判断浆膜浸润和远处转移。由于扫描时间过长而致胃蠕动及呼吸所带来的图像伪影对MRI分期的准确性会有一定影响,目前已采用一些技术进行改进,如屏气法快速影像技术、抗蠕动剂的使用和相阵线圈。

MRI在胃癌化疗疗效评价的报道较少,除了在诊断胃癌的准确性可与CT媲美外,其在探查淋巴结、腹膜、肝转移上有优势,并能获取定量的数据,由于技术的不断发展,优势逐渐凸显,在胃癌的疗效评价方面应用逐渐增多。

磁共振扩散加权成像(diffusion-weighted imaging,DWI)是近年来提出的并迅速发展的磁共振成像技术之一。由于其可以观察水分子的扩散,已经被普遍地用于恶性肿瘤生物学特性的评价当中。DW-MRI可对胃癌化疗早期进行疗效评价。目前已确立胃癌的DW-MRI成像规范。初步研究表明,DW-MRI可在早期约1周时测出胃癌及其转移灶对化疗的反应,并可利用表征系数ADC值区分有效和无效病例。

MRI的优点是无电离辐射,无需造影剂即可分辨血管和淋巴结,故对碘造影剂过敏或肾功能差而不适合行增强CT检查的患者,可考虑行MRI检查。MRI也存在不足之处,其空间分辨率不及CT,带有心脏起搏器的患者或有某些金属异物的部位不能作MRI的检查,另外价格比较昂贵、扫描时间相对较长。

(四) 正电子发射断层成像(positron emission tomography,PET)

PET/CT是以功能改变为基础的显像方法。PET作为功能影像检查手段的突出代表,较传统影像检查具有许多明显优势,能够无创、动态、定量地从细胞分子水平反应肿瘤的增殖情况,具有更高的分辨率、准确性及全面性。尤其适用于肿瘤早期治疗评价,对肿瘤复发及转移的鉴别能力较传统影像方法明显增强。

目前PET/CT多以^{18}F-脱氧葡萄糖(^{18}F-fluorodeoxyglucose,^{18}F-FDG)为示踪剂,用半定量指标标准摄取值(standard uptake value,SUV)来衡量病灶^{18}F-FDG的摄取量。一般来说,肿瘤恶性程度越高,SUV越高。PET/CT一般以SUV>2.5~4.0甚至更高定为恶性病变的参考标准。PET/CT执行的疗效相关标准尚未统一,目前暂根据EORTC制定的SUV值改变评价疗效标准。

临床上 PET 通过比较化疗或靶向治疗前、后 SUV 下降程度来评价胃癌治疗的疗效，与治疗后病理变化和预后相关度较好。PET/CT 可进行早期疗效评价，弥补了其他影像学在这方面的缺点。肿瘤经过 1～2 个周期的化疗后，治疗有效者的 SUV 明显下降甚至消失，远早于在传统影像学检查中出现肿瘤体积的缩小，从而可以尽早明确对治疗无效的病例，重新选择有效的治疗方案。Wieder 等对 20 例胃食管交接处腺癌患者在首次化疗后 14 天，及治疗后 4 周分别行 PET 和 CT 检查，发现首次化疗后 14 天的 ^{18}F-FDG 显像与完全治疗后肿瘤的减小有显著相关性，早期 ^{18}F-FDG 代谢活动改变可预测随后的肿瘤大小改变，与肿瘤形态改变相比，肿瘤 ^{18}F-FDG 代谢改变可认为是评估化疗疗效更敏感的参数。因靶向治疗多作用缓和，肿瘤细胞自身代谢改变多早于形态学改变，更适宜用 PET 进行疗效评价。

PET/CT 对肿瘤复发可作出准确的诊断，对复发灶与术后变化、纤维瘢痕能够准确鉴别，并可以鉴别肿大淋巴结的良恶性。PET/CT 对于转移灶的诊断也具有突出优势，一次检查即可判断全身的信息。全身 PET/CT 检查是目前判断肿瘤远处转移的最有效的方法，PET 对肝转移的探测以及所测的病灶数目准确性明显高于 CT 等传统方法。目前，对临床高度怀疑胃癌复发、转移的患者，CT 检查阴性时均应考虑行 PET/CT 全身显像，以早期明确诊断及治疗。

PET/CT 显像也存在一些局限性，一些因素可能导致假阳性或假阴性。此外，PET-CT 对设备要求较高，检查费用昂贵，在我国暂不能广泛使用。

（五）单光子发射计算机断层成像（single-photon emission computed tomography，SPECT）

SPECT/CT 是近年来出现的新型核医学影像设备。其原理与 PET 相似，也是通过检测肿瘤细胞对 ^{18}F-FDG 的摄取情况来反应肿瘤的增殖情况，能探测到 PET 显像发现的大多数病变。SPECT/CT 的计数率和空间分辨率、图像质量方面虽低于 PET 仪，但设备价格不及 PET 的三分之一成本，易于普及。由于 SPECT/CT 的出现较晚，目前研究仍处于 SPECT/CT 在肿瘤诊断方面，在疗效评价方面的研究尚少。由于其可进行常规影像方法欠缺的功能性显像，具有较高的性价比，可进行化疗早期疗效评价，其可行性值得期待。

（六）胃镜和腹腔镜

胃镜和腹腔镜检查可同时获得影像和病理学证据。作为肿瘤疗效评价的客观方法，至今尚未广泛应用，仅在有争议的病灶或有明确验证目的高水平的研究中心中应用。这种方法取得的活检标本可证实病理组织上的 CR。

（七）超声

当研究的终点是客观评价肿瘤疗效时，超声不能用于测量肿瘤病灶，仅可用于测量表浅可扪及的淋巴结、皮下结节，亦可用于确认临床查体后浅表病灶的完全消失。由于存在操作及主观误差，且受到腹部气体干扰，不适于重复测量，故目前多不建议以超声进行疗效评价。

（八）肿瘤标志物

目前常用的肿瘤标志物有 CEA，CA199，CA724，CA50，CA242 等，但特异性不高，不能单独应用进行判断,仅作为胃癌疗效评价的辅助指标。治疗前肿瘤标志物若高于正常水平,在临床评价 CR 时,所有的标志物需恢复正常。治疗过程中肿瘤标志物水平若呈下降趋势多提示治疗有效,若升高则需进一步严密监测,必要时行影像学检查。判断疾病进展的要求是肿瘤标志物的增加必须伴有可见病灶进展,多结合影像学证据进行判断。

以上是目前胃癌的主要疗效评价方法,临床治疗及研究中需综合利用各种评价方法,实现胃癌疗效评价的准确性和全面性,及时指导临床用药,从而提高胃癌患者的疗效进而改善生存。有条件者或单用某种方法无法判定疗效的患者,可行联合评价。随着治疗及检查技术的不断发展,胃癌疗效评价方法和标准将不断完善,为胃癌患者的生存带来更大的益处。

三、生存质量的评价

生存质量是指在不同文化和价值体系中的个体对自己的身体状态、心理功能、社会能力以及个人综合状况的一种主观体验。国外学者建议将生存质量的结果用于指导医生作出临床选择。随着生存质量在医学领域的广泛应用,将生存质量的评价纳入恶性肿瘤疗效评价的范畴已为多数人所接受。生存质量的评价,不但要有患者的行为状态指标(如 Kamofsky、ECOG)和日常生活能力(ADL),更须全面评价患者的生存质量(QOL)。在肿瘤疗效评价中引入 QOL 等概念,弥补了实体瘤疗效评价标准仅以影像学资料作为评价疗效的唯一标准,以局部的疗效来判定疾病治疗效果的不足。生存质量量表目前已经形成了一些较为成熟的量表,如 WHO QOL 量表等,但目前尚没有一个令人满意的癌症病人的生存质量量表,特别是各个单病种的生存质量量表仍需不断补充完善。

临床常用的生活质量评分方法有 KPS 评分及 ZPS 评分,具体如下:

(一) 卡式评分(Karnofsky 评分,KPS 评分)

体力状况	评分
正常,无症状和体征	100
能进行正常活动,有轻微症状和体征	90
勉强可进行正常活动,有一些症状或体征	80
生活可自理,但不能维持正常生活工作	70
生活能大部分自理,但偶尔需要别人帮助	60
常需人照料	50
生活不能自理,需要特别照顾和帮助	40
生活严重不能自理	30
病重,需要住院和积极的支持治疗	20
重危,临近死亡	10
死亡	0

(二) 体力状况(Performance Status)分析标准

Zubrod-ECOG-WHO(ZPS,5 分法)

体力状况	级

正常活动	0
症状轻微,生活自在,能从事轻体力活动	1
能耐受肿瘤的症状,生活自理,但白天卧床时间不超过50%	2
肿瘤症状严重,白天卧床时间超过50%,但还能起床站立,部分生活自理	3
病重卧床不起	4

治疗前常规进行行为能力评分,Karnofsky 评分一般要求不小于70,PS 评分一般要求不大于2才考虑化疗或放疗。

四、临床受益反应(clinical benefit response,CBR)

(一) CBR 评价指标

1. Karnofsky 体力状况(Karnofsky performance status,KPS)**评分** 分别由两位专家单独进行 Karnofsky 体力状况评分评定为 CBR 主要指标,每周1次,分为阳性改善、阴性改善和稳定三级。若体力状况异常(体力状况评分50~70分),患者治疗后较基线改善20分,并维持4周定为阳性改善。

2. 疼痛 包括疼痛程度和止痛药使用量,为 CBR 主要指标。患者通过视觉类比量标(visual analog scale,VAS)进行疼痛主观自我评价以及麻醉止痛药使用量,每天1次,把治疗前稳定期疼痛定为基线分为阳性改善、阴性改善和稳定三级。若疼痛改善和麻醉药使用减少较基线改善≥50%,并维持≥4周定为阳性改善。

3. 体重 体重构成 CBR 的次要指标。排除水肿或体腔积液后,若患者体重较基线增加≥7%,并维持≥4周定为阳性改善,其他结果定为非阳性改善。

(二) CBR 评价标准

疼痛、体力状况或体重指标中至少有1项阳性改善,且维持≥4周,而无指标为阴性改善时才定为 CBR 整体改善(overall clinical benefit response);两项主要指标均为“稳定”只有补评的体重指标为阳性改善时才定为 CBR 整体改善。3项指标中只要有1项为阴性改善定为 CBR 阴性改善。

(三) CBR 评价

CBR 评价最初主要用于胰腺癌,目前已广泛用于包括胃癌在内的多种恶性肿瘤的疗效评价。特别对于一些 CT 等影像学往往难以精确分辨和客观测量肿瘤大小,而且症状缓解和体力状况改善的疗效预示价值明显优于客观肿瘤消退,CBR 已取代肿瘤大小成为主要的肿瘤疗效评价指标。CBR 属于近期疗效指标,临床应用时要与临床获益率(clinical benefit rate,CBR=CR+PR+SD)相区别。

五、毒副反应评价

完整的肿瘤疗效评价应根据抗肿瘤效果和毒副反应综合判定,即抗肿瘤药物毒副反应的评价与抗肿瘤效果具有同等重要性。常见毒副反应评价标准有 WHO 抗癌药物毒性反应标准,于1979年建立,为目前应用最广泛的毒性评价标准,此外还有美国国家癌症研究所常规毒性判定标准。抗肿瘤药物的毒副反应不仅影响疗效,在一定程度上可反映肿瘤疗效。

六、经济(成本)/效果

传统的WHO实体瘤疗效评价体系由于过分追求"无瘤生存",容易导致临床对肿瘤过分治疗而造成医源性机体损害,以极大的经济代价换来肿瘤的暂时缩小,生活质量低下,即使肿瘤治好病人也因机体功能严重失调而无法恢复正常的生活,导致医疗资源浪费。由于肿瘤多学科治疗的提倡和应用,近年来,成本效果的社会经济学观念开始受到关注,发展中国家更应重视效价比。

综上分析,传统的肿瘤疗效评价体系存在着一定局限性。随着医学模式从生物医学模式向生物-心理-社会的新医学模式转变,肿瘤的疗效评价标准正在向简单易行、评价准确的方向改进,同时也开始从注重瘤体的大小这一硬指标转向更加注重生存质量等软指标,也即开始从注重"瘤体"因素转向更加关注"人"的因素,尤其是对于中晚期肿瘤患者,其效果评价重点转向了生存质量等软指标方面,而不是过分追求生命的简单延长。根据瘤体大小、临床症状、生存期以及生存质量等方面的内容进行全面、综合评价疗效已经取得广泛的共识。这种新的综合的肿瘤疗效评价体系应该而必须通过评价生存期、生存质量等各要素,再根据各个要素的权重来进行综合的疗效评价,唯有如此才能真正客观、准确而全面地评价肿瘤疗效。

(哈敏文)

参考文献

1. Ninomiya Y, Yanagisawa A, Kato Y, et al. Histological indications of a favorable prognosis with far advanced gastric carcinomas after preoperative chemotherapy. J Cancer Res Clin Oncol, 1999, 125(12): 699-706.
2. Becker K, Mueller JD, Schulmacher C, et al. Histomorphology and grading of regression in gastric carcinoma treated with neoadjuvant chemotherapy. Cancer, 2003, 98(7): 1521-1530.
3. Weber WA, Ott K, Becker K, et al. Prediction of response to preoperative chemotherapy in adenocarcinomas of the esophagogastric junction by metabolic imaging. J Clin Oncol, 2001, 19(12): 3058-3065.
4. Ott K, Weber WA, Lordick F, et al. Metabolic imaging predicts response, survival, and recurrence in adenocarcinomas of the esophagogastric junction. J Clin Oncol, 2006, 24(29): 4692-4698.
5. Lordick F, Ott K, Krause BJ, et al. PET to assess early metabolic response and to guide treatment of adenocarcinoma of the oesophagogastric junction: the MUNICON phase trial. Lancet Oncol, 2007, 8(9): 754-755.
6. Therasse P, Arbuck SG, Eisenhauer EA, et al. New guidelines to evaluate the response to treatment in solid tumors. J Natl Cancer Inst, 2000, 92(3): 205-216.
7. Young H, Baum R, Cremerius U, et al. Measurement of clinical and subclinical tumour response using 18F-fluorode oxyglucose and positron emission tomography: review and 1999 EORTC recommendations. European Organization for Research and Treatment of Cancer(EORTC) PET Study Group. Eur J Cancer, 1999, 35(13): 1773-1782.
8. 杨学宁,吴一龙. 实体瘤治疗疗效评价标准. 循证医学, 2004, 4(2): 85-90.
9. Eisenhauera EA, Therasseb P, Bogaertsc J, et al. New response evaluation criteria in solid tumours: Revised RECIST guideline (version 1.1). Eur J Cancer, 2009, 45: 228-247.
10. 宫田佳典. 新的疗效判定标准 RECIST 指南:消化道癌. 日本医学介绍, 2001, 22(11): 486-488.
11. Young H, Baum R, Cremerius U, et al. Measurement of clinical and subclinical tumour response using 18F-fluorode oxyglucose

and positron emission tomography: review and 1999 EORTC recommendations. European Organization for Research and Treatment of Cancer(EORTC) PET Study Group. Eur J Cancer, 1999, 35(13): 1773-1782.

12. Kim HS, Han HY, Choi JA, et al. Preoperative evaluation of gastric cancer: value of spiral CT during gastric arteriography(CT-GA). Abdom Imaging, 2001, 26(2): 123-130.
13. 黄娟,潘彦辰,周翔平等. 16 排螺旋 CT 胃癌诊断和 CT TNM 分期的价值. 中国普外基础与临床杂志, 2007, 14(6): 717-721.
14. 姚学清,林锋,张忠林,等. 64 排 CT 三维血管重建术前对胃癌血管侵犯的评估. 中华胃肠外科杂志, 2008, 11(5): 440-443.
15. 张欢,潘自来,宋琦等. 多层螺旋 CT 对胃癌术前 TNM 分期的诊断价值. 上海交通大学学报:医学版, 2006, 26(3): 282-287.
16. Japanese Gastric Cancer Association. Japanese classification of gastric carcinoma-2nd English edition: response assessment of chemotherapy and radiotherapy for gastric carcinoma: clinical criteria. Gastric Cancer, 2001; 4(1): 128.
17. 杨伟国,严超,朱正纲,等. 胃镜超声检查对胃癌浸润深度淋巴结状况和可切除性术前评估的价值. 中国误诊学杂志, 2004, 4(1): 4-6.
18. Park SR, Lee JS, Kim CG, et al. Endoscopic ultrasound and computed tomography in restaging and predicting prognosis after neoadjuvant chemotherapy in patients with locally advanced gastric cancer. Cancer, 2008, 112(11): 2368-2376.
19. Motohara T, Semelka RC. MRI in staging of gastric cancer. Abdom Imaging, 2002, 27(4): 376-383
20. 张晓鹏,唐磊,孙应实等. 相控阵线圈联合并行采集技术在胃癌扩散加权成像的应用探讨. 中国医学影像技术, 2007, 23(4): 547-552.
21. Thoeny HC, De Keyzer F, Chen F, et al. Diffusion-weighted MR imaging in monitoring the effect of a vascular targeting agent on rhabdomyosarcoma in rats. Radiology, 2005, 234: 756-764.
22. Dzik-Jurasz A, Domenig C, George M, et al. Diffusion MRI for prediction of response of rectal cancer to chemoradiation. Lancet, 2002, 360: 307-308
23. Cui Y, Zhang XP, Sun YS, et al. Apparent Diffusion Coefficient: Potential Imaging Biomarker for Prediction and Early Detection of Response to Chemotherapy in Hepatic Metastases. Radiology, 2008, 248(3): 894-900. 1
24. Suttie SA, Welch AE, Park KG.. Positron emission tomography for monitoring response to neoadjuvant therapy in patients with oesophageal and gastroesophageal junction carcinoma. Eur J Surg Oncol, 200935(10): 1019-1029.
25. Wieder HA, Beer AJ, Lordick F, et al. Comparison of changes in tumor metabolic activity and tumor size during chemotherapy of adenocarcinomas of the esophagogastric Junction. J Nuel Me imaging, 2005, 46(12): 2029-2034.
26. Di Fabio F, Pinto C, Rojas Limpe FL, et al. The predictive value of 18F-FDG PET early evaluation in patients with metastatic gastric adenocarcinoma treated with chemotherapy plus cetuximab. Gastric Cancer, 2007, 10(4): 221-227.
27. Sakamoto J, Morita S, Yumiba T, et al. A phase Ⅱ clinical trial to evaluate the effect of paclitaxel in patients with ascites caused by advanced or recurrent gastric carcinoma: a new concept of clinical benefit response for nonmeasurable type of gastric cancer. Jpn J Clin Oncol, 2003, 33(5): 238-240.
28. 贾林,袁世珍. 胰腺癌化疗新指标-临床受益疗效及其应用. 医学综述, 2002, 8(5): 304-305.

第二节 胃癌药物治疗敏感性预测

药物治疗是肿瘤的主要治疗手段之一,临床上不同类型的肿瘤对抗癌药物的敏感性存在很大差异,甚至同一类型肿瘤的不同个体之间疗效也会不同,其原因在于遗传背景的差异以及肿瘤细胞具有异质性、多态性、分化不均的特征。胃癌是胃肠道常见的恶性肿瘤,目前的总体治疗效果不佳,多数患者单纯依靠手术的局部治疗很难治愈,需要结合其他全身治疗方法。因此抗癌药物治疗成为提高这类患者生存期的重要手段。

随着医学研究的不断进步,胃癌的药物治疗已不再局限于基于临床经验及个人经验的传统化疗。对经典方案低度敏感或耐药的患者来说,传统经验治疗非但不能取得疗效,还会为患者带来不必要的毒副作用,失去治疗的最佳时机。因此,个体化原则逐渐成为药物治疗的重要指导原则。个体化的药物治疗对胃癌患者具有重要的意义,可以延长胃癌患者的生存期,减轻药物的毒副作用,减少盲目性和耐药发生的可能性。

目前,实现个体化药物治疗的方法主要有以下三个方面:①肿瘤药物敏感实验(简称药敏试验)指导临床用药:测定不同个体的肿瘤对各种化疗药物的敏感性,排除无效或低度敏感的药物。②针对肿瘤细胞特异性分子标记物给予特异的治疗,即"基因治疗"和"分子靶向"治疗。③通过常规化疗药物的疗效预测分子指导临床用药。

一、胃癌药物敏感性实验

早在 1953 年,Black 和 Speer 即进行了肿瘤药敏试验,经过半个多世纪的发展,随着分子生物学及细胞生物学技术的进步,国内外学者进行了不断的尝试与创新,力求寻找相对简便、准确、快速、与临床相关性高的化疗药物敏感性检测方法。至今,已相继创建了一系列体内、体外预测肿瘤化疗药物敏感性的方法。目前,已发展为体内和体外两大系列 10 余种药敏试验,并不断进行改善,为胃癌患者的个体化治疗提供了客观的参考依据。

(一) 体外药敏检测法

原代肿瘤细胞培养方法是体外药敏试验的重要方法。此类药敏检测方法是通过手术或活检直接从患者体内获取新鲜的肿瘤组织,以胶原酶、胰酶或机械法将肿瘤组织分离出单细胞悬液,以单细胞悬液加测试药物进行首次培养,以观察克隆形成、存活细胞数、三磷酸腺苷(ATP)荧光值、放射性掺入变化测定等不同检测终点,评价肿瘤细胞对测试药物的敏感性。此类方法对药物敏感性的测定易受多种因素的影响,如肿瘤细胞培养条件、分离过程对肿瘤细胞膜的损伤、肿瘤细胞"失巢凋亡"、测试药物的浓度选择等。在不断的创新研究中,研究者们不再局限于以单细胞培养法进行药敏试验,并试图以微组织块培养或人工模拟人体内微环境,在一定程度上保留了肿瘤细胞在体内的增殖特征,提高了药敏试验的准确性。

目前,肿瘤细胞体外药敏检测的方法有十余种,适用于胃癌的方法主要有人肿瘤干细胞集落形成试验、四甲基偶氮唑盐比色法、ATP 生物发光法、放射性标记代谢物前体掺入法、琥珀酸脱氢酶抑制试验、区别染色细胞毒试验等。此外,还有区别于单细胞培养的组织块培养-终点染色-计算机图像分析法,模拟人体体内微环境的胶滴肿瘤药敏检测法。

1. 人肿瘤干细胞集落形成试验(human tumor clonogenic assay,HTCA)　HTCA 又称双层软琼脂法,是由 Hamburger 和 Salmon 首先设计使用的,基本原理是测定肿瘤细胞中的干细胞在药物作用下形成集落能力的变化。肿瘤细胞群中存在极少部分的干细胞,具有持续自我更新的能力,与肿瘤的复发转移密切相关,是化疗最有意义的靶点,HTCA 特点是利用肿瘤细胞悬液,置于双层琼脂中培养,通过选择性加入测试药物培养后,计数细胞繁殖形成的集落数目,以此评估肿瘤细胞对该药的敏感性。其底层为滋养层,含 0.5% 琼脂,上层为含 0.3% 琼脂的半固态培养基。肿瘤细胞会在接种后 2 ~ 3 周形成一定数量的集落。药敏结果以集落抑制率表示,抑制率≥50% 为敏感,抑制率<50% 为耐药。

(1) 本方法的优点:①敏感性高,可直接评价细胞增殖死亡;②多数实体瘤及部分造血系统肿瘤能够生长。培养成功率可达 50%~70%,临床符合率较高,阳性预测值可达 61%~

69%，故本法在体外药敏试验中评价较高，在评价新的预测法时，常以本法作为对照。

(2) 本方法的缺点：①技术要求高，不易剔除非肿瘤干细胞。②所需细胞量大；③集落形成率较低，只有 0.001%～0.1%，难以反映群体细胞；④在易污染的胃癌标本中培养成功率很低；⑤实验周期较长，一般需 2～3 周；⑥集落计数耗时费力，工作量大。以上几点限制了本法药物种类及多种浓度的测定。

2. 四甲基偶氮唑盐比色法(MTT colorimetric assay)　MTT 即 3-(4,5)-二甲基-2-噻唑-(2,5)-二苯基溴化四氮唑蓝，是一种四氮唑化合物。1983 年，Mosmann 报道了应用该方法研究细胞生长和生存活性，此后该方法得到了迅速发展，广泛用于细胞增殖活性及细胞因子活性测定等。1986 年，Cole 将 MTT 法首次用于人类肿瘤细胞的体外药敏检测，其基本原理是增殖细胞内的线粒体呼吸链上的琥珀酸脱氢酶，可将淡黄色的 MTT 还原为蓝紫色的甲臜晶体，甲臜的产量与活细胞数成正比。以二甲基亚砜溶解晶体后，570nm 波长测量液体的光密度 A 值，从而定量反映细胞数和活性的变化。

具体方法：取无菌手术标本或活检标本，研碎，过 100 目钢网，制成肿瘤单细胞悬液，层加于双层淋巴细胞分离液上，3000rpm/15min 离心，吸出上层界面上的细胞，用 Hanks 液洗 2 次，调整细胞浓度为 5×10^5～1×10^6/mlz，将细胞加入 96 孔板中，37℃，5% CO_2，孵箱培养过夜后，分别加入不同浓度的抗癌药继续培养 8 小时，在结束培养前 4 小时，每孔分别加入 5mg/ml 的 MTT 20μL。反应结束后，离心弃去上清，加入二甲基丙砜 DMSO150μL/孔，在微量板式振荡器上振荡至甲臜完全溶解，以 570nm 为测定波长，630nm 为参比波长，测定其液体的光密度 A 值，以 570nm～630nm 的光密度 A 值为每孔的最终计算 A 值。药敏结果以(对照组 OD 值-实验组 OD 值)/对照组 OD 值所得的抑制率表示。细胞抑制率>50% 为敏感，30%～50% 为中度敏感，<30% 为耐药。Yamaue 等以 MTT 法预测胃肠道肿瘤的体外化疗药物敏感性，试验结果与临床疗效有较好的相关性。国内有研究用改进的 MTT 法测定 98 例胃癌组织的化疗药物敏感性，与临床实践证明的对胃癌有效的单药基本一致，药敏试验组的 3 年生存率及Ⅱ、Ⅲ期胃癌患者的 5 年生存率分别为 62.5%、52.8%，明显高于按经验给药组，提示 MTT 指导临床化疗可提高胃癌患者的远期存活率。

MTT 比色法的优点包括：①操作简单迅速：应用 96 孔培养板可使操作半自动化，可在较短时间内进行大量标本的分析，对于筛选大量抗肿瘤药物具有重要意义；②经济：所需细胞数及用药量很少，较 Disc 法节省大量人力；③适用于所有肿瘤类型。该法于 1991 年被美国国家癌症研究所(NCI)纳入抗癌药物筛选程序，目前在临床上应用广泛，是国内外临床应用最多的方法。

但是，MTT 比色法也存在一定的缺点，如：①易受酶活性、pH、细胞离子浓度等影响；②无法区分肿瘤细胞和正常细胞，如胃癌细胞悬液中的基质细胞或纤维母细胞等，均可影响实验结果；③MTT 形成的甲臜颗粒可在数小时内褪色，且受到二甲基亚砜质量的影响。

3. 三磷酸腺苷生物发光法(adenosine triphosphate based tumour chemosensitivity assay, ATP-TCA)　ATP-TCA 的出现和发展基于荧光素酶系统发光分析技术的奠定和发展。1983 年，Moyer 等提出内源性 ATP 的数量可以反映细胞的活性度。1988 年，Savin 等将 ATP 生物荧光技术率先应用于肿瘤体外药物敏感性检测。内源性 ATP 是活细胞的基本能量单位，当细胞死亡后，胞内的 ATP 被迅速水解，而活细胞中 ATP 含量恒定。所以测定胞内 ATP 含量可反映出细胞活性和存活细胞数量。具体方法：有氧条件下，荧光酶和荧光素结合后催化 ATP 转变成一磷酸腺苷(AMP)，释放出波长为 562nm 的荧光，荧光的强度可反映活细胞的数量,测定所产生的荧光强度,与标准曲线比较即可推测活细胞的数量。肿瘤细胞经体外给药培养后,计算出化疗药物不同浓度对细胞的抑制率,参照相应判断指标,从而反映抗癌药物对肿瘤细胞的杀伤作用。该法以细胞内源性 ATP 作为细胞活性度测定终点,药物作用时间长达 3～5 天,可反映化疗药物对不同细胞周期的作用。

该法的优点:①重复性好,成功率可达 90%～96%,敏感性高;②定量检测,细胞需要量少,最低可检测 50～250 个细胞,尤其适用于复发癌和癌灶体积小者;③对细胞增殖无依赖关系,同时适用于 G_0 期细胞的药敏分析;④能体现药物对整个细胞群的杀伤作用;⑤试验周期较短,简便。缺点是测定仪器昂贵,无法排除非癌细胞干扰等。

4. 放射性标记代谢物前体掺入法　该法是由 Matterm 在 1976 年建立的,基本原理是利用大多数抗癌药可降低细胞的增殖活性,使 DNA 合成期细胞减少,胸腺嘧啶摄取减少,故核酸前体掺入肿瘤细胞可作为瘤细胞增殖的衡量指标。通过测定一定时间内放射性标记的代谢物前体掺入的多少,可以判断药物对细胞增殖活性的抑制作用。常用的核酸前体是氚标记的胸腺嘧啶(^{3}H-TdR)和尿嘧啶(^{3}H-UdR)。

具体方法:取新鲜胃癌活检或手术标本,无菌制备成单细胞悬液,调整细胞浓度为(1～5)$\times10^5$/ml,加入 24 孔培养板,0.2ml/孔细胞悬液,37℃、5% CO_2 饱和湿度下适应培养 30 分钟后加入不同种类及浓度的抗癌药,药物浓度选择培养体系的终浓度与血浆峰浓度相近似。继续培养 2～3 小时后加^{3}H-TdR 1uCi/孔,1 小时后终止培养,收集细胞用闪烁计数仪计测。药敏结果以掺入抑制率表示,掺入抑制率≥50% 为敏感,<50% 视为耐药。本方法具有简便、试验周期短、准确性和成功率较高等优点,可适用于绝大多数恶性肿瘤。由于本法最快可在 1 天内出结果,因此在容易污染的胃癌组织中成功率较高。但该法无法测出药物对 G_0 期细胞的杀灭作用,而且胸腺嘧啶池的大小也可影响结果。另外,应用放射性同位素在一定程度上限制了它的应用。

5. 琥珀酸脱氢酶抑制试验(succinate dehydrogenase inhibition test,SDI)　Dallner 等于 1960 年首次应用琥珀酸脱氢酶活性指标作为判断肿瘤细胞活性的指标。当时酶活性测定使用氯化三苯四氮唑(TTC)作显色剂,灵敏度不高,后来日本学者将显色剂改用四甲基偶氮唑盐(MTT),将灵敏度提高了 10 倍。琥珀酸脱氢酶(succinate dehydrogenase,SD)是细胞内三羧酸循环中合成 ATP 的重要酶类之一,当 MTT 接受琥珀酸脱下的氢离子后,即还原为紫红色的甲臜,甲臜的生成量与活细胞数成正比,加入三氯醋酸溶剂停止反应并溶出甲臜,用分光光度计测定光密度值,溶液颜色的深浅即可反映活细胞数的多少。癌细胞受化疗药物抑制后则 SD 活性降低,紫红色较浅。

具体方法:取肿瘤标本,无菌制备成肿瘤细胞悬液,取适当浓度细胞悬液加入 96 孔板,加入不同系列浓度的抗癌药,5% CO_2 孵箱中 37℃培养 72 小时。培养完成取上述细胞悬液用磷酸盐缓冲液洗,离心后弃上清,取细胞沉淀加含 0.1mol/L 琥珀酸钠的 MTT 显色液,37℃水浴 3 小时,离心,沉淀中紫红色甲臜晶体以 0.5% 三氯醋酸抽提,然后测定 565nm 波长下的光密度值。残渣加 0.3mol/L 的氢氧化钾,37℃溶解 12 小时,加入 6mol/L 盐酸中和,用蛋白测定试剂盒测定蛋白含量,酶活性据毫克蛋白量的光密度值求出。以 SD 活性值<50% 为肿瘤细胞药敏实验阳性。

本方法的优点是简便、操作快速、取材少、敏感性高、重复性较好。日本研究者曾报道,本法的可分析率为 90.1%,准确率为 58.8%。SDI 法作为肿瘤细胞活性的试验方法,除用于肿瘤药敏实验外,也可用于肿瘤治疗中常用的温热疗法和放射疗法的敏感性评价。研究表明，各类肿瘤细胞对温热疗法的敏感性存在较大差异，其中胃癌及大肠癌的敏感性明显高于食管癌。

6. 区别染色细胞毒试验（differential staining cytotoxity assay, Disc） Disc 法是 Weisenthal 于 1983 年从染料排斥试验改进而来的，其原理为大多数肿瘤细胞在体外有拒染料作用，细胞死亡后细胞膜对染料通透性增加，易于着色，通过计数着色率来评价肿瘤细胞对化疗药物的敏感性。该法培养成功率为 66%～90%。

该法与 HTCA 法原理的不同之处在于其测定的是肿瘤细胞悬液与化疗药物接触数天后，药物处理组所有活细胞数与对照组相比的比率。基本方法是：不同系列浓度药物与肿瘤细胞共同培养 4 天，以草绿-苯胺黑初染，同时加入一定数目的鸭红细胞作为内标，以矫正因细胞增殖和早期溶解而产生的活力误差，然后以瑞氏染液复染。被草绿-苯胺黑染色的活细胞会在瑞氏染色时着色，而死细胞则不会着色，以此在形态学上区分肿瘤细胞和非肿瘤细胞。结果以药物处理组存活瘤细胞数/鸭红细胞数之比值表示。此法以整体细胞群杀灭这一概念为基础，同时可检测分裂期细胞和 G_0 期细胞，从而维持了肿瘤细胞群体的异质性。

本法与 HTCA 法相比，所需时间缩短一半以上，试验成功率高，所需细胞数少，便于检测不同浓度的多种药物。但该法的缺点是细胞计数任务较重，易受主观因素的影响，染色时间要求严格，稍长则活细胞也染色，敏感性较差。

7. 胶滴肿瘤药敏检测法（collagen gel droplet embedded culture drug sensitivity test, CD-DST） 1979 年，Yang 等报道了胶原凝胶包埋培养法，证实该法可达到类似于体内的细胞生长环境。1997 年 Kobayashi 报道了 CD-DST 检测技术，此后报道了针对 183 例包括胃癌在内的不同肿瘤的标本用 CD-DST 技术进行药敏实验，标本总体预测精确度为 84.1%。我国学者也在体外成功建立了该技术，标本整体评价率为 82%，临床相关性较高。

基本原理：通过特定的酶消化肿瘤细胞外基质，获得单细胞成分，再将细胞包埋于人工的细胞外基质（Ⅰ型胶原凝胶）中，构成与体内相似的微环境进行三维立体培养，加入化疗药物共同培养，利用图像分析系统计算肿瘤细胞体积的变化，进而评价肿瘤对化疗药物的敏感性。

技术流程包括五部分：①制备肿瘤单细胞悬液，并接种在Ⅰ型胶原包被瓶内培养 24 小时；②胶原凝胶滴内培养，消化上述细胞得细胞悬液并计数，将活细胞加入胶原凝胶混合液，冰浴条件下接种到六孔板，使其形成胶滴后加入培养基过夜培养；③抗癌药物的处理，将待测药物添加到六孔板中，作用 24 小时；④无血清培养，洗去药物后继续无血清培养 7 天；⑤图像分析和评估，以中性红染色，甲醛固定，扫描图像，结果输入计算机。利用图像软件分析体外药物抗肿瘤的敏感性。

判断方法：利用图像分析装置，依据肿瘤细胞和成纤维细胞的增殖形态和中性红染色程度的差异计算出肿瘤细胞克隆的体积值，进而计算出抗肿瘤药物处理组（T）和非处理组（C）之间的相对增殖率之比（即 T/C 值）。T/C 值在 50% 以下的被认为肿瘤对该试验药是敏感的。

该法具有较多优点：①利用细胞外基质Ⅰ型胶原凝胶形成的微量立体培养，成功率高；②需要的标本量少，约 3×10^3 个细胞/孔；③可用临床等效剂量评价抗癌药疗效，临床相关性高；④通过图像分析装置，能排除混入的纤维母细胞的干扰，准确度高；⑤结果测定快速（3 秒/滴）；⑥可针对多种类型的肿瘤，亦可针对恶性胸、腹腔积液，转移性淋巴结活检组织进行药物敏感性检测。本方法的建立在不同程度上解决了前述几种方法的问题，目前发展很快，在日本每年有5000例以上的肿瘤标本采用此方法进行临床检测。

8. 组织块培养-终点染色-计算机图像分析法（tissue culture-endpoint staining-computer image analysis，TECIA法） 此法由我国学者梁永钜等在微组织块培养法的基础上进行改良而建立。目前已用此法检测包括胃癌在内的实体瘤数百例，取得良好的效果，其检测结果总符合率达85.7%。

基本原理为：采用体外肿瘤组织块培养，通过分析给药前后肿瘤组织面积和肿瘤细胞活性的变化，获得多种单药或联合用药以及不同药物浓度下的肿瘤生长抑制率。具体操作流程如下：取肿瘤无菌手术标本，切成0.5～1.0mm^3小组织块，放置于专用多孔培养板上，每孔4～6块，培养孔加入1ml无菌培养液。置于5% CO_2、37℃温箱中培养24小时后，用药敏试验专用图像分析仪摄取肿瘤组织块的透射照明图像，测定每孔瘤块初始面积，每孔加入10μl药物，加药后培养4天后，加MTT 50μl/孔，培养3小时，再用图像分析仪摄取肿瘤组织块漫射光照明图像，测定瘤块被甲臜蓝染的面积和显色程度（blue area，BA），按下式计算细胞生存率（survival fraction，SF），以简化概率单位法计算半数抑制浓度（IC_{50}）。以0.9%氯化钠溶液阴性对照孔的$BA_{对照}/A_{对照}$值小于0.5定为试验失败。

本法采用组织块培养，能保留肿瘤组织在体内的主要结构及某些功能，模拟体内实体瘤内细胞的生长环境，是最接近在体状态的体外药敏试验。因避免了失巢凋亡，临床肿瘤标本试验成功率从单层细胞培养试验的约30%提高到90.6%。国内已有研究用此法检测胃癌等实体瘤数百例，均取得良好的效果，其检测结果总符合率达85.7%，胃肠道肿瘤评价率91.4%。主要失败原因是细菌污染，因此操作过程应严格无菌操作。本法测定初始面积和终点面积时存在一定的主观因素，因此应专人操作，尽可能地减少误差。

本法是目前较为理想的肿瘤药敏方法，具有显著的优点：①可模拟体内微环境，准确性高；②稳定性和重复性良好，试验成功率高；③可评价率高，结果直观可靠；④实验耗时短（5天）；⑤可区分敏感和耐药细胞。测定的IC_{50}较单层细胞培养的常规MTT的结果为高，表明组织块内肿瘤细胞比单层培养细胞对药物有更强的耐药性，与其他用三维培养的药敏试验结果相符。

以上是胃癌体外药敏检测的主要方法，每种方法的基本原理不同，观察的终点不同，并各有其优缺点。体外药敏试验具有操作简便、设备要求相对简单，试验周期短等共同优点。但同时存在一些缺点制约其应用，如准确度及成功率相对较低，指导临床选择化疗药物与临床结果符合率低。这是因为原代细胞分离成单细胞后，失去与整合素、间质细胞和细胞外基质的接触可导致肿瘤细胞“失巢凋亡”，不仅使药敏试验成功率低，同时会影响对药物的反应。大多数细胞加或不加药物均发生失巢凋亡，这可能是长期以来我国临床医生未能广泛接受药敏指导化疗的主要原因。此外，多数体外药敏检测方法不能模拟体内微环境，不能对经肝酶代谢后产生抗癌作用的药物如环磷酰胺（CTX）等进行试验，必须用其有效成分才能进行体外药敏检测，这也在一定程度上限制了其应用。

总之，体外药敏检测方法推动了肿瘤细胞药敏测定指导临床治疗的进程，增进了人们对肿瘤的认识，并在胃癌及其他肿瘤的个体化治疗发挥了重要作用，但目前对药物敏感性预测的准确性尚不能满足需要，仍有待于改进或开发其他类型的药敏方法。

（二）体内药敏检测法

体外药敏检测法存在一些目前难以解决的问题，因此对药敏预测的准确性不能令人满意,如该法采用的多是单细胞悬液,不能体现胃癌作为实体瘤的三维立体结构对药物的整体反应,测定的结果与临床存在差异。即使是 TECIA 法虽保证了立体结构,但未经体内代谢作用,不能体现药物在体内的药代动力学。因此,建立体内药敏检测法具有非常重要的意义。常用的体内药敏检测法有裸鼠皮下移植法和小鼠肾包膜下移植法。本法保证了肿瘤的三维立体结构,并能体现药物在体内的代谢,更接近与人体的生理情况,适用于需在体内代谢或激活才能发挥作用的药物,如 CTX、甲氨蝶呤(MTX)等。同时还可测试联合化疗方案的疗效。

1. 裸鼠皮下移植药敏测定法(the nude mice model) 自 1969 年首例人类结肠癌移植到裸鼠皮下获得成功以来,研究者们相继建立了人体各种实体瘤裸鼠皮下移植模型。其理论基础是裸鼠具有先天性免疫缺陷,移植的人体肿瘤能在其体内良好生长,保持原发瘤的形态和免疫学特征,并保持抗癌药物的敏感性,因此,预测药物敏感准确性和抗药准确性均较高,是目前国际公认最好的肿瘤实验动物模型,最符合肿瘤真实环境和药物代谢动力学的半定量检测法。其检测的准确率、敏感性和特异性以及与临床效应间的相关性均高于其他所有肿瘤药物敏感性检测方法,被美国国家癌症研究所确定为化疗药物的关键检测方法。

原代裸鼠模型不宜用于药敏试验。因肿瘤潜伏期自数天至 2 月以上不等。原代瘤经三次传代后生长稳定,瘤体倍增期 1 至 2 周,方可用于药敏试验。裸鼠皮下接种时用肿瘤细胞悬液或微组织块均可,其中以瘤块形式接种为佳,但大小需控制在 $1mm^3$ 左右。

Sakamoto 等对 19 例患者采用裸鼠模型进行化疗药物敏感度检验,阳性预测值 83%,阴性预测值 100%,准确率 95%。Furukawa 于 1993 年用癌组织块成功建立了裸鼠人胃癌、结肠癌原位移植瘤模型,并通过给予化疗药物发现,联合化疗不仅可抑制肿瘤生长,还明显降低了转移发生率。故裸鼠人癌移植模型还可用于联合用药方案的筛选。

使用裸鼠药敏检测的缺点是:①价格昂贵,体质脆弱,饲养条件要求高;②皮下移植瘤生长慢,约 1 ~ 2 个月,实验周期长。故多不用于临床常规药敏实验,常用于新药测试。

2. 肾包膜下移植药敏测定法(subrenal capsule assay, SRCA 法) SRCA 法是由 Bogden 等在 1981 年建立的一种体内药敏检测方法,具有快速、准确、操作简单、可评价率高的特点,国外已将该法广泛应用于新药筛选和临床化疗药敏检测,其药敏结果被直接用于 Ⅰ 期临床。目前的模型主要有人癌裸鼠 SRCA,人癌正常免疫力小鼠 SRCA,CTX 大剂量抑制小鼠 SRCA 等。

基本原理:用正常小鼠或裸鼠作为抗癌药物敏感测定模型更接近人体生物过程,移植瘤块保持了瘤细胞间的空间关系,渗透屏障及细胞膜完整性等非均一性肿瘤的重要生物学特征。利用肾包膜下丰富血管床,移植瘤块浸浴于包膜下组织液中,营养物质及药物可渗透组织达瘤块中央,6 天内移植瘤即可有明显阳性生长。在发生免疫排斥前(6 天)处死小鼠。并且小鼠肾包膜菲薄透明,利用体视显微镜可测量出该部位移植瘤的体积变化。

具体步骤:将约 1 ~ $2mm^3$ 的新鲜人癌组织块移植于小鼠肾包膜下,计算移植瘤块初体积;然后对小鼠通过腹腔内注射或尾静脉注射给予待测化疗药物。移植后 6 天处死小鼠,肾包膜下测量移植瘤末体积,以肿瘤末初体积之差确定及比较各种化疗药物的敏感性。手术显微镜下测量瘤块最大直径(L)和最小直径(w),算出平均直径和理论瘤重(1/2Lw),并计算肿瘤抑制率。本法与体外实验相比,具有显著的优点:①移植瘤能保持瘤块内细胞之间的空间关系、渗透屏障、细胞膜的完整性,能较完整地保持原有的生物学特征;②移植瘤在活体内生长,可客观地反映出体内移植瘤对化疗药物的敏感程度;③保留了体内的激活系统及解毒机制,药物在人体内代谢激活的过程,尤其适用于CTX、MTX等药物;④移植瘤的生长率及对药物的敏感性具有个体化和高度的可重复性;⑤检测时间短、操作简单;⑥对肿瘤类型,取材部位的选择性不强,适应范围较广。Nakumura等证实肺癌瘤块裸鼠肾包膜下法抗肿瘤药物筛选有效率在86%以上。还有报道应用SRCA法进行抗肿瘤药物筛选的阳性符合率为84.62%,阴性符合率为91.67%,且认为可用来源广泛、价格低的昆明小鼠代替价格昂贵的纯系小鼠。

目前SRCA法主要面临移植宿主的选择问题。本法要求宿主对异种移植瘤具有良好的组织相容性,可使移植瘤在移植后良好生长。裸鼠是SRCA的理想移植宿主,因免疫缺陷而具有良好的组织相容性,但价格昂贵,饲养条件要求高。因此有学者试图以正常免疫力小鼠进行SRCA,但移植瘤细胞存活率有差异,与体积增长不平行。原因是正常小鼠对移植瘤存在免疫排斥,可产生浸润细胞干扰测定结果准确性。因此,出现了大量有关克服正常小鼠免疫力的研究,如给予免疫抑制剂CTX,在SRCA术前24小时一次大剂量给药,建立另一种类型的免疫抑制小鼠模型。试验结果显示该法能有效抑制和推迟普通小鼠的免疫排斥反应,6~8天内各项指标类同于裸鼠,且操作简单,价格等同于普通小鼠。此类方法还可给予环孢菌素A或X线照射加强的松预处理,但该法存在一定的缺点,即不能排除免疫抑制剂所带来的附加药物效应,影响试验结果准确性。总之,SRCA法是一种相对可靠、准确、易行的体内肿瘤药敏试验方法,弥补了许多体外药敏试验的缺点,有较好的可靠性和实用性。但受到动物模型选择的限制,仍有待于进一步改进和发展。

(三) 药敏实验的影响因素

胃癌药敏实验能否准确地指导临床进行个体化治疗,取决于药敏试验的成功及准确性,因此常受到以下因素的影响。

1. 用药史　部分患者在术前或胃镜活检前若有用药史,则可能使癌灶肿瘤细胞活性受到影响,胃癌细胞内线粒体氧活性下降,从而使药物试验结果准确性下降。解决方法是建议患者进行药敏检测前2周内避免应用可能影响肿瘤细胞活性的药物。

2. 取材部位　胃癌取材多在肿瘤与正常组织交界处,因为此处瘤细胞的生长活性较好。若偏向正常组织或瘤组织,均会造成细胞比例偏移,或掺杂坏死缺血组织,不能反映胃癌实际的细胞比例及对药物的反应,从而影响药敏结果。

3. 取材有无污染　大多数胃癌药敏试验的失败都是因为细菌污染。胃肠道肿瘤可能为有菌标本,极少量污染即可影响药敏检测结果。目前许多研究在胃癌细胞的培养基中加入双抗(青霉素、硫酸链霉素)以防止污染,但是高浓度抗菌素也会对胃癌细胞活性产生一定的影响。严格无菌操作,靠近浆膜面取材,取材过程中留置离断钳防止内容物溢出,均可以有效防止胃癌细胞受到污染。

4. 送检时间及方式　术后或活检获得的胃癌组织标本需尽快送检,时间过长则肿瘤细胞活性下降,影响药敏成功率。一般要求送检时间在手术后4小时之内,2小时内更佳。送检时将标本置于Hanks液或等渗生理盐水中。

5. 肿瘤类型和分化程度　肿瘤大体类型与药敏试验的成败有关,胃癌分为隆起型、溃疡型和浸润型3种,隆起型相对成功率高,而溃疡型容易失败。胃癌组织的分化程度一定程度上决定了其对化疗药物的敏感程度,低分化、未分化及印戒细胞癌化疗敏感性较高,故试验成功率高。

6. 体外药物作用时间 对于体外药敏检测法,药物作用时间也是重要的决定因素。目前,体外药物作用时间仍存在一定的争议,多数学者倾向于持续作用。原因是持续作用对细胞周期特异性和非特异性药物均适用,而短期作用仅适用于周期非特异性药物,且更能模拟药物在体内作用的过程。

二、胃癌靶向治疗药物敏感性预测

近年来,随着对恶性肿瘤病因学的深入研究,治疗理念的不断更新,针对分子治疗靶点及基因治疗靶点的研究不断出现,靶向治疗和基因治疗已成为肿瘤治疗方法中重要的组成之一。通过相应的治疗靶点即可预测肿瘤对基因或靶向治疗的敏感性,提高治疗的有效率。这些治疗方法一般副作用较小,作用比较缓和,常与化疗或放疗联合。因价格较为昂贵,目前在发展中国家的普遍应用受到一定限制。

(一) p53 基因

p53 基因是胃癌中最常突变的抑癌基因。p53 基因突变在各期胃癌均非常普遍,但较多发生在晚期胃癌及转移。正常功能的野生型 p53 通过诱导细胞周期捕获、细胞凋亡和 DNA 修复,从而提高肿瘤细胞对放疗、热疗和化疗药物的敏感性。p53 基因的变异将失去这种功能,这是肿瘤细胞产生耐药性的重要原因。因此,导入野生型 p53 基因修复细胞内突变的异常 p53 基因可增加化疗敏感性。重组人 p53 腺病毒制品(recombinant adenovirus p53,rAd-p53)是利用腺病毒为载体,将 p53 基因导入癌细胞中,诱导癌细胞的凋亡,促进癌细胞的溶解死亡。Ohashi 等报道了腺病毒介导野生型 p53 基因体外转染人胃癌细胞,可有效抑制胃癌细胞的生长。国内学者也证实了腺病毒介导 p53 基因人胃癌细胞放射与热疗的增敏作用。rAd-p53 可增加肿瘤细胞对治疗的敏感性,起到增效减毒的临床疗效。胃癌患者可检测 p53 基因突变或胃癌组织的 p53 蛋白表达情况,对 p53 突变或 p53 蛋白过表达的患者可考虑进行单独 p53 的替代治疗或联合化疗。

(二) 表皮生长因子受体-2(Her-2,C-erbB-2)

Her-2 为表皮生长因子受体家族成员之一,与胃癌的侵袭、转移、化疗耐药有明显的相关性。胃癌 Her-2 过表达的阳性率约为 15%~45%,亚洲和欧洲人群中类似,并随肿瘤部位不同而存在差异,胃食管交界处肿瘤 Her-2 阳性率高于胃癌,肠型胃癌 Her-2 阳性率高于弥漫型/混合型胃癌。曲妥珠单抗是针对 Her-2 受体的重组 DNA 衍生的人源化单克隆抗体,已广泛用于治疗 Her-2 过度表达的乳腺癌,近年在胃癌的治疗上也卓有成效。2009 年 ToGA 研究报道,化疗联合曲妥珠单抗能延长晚期胃癌生存时间,且使中位生存期达到 1 年以上,这对胃癌靶向治疗具有里程碑式的重要意义。因此,胃癌患者在确诊时建议接受 Her-2 检测,Her-2 阳性的晚期胃癌患者可以接受含曲妥珠单抗的治疗。

三、胃癌常规化疗药物敏感性预测

随着肿瘤治疗理念的不断更新,个体化治疗越来越显现出其重要性和必要性。选择适合的预测化疗药物的敏感性的方法需要考虑多种因素，首先是能否与临床实际相符合，其次，还需考虑费用、操作难易程度、需要的时间等因素。利用患者的病理组织或体液等易获得的标本，通过规范化的检验手段以尽快获得某些常规药物敏感性相关的指标，即通过检测常规化疗药物的疗效预测分子来指导临床个体化治疗，则大大提高个体化治疗的效率，扩大了其应用范围。此类技术的原理是以与药物作用的相关联的基因、酶为靶目标，检测其生物活性来推测对化疗药物的敏感性。应用的技术有免疫组化、RT-PCR 等，检测标本可选择手术或活检标本、患者血液和恶性胸腹腔积液等。

对胃癌有效的常规化疗药物包括以下几类：①铂类：顺铂、卡铂、草酸铂等；②抗代谢类：主要有氟尿嘧啶及其衍生药物卡培他滨、替吉奥（S-1）等；③抗肿瘤植物类：紫杉醇、多西紫杉醇、依托泊苷及伊立替康等；④抗肿瘤抗生素类：蒽环类、丝裂霉素等。以上药物单药应用有一定的疗效，有目的的联合给药则可显示出更好的疗效。若能在化疗前通过检测胃癌标本的相关指标，预测以上胃癌常规化疗药物的有效性，将大大增加化疗方案的有效率，同时减少了不必要的药物副作用。

（一）铂类药物疗效预测分子

1. DNA 损伤修复相关基因

（1）切除修复交叉互补基因（ERCC1）：是铂类药物核苷酸损伤修复（NER）途径的关键基因，此基因 mRNA 高表达，可作为铂类耐药的预测指标。ERCC1 低水平表达的患者接受铂类化疗的生存率明显高于未接受铂类化疗者，也高于 ERCC1 高水平表达的患者。

（2）X 线交错互补修复基因 1（XRCC1）：DNA 修复基因中的重要成员，主要参与 DNA 损伤的碱基切除修复途径。该基因第 10 号外显子上 399 位密码子的单核苷酸多态性可以导致 DNA 损伤修复能力的改变，影响个体对铂类药物的敏感性。国外报道，携带 XRCC1-399 Arg/Arg 或 Arg/Gln 基因型胃癌患者接受铂类化疗后的平均总生存时间较其他基因型明显延长，有可能作为预测铂类药物对胃癌化疗效果的指标。国内的研究也得出相似的结论。

（3）BRCA1 基因：一种主要与 DNA 双链损伤修复相关的抑癌基因，是家族性乳腺癌及卵巢癌患者的易感基因，研究发现此基因失活的肿瘤对顺铂相对敏感，对阿霉素、紫杉醇类药物相对耐药。目前在胃癌方面的研究相对较少。我国学者对胃癌合并胸腹腔积液患者给予铂类化疗后发现，BRCA1 基因表达水平与顺铂抗药性呈正相关，而表达水平低者对铂类敏感性较好。

（4）hMHL1 及 hMSH2 基因：两种主要的配对修复（MMR）相关基因，这两种基因表达缺失的胃癌对顺铂相对耐药。

（5）PMS2 基因：是一种 MMR 相关基因，其作用依赖于 p53。对于野生型 p53 肿瘤，PMS2 起协同诱导凋亡的作用，如果失活，对顺铂（DDP）、依托泊苷（VP-16）、5-FU 相对耐药，对紫杉醇无影响；对于 p53 失活型肿瘤，PMS2 起协同修复的作用，如果失活，对顺铂、阿霉素、VP-16、吉西他滨、紫杉醇相对敏感，对 5-FU 无影响。

（6）着色性干皮病 G 组（XPG）：研究发现，观察接受奥沙利铂（L-OHP）2 周期化疗的胃癌患者，XPG 基因野生型病人对 L-OHP 的敏感性优于 XPG 基因突变型病人，表明 XPG 基因多态性与 L-OHP 疗效之间存在相关性，可作为胃癌 L-OHP 化疗的疗效预测指标。XPD-751 多态性、GSTP1-105 多态性以及 ERCC1-118 多态性也是 L-OHP 的疗效预测分子。

2. 凋亡相关基因

(1) p53 基因:最常见的抑癌基因,也是胃癌组织中最常发生异常的肿瘤抑制基因,Kim 等对原发胃癌及其转移的细胞系比较研究时发现,原发胃癌者突变率为 25%,而发生转移者突变率达 83%。p53 基因突变或 p53 蛋白高表达肿瘤对铂类相对耐药,目前 p53 阳性是铂类耐药的最稳定的预测因子。

(2) bcl-2 是一种凋亡抑制基因,有研究发现 bcl-2 阳性胃癌对铂类相对耐药。细胞内转染 bcl-2 反义核酸,使 bcl-2 蛋白表达下调,可使细胞对顺铂、5-FU 的敏感性增强。

(二) 抗代谢药疗效预测分子

1. 药物代谢运输相关基因 二氢吡啶脱氢酶(DPD)是细胞内灭活 5-FU 的代谢酶,DPD 高表达的胃癌患者对 5-FU 相对耐药。

2. 药物作用靶点基因 脱氧胸苷酸合成酶(TS)是 5-FU 类药物的作用靶点,研究显示 TS 低表达胃癌对 5-FU 相对敏感。TS 的过表达与高活性和 5-Fu 类药物治疗效果差及肿瘤治疗预后差相关,而 TS 高表达肿瘤细胞对拓扑异构酶 1 抑制剂伊立替康(CPT-11)相对敏感,建议根据 TS 表达情况选择 5-FU 类或 CPT-11。2R、3C 和 6-等位基因是与 TS 低表达相关的,更易获得理想的 5-Fu 类药物的抗肿瘤疗效。

3. 微卫星不稳定(MSI) MSI 阴性患者受益于 5-FU 化疗,提示 MSI 阳性肿瘤可能对 5-FU 相对不敏感,建议对 MSI 阳性肿瘤可选择 CPT-11 治疗。

4. Ras 基因 Ras 基因和 p53 基因正常者受益于 5-FU 辅助化疗,Ras 基因或 p53 基因突变者不宜采用 5-FU 化疗。

(三) 植物药疗效预测分子

1. 微管蛋白相关基因 微管蛋白是细胞骨架的重要组分,也是紫杉醇的作用位点。①β 微管蛋白Ⅲ是微管蛋白的亚型之一。研究发现,β 微管蛋白Ⅲ基因突变的胃癌患者可能对紫杉醇相对耐药,而 β 微管蛋白Ⅲ低表达者对紫杉醇敏感性较高;②Tau 基因是一种微管相关基因,有稳定微管和参与微管组装的作用。对 Tau 基因阴性表达的胃癌患者,应用紫杉醇化疗的敏感性较高。

2. 凋亡相关基因 ①p53 基因:p53 突变使肿瘤细胞微管相关蛋白 4(MAP4)表达升高,对紫杉醇相对敏感。②BAX 基因:促凋亡基因 BAX 高表达的胃癌对紫杉醇相对敏感。③Survivin 基因:对于 Survivin 蛋白高表达的胃癌,铂类联合紫杉醇化疗疗效不佳,宜选用铂类联合非紫杉类药物。

3. 药物运输代谢相关基因 MDR1 该基因编码 P-gp 耐药蛋白,MDR1 高表达的肿瘤对紫杉醇相对耐药。

4. c-erbB-2 基因 c-erbB-2 蛋白高表达的胃癌对蒽环类、紫杉醇的敏感性较高。

5. 黑色素瘤相关抗原 MAGE-A 胃癌组织中 MAGE-A 的阳性表达是紫杉醇耐药的预测因子。

(四) 抗肿瘤抗生素疗效预测分子

1. MDR 基因 MDR 基因是蒽环类药物最稳定的疗效预测分子,多个研究显示 MDR 基因高表达肿瘤对阿霉素耐药。

2. 拓扑异构酶-2 基因 蒽环类药物的作用靶分子包括拓扑异构酶-2,研究发现拓扑异构酶-2 高表达肿瘤对含蒽环类药物方案更敏感。

3. c-erbB-2 基因 c-erbB-2 蛋白阳性肿瘤对蒽环类易产生耐药,但通过提高剂量强度可克服这种耐药。c-erbB-2 阳性肿瘤对多西紫杉醇比 ADM 更敏感,而 c-erbB-2 阴性肿瘤两者疗效相当。

(五)拓扑异构酶抑制剂疗效预测分子

1. 拓扑异构酶 拓扑异构酶是此类药物的作用靶点,拓扑异构酶基因表达增加是肿瘤耐药机制之一,拓扑异构酶 2 高表达肿瘤对蒽环类药物相对敏感;拓扑异构酶 1 高活性肿瘤对 CPT-11 相对敏感。

2. 凋亡相关基因 p53 基因突变肿瘤对 CPT-11 相对耐药。

3. 尿苷二磷酸葡糖苷酸转移酶(UGT1A1)基因 该基因启动子多态性可以预测 CPT-11 的化疗不良反应严重程度。

(哈敏文 李 萍)

参 考 文 献

1. 辛华雯,贾菊风. 胃癌体外化疗药物敏感性及临床疗效研究. 中国临床药理学与治疗学. 2002,(2):147-149
2. 周载平,胡泽民,季明芳等. 三磷酸腺苷生物荧光法检测肿瘤药敏的价值. 肿瘤防治杂志,2003,10(7):689-691
3. Kobayashi H,Tanisaka K,Doi O,et al. An invitro chemosensitivity test for human tumors using collagen gel droplet embedded cultures. Int Oncol,1997,1(1):449-455
4. Kobayashi H. Development of a new in vitro chemosensitivity test using collagen gel droplet embedded culture and image analysis for clinical usefulness. Recent Results Cancer Res,2003,161:48-61
5. Kobayashi H. Collagen gel droplet culture method to examine in vitro chemosensitivity. Methods in Molecular Medicine,2005,110:59-67
6. 梁智,田海梅,李艳芬等. 胶滴肿瘤药敏检测技术(CD-DST)的建立及初步临床应用研究. 癌症进展杂志,2006,4(6):545-549
7. Tewari K,Manetta A. In vitro chemosensitivity testing and mechanisms of drug resistance. Curr Oncol Rep,1999,1(1):77-84
8. Liang YJ,Feng GK,Pan QC,et al. Detection of the chemosensitivity of ovarian cancer to chemotherapeutic drugs used either alone or in combination in vitro. Chin J Cancer,1999,18:17-19
9. Liang YJ,Zhou XX,Pan QC,et al. In vitro drug sensitivity of hepatoma to several chemotherapeutic agents. Tumor,2001,21:17-19
10. 雷光焰,张曦,雷洁,等. TECIA 法体外药敏实验对实体瘤化疗个体化方案选择的意义. 现代肿瘤医学,2007,15(2):172-174
11. Furukawa T,FuX,Kubota T,et al. Nude mouse metastatic models of human stomach cancer constructed using orthotopic implantation of histologically intact tissue. Cancer Res,1993,53:1204-1208
12. 唐超明. 肿瘤化疗药物敏感性测定与肾包膜下移植法. 国外医学肿瘤学分册,2000,27(6):349-352
13. Tamura G,Sato K,Akiyama S,et al. Molecular characterization of undifferentiated type gastric carcinoma. Lab Invest,2001,81(4):593-598
14. Ohnishi T,Takahashi A,Mori E,et al. p53 Targeting can enhance cancer therapy via radiation,heat and anticancer agents. Anticancer Agents Med Chem,2008,8(5):564-570
15. Ohashi M,Kanai F,Ueno H,et al. Adenovirus mediated p53 tumour suppressor gene therapy for human gastric cancer cells in vitro and in vivo. Gut,1999,44(7):366-371
16. 张珊文,肖绍文,吕有勇等. 腺病毒介导 p53 基因对人胃癌细胞热增敏的作用. 中华物理医学与康复杂志,2002,24

(8):489-491

17. Lordick F, Leon-Chong J, Kang Y, et al. Her-2 status of advanced gastric cancer is similar in Eu rope and Asia. Ann Oncol, 2007, 18(Supp l7):253(abstract)
18. Efficacy results from the ToGA trial: A phase III study of trastuzumab added to standard chemotherapy(CT) in first-line human epidermal growth factor receptor 2(HER-2)-positive advanced gastric cancer(GC. J Clin Oncol, 2009, 27(18):(suppl; abstr LBA4509)
19. Olaussen KA, Dunant A, Fouret P, et al. DNA repair by ERCC1 in non-small-cell lung cancer and cisplatin-based adjuvant chemotherapy. N Engl J Med, 2006, 355(10):983-991
20. Lee SG, Kim B, Choi J, et al. Genetic polymirphisms of XRCC1 and risk of gastric cancer. Cancer Lett, 2002, 187:53-60
21. 魏嘉，张微，邹征云等. 胃癌铂类化疗预后与 XRCC1 多态性关系. 中国公共卫生，2007，23(7):839-840
22. 王立峰，殷海涛，钱晓萍等. 恶性胸腔和腹腔积液中 ERCC1 和 BRCA1 mRNA 的表达水平与顺铂敏感性的关系. 肿瘤，2010，30(3):226-231
23. Stoehlmacher J, Park DJ, Zhang W, et al. A multivariate analysis of genomic polymorphisms: prediction of clinicaloutcome to 5-FU/oxaliplatin combination chemotherapy in refractory colorectal cancer. Br J Cancer, 2004, 9(2):344-354
24. Milano G, McLeod HL. Can dihydropyrimidine dehydrogenase impact 5-fluorouracil-based treatment. Eur J Cancer, 2000, 36:37
25. Napieralski R, Ott K, Kremer M, et al. Combined GADD45A and Thymidine Phosphorylase Expression Levels Predict Response and Survival of Neoadjuvant-Treated Gastric Cancer Patients. Clin Cancer Res, 2005, 11:3025-3031
26. Ichikawa W, Takahashi T, Suto K, et al. Thymidylate synthase predictive power is overcome by irinotecan combination therapy with S-1 for gastric cancer. Br J Cancer, 2004, 91:1245-1250
27. Urano N, Fujiwara Y, Hasegawa S, et al. Absence of beta-tubulin gene mutation in gastric carcinoma. Gastric Cancer, 2003, 6: 108-112
28. Mimori K, Sadanaga N, Yoshikawa Y, et al. Reduced tau expression in gastric cancer can identify candidates for successful Paclitaxel treatment. Br J Cancer, 2006, 94:1894-1897
29. Penson RT, Oliva E, Skates SJ, et al. Expression of multidrug resistance-1 protein inversely correlates with paclitaxel response and survival inovarian cancer patients: a study inserial samples. Gynecol Oncol, 2004, 93(1):98-106
30. Suzuki T, Yoshida K, Wada Y, et al. Melanoma-associated antigen-A1 expression predicts resistencee to docetaxel and paclitaxel in advanced and recurrent gastric cancer. Oncol Rep, 2007, 18:329
31. Martin-Richard M, Munoz M, Albanell J, et al. Serial topoisomerase Ⅱ expression in primary breast cancer and response to neoadjuvant anthracycline based chemotherapy. Oncology, 2004, 66(5):388-394
32. Di Leo A, Chan S, Paesmans M, et al. HER-2/neu as a predictive marker in a population of advanced breast cancer patients randomly treated either with single-agent doxorubicin or singleagent docetaxel. Breast Cancer Res Treat, 2004, 86(3):197-206

第三节 胃癌预后评估

近年来随着早期胃癌发现率的提高、手术方法的改进和综合治疗的应用，胃癌的治愈率有所提高，但大多数报道的 5 年生存率仍处 20% ~ 30% 。影响胃癌患者术后预后的因素非常复杂，包括临床、病理及生物学等多种因素。

目前对胃癌的治疗主要是采取外科手术切除为主的综合治疗手段，尽管对胃癌的诊断、治疗水平已经有了很大的提高，但总体上胃癌患者的预后是不良的。预后涉及癌肿的分期、组织学类型、浸润深度和范围、肿瘤切除的彻底性，以及有无转移等，还与癌肿的生物学特性以及放化疗等辅助治疗有关。近年来，随着分子生物学进展，对肿瘤的认识进一步深入，肿瘤预后指标也由简单的病理分期、组织学类型，增加了针对性更强的分子生物学指标检测。胃癌侵袭和转移分子机制研究的进展也揭示了多种分子改变和胃癌的预后有关。每一阶段都有包括细胞黏附因子、各种生长因子、基质降解酶和运动因子的参与，而这些因子大多都被认为是预后相关因素。新近基因组方面的研究已经能够揭示胃癌发生发展过程中的分子机制,这有助于从分子层面提高胃癌诊断和治疗的水平。基因表达谱和基因的多态性的分析是鉴定新的预后因子的手段。本节分析胃癌预后的因素,为临床提供一定参考。

一、影响胃癌预后的基本因素

(一)临床因素

1. TNM 分期　胃癌的病理分期可为手术切除的胃癌病人提供准确的预后评价,按照胃癌侵犯胃壁的深浅,可分为早期胃癌与进展期胃癌。胃癌国际统一 TNM 分期为准确判断预后提供了科学的依据。TNM 分期法能较好地体现分期与预后的一致性,是反映预后的晴雨表,有助于制订合理的治疗方案,评估治疗效果,体现治疗水平。因此,TNM 分期是胃癌预后的决定性因素。胃癌国际 TNM 分期,能较全面地反映癌肿的进展状况,并在一定程度上反映肿瘤的生物学行为,其作为重要的独立预后指标已被公认。

单因素和多因素分析均表明,肿瘤的浸润深度与预后密切相关。随着肿瘤浸润的深入,从局限黏膜至黏膜下肌层以上者 3、5 年生存率逐渐下降。有文献报道,浆膜受累后向腹腔内脱落癌细胞率最高达 97%,此时即使施行根治手术仍属姑息性手术,预后较差。浆膜受累的胃癌,生存率明显下降,原因可能为肿瘤一旦穿透胃壁,出现浆膜受累,则有可能有游离癌细胞脱落至腹腔,造成日后的复发、转移。Manzoni G 对 168 例行胃癌根治术患者进行了腹腔游离细胞学检查,结果发现浆膜受累与腹腔细胞学检查阳性相关,腹腔脱落细胞检测阳性者预后不良。另一项研究表明胃癌的浸润深度 T 与 5 年生存率相关,随着肿瘤浸润深度的增加,患者复发、转移的风险增大。还有学者发现单因素分析时肿瘤浆膜受累能影响胃癌的预后,多因素分析时浆膜受累不再是独立预后因素。Orsenigo E 研究了 1 074 例行根治性切除的胃癌的预后因素,结果单因素分析和多因素分析都显示肿瘤浸润深度 T 是胃癌独立预后因素。一些研究表明,对于淋巴结阴性的胃癌,肿瘤浸润深度对预后的影响尤为明显,在淋巴结阴性胃癌中,肿瘤浸润深度是最重要的预后指标。Kim D 用 1 524 例淋巴结阴性胃癌进行了单因素分析和多因素分析,发现肿瘤浸润深度 T 是该组胃癌独立预后因素,随着肿瘤浸润深度的增加,患者生存率逐渐下降,浆膜受累的肿瘤预后较差。

作为胃癌的主要传播途径,淋巴结转移的有无及程度直接影响着胃癌患者的预后。目前淋巴结转移分期是公认的影响预后的重要因素之一。胃癌的手术疗效和预后与淋巴结有无转移关系密切,其 5 年生存率可相差 3 倍左右。伴有淋巴结转移的黏膜下早期胃癌手术后 5 年生存率为 80%,而无淋巴结转移的侵至肌层进展期胃癌患者术后 5 年生存率为 91%。

胃癌淋巴结清扫范围的不断完善是目前胃癌现代外科治疗的关键。因此胃癌能否行淋巴结清扫术与预后直接相关。近年来,随着研究的深入,胃癌的手术方式及淋巴结清扫受到人们的重视,而淋巴结清扫范围一直存在争论。发生淋巴结转移的患者明显预后不良,并且随着淋巴结转移数目的增多,平均生存期变短,生存率降低。胃周淋巴结阳性数目与肿瘤进展和生存率有关,是一个简单有用的预后标志。Kim DY 报道了 2 848 例胃癌根治术后,淋巴结阴性复发率 14.4%,5 年生存率 77.4%,淋巴结阳性复发率 41.0%,5 年生存率 31.1%。我国一项研究总结了 28 年间共计 2 613 例胃癌,N0、N1、N2、N3 术后 5 年生存率分别为86.0%、58.1%、23.3%、5.9%。所以认为影响生存率更重要的因素是淋巴结转移程度。

胃的淋巴引流是从胃的初级淋巴结逐步流向中间淋巴结(包括第二站及第三站淋巴结),最后到达腹主动脉旁的终末淋巴结。临床上通常将胃周淋巴结分为三站四区,三站包括第一站,No 1~6 淋巴结;第二站,No 7~11 淋巴结;第三站,No 12~16 淋巴结。四区包括:①胃左动脉供血区,主要引流胃小弯的淋巴液(胃上淋巴结);②胃短和胃网膜左动脉供血区,引流胃大弯上部的淋巴液(脾胰淋巴结);③胃右动脉供血区,引流幽门、十二指肠上部和胰头等处的淋巴液(幽门上淋巴结);④胃网膜右动脉供血区,引流胃大弯下部及大网膜的淋巴液(胃下淋巴结)。胃癌的淋巴结转移一般按照胃的淋巴引流顺序进行,与癌灶相邻的第一站胃周淋巴结易发生转移,其中以 No3 淋巴结转移率最高,但也可以发生跳跃式淋巴转移,即第1站无转移而第2站有转移。

胃癌淋巴结清扫数目与预后的关系,淋巴结清扫不仅需要有一定的范围,还应有足够的数目。目前清扫足够的淋巴结这一观点已基本达成共识,但清扫多少个淋巴结数目尚未统一。经过大量多中心、前瞻性研究,1997 年国际抗癌联盟(UICC)正式将6个和15个转移淋巴结作为判断预后的截止点(cut off point),具体分期包括:pN0,无淋巴结转移;pN1,1~6个淋巴结转移;pN2,7~15个淋巴结转移;pN3,15个以上淋巴结转移。区域淋巴结转移的数目较转移距离和转移位置范围对反映预后更为重要。研究表明,送检的淋巴结越多,判定淋巴结转移的准确性越大,送检的淋巴结数不足以诊断时,淋巴结分期将不被考虑,UICC 和 AJCC 要求对胃癌 pNo 的切除淋巴结的总数大于15个以上。CheongJH 针对1 264 例早期胃癌进行的前瞻性研究表明,局部淋巴结状态是早期胃癌最有效的预后因素,但是根据 TNM 分期系统,相同 N 分期的早期胃癌预后不尽相同,单因素和多因素分析都表明淋巴结转移率是影响早期胃癌复发和总生存时间的最重要指标。

无论是早期还是进展期胃癌,胃周淋巴结都存在转移,且与肿瘤浸润程度有关。对于胃癌的患者,由于胃周存在着淋巴结转移,特别是进展期的转移率更高,故需进行彻底的淋巴结清扫才能做到根治胃癌的目的。Kwon 等认为,淋巴结转移率是影响5年生存率的重要因素,而且在各种预后因素中,淋巴结转移率最具预后意义。在接受手术治疗的胃癌患者中,进展期胃癌仍占大多数,尤其是 T3 期胃癌患者所占比率更大。淋巴结转移阳性比率能准确预测 T3 期胃癌患者的预后,尤其在预测 T3N3 期胃癌患者预后方面,优于淋巴结转移阳性数。

远处转移 M 是影响胃癌预后的重要因素之一,发生远处转移的患者几乎没有治愈的可能,发生远处转移的胃癌通常认为不适合手术治疗,但是少数患者通过手术切除结合化疗等综合治疗获得长期生存,如果胃癌转移灶为单发,并且可以完整切除者应进行手术将原发病灶和转移病灶一并切除;对于不能切除的患者,如果出现消化道梗阻、出血等严重并发症,也可以通过手术延长生存期,改善患者的生活质量。Alici S 对 N 期胃癌进行的研究表明,无论 M_0 还是 M_1 组姑息性手术均与预后相关,姑息性手术有助于延长患者的生存期。

几乎所有的研究中 TNM 分期都是胃癌的独立预后因素,胃癌国际 TNM 分期法能够从肿瘤浸润深度、淋巴结转移和远处转移三方面,比较全面地反映胃癌的进展状况,并在一定程度上反映肿瘤的生物学行为。

但是研究也发现相同的 TNM 分期,患者预后情况有时差距很大,可能还有一些其他的因素也对胃癌预后产生重要影响。新旧版胃癌分期除了包括肿瘤浸润深度、淋巴结转移、远处转移之外还包括腹腔脱落细胞学检查、腹膜种植等因素。总之,TNM 分期是目前公认的判断胃癌预后的最佳指标。但是在实际应用过程中应该结合其他一些临床病理因素进行综合判断。

2. 一般因素

(1) 年龄:多数研究认为单因素分析时,年龄能够影响胃癌患者的预后,但是多因素分析时,年龄不再是胃癌的独立预后因素。还有研究发现单因素、多因素分析均显示年龄是胃癌预后因素。故年龄与胃癌预后的关系许多研究结果并不一致。多数研究结果显示年轻患者疾病进程较老年患者为快,5 年生存率低;而 60 岁以上胃癌患者恶性程度低,发展较慢,预后相对较好。Shiraishi 等发现 60 岁以上胃癌患者 5 年生存率高于其他年龄组。梁寒统计了天津医科大学附属肿瘤医院 1985 ~ 1995 年收治的胃癌 6 261 例,发现青年人胃癌进展期占绝大多数,病理类型以弥漫型癌多见,手术切除率较低;年龄虽然不是影响预后的独立因素,但是 30 岁以下患者预后不良。全国胃癌协作组的资料显示,年龄小于 30 岁与 31 ~ 70 岁的患者 5 年生存率存在显著差异,前者较后者低。

但也有学者对此持不同意见,Kubota 研究了 601 例 40 岁以上胃癌切除术的患者,将其分为年轻组(40 ~ 79 岁)和年长组(≥80 岁),发现年长组多为肠型及混合型胃癌,进展期胃癌多见,广泛淋巴结清扫率低,肝转移率高,10 年无病生存率为 53. 2% ,远低于年轻组的 79. 9% ,从而认为 80 岁可作为预后不良的指标。台湾大学医院统计的 977 例胃癌患者,52 例为年龄小于 35 岁的青年人,青年胃癌组的 5 年生存率为 36. 1% ,较其他年龄组无显著差异。Lo 等对同时期的 61 名青年型胃癌(小于 39 岁)和 1 581 名老年型胃癌病例进行多因素分析,结果显示两组病理学分期、手术切除率和 5 年生存率等方面均无显著性差异,认为年龄并不是胃癌预后不良的影响因子。

各组研究结果的差异可能与年龄段的划分标准不同,并且与不同地区胃癌的年龄构成比不同有关。临床发现中老年发病率明显高于青壮年,男性明显多于女性。研究胃癌的年龄分布必须考虑性别差异因素,青年人胃癌女性多于男性。女性发病平均年龄明显低于男性平均年龄。综合考虑其他病理学因素后,年龄和性别对预后意义不大。虽然年龄不是决定预后的主要因素,但一般认为青年胃癌预后恶劣,原因并不十分明了。多数认为与诊断延误、肿瘤恶性程度高、转移早而广泛、手术成功率低、根治性切除率低、病程短、进展快等有关。一些作者报道青年胃癌病理类型以弥漫型及未分化型居多,而弥漫型胃癌的预后较差。但也有作者报道青年胃癌中进展期居多,如果消除 TNM 分期因素,青年与中老年胃癌的预后并无差别。对青年胃癌同样应采取积极的治疗态度,如能行根治手术,预后同样能改善,手术是决定胃癌预后的重要因素。

(2) 性别:以往认为性别对预后的影响不大,但 WHO 公布的全世界胃癌的年死亡数:男性 48. 5 万,女性 28 万,由此看来,男性患者预后较差。有研究显示性别能够影响胃癌的预后,女性胃癌的生存优于男性。但多因素分析表明,性别并不是胃癌的独立预后因素。Kitamura 研究日本 31 例年龄小于 40 岁的青年胃癌患者和 549 例年龄大于 40 岁的胃癌患者,发现前者男女发病率比为 1. 21 : 1,后者为 2. 37 : 1 但也有部分资料认为具体到不同的年龄段,性别对预后的意义不同。较为肯定的结论是青年胃癌中女性比例高,中老年患者男性比例增加。一项研究比较 51 例年龄≤35 岁的青年组胃癌与年龄>35 岁的 624 例中老年组胃癌发现:青年组胃癌发病男、女之比为 1 : 1. 2,比值随年龄而增加,至 50 ~ 59 岁达高峰为 2. 8 : 1。青年女性发病率高可能与激素的作用有关,女性生育年龄性激素分泌,雌激素可以通过阻断细胞于有丝分裂中期,形成较多的非整倍体细胞而导致癌变。国内一组对17例妊娠哺乳期患者的研究显示,妊娠及哺乳期胃癌病例确诊时多为晚期,预后极差。相反,也有一些研究结果显示胃癌预后与性别无关。一项回顾性分析60例35岁以下青年人胃癌,男女比为1∶1.5,但5年生存率统计学无显著性差异,故认为性别对生存率无影响。AliciS对138例胃癌的研究表明,性别不是胃癌独立预后因素。

临床实践发现青年胃癌病情重,进展快,预后差,青年女性胃癌预后更差。青年女性胃癌患者更易延迟诊断,延迟诊断是导致诊断时病期晚,预后差的主要原因。

(3) 营养状况:虽然饮食因素与胃癌预后的关系还不十分明确,但有研究利用多元回归分析发现,蛋白质摄入的增加与减少胃癌的发生、胃癌死亡率下降关系密切。不摄入或少摄入干硬、腌渍、熏烤、煎炸食品,同时增加豆制品、奶制品、蔬菜和水果的摄入量可降低胃癌的发生率。Palli等研究发现胃癌病人,尤其是进展期胃癌(AGC)病人,饮酒是一个十分不利的独立预后因素。同时还发现大量摄入Vit E可以提高生存率,而大量摄入动物蛋白、动物脂肪及二甲基亚硝胺可使胃癌病人死亡的危险增加2倍,对预后不利。适当的营养治疗既可改善病人的营养状况,增强患者的免疫能力,又能提高肿瘤病人对放疗或化疗的耐受能力,提高生活质量。营养评定的理想指标及方法应是简便易行且有效可靠,具有较高的特异性及敏感性,可重复性高,在不同的国家及单位内的临床工作者均可使用,可以方便的应用于疾病的诊断、治疗、随访全过程中,反映营养状况对各种治疗及预后过程的影响。然而,在常规的肿瘤治疗中还很少对营养评定及营养支持给予很大的关注。而在消化道肿瘤病人随访过程中寻求一种综合性的营养评价指标来评定肿瘤患者营养状况和生存质量的关系,是判断肿瘤病人预后和生存期的重要手段之一。

(4) 术前血清临床生化检测指标

1) 血小板:血小板增多与肺癌、妇科肿瘤、肾癌等恶性肿瘤关系密切,32%~40%肺癌,14%~38%妇科肿瘤,33%结肠癌等均有血小板增多。最近一些研究发现术前血小板升高的胃癌患者预后不良,Ikeda等报道胃癌患者中血小板升高发生率为11.4%,血小板升高是胃癌的独立预后因素。恶性肿瘤伴发血小板升高的原因是促进肿瘤生长的某些细胞介素如IL-6、IL-1等非特异性的刺激血小板升高。血小板有保护肿瘤细胞免受机体免疫系统杀伤的作用,同时血小板与肿瘤细胞相互作用,通过形成肿瘤栓子促使肿瘤细胞黏附于血管内皮细胞,黏附后血小板通过分泌血管内皮生长因子VEGF促进肿瘤细胞生长转移,血浆中VEGF水平是胃癌预后的指标,起源于血小板的胸苷磷酸化酶(EGF)也是判断胃癌预后的重要指标。活化血小板中的P选择素对肿瘤的生长和转移也有重要的作用。另外血小板升高与肿瘤部位、浸润深度、远处转移、TNM分期、肿瘤最大径相关,随着肿瘤的进展,血小板升高的比例逐渐增加,说明血小板可能在胃癌的进展过程中发挥一定的作用。现代研究表明,循环中的肿瘤细胞可与血小板相互作用形成血小板-肿瘤细胞聚集体,活化的血小板则可能促进肿瘤细胞的生长和转移,并在转移中起关键作用。血小板释放出的血小板衍生生长因子可直接激活肿瘤细胞的DNA生物系统合成,有强烈的有丝分裂活性,可刺激肿瘤细胞不断生长。肿瘤患者尤其晚期肿瘤患者血小板的激活相当广泛,导致黏附分子的表达和释放产物的增加,引起血液高凝状态。一方面血小板合成前列腺素共同导致血管通透性增加,这有利于肿瘤细胞向血管外移行。另一方面,血小板受肿瘤细胞刺激后释放的PDEF对某些细胞有趋化作用,也有利于肿瘤细胞移出血管增殖。

术前血小板升高有助于判断预后,而在手术之后,血小板有降低的趋势,肿瘤复发、转移时,血小板可以再次升高,因此可以在胃癌术后患者复查时,动态检测血小板变化情况,结合肿瘤标志物和影像学检查,尽早发现肿瘤复发,采取治疗措施。

2）血红蛋白:近年来已有报道肺癌、宫颈癌、卵巢癌、肾细胞癌以及头颈部肿瘤患者贫血常见,并且血红蛋白水平被当成是影响肿瘤预后的因素之一,有学者认为血红蛋白水平低时,化疗和放疗疗效也较差,认为贫血可作为一个独立的预后因素。欧洲癌症贫血调查组(EcAS)对15 367例肿瘤患者进行研究,消化道癌症贫血发生率高达71.0%,且行不同的治疗方案如手术、化疗等均可引起不同程度的贫血,在老年患者中更易发生,从而严重影响了胃癌患者的生活质量和长期生存情况。有学者研究143例胃癌患者,比较术前有贫血和无贫血患者生存率,结果显示术前贫血的胃癌患者与无贫血的胃癌患者的生存率存在显著差异,术前贫血患者预后差。且有文献报道,随着年龄的增长患者发生贫血的概率有所提高,这与年龄与预后的影响推测一致。

3）血清白蛋白:营养状态对预后的影响越来越受到临床医师的重视。长期以来,血清白蛋白水平始终被医师用于评价营养状况,肿瘤患者能量消耗增加,来自肌肉蛋白质分解的糖异生增强,当骨骼肌被消耗至一定程度时,将消耗内脏蛋白质,表现为低蛋白血症和一系列过程受阻,乃至危及生命。有文献报道,术前血清白蛋白检测可作为观察患者评价人体营养状态的良好指标。有研究观察143例胃癌患者,发现术前有低蛋白血症患者在1年生存期上与无低蛋白血症患者之间有差异,故术前血清白蛋白是胃癌患者的一个预后影响因素。在胃癌治疗过程中,注意改善肿瘤患者低蛋白血症等情况,并进行相应补充和改善,对改善肿瘤患者的生活治疗和提高生存率等预后方面将有一定意义。因此,术前、术后积极进行营养支持有助于提高患者的生存率。

4）CEA:CEA即癌胚抗原,为基因编码于19号染色体上的糖蛋白,存在于胚胎胃肠黏膜上皮与一些恶性组织的细胞表面,相对分子量为180kD,CEA广泛分布于上皮性恶性肿瘤组织中,而在非上皮性组织,不论良恶性病变组织均不能检出,检测CEA对消化系统恶性肿瘤特异性高,常应用于消化系统肿瘤的辅助诊断及恶性腹水的鉴别诊断。近年来的研究发现CEA具有广谱性标志的特点,已广泛应用于多种恶性肿瘤的诊断,它可以用于协助诊断可疑的恶性肿瘤患者,判断预后和检测疗效。血清CEA水平增高的患者预后较差,并且是影响胃癌预后的独立因素。Iwasaki Y认为CEA是很好的胃癌预后指标。Nakanishi等报道胃癌腹腔冲洗液中CEAmRNA水平是胃癌的独立预后因素(总生存率,以及腹膜无复发生存率)。胃癌患者CEAmRNA及CEA蛋白在外周血的表达与临床病理特征多方面有关,与细胞分化程度、肿瘤的UICC分期及肿瘤侵犯深度均有关,高表达提示肿瘤细胞复发转移的可能性大。一项研究用多因素Logistiç回归分析研究胃癌外周血CEAmRNA表明:淋巴结转移和血清CEA水平是影响胃癌患者外周血CEAmRNA表达的独立因素,血清CEA水平与外周血CEAmRNA表达亦密切相关,CEA作为胃癌肿瘤标志物具有预后意义的原因在于:CEA与肿瘤分化程度、病理分期有关;CEA能直接影响免疫系统,导致宿主免疫功能持久抑制;CEA本身可能是细胞黏附分子,在肿瘤浸润、转移中起重要作用。

(5）术中与围手术期输血:关于输血与胃癌的关系报道较少,2006年日本的ToneriM研究显示术中出血为胃癌独立预后因素。胃癌术中出血较多者,多是因为肿瘤范围较广泛,或侵及周围组织脏器,切除困难,手术创伤大、或同时切除周围受累及的器官,因而出血较多,而病变范围广泛、累及周围脏器者病理分期较晚,因此预后不良。有的文献认为输血后受体中生成T抑制细胞或其他抑制因子,它们具有一种特异性的反馈作用,抑制自己的T

淋巴细胞,而产生免疫无反应性。在对结直肠癌的研究中,一些学者发现围手术期输血可以增加结直肠癌术后复发转移的机会,有人认为围手术期输血可导致结直肠癌患者术后由T淋巴细胞介导的细胞免疫功能低下,这是导致这些患者预后较差的一个重要原因。输血对胃癌的影响机制是否与此相同,则需要作进一步的研究来证明。而随着外科技术的发展,胃癌术中出血量逐渐减少,多数输血是由于其术前存在的贫血,而出现贫血多数是由于肿瘤局部进展,侵袭血管造成的;术中需要输血者多数因为病变范围广泛,手术切除范围较大,或者肿瘤侵犯周围组织,不易切除,分离时出血较多;输血对胃癌患者免疫功能也可能产生影响。

(二) 病理学因素

1. 生长部位 目前许多研究表明肿瘤位置是一独立的预后因素。有观点认为胃下部1/3的胃癌5年生存率最高,其次为上部1/3,中部1/3(包括弥漫性癌)预后最差。胃下部1/3胃癌生存较好的可能原因为:首先,解剖学上,胃上部隔下解剖间隙狭小,约有30%胃后壁无浆膜覆盖,肿瘤更容易穿透胃壁全层、侵犯周围组织;其次,近端胃的腹膜外部分的淋巴常向脾门、左肾静脉、左肾门引流,淋巴结转移的发生率较高。另外,远端胃癌手术操作相对简单,更容易施行根治性切除也使远端胃癌预后优于其他部位。Saito H将101例贲门腺癌与发生在胃其他部位的1 884例腺癌进行比较,发现发生于胃上部1/3的胃腺癌更容易发生淋巴及血行转移,预后不良。Wanebo等研究发现远端及中部胃癌的5年生存率分别为19%和20%,而近端1/3胃癌仅为10%。另一项对118例近端胃癌和310例远端胃癌进行了对比研究,发现近端胃癌的发生率较低,临床分期多数为Ⅲ期和Ⅳ期,病理组织学类型以低分化、未分化及黏液腺癌为多,手术类型中全胃切除术及联合脏器切除术所占比例高,断端癌残留及淋巴结转移率显著增高,5年生存率近端胃癌组显著低于远端胃癌组。

2. 瘤体大小 肿瘤大小是影响预后的决定因素之一。Shiraishi等和Maeda等研究表明,肿瘤大小和淋巴结转移与否与胃癌复发时间关系密切,对于评估因复发而死亡的时间是很重要的。另一项日本的研究亦表明肿瘤大小和淋巴结转移与否都是独立的预后因素。北京市肿瘤研究所的资料显示,肿瘤直径大于4cm比小于4cm者预后差,而大于4cm和小于4cm的各组之间无明显差异,认为直径4cm是判断预后指标。研究表明,胃癌最大直径在4cm以下时预后较好,不同病理类型的3、5年生存率均相仿,与胃癌直径大于4cm的各组有显著差异。而胃癌直径大于4cm的各病理类型之间,或小于4cm的各病理类型之间均无明显差异。所以胃癌最大直径在4cm以下时可能是预后较好的指标之一。Persiani R总结了164例胃切除患者,测量10%福尔马林固定标本的肿瘤最大径,分为<4cm和>4cm两组,发现肿瘤最大径与胃癌预后相关,与肿瘤浸润深度、淋巴结转移、肿瘤残余相关。认为肿瘤最大径较大者更多见于进展期胃癌,肿瘤最大径可作为患者选择新辅助化疗的有用参数。Hochwaid等研究日本165例T_1期胃癌患者,发现胃癌直径<4. 5cm的淋巴结转移率为4%,而胃癌直径≥4. 5cm的淋巴结转移率为56%,两者的预后有显著差异。肿瘤最大径对胃癌预后产生影响的可能原因包括:第一,肿瘤直径大者可能生长时间较长,临床分期较晚;第二,肿瘤直径大者,可能是由于生长相对迅速,在同样的时间内能够长得更大。第三,肿瘤体积大者更容易发生肠梗阻、肿瘤破裂出血导致贫血,这些情况会有影响患者的营养状态,进而影响患者的免疫功能,最终导致较差的预后。

也有学者提出,胃癌肿瘤体积比肿瘤最大径能更好地判断预后,Kikuchi等对171例胃癌患者的病理组织切片采用计算机软件处理测得胃癌组织体积,发现体积≤2 000mm^3 者和体积>2 000mm^3 者生存时间有显著差异。Raciovanovic D 对 87 例行胃癌根治术的患者进行了前瞻性的研究,发现肿瘤体积与淋巴结转移数之间密切相关,肿瘤体积还与肿瘤浸润深度相关;并通过研究得出可以导致胃癌发生淋巴结转移的肿瘤体积截止点为 2 750mm^3,肿瘤体积大于和小于 2 750mm^3 者预后不同,指出肿瘤体积大小可以用于预测胃癌的预后,手术之前可用三维超声胃镜对其进行容量分析。

3. 浸润深度 详见本节(一)临床因素 1. TNM 分期。

4. 组织学类型及分化程度 胃癌的组织学类型较多,包括腺癌、鳞癌、腺鳞癌、未分化癌和混合型癌等。其中,最常见者为胃腺癌。胃腺癌可分为乳头状腺癌、管状腺癌(又分为高、中、低分化)、黏液腺癌、印戒细胞癌等。组织学类型与胃癌预后的关系,各家报道不同,多数研究认为组织学类型是影响胃癌预后的因素之一,但经过 COX 回归模型分析,大部分研究认为组织学类型并不是影响胃癌预后的独立因素。如 Kunisaki C 对 1 300 例胃癌进行了研究,结果发现组织学类型不是胃癌独立预后因素、组织学类型不能影响胃癌根治性切除术后的生存期。Costa ML;对胃癌患者的各种临床、病理、治疗因素进行了 COX 回归多因素分析、结果也证明组织学类型不是影响胃癌预后因素。但也有一些研究认为胃癌病理类型能够影响胃癌患者的预后。认为分化好的腺癌术后生存率高于低分化者。在另外的一些多因素及单因素分析中,显示组织学类型对手术后生存时间无影响。按肿瘤起源,Lauren 将胃癌分成肠型和弥漫型,这一分类方法目前也得到广泛应用。美国的研究显示肠型胃癌 5 年生存率为 23%,弥漫型为 10%。而另一项日本的研究显示肠型胃癌 5 年生存率为 74%,弥漫型也达到 60%,认为肠型胃癌的 5 年生存率高于弥漫型者。另有研究表明,胃癌的预后以溃疡癌变的预后最佳,分化型腺癌及低分化腺癌次之,而以黏液癌的预后最差。分化好的管状腺癌及印戒细胞癌淋巴转移率低、预后好。乳头状腺癌及低分化腺癌淋巴转移率高,而当乳头状腺癌有浆膜浸润时预后最差。

目前,大多数学者认为分化程度与胃癌患者的预后无相关性。一项研究收集 2000 年 7 月 ~2001 年 12 月间,天津医科大学附属肿瘤医院手术切除的胃癌患者共 365 例将胃癌手术后病理分为高分化、中分化及低分化;研究结果显示三组之间在统计学上差异无显著性,病理类型对胃癌预后无影响。另一项研究结果单因素及多因素分析亦显示,分化程度与预后无相关性。虽然高中分化的患者中位及平均生存时间均高于低分化患者,但无统计学差异($P>0.05$)。且在胃癌复发的相关研究中亦未显示出统计学差异。

5. 生长方式 由于胃癌在胃壁内的浸润生长方式不同,使胃癌的转移方式不同,同时影响胃癌患者的预后。故生长方式也是影响胃癌预后的一个重要因素之一。根据 Ming 分型将胃癌的浸润生长方式分为膨胀型癌及浸润型癌;张荫昌将胃癌的浸润生长方式分为团块状、巢状及浸润型,研究发现,膨胀型及浸润型生长方式对胃癌转移方式(血行转移、淋巴转移及种植转移)及预后有一定影响。膨胀型癌血行转移比浸润型多见;浸润型癌腹膜种植比膨胀型癌多见。当肿瘤细胞浸润至肌层时,两种生长方式胃癌的淋巴结转移无明显差异;而肿瘤细胞浸润至浆膜及浆膜外时,浸润型癌的淋巴结转移明显比膨胀型癌多见。当肿瘤细胞浸润至肌层及以内时,膨胀型癌(分化型癌为主)5 年生存率较浸润型癌低,当肿瘤细胞浸润至浆膜及浆膜外时则相反。因此推断,当癌组织浸润至肌层及以内时,由于膨胀型癌(分化型癌为主)易于侵犯血管,而膨胀型癌癌组织区压力较大,容易发生血行转移。当肿瘤浸润至浆膜及浆膜外时,浸润型癌(低分化癌为主)容易引起种植转移及淋巴结转移,引起预后不良。另外在传统观念上,临床及病理医师一般认为,低分化癌的预后均较分化型癌差。经多方研究表明,不能单纯从分化程度判断预后,应该从浸润深度分组进行比较,一些学者推断胃癌预后好坏顺序依次为浸润至肌层及以内的浸润型癌(低分化腺癌);浸润至肌层及以内的膨胀型癌(分化型腺癌);浸润至浆膜层及浆膜外的膨胀型癌,浸润至浆膜及浆膜外的浸润型癌。

6. 脉管癌栓 肿瘤细胞在转移过程中因本身的因素和来自宿主的环境因素绝大多数在短期内死亡,转移灶形成的效率非常低。如果肿瘤细胞与血小板、白细胞、纤维蛋白沉积物等相互聚集形成异类癌栓,或自身相互聚集形成同类癌栓,可使其免受机械性及免疫性损伤,从而提高转移成功率,故脉管内癌栓的形成是肿瘤转移的重要因素,影响预后。随着原发癌的生长,经微环境向肿瘤提供养料已不能满足肿瘤的需求。当肿瘤直径达到 1 ~ 2mm 时,向肿瘤提供养料的血管开始形成。肿瘤诱导形成的毛细血管网不仅与原发瘤生长有关,也为侵入基质的游离肿瘤细胞进入循环系统提供了基本条件。新生毛细血管基底膜本身存在缺损,薄壁的小静脉壁也有缝隙,加上微小淋巴管道等脉管结构,为肿瘤侵入血管和淋巴结形成癌栓提供了条件。进入血液循环和淋巴循环的肿瘤细胞在运送过程中大多数被杀死,只有极少数相互聚集形成微小癌栓。胃黏膜下有丰富的脉管系统,当肿瘤侵及黏膜下层后,极易侵及这些脉管系统,导致脉管癌栓形成。有学者认为,肿瘤浸润的深度越深,累及血管及淋巴管的概率越大,脉管癌栓的发生率也就越高。另一项研究结果亦显示癌栓的形成与浸润深度有关。故临床行病理检查时,应对肿瘤浸润较深的组织块做多次切片甚至连续切片,旨在提高癌栓检出率,指导临床进行有针对性的治疗。根据癌的组织结构、细胞性状和分化程度进行分类,其中腺腔形成的程度是分化程度的主要依据,主要包括乳头状腺癌、管状腺癌、低分化腺癌、黏液腺癌、印戒细胞癌。一项报道认为脉管内癌栓与组织分化程度有关,分化越差越容易形成脉管内癌栓,提示临床对组织分化程度低的患者应高度重视,以发现存在脉管内癌栓的可能。另外研究结果还显示,脉管内癌栓与淋巴结转移具有相关性。既往研究已证实,淋巴结转移是胃癌预后最重要的因素。淋巴结转移数目越多,脉管内癌栓发生率越高。因此,建议手术中应尽可能送检 15 枚以上的淋巴结,以减少淋巴结清扫的遗漏。Abe 等发现肿瘤直径≥2cm 是淋巴结转移的独立危险因子。淋巴管和静脉侵犯与胃癌病期、淋巴结转移及患者预后差显著相关,是影响胃癌预后的独立因素。

7. 淋巴结转移 详见本节(一)临床因素 1. TNM 分期

8. 淋巴结外软组织转移 (结外肿瘤种植)胃癌手术标本检查关于淋巴结外软组织转移(extranodal metastasis,EM)的发生率报道较少,EM 与肿瘤进展和预后不良明显相关,多因素分析时 EM 是胃癌的独立预后因素之一,T Etoh 将 EM 定义为在与肿瘤原发灶和区域淋巴结均不相连续的胃壁外软组织中出现肿瘤细胞。根据 UICC 的分期原则,EM 包含在淋巴结转移中。EM 在国内是指切除的胃癌标本中,与胃壁不相连的胃周围脂肪组织中的直径大于 2mm,形状类似于淋巴结的肿块,病理检查肿块中无淋巴结组织,但有肿瘤细胞浸润,亦称之为结外肿瘤种植,EM 在病理分化不良、深度浸润、淋巴结转移、远处转移、TNM 分期晚、肿瘤最大径>5cm 的患者中较多见。Tanaka T 报道 EM 胃癌术后腹膜转移多见;Kumagai K 的研究中显示 EM 的胃癌术后更易发生肝转移,淋巴结转移与 EM 是胃癌术后肝转移的两个重要危险因素。研究表明 EM 是胃癌独立预后因素,有 EM 胃癌 5 年生存率明显低于无 EM 的患者;EM 不应仅仅被看成是淋巴结转移的一种方式,可能更类似于腹膜种植;但是 EM 的胃癌中,有患者长期生存,这一点又有别于腹膜种植。EM 应是一种介于淋巴结转移与腹膜种植之间的一种转移形式。T Etoh 认为 EM 与肿瘤进展和预后不良明显相关,应包含在 TNM 分期中。尽管 EM 是胃癌独立预后因素,但 EM 患者有可能获得长期生存的事实说明通过 D_2 根治术,将胃癌原发肿瘤与周围淋巴结和脂肪结缔组织整块切除对于一些 EM 患者是有效的。总之,EM 是胃癌转移的一种方式,与多种临床病理因素相关,EM 是胃癌独立预后因素,在判断胃癌术后患者预后时,应将其考虑在内。

9. 宿主的免疫状态 随着肿瘤免疫学进展,人们逐渐改变了过去只单纯偏重肿瘤的分化类型和机体的侵袭程度来判断预后的观点,很多人发现胃癌肿瘤间质淋巴细胞浸润和滤泡化生,淋巴滤泡增生及窦性组织细胞增生对患者的预后起相当有利的作用,淋巴细胞浸润增生明显者,预后好,生存期长。除了癌本身的生物学特点外,宿主的免疫状态也同样影响胃癌患者的预后。癌细胞周围间质反应包括淋巴细胞浸润和纤维组织增生两方面的变化。癌周间质反应程度与生存率有显著相关。癌周有大量淋巴样细胞反应与无反应者的 5 年生存率有显著区别。在胃癌组织间或癌周均有不同程度的淋巴细胞浸润,包括 T 淋巴细胞、B 淋巴细胞、自然杀伤(NK)细胞等。研究表明,肿瘤间或瘤周组织淋巴细胞浸润程度能反映宿主抗肿瘤免疫反应性。胃癌间质的纤维组织反应程度与胃癌组织学类型及预后有关,这种组织反应是宿主对癌细胞的一种防御性反应,有限制癌细胞生长扩散作用。

机体的免疫系统由细胞免疫和体液免疫组成,一般认为细胞免疫比体液免疫在抗肿瘤效应中发挥着更重要的作用。细胞免疫是机体抗肿瘤免疫的重要机制,而 T 细胞是主要的免疫细胞,T 细胞亚群之间的细微平衡是维持免疫系统内部环境稳定的一个中心环节。研究证实当不同的 T 淋巴细胞亚群在数量上和功能上发生异常时,即可导致机体免疫功能紊乱并诱发一系列病理变化,其中包括肿瘤的发生与发展。随着对肿瘤免疫机制的了解和肿瘤免疫治疗的应用,越来越多的细胞免疫检测指标被用来监测肿瘤的发生、发展和判断治疗效果及预后,其中应用最多的是 T 细胞亚群的测定。T 细胞亚群是与 T 细胞介导的细胞免疫有关的重要指标,对其进行检测是观察机体细胞免疫的重要方法之一。

(三)治疗因素

1. 手术方式 自 1881 年 Billroth 首次行胃癌切除手术以来,外科手术一直是胃癌治疗的首选方法。近 30 年来,人们不断规范胃癌的各种术式和淋巴结的清扫范围以及对胃癌生物学行为的深入研究与应用,使胃癌的现代外科治疗日臻完善。目前大多数学者都认为根治性手术是胃癌预后的决定性因素之一。

关于胃癌淋巴结清扫范围问题、东西方学者之间存在不同看法。大多数日本、中国、韩国和部分欧美国家的学者主张对胃癌进行广泛性淋巴结清扫。他们认为淋巴结的清扫是胃癌外科手术的关键,直接影响胃癌患者的术后生存。部分欧美国家的学者却对此持否定态度。他们的前瞻性随机对照研究结果显示 D2 切除术不能显著提高胃癌患者的生存率,却增加了手术并发症和病死率。但近年来,尤其是日本自 1995 年以来的胃癌手术前瞻性随机对照研究发现,扩大手术范围的 D2 手术(包括腹主动脉旁淋巴结清扫)并没有显著增加术后并发症发生率和围手术期死亡率,国内陈峻青的临床研究也支持这一结果。随着多项前瞻性随机对照研究的展开,欧美方面已有多个中心的研究表明,在较早的意大利胃癌研究小组(IGCSG)Ⅱ期试验显示行 D2 淋巴结切除术的并发症和死亡率亦显示与日本研究一致的结果,可提高进展期胃癌患者的生存率,正着力推广 D2 淋巴结切除术。

胃切除范围并不是影响胃癌预后的独立因素,胃癌的切除范围不是越大越好,还要考虑手术带来的并发症、免疫抑制等不利因素。远端胃次全切除术预后较好可能与该术式较多见，且比较容易操作，更容易行根治性切除术有关。近端胃次全切除预后较远端胃次全切除术差，有人认为是因为近端胃癌临床分期晚、食管容易受累、组织学分化差，因此预后不良。全胃切除术在3组病例中生存期最短、生存率最低，这可能是因为行全胃切除术的患者，不仅包括原发肿瘤位于胃中部1/3的病变，而且包括恶性程度较高的弥漫性病变，以及胃上部1/3和下部1/3胃癌广泛侵袭，因此预后不良。Bozzetti等分析624例远端胃癌分别施行胃次全切除或全胃切除的预后，D2根治性胃次全切除和全胃切除的术后并发症率相似，但后者的生活质量不高，远期效果尚待随访。日本一项研究报告了182例75岁以上行胃癌切除术的患者，其中161例行局部淋巴结切除，21例行广泛淋巴结切除，5年生存率两组无显著性差异，但术后复发率和死亡率，广泛淋巴结切除组为57%和10%，高于局部淋巴结切除组的27%和1%，表明尤其对老年患者，手术范围的扩大并无益处。目前认为，行D2或D_2^+淋巴结切除术时，不应常规行胰体尾、脾脏切除术，仅对病灶侵及胃大弯、位于胃后壁、直径>4.0cm，或者全胃癌，非局限型的近侧部、胃中部胃癌行胃癌根治术时，考虑淋巴结的转移率高，才需做全胃切除+胰体尾、脾脏切除术。亦可行保留脾脏的脾门淋巴结清扫，从而既达到清扫脾门淋巴结的目的，又避免因脾脏切除易使并发症增多的危险。如果不存在不可治愈因素（如腹腔种植转移、血循转移等），应力求行根治性手术。但要掌握好适应证和禁忌证。

2. 术后化疗 胃癌的综合治疗包括胃癌患者围手术期的化疗、放疗、生物治疗及免疫治疗等。术后化疗最为常用。自20世纪60年代化疗开始应用于胃癌后，各国临床肿瘤学家进行了不懈的努力，以寻求根治胃癌的标准化疗方案。目前以化疗药物5-Fu为基础的化疗方案达20余种，然而胃癌辅助化疗至今仍不能令人满意且无统一的“金标准”。微小亚临床转移灶是胃癌术后复发的根源，辅助化疗可以清除残存的肿瘤细胞，起到预防肿瘤复发和转移的作用。但化疗仍存一些争议。Kim等研究了348例1986～2000年间术前发生腹膜播散的胃癌，多因素研究表明，手术切除和术后静脉化疗是该组患者独立预后因素。术后化疗能够提高胃癌生存率可能是因化疗可以杀灭局部残留的微小病灶，以及血液中可能存在的游离癌细胞，能减少复发转移的机会，提高生存率。还有研究显示随着化疗时间不同，患者累计生存率明显不同，说明化疗周期的多少是非常重要的，必须严格按照化疗方案要求的化疗周期进行化疗，严格遵守化疗时间。化疗周期是根据药物的作用特点和肿瘤的生物学特性制订的，因此按期完成足够剂量、足够长时间的化疗才对肿瘤有一定的控制和杀灭作用。另外，有研究显示胃癌辅助化疗疗效可能和手术根治程度相关。当单纯手术组5年生存率小于30%时，化疗不能够提高生存率；只有当单纯手术组的生存率在50%左右时，才能显示出辅助化疗的积极作用。只有在根治性手术，也就是保证了足够的手术范围，特别是规范的淋巴结清扫的基础上进行化疗，才能够实现辅助化疗的治疗价值。近年有研究证实热疗对化疗有增敏作用，热疗可以增加肿瘤细胞对化疗药物的敏感性，因此也有很多人进行了腹腔热灌注化疗的研究，结果发现腹腔热灌注化疗能减少浆膜受累减少胃癌的腹腔复发；提高胃癌生存率，即使是不能根治的Ⅳ期胃癌，行肿瘤姑息性切除或减瘤术，并进行腹腔热灌注化疗也可以改善患者的预后。另外进展期胃癌的术前化疗，即新辅助化疗，也取得了可喜的结果。Newrnan E的研究表明，术前对局部进展期胃癌进行新辅助化疗能够使一半以上胃癌降期。我们认为对所有胃癌术后的病人，包括早期胃癌的患者，无化疗禁忌证，都应常规行化疗，以消除播散在全身各处的胃癌微转移灶，从而减少复发转移的可能性,提高生存率。

3. 放疗　放疗不是胃癌的首选疗法,但已有报道,术前放疗可使 60% 的胃癌不同程度的缩小,可提高手术切除率和治愈性切除率,使 5 年存活率提高 10%~20%。临床上应用术中放射治疗来防止胃癌的复发已成为胃癌治疗方式转变的一个热点。Sindela 报道对已浸透浆膜,并术中淋巴结冰冻病理阳性者根治术后行术中放疗,结果术后局部复发率为 44%,明显小于对照组的 92%,且中位生存期也明显延长,表明术中放疗对局部复发的控制有较好疗效。

4. 免疫治疗　根据现代免疫学的观点,肿瘤的发生发展与机体的免疫功能有关,当机体免疫功能降低时,胃癌术后机体内残存的微小病灶易于复发和转移,提高机体的免疫功能有助于消灭术后体内残存的微小病灶,降低复发和转移。近年来的研究表明,应用自体胃癌细胞免疫,辅以替加氟(FT-207)及生物反应调节剂(biologic response modifier,BRM),在 20 例非根治性手术的Ⅳ期患者,取得延长生存期的效果。目前临床应用较多的是胃癌的 BRM 疗法,可供选择的药物有左旋咪唑、OK-432、云芝多糖 K、香菇多糖等,有研究报道:将不能行手术治疗的晚期胃癌患者随机分为两组,一组给予氟尿嘧啶+顺铂联合香菇多糖治疗,另一组单用氟尿嘧啶+顺铂化疗,结果表明免疫调节剂与术后辅助化疗联合应用,能明显提高疗效。目前胃癌的 BRM 治疗尚无成熟的方案,总的趋向是胃癌术后免疫调节剂与化疗药物合并应用。

近年来,随着分子生物学的进展,肿瘤预后判断不再仅仅停留在临床和病理资料等方面,针对性更强的分子生物学指标检测开始逐渐应用于临床评估。对这些指标进行合理的选择性应用,不但有助于胃癌的诊断和预后评价,尚可进一步为临床用药、个体化治疗提供参考。

二、分子生物学预后指标

(一) 癌基因

1. c-Met　c-Met 是一种原癌基因,位于人染色体 7q21-31,长约 120kb。肝细胞生长因子(HGF)与 c-Met 蛋白结合导致 c-Met 蛋白的 β 链酪氨酸 Tyr-1234 和 Tyr-1235 残基自身磷酸化,可激活酪氨酸激酶受体转导通路。HGF 与 c-Met 结合还可使 PI3K 发生磷酸化,从而识别靶蛋白中的磷酸化序列,使几个相关转导通路经瀑布式磷酸化反应传到细胞内,参与调控肿瘤细胞的转移。众多文献表明 c-Met 与肿瘤的发生、生长、侵袭、转移和不良预后有关,人类多种恶性肿瘤组织如胃癌、肝癌、膀胱癌、肾癌、乳腺癌、甲状腺癌及卵巢肿瘤等普遍存在 c-Met 的失控表达。有研究发现,c-Met 可能通过以下几种机制影响肿瘤的浸润和转移:①促进肿瘤的增殖和间质微血管生成,直接或间接促进肿瘤细胞的生长;②诱导基质降解酶的产生,通过破坏基底膜和增加蛋白水解来促进肿瘤的侵袭转移;③上调环氧合酶基因(COX2)和增加前列腺素的合成,从而影响肿瘤细胞的生长和转移。c-Met 的高表达致使胃黏膜持续进行更新和修复活动,在持续的损伤因子作用下处于一种旺盛的增殖状态,DNA 的合成和分裂活跃时胃黏膜细胞则易受到幽门螺杆菌(H. pylori)、亚硝酸盐、真菌毒素等致癌因子的损伤,发生染色体结构和功能的改变,与胃癌进展有关。虽然检测方法与判断标准不同所测得的 c-Met 表达阳性率不同,但值得肯定的是胃癌组织中 c-Met 表达的阳性率明显比正常组织高。c-Met 基因突变是胃癌发生的早期现象,检测 c-Met 基因表达对胃癌早期诊断具有一定的指导意义,并有助于预测转移潜能及评估预后。国外已有从外周血检测 c-Met 作为早期诊断胃癌的报道。c-Met 基因可作为胃癌诊断及评估预后的一项重要参考指标。

2. c-erbB2(Her-2/neu) 原癌基因 Her-2/neu(c-erbB-2)是生长因子受体家族成员(包括 EGFR、C-erbB-2、C-erbB-3、C-erbB-4 四个成员,均定位于细胞膜上)之一。与 neu 相对应的人类基因,根据克隆来源的不同分别称为 Her-2(源于 cDNA 文库)c-erbB-2(源于基因组 DNA)和 erbB-相关基因(源于高度扩增的乳腺癌细胞系),习惯上称为 Her-2/neu。人的 Her-2/neu 基因位于染色体 17q21,编码相对分子量为 185 000 的跨膜蛋白 p185,结构上有胞外区、跨膜区和胞内区,其胞内区有酪氨酸激酶活性。在多种正常组织中该蛋白有低表达,包括乳腺、呼吸道、胃肠道和泌尿生殖上皮。Her-2/heu 基因扩增与 p185 蛋白过度表达通常相互关联。Her-2/neu 基因是一种细胞癌基因,主要在胚胎发育时开始表达,成年后正常组织中仅可检测到少量的 Her-2/neu 基因,在细胞的正常分裂和生长中发挥一定的作用。在正常情况下 Her-2/heu 基因处于非激活状态,参与细胞分化的调节,当受到体内外某些因素作用后,其结构或表达调控失常,从而被激活并具有肿瘤转化活性。Her-2/neu 基因在肿瘤的发生与转移中均具有重要作用。现有研究表明,在 30% 以上的人类肿瘤组织中,如乳腺癌、卵巢癌、输卵管癌、子宫内膜癌、宫颈癌、前列腺癌、胃癌、结直肠癌、非小细胞肺癌、唾液腺癌、舌癌、头颈部鳞癌等,均有 Her-2/neu 基因的扩增及 p185 蛋白的过度表达。

已明确 Her-2 与乳腺癌的复发和预后有关,恰如 Her-2 阳性的乳腺癌细胞系 SKBR-3 对曲妥珠单抗敏感,同样表达 Her-2 的胃癌细胞系 N87 也对曲妥珠单抗敏感。Rebischung 等报道了一例 Her-2 过表达的胃癌病例对联合曲妥珠单抗化疗有效。针对 Her-2 的靶向治疗药物已经进入全球性的胃癌治疗Ⅲ期临床试验。此外,已有的研究表明 Her-2/neu 参与了胃癌浸润、转移机制,是胃癌预后不良的指标之一。Parknl 等人分别用 IHC、FISH、CISH 三种方法对 Kanghuk samsung 医院 182 例胃癌根治术患者进行 Her-2/neu 的检测,结果发现应用 IHC 法 Her-2/neu 蛋白表达的阳性率为 15.9% (29/182),应用 FISH 法和 CISH 法可以检测到 7 例胃癌患者存在着 Her2/neu 基因的扩增;肠型胃癌比弥漫型胃癌 Her-2/neu 基因表达率高($P<0.05$);Her-2/neu 基因扩增者与无 Her-2/neu 基因扩增者相比较,平均生存时间短(922 天:3 243 天)、5 年生存率低(21.4% :63.0%);多因素分析表明年龄、TNM 分期、Her-2/neu 基因扩增为胃癌独立预后因素,对 Her-2/neu 基因扩增者可以进行单克隆抗体治疗。

3. ras(p21) ras 基因是最早发现的癌基因,ras 基因家族包括三种成分,即 H-ras、K-ras 和 N-ras,它们共同编码一个分子量为 21kD 的蛋白质,称为 P21 蛋白。ras 基因突变及其基因产物 P21 的过度表达与人类许多恶性肿瘤的发生有密切关系。ras 基因的突变、扩增、重排、易位可使正常的原癌基因成为癌基因,它持续刺激细胞生长与分化,从而导致正常细胞转化为恶性肿瘤细胞。癌基因不但参与肿瘤的发生,而且与肿瘤的侵袭及转移有密切的关系。P21 蛋白能和 GTP 结合,具有 GTP 酶活性,将 GTP 水解成 GDP,并激活磷酸脂酶 C,而后者是细胞生长信号传递途径中的一个重要成分,其功能是将细胞外的一些信号传入细胞内,以维持细胞的正常代谢和生长。ras 基因激活后的持续、过度表达,产生特异性的 P21 蛋白积聚,从而引起细胞功能异常和持续增殖,两者相互作用最终导致细胞癌变和促进癌肿的生物学行为恶化。ras 癌基因参与细胞内信息的传递,对细胞周期起调节作用,是肿瘤发生的"启动基因",在结直肠癌、胃癌等多种恶性肿瘤中都发现 ras 基因的高频率突变。有学者认为,ras 基因的过度表达与肿瘤转移和侵袭密切相关。ras 癌基因高表达提示癌细胞增生和浸润能力增强,是癌组织恶性程度高的表现。

Czerniak 等用 LSAB 法比较了胃癌黏膜和正常黏膜 ras 基因的表达,两者差异有显著性。Li 等对 89 例胃癌患者的 K-ras 进行检测,其 K-ras 过表达率为 61.8%(55/89),且认为 K-ras 过表达与 COX-2 有协同致癌作用。Deng 从肿瘤转移模型和胃癌病人两方面进行了 C-Ha-ras 基因的检测,发现 C-Ha-ras 基因激活与病人的远处脏器转移和临床分期相关。ras 基因的激活在胃癌的发生发展过程中是相对晚期事件,Tahara 等用 western-blot 和免疫组化方法检测其编码产物 p21 表达。早期胃癌阳性率为 11.1%,而晚期胃癌的表达率为 48.8%,两者相差非常显著。此外,ras 基因激活尚与肿瘤侵犯深度 T 和淋巴结转移 N 相关。以上研究显示 ras 基因与胃癌恶性程度相关,基因激活及其编码产物的高表达可能是胃癌预后的生物学指标。

4. VEGF　肿瘤的生长和进展依赖于肿瘤新生血管的形成。血管内皮生长因子(vascular endothelial growth factor,VEGF)是一种特异地作用于血管内层细胞的生成因子,在调节肿瘤血管生成过程中发挥着关键的作用。血管生成(angiogenesis)指源于已存在的毛细血管和毛细血管后微静脉的新的毛细血管性血管的生长,肿瘤组织的血管生成是肿瘤发生、发展过程中的一种病理失衡,是肿瘤生长、浸润和转移的基础。人的 VEGF 基因位于染色体的 6p21.3,由 8 个外显子及 7 个内含子构成,基因全长 28kb,编码产物为同源二聚体蛋白。研究表明,正常情况下 VEGF 受体表达水平很低,大多数组织检测不出。肿瘤细胞是肿瘤组织中 VEGF 的重要来源。在肿瘤坏死区和细胞活跃生长区之间的区域往往可以检测出多量 VEGF,提示 VEGF 可能是肿瘤血管生成的最重要的介导物。

大量的新生血管形成是直径大于 2mm 的肿瘤继续生长不可缺少的因素,没有足够的新生血管提供充足的养分,肿瘤生长无以为继。Terman 等已经证实了活体中 VEGF 对肿瘤血管增殖的作用,Chikura 等研究结果提示 VEGF 是胃癌浸润转移的促进因子。Yancopoulos 等研究报道肿瘤血管生成的程度与肿瘤侵袭力相关,在肿瘤生长过程中,VEGF 是血管内皮细胞的特异有丝分裂原,能直接刺激新生血管的生长,增加肿瘤的转移机率。He 等认为 VEGF 同样具有促进淋巴管内皮细胞增生的能力,VEGF 能促进肿瘤周围淋巴管增生,从而加速恶性肿瘤的淋巴道转移。针对 VEGF 所做的实验性抑制肿瘤生长的治疗不仅明显缩小了原发性肿瘤的体积,同时也减少了肿瘤远处转移的发生。国内学者更加深入的研究了 VEGF 家族成员的作用,VEGF-A 是影响血管生成最强的因子之一,而 VEGF-C 和 VEGF-D 与淋巴管形成密切相关。Tanigawa 等发现在许多反映胃癌生物学行为的指标中,VEGF 阳性表达与胃癌的浸润深度、淋巴结转移、远处转移及 5 年生存率密切相关。Maehara、Maeda 等研究结果显示:VEGF 阳性表达者较阴性者复发率高,VEGF 阳性表达者其生存率较阴性者低,VEGF 表达与胃癌复发、生存、预后具有明显相关性,多因素分析表明 VEGF 是一个独立的预后因素。VEGF 蛋白表达可以作为胃癌发展与预后的一个比较有价值的临床预指标。VEGF 通过刺激新生血管生成,在胃癌的侵袭转移过程中起重要作用,可作为判断胃癌预后的重要指标。基于对 VEGF 的认识,目前已有抗血管生成抑制因子类药物应用于临床肿瘤患者的治疗。

5. 血小板衍化内皮细胞生长因子(PD-ECGF)　近年来大量的研究发现在肿瘤血管形成的过程中多种促血管生长因子起了至关重要的作用。其中 PD-ECGF 是一类最近发现的生长因子,体外可趋化内皮细胞,体内有诱导血管生成的作用。PD-ECGF 又称胸苷磷酸化酶(TP)为 45kD 的二聚体,其编码基因位于 22 号染色体 q13 带。

PD-ECGF 在胃癌组织中表达的研究近年国内外陆续报道。Nakatal 发现 PD-ECGF 在肿瘤组织中的平均活性较正常组织高近 3.2 倍,在有静脉侵犯的组织中的活性比正常组高 2 倍。Kikuyama-S 的研究结果与之相似,胃癌组阳性表达率高于胃慢性良性病变和癌旁正常组织黏膜,差异有显著性,提示胃癌细胞可分泌更多的 PD-ECGF。Takebayashi 等发现 PD-ECGF 在肿瘤中活性明显高于交界区的非肿瘤组织,进展期明显高于早期胃癌。许多学者发现随着胃癌组织分类、分型、分期和是否合并转移的不同,PD-ECGF 的表达存在显著性的差异。Shimaoka 研究表明在高分化的腺癌中 PD-ECGF 阳性的肿瘤比例要高于未分化的腺癌,在分化较好的腺癌中 PD-ECGF 阳性的肿瘤侵犯深度较 PD-ECGF 阴性者更深,提示 PD-ECGF 在高分化的胃癌细胞侵袭过程中起重要作用。Konno 等发现 PD-ECGF 与胃癌增殖、浸润深度和淋巴结转移密切相关。Tanigawa 发现 PD-ECGF 表达与胃癌血行转移相关。Yoshikawa 用 ELISA 法检测 PD-ECGF 蛋白浓度发现胃癌中 PD-ECGF 水平与肿瘤肉眼分类、镜下分型等显著相关,肉眼分型中 Borrmann Ⅰ型显著高于早期胃癌及 BorrmannⅡ、Ⅲ、Ⅳ型和未分类的癌,低分化实性癌显著高于分化良好的胃癌或中分化管状癌、非实性癌及印戒细胞癌。可能原因是胃癌分泌的 PD-ECGF 有促进胃癌血管生成和胃癌浸润转移作用。

(二) 抑癌基因

1. p53　p53 基因定位于染色体 17p13.1,全长约 20kb,由 11 个外显子和 10 个内含子组成。p53 基因的 mRNA 为 2.8kb,蛋白产物分子量为 53kD,p53 蛋白由 393 个氨基酸组成,有五个高度保守区,这些保守区可能是 p53 蛋白生物活性的关键部位。p53 作为抑癌基因受到人们普遍重视,也是与人类肿瘤相关性最高、突变最频发的一个基因。

研究表明 p53 与多种恶性肿瘤的发生发展有关。胃癌中 p53 检出率报道为 40%~60% 左右,p53 基因突变在各期胃癌均非常普遍,但较多地发生于晚期胃癌及转移者。Kim 等对原发胃癌及其转移的细胞系比较研究时发现,原发胃癌有 25% 发生了 p53 基因突变,而胃癌转移者 p53 突变率达 83%。Bani-HaniKE 对 84 例胃癌进行了免疫组化检测,其中 46 例有 p53 过表达,p53 过表达率为 51.7%,多因素分析显示 p53 是胃癌独立预后因素。一般认为 p53 蛋白表达与患者性别、年龄、肿瘤大小、脉管内癌栓和癌肿大体形态无显著相关性,而在不同浸润深度、淋巴结分期之间均有显著性差异。进展期胃癌 P53 蛋白阳性率高于早期胃癌,淋巴结分期较晚者阳性率高于淋巴结分期较早者,log-rank 检验有显著差异性。P53 蛋白阳性表达者预后较差。Joypaul 等检测 206 例胃癌 p53 表达,阳性率为 46%,P53 染色阳性与组织学分级、生长类型和淋巴结转移无显著相关,但 P53 阳性胃癌 5 年存活率(3%)显著低于 P53 阴性组(16%)。胃癌组织中 P53 蛋白的积聚不仅仅只是与肿瘤的临床病理学指标所表达的特征相关联,可能还存在临床病理学指标所不能体现的基因、分子等改变,故其可作为胃癌预后的一项重要参数。

2. p16　p16 基因又称 MTS(multiple tumor suppressor 1)基因,定位于人染色体 qp21,由 2 个内含子及 3 个外显子组成。p16 基因是细胞周期中的一个基本基因,p16 基因编码产物是 16kD 的蛋白,即 P16 蛋白,定位于细胞核内。David Beach 等证明了 P16 蛋白是作用于细胞分裂周期(Cell Division Cycle)的关键酶之一。CDK4 的抑制因子与细胞周期调节是一复杂过程,通过对一系列关键底物磷酸化作用来调节细胞周期。CDK4 与 Cyclin 的复合体参与 G1-S 转换的调控,P16 蛋白抑制 CDK4 活性,最终阻止细胞进入 S 期,有学者认为 p16 是比 p53 更重要的一种新型抗癌基因。

p16 基因异常的主要表现特点以基因缺失为优势,且多为纯合性缺失,在肿瘤细胞系中可达 80% 以上,在实体瘤中可达 70% 左右,而点突变发生频率较低;不同肿瘤的突变频率不同,同一肿瘤的不同分化程度其缺失和突变率也不同。p16 基因在胃癌中可发生纯合性缺失、5′端 CpG 岛异常甲基化、表达下降等 3 种形式的改变。日本学者 Igaki 等就对 9 例胃癌细胞株进行了 Southern 杂交分析,发现 4 例低分化胃癌细胞株中有 2 例(22%)发生纯合性缺失,而高分化组未见缺失。Akama 等用同法检查了 8 例胃癌细胞株,结果发现 2 例(25%)存在 p16 基因的纯合缺失,另有 2 例虽未测得基因改变,但均未表达 p16,考虑存在 5′-CpG 岛异常甲基化。Chen 等运用 RT-NPCR 方法检测了 10 例肠型胃癌、11 例弥漫型胃癌,结果分别发现 3 例(30%)和 5 例(45.5%)中存在异常 p16 mRNA 转录物,其中大多数有外显子 1 和外显子 2 的核苷酸序列的部分缺失,认为 RT-NPCR 法是检测小的基因内缺失的有效方法,异常 p16 mRNA 转录物在胃癌中属频发事件。国内学者报道的大量胃癌中 P16 蛋白表达的研究充分显示,P16 蛋白在胃癌组织中表达明显降低,且与胃癌分化、浸润、淋巴结转移、患者预后明显相关。

p16 基因与胃癌发生、进展有密切关联,其作用机理为直接抑制细胞周期,且 p16 基因分子量小,易于标定,用 p16 基因作靶分子进行基因操作或蛋白修饰,均比 p53 简单易行。因此,已有学者将外源性 p16 基因导入 p16 基因表达异常的人胃癌细胞株中,结果显示,导入外源性 p16 基因对胃癌细胞系 PAMC82 的裸鼠致瘤性有十分明显的抑制作用。对 p16 基因的深入研究,对于阐明细胞周期演进的分子调节,乃至整个生命活动过程的调节,均具有重要的意义。

3. APC APC 基因位于染色体 5q21,其 cDNA 克隆系列分析显示为一 8 535bp 生成的开放阅读框架,共有 21 个外显子。APC 基因调节细胞生长和自身稳定,在许多组织中均有表达。它直接参与了 Wnt 的信号传导途径,正常的 APC 蛋白与 Axin、Gsk3β 形成复合物保证 Wnt 信号途径对细胞特化、增殖、极性以及迁移的正常调节。

APC 基因突变与胃癌的发生密切相关。Sano 等检测 48 例胃癌组织染色体 5q 缺失,发现早期和进展期胃癌的缺失率分别为 60% 和 36%。对胃腺瘤研究表明,APC 基因突变率为 20%,说明同大肠腺瘤癌变的分子机制相似,APC 基因突变在胃腺瘤向癌转变过程中可能起重要的作用。Rhya 等对 52 例胃癌、癌旁不典型增生研究发现,APC/MCC 基因杂合性缺失(LOH)只出现在癌组织中,而癌旁正常组织未检测到这两种基因 LOH。Tamura 等先用流式细胞仪分选胃癌细胞,然后检测胃癌细胞 APC 基因改变,发现胃癌 APC 的 LOH 率为 86%,APC 基因 LOH 既可见于分化型胃癌,又可见于未分化癌,既可见于早期癌,又可见于晚期癌。Horri 等分析 44 例胃癌,其中 3 例 APC 基因突变者均发现弥漫型胃癌。Mckie 等也发现肠型胃癌 APC 基因 LOH 率为 22%,而弥漫型为 43%,说明 APC 基因异常亦参与了弥漫型胃癌的发生与演进。

(三)转移相关基因

1. S100A4 S100 蛋白因其在中性饱和硫酸铵中 100% 溶解而得名,是分子量较小(9kDa～13kDa)的钙结合蛋白家族,只在脊椎动物中表达。S100 家族成员众多,各成员功能复杂,目前至少已发现 21 个 S100 蛋白家族成员,包含 S100A1-A15、S100B、S100P 等,成员中有 15 个成员基因均定位于 1q21,该区段染色体稳定性差,易发生多种染色体重排,如杂合性缺失、易位、重叠等,与肿瘤关系密切。S100 蛋白在肿瘤进展中的作用还不是很清楚,可能与胃癌相关的 S100 蛋白为 S100A11、S100A4、S100A8、S100A9。

人 S100A4 及其他 14 个 S100 基因家族成员定位于稳定性较差的 1 号染色体长臂 2 区 1 带(1q21)上。S100A4 促进肿瘤转移的机制目前有如下几种:①S100A4 与非肌肉组织的原肌球蛋白和肌球蛋白相互作用,并调节细胞间黏附结合,当其过度表达时,这些作用增强,从而增强瘤细胞的转移能力;②S100A4 抑制由蛋白激酶 C(PKC)介导的肌球蛋白重链磷酸化,导致肌球蛋白聚集受抑,细胞转移能力增强;③S100A4 尚可影响基质金属蛋白酶(MMP)及其抑制剂如 E2 钙粘素、nm23 等肿瘤相关因子的表达,达到调节肿瘤细胞转移的效果。

临床上,S100A4 基因在肺癌、食管癌、胃癌,乳腺癌、前列腺癌和结肠癌等多种肿瘤细胞中高度表达,并与肿瘤转移具有密切关系。在转化的大鼠成纤维细胞和发生转移的细胞中,S100A4 呈梯度表达,也显示其参与了肿瘤的转移。通过转基因小鼠研究证实,S100A4 蛋白本身并不能促使细胞恶变。但当细胞由于原癌基因活化而癌变后,S100A4 可促进其转移性增加。Ambartsumian 等通过实验发现,S100A4 蛋白可能就是一个促血管发生因子,但这种促进血管生成的机制还没有完全被证实。从 S100A4 蛋白家族的生物学功能、在胃癌中的特异表达及其染色体定位,都能发现它与胃癌关系密切,是胃癌侵袭性和转移性的细胞标志。目前,国外多家医院已利用现有的研究结果,应用多种 S100A4 抗体对一些肿瘤进行免疫组织化学的鉴定和分类,相信随着对 S100 A4 及 S100 蛋白家族研究的深入,将会对肿瘤发生、转移等机制有更进一步的了解。

2. SPARC SPARC 即富含半胱氨酸的酸性蛋白,又被称作骨连蛋白(osteonectin)、基底膜 40 蛋白(BM40)或 43K 蛋白,广泛分布于从线虫到脊椎动物的各种组织中。人类 SPARC 基因编码由 298 至 304 个氨基酸组成的蛋白质。SPARC 在大部分恶性肿瘤中高表达,且与肿瘤的发生、侵袭和转移有关。其具体作用机制可以归纳为 3 个方面:①抗黏附作用。细胞分离是肿瘤侵袭周围组织和远处转移的开始,在恶性肿瘤进展的过程中具有关键作用。②降解细胞外基质。ECM 降解是肿瘤细胞迁移的重要步骤,SPARC 通过诱导多种蛋白酶(包括胶原酶、间质降解酶和明胶酶等)的合成来降解基质蛋白质,损害其屏障功能,从而促进肿瘤细胞的迁移。③促进血管生成。新生血管是肿瘤侵袭和转移的先决条件。

关于 SPARC 在胃癌中的表达相关文献报道并不统一,Maeng 等的研究发现 SPARC 高表达于胃癌组织周围的成纤维细胞中,罕见于腺癌细胞,并随着分化程度的不同,表达强度不同,高分化腺癌中 SPARC 的表达量明显高于低分化腺癌,正常胃黏膜组织中也有少量表达,认为 SPARC 可作为胃癌的临床诊断指标。而国内学者研究发现 SPARC 主要表达于胃癌的间质组织中,包括肿瘤周边及癌巢之间的纤维细胞和炎性细胞中,并随着肿瘤恶性程度的加深,表达量逐渐增加。胃癌间质 SPARC 蛋白的表达可能与胃癌淋巴结转移及临床分期有关,提示 SPARC 蛋白在胃癌浸润转移过程中发挥重要作用。但 SPARC 在胃癌组织中的表达强度和部位的不同,以及其在肿瘤发生发展中的作用和具体的分子靶向目前仍不清楚,有待于进一步研究。

3. MTA 1993 年,Pencil 等应用差异杂交技术从具有转移潜能的鼠乳腺癌细胞株 13762NF 中筛选克隆出 mta1 基因。因该基因的表达与乳腺肿瘤转移能力成正相关故被命名为(肿瘤)转移相关基因1(metastasis associated 1,MTA1)。MTA1位于人染色体14q32.3。MTA1蛋白是核小体重塑和组蛋白去乙酰化酶复合物的一个组成部分,可通过与组蛋白去乙酰化酶(HDACs)结合,趋化HDACs到达目标基因的启动子区域,通过去除其组蛋白的乙酰基从而重塑染色质结构,促进基因组DNA与组蛋白结合,使某些染色质区域的结构由松散变得更加紧密,从而导致某些抑制肿瘤浸润转移的基因的转录受到抑制,降低其表达水平。在转移的多步骤过程中,细胞间黏附力的下降与细胞表面黏附分子、细胞骨架蛋白的表达水平有关;新生血管的形成甚至转移部位的选择也都受到复杂网状转录系统调控。MTA1有可能正是通过对这些细胞转录水平的调控来调节与肿瘤转移相关蛋白的水平,从而参与肿瘤细胞侵袭转移的许多细节过程。

一项研究利用荧光定量PCR技术检测人MTA1mRNA在胃癌标本中的表达,结果发现:42例胃癌标本中mRNA的相对表达明显高于癌周正常胃黏膜,胃腺癌分化越低,肿瘤的浸润及淋巴结的转移率更高。这说明,MTA1基因的过表达与肿瘤分化和转移密切相关,可以推测MTA1 mRNA的高表达是估计胃癌恶性潜能的潜在指示因子。虽然MTA1基因在正常细胞中可能具有一定的生理功能,但在某些癌中其表达量出现异常,最终促进或导致癌转移。该蛋白可能通过影响信号传导途径发挥其功能。MTA1蛋白在胃癌的发生发展、浸润转移中发挥重要作用。对胃癌患者进行MTA1检测,有助于其早期诊断及浸润转移潜能判断,对其作用机制的探讨可为寻找新的胃癌防治药物提供理论依据。

4. RhoC RhoC全称为Ras同源类似物C(Ras homology C),RhoC的CDS全长为582bp,在基因组中的全长约为5kb,定位于染色体1p21-p13。RhoC蛋白含193个氨基酸,与RhoA蛋白有92%的同源性。氨基酸序列的不同主要位于羧基端:在RhoC和RhoA不同的17个氨基酸中有9个位于最后16个氨基酸内。Northern blot显示RhoC的mRNA在众多组织和细胞中表达。RhoC作用机制为:①破坏细胞极性,在上皮-间质转化中起重要作用;②使细胞丧失黏附连接;③提高细胞运动能力及重塑细胞外基质能力,使肿瘤细胞具有局部浸润性;④增加血管生成因子以促进肿瘤血管生成,增加肿瘤细胞进入血管的可能性。

目前关于RhoC与胃癌侵袭转移的关系,有研究指出RhoC在胃癌肝转移中高表达。Kondo等用RT-PCR法对51例胃癌组织进行检测,发现RhoC在伴有转移的胃癌中的表达水平明显高于无转移的胃癌,而无论在伴有转移还是在不伴有转移的胃癌中,RhoC的表达水平都明显高于正常胃黏膜中的表达水平,说明RhoC基因可能与胃癌的转移有关,将有可能成为判断胃癌转移潜能较好的基因指标。还有研究认为随着胃癌浸润深度的增加,RhoC的表达水平也增高,表明其表达水平与胃癌的演进和侵袭能力有关;有淋巴结转移的胃癌组织中RhoC的表达水平明显高于无淋巴结转移组中的表达水平,提示其可能与胃癌的淋巴结转移有关;在不同的TNM分期中,RhoC的表达水平亦不同,表明其与胃癌的恶性生长和临床进展之间存在着相关关系,可能作为判定胃癌转移潜能和评估预后的新指标。然而也有与之相反的结论,Pan等通过对53例胃癌患者癌组织标本进行分析,发现RhoA mRNA的高水平表达与胃癌高的分期及低分化密切相关,而RhoC mRNA在胃癌组织中的表达与癌旁正常胃组织的差异无统计学意义,提示RhoC与胃癌的发生及其转移表型无关,具体机制尚不清楚。

到目前为止,关于RhoC与胃癌侵袭转移的分子机制尚未见报道,RhoC及其上下游分子对胃癌转移的调节机制和具体环节仍不十分明确,其作用方式、下游控制位点及与调节肿瘤转移的其他分子之间的关系等方面还待继续深入研究。

5. 骨桥蛋白(osteopontin,OPN) OPN 是一种具有多种生物学活性的分泌型磷酸化糖蛋白,由近 300 个氨基酸残基组成,相对分子量约为 325 000。人类 OPN 的编码基因定位于染色体 4q13,由 7 个外显子和 6 个内含子组成。病理状态(免疫性疾病、炎症和肿瘤)下 OPN 表达增强,如肺癌、乳腺癌、胃癌、卵巢癌、前列腺癌、甲状腺癌、皮肤癌及各种转化细胞系亦能高水平表达 OPN,尿结石里也存在 OPN。OPN 在胃癌发生、发展中的作用机制主要有以下几个方面:①OPN 中含有 RGD 序列,该序列可与胃癌细胞表面的整合素 $\alpha\nu\beta3$ 相互作用,激活一系列细胞内信号,引起多种蛋白溶解酶的合成、分泌,从而溶解细胞外基质屏障,使胃癌发生浸润和转移;②血管通透性因子(VPF)/VEGF 能与 OPN 发挥协同作用;③通过与胃癌细胞表面的 CD44 结合而发挥作用;④通过自分泌途径发挥作用;⑤通过抑制 NO 的产生,使转移的肿瘤细胞易于存活。

Higashiyama 等采用 Western blotting 技术对所培养的 4 株胃癌细胞进行 OPN 蛋白表达的检测,结果发现,其表达水平均与阳性对照(Hela 细胞)相同。Dai 等通过对 306 例胃癌组织 OPN 表达状况的研究指出,OPN 高表达与胃癌的深度浸润、淋巴结转移、远隔转移及高 TNM 分期相关;OPN 阳性表达的胃癌患者,其预后和 5 年存活率均明显不及阴性表达者。进一步分析提示,OPN 的阴性表达与阳性表达在胃癌的组织学分型、局部或远处的淋巴结转移方面存在明显差异。Ue 等研究了 40 例原发胃癌组织、5 例淋巴结转移灶和相应的正常胃黏膜组织中 OPN mRNA 的表达状况,结果显示,与正常胃黏膜相比,72. 5% 的胃癌组织和 60. 0% 的淋巴结转移灶呈 OPN mRNA 高表达,且 OPN mRNA 的表达水平随胃癌的临床病理分期进展而升高,提示 OPN mRNA 高表达与胃癌的进展相关。Wu 等检测了 132 例胃癌患者和 93 例健康对照者的血清 OPN 水平,结果显示,胃癌患者的血清 OPN 中位值明显高于健康对照者;血清 OPN 水平升高(>67. 3ng/ml)与胃癌的分期、浆膜侵犯、淋巴结转移、淋巴管侵犯、血管侵犯和肝转移相关;血清 OPN 水平的升高是胃癌不良预后的一个独立危险因素。

目前认为,OPN 促进胃癌远处转移的可能机理为:分泌 OPN 的胃癌细胞自原发灶脱落后,经静脉回流到达肝脏、肺、骨胳、脑等器官,通过其 RGD 序列与这些器官细胞表面的整合素受体结合,并刺激其他细胞黏附因子和信号传导途径,导致胃癌细胞在肝脏等远处器官中黏附集聚,在机体内环境和局部微环境适宜的情况下,形成转移灶。

6. nm23 nm23 基因位于人类染色体 17q22,包括 nm23-H1、nm23-H2、nm23-H3 三个亚型,前两者有 88% 的同源性。nm23 基因是目前肿瘤转移抑制相关基因的代表。nm23 蛋白有与二磷酸核苷激酶(NDPK)相同的氨基酸序列和 NDPK 活性,而且有可能是控制细胞增殖的转录因子,其与肿瘤的生物学特性有一定的关系。另外,nm23 还参与微管的聚合和分解,影响细胞骨架状态,通过调节细胞内微管系统的状态和阻断肿瘤信息的传递而抑制肿瘤的转移。

目前多数文献报道肯定 nm23 与胃癌转移存在关联。Kadera 等用 Northern 杂交技术检测 31 例胃癌组织中 nm23-H1 mRNA 的表达,结果显示胃癌有淋巴结转移和浆膜浸润者,nm23 表达水平明显降低,生存期短,预后差,因而认为 nm23 基因的突变、缺失或低表达与胃癌的转移潜能有关。另一项研究用免疫组化方法检测 84 例胃癌患者 nm23 的表达后发现:胃癌组织 nm23 的阳性表达率为 54. 8% ,高于癌旁组织中的表达(14. 3%),差异有统计学意义。nm23 基因的阳性表达率与胃癌的组织学分级、分化程度、淋巴结转移和临床分期等密切相关,提示 nm23 基因在胃癌的转移瘤形成阶段具有抑制肿瘤转移的作用。还有学者对胃癌、不典型增生胃黏膜、正常胃黏膜的研究发现，nm23 在胃癌组织中的表达阳性率明显高于不典型增生胃黏膜，正常胃黏膜中 nm23 呈阴性表达；低分化及有淋巴结转移的胃癌组织中，nm23 水平明显低于高分化、无淋巴结转移的胃癌组织。据此推理 nm23 基因参与胃癌发生发展过程；对肿瘤的转移有较强抑制作用；癌组织中该基因表达阴性，提示患者预后较差；nm23 蛋白的表达与胃癌分化程度呈正相关，与淋巴结转移呈负相关。对胃癌患者 nm23 的测定可对判断胃癌的分化程度、浸润深度及转移潜能有重要意义。

nm23 是第一个发现的转移抑制基因，虽然相关研究支持它有抑制恶性肿瘤转移的作用，但大部分机制尚未为人们所知。

7. Maspin　maspin 基因是 1994 年 Zuo 等用消减杂交技术对正常乳腺组织和乳腺癌组织进行比较时发现的，证实为新的编码丝氨酸蛋白酶抑制剂的基因，命名为 maspin（mammary-serpin）。研究表明，maspin 能改变细胞表面粘合素的结构，增强细胞对细胞外基质的黏附能力，影响细胞内的信号传导，使细胞向更良性表型转化；maspin 能有效阻止内皮细胞对血管生长因子的反应，抑制内皮细胞的生长，阻止其形成管道状结构，使肿瘤微血管的密度减少，阻止肿瘤细胞的转移和血管形成。最近的研究表明 maspin 还可以通过调节小 G 蛋白 Rac1 和 PAK1（p21-活性激酶）的活性来抑制细胞的运动，通过磷酰肌醇-3 激酶和细胞外信号调节激酶途径来调节细胞的黏附。研究提示 maspin 基因可能是一种新的肿瘤抑制基因。

已经发现 maspin 可以抑制乳腺癌、前列腺癌等肿瘤的浸润和转移，在乳腺癌、前列腺癌等肿瘤的发生发展过程中起重要的作用。近年来 maspin 在胃癌中的研究受到学者们的关注。Son 研究发现胃癌中 maspin 表达减少，转移淋巴结中几乎不表达，而胃正常黏膜及肠上皮化生组织中高表达。另一项研究显示胃癌 maspin mRNA 及蛋白表达量显著低于正常胃黏膜，正常胃黏膜中 maspin 蛋白的阳性表达率明显高于胃管状腺癌和胃印戒细胞癌。由于肿瘤的异质性，少数病例亦可出现强阳性表达，而胃管状腺癌和胃印戒细胞癌之间的阳性表达率无显著差异；maspin 的表达与淋巴结转移和浸润深度有关，随着胃癌浸润深度增加、淋巴结的转移 maspin 蛋白和 mRNA 表达下调，提示 maspin 可能在胃癌的发生发展中有一定的抑癌作用，而转录水平的表达下调可能是 maspin 在肿瘤组织中表达下调的原因之一；maspin 作为肿瘤转移抑制基因在胃癌的浸润和转移中起着重要的抑制作用。

应用免疫组化方法检测胃癌组织中 maspin 的表达简便，重复性强，可以用于患者的病程和病期的预测。

8. PCNA　增殖细胞核抗原（PCNA）又称周期蛋白（Cyclin），是存在于细胞核内的一种相对分子量为 36kD 的酸性蛋白，由 261 个氨基酸组成，是 DNA 聚合酶 δ 的辅助蛋白，参与调节 DNA 的合成并在细胞周期中起着重要的调控作用。人类的 PCNA 基因定位于 20 号染色体上。PCNA 对细胞由 G 期向 S 期过渡起着重要的调节作用。处于增殖状态的细胞和肿瘤细胞，其 PCNA 的表达明显增强。因此，PCNA 是伴随细胞增殖而表达的一种核内蛋白。PCNA 可作为一种肿瘤的标记，反映肿瘤细胞的代谢和 DNA、RNA 的合成状态，其增殖活性与肿瘤细胞的分化、浸润、转移、复发和预后有关，是独立于其他肿瘤特点的标记。PCNA 可以应用免疫组织化学法检测。

PCNA 目前已用于胃癌、肺癌、肝癌、鼻咽癌、乳腺癌、卵巢癌等的研究，PCNA 在胃癌中的表达及其与胃癌的分化、浸润、转移、复发及预后等关系的研究较多，但研究结论并不完全一致。Inada 等检测了 107 例胃癌标本，发现分化程度差的胃癌组 PCNA 的表达高于分化好的胃癌组,伴有肝转移组明显高于无肝转移组,认为 PCNA 指数的增高与肿瘤的生长速度有关。一些学者采用 PCNA 标记指数(PCNALI,即计数 1 000 个肿瘤细胞中阳性细胞所占的百分数)对恶性肿瘤的生物学行为和增殖活性进行判断。Isozaki 等在 125 例胃癌标本中发现,肿瘤直径≥4cm 组的 PCNA 阳性率远高于直径<4cm 组;癌细胞浸润肌层者的 PCNA 指数平均值明显高于浸润黏膜层者;有淋巴管浸润组的 PCNA 指数明显高于无淋巴管浸润组 19.1%;有血管浸润组明显高于无血管浸润组;有淋巴结转移组明显高于无淋巴结转移组。Mori 等研究了 135 例胃癌,PCNA 高表达组与低表达组相比,胃癌肿瘤大小、形态类型、浸润深度、淋巴结转移以及术后 5 年生存率等方面均有明显差异。一些学者对 PCNA 与胃癌的预后持不同意见。Maehara 等报道,在 155 例胃癌者中,低 PCNA 指数(<20.0%)组、中 PCNA 指数(20.0%~39.9%)组和高 PCNA 指数(≥40.0%)组,其 5 年生存率分别为 96.8%、69.2% 和 20.0%($P<0.001$)。Noda 等研究了 133 例早期胃癌,PCNA 高表达组与低表达组相比,胃癌淋巴结转移率明显升高而 5 年生存率明显下降。

PCNA 作为一个评估细胞增殖状态的指标,在胃癌的生长和转移等方面有重要的作用,结合形态学及其他有效生物指标的监测,进行综合评估可有利于胃癌高危人群的筛选和早期诊断治疗,对胃癌患者预后有着重要的指导价值。

(四) 染色体异常

1. 微卫星不稳定 基因组中由短的重复单元(一般为 1~6 个碱基)组成的 DNA 串联重复序列,被称为微卫星 DNA,又被称作短串连重复(Short Tandem Repeats,STRs)或简单重复序列(Simple Sequence Repeat,SSRs)。微卫星 DNA 符合孟德尔遗传模式,共显性表达,广泛分布于真核生物的基因组中,包括编码区和非编码区。由于微卫星具有数量多、在基因组内分布均匀、多态性信息丰富、易于检测等优点被作为优良的遗传标记(genetic marker)而得到广泛应用。MSI 是指与正常组织相比在肿瘤中由于重复单位的插入或缺失而造成的微卫星长度的任何改变,出现新的微卫星等位基因现象。表现为同一位点个体间及同一个体正常组织与异常组织之间,其重复单位的数目不等。包括核基因微卫星不稳定性(nuclear microsatellite instability,nMSI)和线粒体 DNA 微卫星不稳定(mito-chondrial microsatellite instability,mtMSI)。目前人们认为可能有两种机制来解释简单重复序列的不稳定性:不对等重组和 DNA 聚合酶滑动。第一种机制是在重组过程中,位于不同 DNA 分子上的简单重复单位以错排的构型配对和发生遗传交换,导致重复单位的数量增加或减少。第二种机制是 DNA 聚合酶滑动,为引起微卫星位点发生突变的主要原因,即"滑链错配"(slipped-strand mispairing),是指在 DNA 复制过程中,新生链和模板链之间,在微卫星重复区域可能发生错配,使得一个或多个重复单位形成环状,未能参与配对。

尽管目前微卫星不稳定性与胃癌临床病理的关系国内外研究尚存在很多争议,但有一点非常明确,MSI 与胃癌临床病理密切相关。Seruca 等报告 81.8% 的 MSI 发生于胃窦部胃癌,而贲门癌则无 MSI。Leung 等研究表明从肠化生到癌的演进是基因不稳定的积累过程,研究资料证实胃癌组织中 MSI 发生率为 26.7%,胃肠化生组织中为 9.3%,在伴或不伴胃癌的非典型增生组织中发生 MSI,且发生的频率在由癌前病变向癌的转化过程中逐渐增高,提示 MSI 与胃癌恶性生物学行为相关。Eiji 等研究结果表明 MSI 阳性的胃癌较 MSI 阴性的胃癌患者更易患复合性胃癌。

MSI 在胃癌的发展过程中 MSI 亦扮演重要的角色。但目前国内外对 MSI 的研究结果不尽一致,有时甚至完全相反,这可能与不同研究者所选择的样本、位点、检测方法及实验条件等多种因素有关。随着对 MSI 在胃癌发生发展中作用认识的不断加深,人们对 MSI 在胃癌诊断、治疗、预后判断中的作用也会越来越明确。

2. 染色体不稳定　在染色体水平产生的遗传不稳定性,称为染色体不稳定性(chromosome instability,CIN)。CIN 是人类实体瘤中常见的现象之一,目前的研究表明其在肿瘤的发生发展中有重要作用。CIN 主要包括染色体结构异常和数目异常。结构异常包括杂合性缺失(LOH)、染色体易位、重排、基因扩增导致的染色体均染区、双微体等;数目异常主要是非整倍体。癌细胞中出现的 CIN 可以有两种解释:一种是癌细胞向高度恶性状态进展过程中混乱状态的一种结果即突变假说,另一种观点认为 CIN 是肿瘤发生的重要原因,是肿瘤发生过程中的必然事件,即 CIN 假说。许多实体瘤中染色体数目和结构异常的共存可能反映了两者功能的相互依赖,这种依赖不仅体现于机制水平,而且在肿瘤发生过程中细胞过度生长的选择方面也存在。CIN 在散发性胃癌最常见的不稳定,可能出现整个染色体(非整倍体)获得或丢失或部分染色体杂合性缺失、易位和扩增。LOH 主要导致基因缺失,如抑癌基因、细胞周期调节基因、DNA 修复基因、及其他维持细胞周期和 DNA 完整性的基因。有些研究根据癌前细胞和癌变细胞的复杂程度不一样的情况,可作为临床辅助诊断的手段之一。随着分子细胞遗传学研究技术的不断提高,有望在实体瘤大量的 CIN 中找到越来越多的特定染色体变异的区带,从而达到用于临床诊断、治疗、预后、分型的目的。目前认为以下几个因素促进胃癌患者 CIN,如畸变染色体分离、DNA 损伤反应、细胞周期调控异常、H. pylori 感染、烟草、膳食亚硝酸盐。

(五) 其他

1. Ki-67　Ki-67 抗原是存在增生细胞核的一种非组蛋白核蛋白,定位于 10 号染色体,分布于核内,其功能被认为与染色质相连及与细胞的有丝分裂密切相关,与其他细胞周期相关蛋白不同之处在于它不表达于 DNA 修复状态细胞。Ki-67 在 G_1 后期开始出现,S 和 G_2 期升高,M 期达高峰,其后迅速降解,在 G_0 期无表达,半衰期为 1 小时或更短。因此与 Ki-67 单抗结合可作为评估增殖细胞生长组份的指标,用于判断肿瘤的增殖活性。

胃癌患者的预后与多种因素相关,其中肿瘤的恶性程度、转移程度是重要因素之一,增殖活性强的胃癌组织更易出现复发转移,通常预后更差,故作为代表细胞增殖活性的重要指标 Ki-67 抗原,其表达水平高低对判断和估计患者的预后具有重要参考作用。一项研究发现在由浅表性胃炎向进展期胃癌演变的序列中;Ki-67 蛋白表达率逐渐增高,同时提示 Ki-67 蛋白过表达是贯穿整个胃癌形成过程的事件;并且 Ki-67 核抗原表达的胃癌具有较高的增殖活性,且与胃癌的恶性生物学行为显著相关,单纯组织学分析相比,Ki-67 检测可更精确的预测胃癌的转移,提示 Ki-67 的表达对胃癌的进展程度的评估有一定意义。此外还有学者明确提出 Ki-67 表达与胃癌病理指标的关系为:有淋巴转移组表达明显大于无淋巴结转移组,低分化胃癌阳性表达率明显大于高、中分化胃癌的表达率,浸润浆膜层组明显高于未浸润浆膜层组。提示肿瘤组织浸润深度越深、分化程度越低,肿瘤组织增生越旺盛、越迅速,提示增殖活性的改变与癌变的进展有关。因此,检测 Ki-67 核抗原表达可正确估计胃癌患者预后。

2. PTEN(属于抑癌基因)　第 10 号染色体缺失的磷酸酶和张力蛋白同源基因(phosphatase and tensin homology deleted on chromosome ten,PTEN)于 1997 年由 Li 等 3 个研究小

组先后克隆并命名，其编码的蛋白在胞浆中表现出双重特异性磷酸酶活性，是迄今为止发现的第 1 个具有磷酸酶活性的抑癌基因，其在细胞凋亡、细胞周期阻滞、细胞迁移过程起关键性作用，在恶性肿瘤的发生发展中起重要作用。

一项研究检测了 50 例胃癌及其癌旁组织中 PTEN 蛋白及 PTEN mRNA 表达情况，结果胃癌组织中 PTEN 蛋白阳性表达率为 48%，PTEN mRNA 阳性表达率 60%，PTEN 蛋白及 PTEN mRNA 在胃癌组织中的阳性表达与患者性别、年龄无明显相关性，但均与组织分化程度明显相关。还有研究发现 PTEN 蛋白在异型增生和胃癌中的阳性表达率显著低于癌旁胃黏膜和肠化生；进展期胃癌的 PTEN 表达显著低于早期胃癌；PTEN 蛋白表达降低与胃癌淋巴结转移呈显著正相关；弥漫型胃癌 PTEN 表达显著低于肠型胃癌；印戒细胞癌中 PTEN 表达最低，显著低于高中分化管状腺癌。可见癌组织 PTEN 基因编码蛋白存在显著失表达，并与胃癌的进展密切相关。PTEN 是一个具有多种活性的肿瘤抑制基因，以其为靶标的基因治疗可能是胃癌生物学治疗的一条新途径，具有重要的临床意义。

3. IGF 胰岛素生长因子(insulin-like growth factor，IGF)是体内重要的生长因子，它对组织细胞的增殖、分化、凋亡、机体的生长发育及肿瘤的发生发展起重要调节作用。IGF 家庭成员包括：IGF-1、IGF-2、IGF-1 R、IGF-2 R、IGFBP 等。IGF 促增殖、促生长的活性主要由 IGF-1R 介导。以往研究证实中晚期胃癌患者中，很多有 IGF-1R 的高表达，而高表达组患者的术后生存期明显低于低表达组，提示其可作为评价胃癌预后的指标之一，同时也提示 IGF-1R 可作为胃癌治疗的靶点之一，特别是中晚期胃癌术后的患者，可能有抑制胃癌的复发和转移的作用。

对于 IGF-1 与胃癌的关系目前存在一定的争议。Yatsuya H 等检测了血中 IGF-1 的水平，发现其并不能提示胃癌发病风险增加和预后不良。有体外实验发现 IGF lR 可抑制裸鼠的胃癌生长，提示 IGFs 与胃癌的预后值得我们进一步研究。

4. MMPs MMPs 是一高度稳定的锌和钙依赖性肽链内切酶家族，已发现超过 25 个成员，其共同特点是具有降解几乎全部基底膜和 ECM 成分的能力。MMPs 可以破坏肿瘤细胞侵袭的组织学屏障，在肿瘤侵袭转移中起关键性作用，被认为是该过程中主要的蛋白水解酶。根据作用底物以及片断同源性，将 MMPs 分为 4 类。Ⅳ型胶原酶为其中重要的一类，它主要有两种形式，一种被糖化，分子量为 92kD，命名为 MMP-9；另一种非糖化，分子量为 72kD，被称为 MMP-2。当前对 MMP-2，MMP-9 的研究较深入。

肿瘤细胞对细胞外基质成分及基底膜的降解是肿瘤浸润转移的关键步骤，MMP-9 是金属蛋白酶家族成员之一，具有广泛的酶底物特性，可降解细胞外多种基质成分，其中包括基底膜的主要成分Ⅳ型胶原。肿瘤细胞表达 MMP-9，与侵袭转移能力有关。有研究表明显示，MMP-9 的表达情况与患者的性别、年龄、肿瘤大小无关，MMP-9 与胃癌的增殖强度、浸润深度、淋巴结转移程度及 TNM 分期成正相关。Sun 等研究胃部 COX-2 和 MMP-9 表达与临床病理参数和血管生成的关系，发现 MMP-9 在肿瘤组织过表达，MMP-9 和胃癌的浸润、淋巴结转移及血管生成相关。Torii 等研究结果显示，胃癌患者血清中 MMP-9 浓度与肿瘤大小和 TNM 分期有关，说明 MMP-9 高表达在胃癌发展过程中起重要作用，MMP-9 蛋白表达可作为胃癌浸润转移的重要分子标志。Kabashima 等探讨了黏膜内胃癌中 MMP-9 表达与淋巴结转移的关系，提示 MMP-9 表达的阳性率在淋巴结阳性和淋巴管浸润的黏膜内癌中显著高于淋巴结和淋巴管浸润阴性的患者，表明即使是黏膜内早期胃癌，癌细胞也能分泌 MMP-9 降解基底膜从而渗入淋巴管。Sier 等应用酶谱分析的方法研究发现，肿瘤组织中

MMP-9 的表达和活化与患者的不良预后有关,可作为独立判断胃癌预后的指标。

5. TIMPs　TIMPs 是一组低分子量的糖蛋白,可由成纤维细胞、上皮细胞、内皮细胞等产生,是组织中 MMPs(金属蛋白酶)主要的内源性抑制因子,能特异地抑制 MMPs。现已发现广泛存在于组织和体液中的 4 种 TIMPs,分别命名为 TIMP1,TIMP2,TIMP3,TIMP4。TIMPs 是多功能分子,不仅抑制 MMPs 活性,且具有细胞生长因子样作用,促进成纤维细胞(成肌纤维细胞)增生及胶原合成,使 ECM 沉积并抑制其降解。

Inoue 等研究发现 103 例胃癌组织中 MMP-1 的阳性率为 75.2%,阳性者多数已有腹腔和(或)淋巴结转移,预后较差,表明 MMP-l 基因可能是胃癌独立的预后因素,并且也可能是胃癌复发的高危因素之一。Miyagi 等人的研究结果与 Inoue 等研究结果一致,表明 MMP-1 表达升高、TIMP-1 表达下降可能共同参与胃癌的发生、发展。Czyzewska 等的研究表明 MMP-9 高表达仅与胃癌淋巴结转移密切相关,证实 MMPs/TIMPs 在胃癌发展过程中发挥关键作用,MMPs/TIMPs 通过突破细胞外基质和基底膜这道宿主防范的天然屏障进入血液循环,促进胃癌的浸润转移,加速病情恶化,影响胃癌患者的预后。在 MMPs/TIMPs 与胃癌侵袭、转移关系方面的研究虽已取得一定的成果,其作用机制尚不十分清楚,不少问题有待探索,如在不同类型和分化程度的胃癌发生、发展过程中 MMPs/TIMPs 表达调控的精确机制,在 MMPS 和 TIMPS 的表达中胃癌细胞与间质细胞间的信号传导及途径等。另外,TIMPs 作为强有力的抑制剂具有使 MMPs 失活,临床用药治疗时应考虑其对人体正常生理功能的影响,以便在取得较高治疗效果的同时将不良反应降至最低。相信随着医学科学的进步与发展,这些问题的逐渐解决,MMPs/TIMPs 无论是作为胃癌的血清检测标志物、基因治疗的手段和临床治疗用药,还是胃癌预后的预测指标都具有广阔的应用前景。

6. UPA　UPA 基因定位于 10 号染色体长臂上,位于 10q24,是内质网膜系统合成的一种丝氨酸蛋白水解酶。当 UPA 与特异受体结合后变成有活性的双链形式,可催化细胞表面的纤溶酶原,降解细胞外基质和基底膜,有利于细胞的迁徙和侵袭。UPA 不但能直接降解细胞外基质中的大多数糖蛋白及蛋白多糖核心部分,还可以与其受体结合启动蛋白溶解过程,有利于 MMP 的激活,加强胶原、弹性蛋白等其他基质蛋白的降解。UPA 蛋白的表达和胃癌的浸润深度有关,浸润深度越深,UPA 表达量越高。且发生淋巴结转移的胃癌中的 UPA 的表达量明显升高。说明 UPA 有评估胃癌侵袭转移潜能,对患者的预后评估有一定的指导作用。UPA 有望成为胃癌诊断和治疗研究的病理学指标。

UPAR 又称 CD87,是 UPA 的受体。UPAR 基因定位于 19 q13。UPA 和 UPAR 同属丝氨酸蛋白酶,两者结合可调控 ECM 蛋白水解,活化许多细胞内信号途径,从而在细胞增殖、迁移和生存中起着重要的作用。许多正常组织和人类肿瘤中,UPAR 呈高表达,而 UPAR 高表达常预示着肿瘤患者不良的预后,因此可成为肿瘤治疗靶点。研究表明:胃癌组织的 UPA 与 UPAR mRNA 在浸润型、Ⅲ期、Ⅳ期、血管侵袭和远处转移癌中高表达。Kita 等发现,846 例胃癌患者外周血与骨髓中 UPAR mRNA 表达水平明显高于正常对照组,并与侵袭深度、转移及术后复发显著相关,提示外周血 UPAR 表达是胃癌转移的标志,UPA 和 UPAR 可促进胃癌侵袭和转移,可作为判断胃癌预后的指标之一。

由此可见,UPA 表达水平高,肿瘤分化差,侵袭性强,易转移 UPA 可作为胃癌的预后指标之一。由于 UPA 系统在胃癌的形成和转移中发挥重要作用。干扰 UPA 系统的不同途径直接抑制 UPA 的活性或阻断 UPA 与 UPAR 的结合来抑制胃癌的转移和浸润,可能成为临床抗肿瘤治疗的有效途径之一。

7. 整合素 整合素家族是一类由 α 和 β 两个亚单位以 1∶1 比例通过非共价键连接而构成的异二聚体跨膜黏蛋白，目前已经确认的有 18 种 α 亚单位和 13 种 β 亚单位，共组成至少 24 种整合素。很多实验证明，整合素在肿瘤发生早期发挥的作用为降低肿瘤化的细胞与周围细胞之间的黏附，促进肿瘤细胞与周围细胞的脱离，从而有利于瘤细胞进入血液。而当瘤细胞到达机体的非原发瘤的部位时，整合素发挥相反的作用，此时其促进瘤细胞与 ECM 及侵袭部位正常组织的黏附，从而有利于瘤细胞在此组织的定位，达到肿瘤转移。

现有研究发现整合素 β 亚单位中与胃癌相关的有 β1β3β4β5，而整合素 β 中以 β1 与胃癌转移关系最为密切。有学者研究 114 例胃癌组织标本中 $\alpha_5\beta_1$ 的表达，结果显示，整合素 $\alpha_5\beta_1$ 的表达与胃癌的浸润深度有关，结果还显示：它的表达与胃癌的淋巴结转移及临床分期也有关，转移组的表达率明显高于未转移组，临床分期Ⅲ～Ⅳ期组明显高于Ⅰ～Ⅱ期组，说明胃癌中整合素 α5β1 的表达水平可以作为判断胃癌的浸润深度及有无淋巴结转移的参考指标，同时也有助于判断患者的预后。目前研究浸润、转移的指标很多，而多种指标的联合应用将有助于提高选择的正确性，为提高临床疗效提供有利的工具。这一点在胃癌患者术前胃镜检查时，也具有十分重要的意义，若对活检胃癌组织进行整合素 $\alpha_5\beta_1$ 的免疫组织化学染色，并分析其着色特征，可能有助于评估胃癌的浸润深度，转移趋向和临床分期，这将为临床医生制定胃癌的手术治疗方案提供新的客观依据。Ura 等证实，在临床胃癌组织的标本中，整合素 $\alpha_3\beta_1$ 的表达与胃癌的腹膜转移有关。Nishimura 等和 Kawamura 等研究发现，整合素 $\alpha_2\beta_1$ 和整合素 $\alpha_3\beta_1$ 在胃癌细胞中的表达与胃癌细胞的腹膜转移具有相关性：胃癌细胞这些整合素表达的越强，则细胞发生腹膜转移的机会也越大。近年 Hosotan 等发现，整合素 β3 的高表达与肿瘤的侵袭性及淋巴结转移紧密相关，且与基质金属蛋白酶-2（MMP-2）活性相关。整合素 β3 可结合并激活 MMP-2，uPA 等酶，局部降解基底膜和基质，导致肿瘤的浸润和转移。

整合素众多亚型功能纷杂，目前相关研究并不能完全明确整合素与胃癌及其他恶性肿瘤的关系，进一步深入探讨整合素的作用机制对胃癌的早期诊断、分期、侵袭转移潜力评估和指导临床治疗有重要意义。

8. 谷胱甘肽转移酶（GSTs） 谷胱甘肽 S-转移酶（GST）是细胞内重要的解毒代谢酶，它是一个超基因家族，包括 αμθπ 四类同工酶，其中 μ 型 GST 对解毒多环芳烃类致癌物有强的活力和异型性。GSTM1 是 GST 的一种，其编码基因位于染色体 1P13.3，在人群中存在遗传多态性，有研究认为机体内的 GSTM1 基因缺失则导致酶活力的降低或丧失，导致体内毒物的积聚，从而增加机体发生癌变的可能性。

目前已发现 GSTM1 基因多态性与多种肿瘤易感性相关，如膀胱癌、肝癌、肺癌、胃癌等。国内外已有多项研究对 GSTM1 基因多态与胃癌的关系进行了探讨，结果表明 GSTM1 空白基因型可能与胃癌的易感性有关。自 1991 年 Strange RC 等首次报道 GSTM1 基因多态性与胃癌易感性的关联研究以来，国内外进行了大量的相关研究，但目前的研究结果尚缺乏一致性。皖南地区一项研究显示胃癌患者 GSTM1（-/-）基因型频率明显高于正常人群，提示 GSTM1 基因缺失是胃癌的易感因素，GSTM1 基因缺失增加胃癌发生的危险性。而 Lan Q 等在波兰以人群为基础的研究则表明，携带 GSTM1 空白基因型者其患胃癌的风险较非携带者低 15%，这种差异无统计学意义。GSTM1 基因型作为个体的遗传素质，与胃癌的发生有关，但由于肿瘤病因极其复杂，且涉及多种因素，故若欲进一步揭示 GSTM1 在胃癌中所起的作用，仍需进一步深入的研究。

胃癌的预后因素越来越多的被发现并论证，其中不乏独立的预后因素。这些“预后因子”已经能一定程度地指导胃癌患者的预后评估。胃癌分子生物学研究将是今后预后评估的研究热点。在该领域的进展和突破将使胃癌预后分析效率和准确性大大提高，使胃癌预后分析系统具有良好的操作性，可以将风险分级并预测生存率，也能够帮助临床试验设计和制定随访策略。开发利用分子生物学的预后分析系统是胃癌预后分析的发展趋势。

（哈敏文）

参考文献

1. 汤钊猷主编. 现代肿瘤学，第2版. 上海：上海医科大学出版社，2000. 731-732
2. 张熙曾，王德院，胃贲门癌根治术后影响预后的因素. 中国肿瘤临床，1998，78(11)：28-29
3. 李景武，梁寒，王晓娜. 814 例胃部患预后因素分析. 中国肿瘤临床，2006，33：399-402
4. 梁寒，郝希山. 青年人胃癌. 中华胃肠外科杂志，2001，4：85-87
5. 陈燕，刘颖斌，彭淑墉. 胃癌病理状况对患者预后的影响分析. 中国肿瘤临床，2006，33：399-402
6. 李英男. 胃癌预后影响因素的研究进展. 现代肿瘤医学，2007，4：567-569
7. 石海，许建明. 胃癌预后影响因素的研究现状和进展. 临床消化杂志，2002；14(1)：41-43
8. 汪美华，黄早胜，袁炎. 进展期胃癌生长方式对转移方式及预后的影响. 肿瘤防治杂志，2003；8(10)：850-851
9. 余文发，李春鸣. 胃癌微卫星不稳定性的研究进展. 遵义医学院学报，2004；27(1)：80-84
10. 王杰军，于观贞. 胃癌预后的临床病理及分子生物学研究进展. 临床肿瘤学杂志，2008；13(8)：673-376
11. Umbas R，Isaacs WB，Bringuier PP，et a1. Decreased E-eadhefin expres-sion is associated with poor prognosis in patients with prostate cancer. Cancer Res，1994，54：3929-3933
12. Van Aken E，De Wever O，Correia da Rocha AS，Mareel M. Defective E-cadherin/catenin complexes in human cancer. Virchows Arch 2001；439：725-751
13. Li Le，Chui RM，Sasaki M，et al. A single nucleotide polymorphism in the E-cadherin gene promoter alters transcriptional activities. Cancer Res 2000；60：873-876
14. Pittman AM，Twiss P，Broderick P，et al. The CDH1-160C>A polymorphism is a risk factor for colorectal cancer. Int J Cancer，2009，125：1622-1625
15. Qiu Lx，Li RT，Zhang JB，Zhong WZ，et al. The E-cadherin(CDH1)-160C/A polymorphism and prostate cancer risk：a meta-analysis. Eur J Hum Genet，2009，17：244-249
16. Caims P，Polascik T，Eby Y，et al. Frequency of homozygous deletion at pl6/CDKN2 in primary human tumours. Nat Genet，1995，11(2)：210-212
17. NABHANl T，SHAH T，GAROA J. Skeletal muscle cells express diferent iso-forms of the calcium channel alpha2/delta subnit. Cell Biochem Biophys，2005，42(1)：13-20
18. OLINER J D，PIETENP0L J A，THIAGALINGAM S，et al. Oncoprotein MDM 2 conceals the activation domain of tumour suppressor p53. Nature，1993，362(6423)：857-860
19. Ulrich CM，Bigler J，Bostick R，et al. Thymidylate synthase promoter polymorphism，interaction with folate intake，and risk of colorectal adenomas. Cancer Res，2002，62：3361-3364
20. Hishida A，Matsuo K，Hamajima N，et al. Associations between polymur. phisms in the thymidylate synthase and serine hydroxymethyltransferase genes and susceptibility to malignant lymphoma. Haematologica，2003，88：159-166
21. Skibola CF，Smith MT，Hubbard A，et a1. Polymorphisms in the thymidylate synthase and serine hydroxymethyltransferase genes and risk of adult acute lymphocytic leukemia. Blood，2002，99：3786-3791
22. Ishida Y，Kawakami K，Tanaka Y，et a1. Association of thymidylate synthase gene polymorphism with its mRNA and protein expression and with prognosis in gastric cancer. Anticancer Res，2002，22：2805-2809

第十七章　胃癌三级预防

胃癌转移和复发是导致病人死亡的主要原因,约有60%以上的胃癌病人在就诊时已经发生转移,约有70%以上的胃癌病人治疗后发生复发转移。对于这些病人,手术和放、化疗的疗效作用非常有限,从而导致胃癌的5年生存率一直徘徊于20%左右。胃癌三级预防旨在采取积极措施改善患者生活质量,促进患者康复。对中、晚期胃癌患者加强综合治疗,对晚期病人要减轻其痛苦,提高生活质量。治疗后应定期随访观察,监测胃癌转移复发,采取各种措施促进康复,提高胃癌患者生存率。

第一节　胃癌浸润转移

肿瘤浸润是肿瘤细胞发生远处转移的起始步骤。转移是恶性肿瘤最重要的生物学特征,肿瘤的转移被认为是浸润的扩展及延续。胃癌发生浸润转移与其他肿瘤相似,也是一个多因素调控、多步骤、多阶段、多基因、连续复杂的主动过程。研究胃癌的浸润转移对于胃癌的治疗和监测有重要意义。

一、胃癌浸润转移过程

（一）胃癌浸润

胃癌的浸润是指胃癌细胞沿着组织间隙、脉管间隙和神经束衣等侵袭并破坏相邻组织的过程,称为局部浸润或直接蔓延。局部浸润大致有扩张性侵袭及浸润性侵袭两种方式,扩张性侵袭是指癌细胞沿着水平方向扩散,常呈巢状、团状生长,组织学上癌细胞分化程度较高,多为管状腺癌。如胃体胃癌,癌细胞可向上侵犯食管,向下侵犯幽门甚至十二指肠,向两侧可侵犯周围胃组织。浸润性侵袭是指癌细胞沿纵深发展,像树根插入泥土一样浸润破坏邻近组织,在组织间隙弥漫浸润,组织学上癌细胞分化程度低,多为低分化腺癌、未分化癌或印戒细胞癌。

胃癌的浸润性侵袭是影响胃癌预后的重要因素,据日本胃癌研究会统计,在早期胃癌中,黏膜内癌5年生存率为94.8%,黏膜下癌为86.4%;中期胃癌(浸润固有肌层癌)5年生存率为69.2%;在晚期胃癌中,浸润至浆膜下层者5年生存率为55.3%,浸润至浆膜层者33.7%,浸润出浆膜外者仅为9.4%。国内统计,胃癌浸润达黏膜下层以上者5年生存率为95%以上,浅肌层者为50%,深肌层者为25%,侵犯浆膜者仅为10%。上述资料表明,胃癌组织在胃壁内浸润越深,5年生存率越低,体现了浸润深度与预后相关。

（二）胃癌转移

胃癌细胞从原发病灶侵入淋巴管、血管或腹腔,被带到他处继续生长,形成与原发胃癌性质相同的肿瘤的过程称为胃癌的转移。胃癌的转移有以下三种途径:淋巴道转移;血道转移;腹腔种植性转移。

1. 淋巴道转移 淋巴道转移是胃癌最常见的转移途径,因为胃壁各层均存在淋巴管,特别是黏膜下层及浆膜层的淋巴管尤为丰富,这为胃癌的淋巴道转移提供了条件。而且胃癌组织有使其周围淋巴管数目增加的特性,新生淋巴管管壁薄、无连续的基膜,这些都为癌细胞进入淋巴管从而进入淋巴系统导致淋巴结转移成为可能。胃癌的淋巴道转移首先表现为癌细胞侵入淋巴管:从癌组织中释出的癌细胞通过一定的方式侵入癌灶附近的毛细淋巴管。侵入的过程:癌细胞首先穿过上皮细胞基底膜和结缔组织间隙,使癌细胞与毛细淋巴管内皮细胞紧密接触,随后癌细胞以阿米巴样运动穿过毛细淋巴管内皮细胞间隙进入淋巴管,或被组织中强大的淋巴流冲进“开放”状态的毛细胞淋巴管内。其次,癌细胞进入淋巴管后,随流动的淋巴液运行,有两种运行的方式,即癌细胞在淋巴管内呈连续性增殖和蔓延的连续性癌栓和癌细胞以分散的漂浮的栓子形式转移的漂浮性癌栓。癌栓的不同,可能与癌细胞本身的特性有关,即前者的癌细胞间黏着性较强,而后者的黏着性较弱,易于脱离及转移;还与胃癌的生长浸润方式有关。连续性癌栓主要见于巢生型及团生型胃癌,而漂浮性癌栓主要见于弥漫浸润型胃癌,即低分化腺癌、未分化癌或印戒细胞癌。再次,癌细胞在淋巴结内形成转移灶。在淋巴管内运行的癌栓到达局部淋巴结,先聚集于边缘窦,然后生长繁殖并破坏淋巴结结构,形成淋巴结内转移癌灶。胃癌的淋巴道转移,多按淋巴引流顺序,由近及远,由浅及深逐级发生淋巴结转移。其中胃小弯侧胃冠状静脉旁及幽门下淋巴结最多见,前者进一步转移至腹主动脉旁、肝门处淋巴结而达肝内;后者可进一步转移至胰头上方及肠系膜根部淋巴结。转移至胃大弯淋巴结的癌组织可进一步转移至大网膜淋巴结。晚期经胸导管入血。少数可因淋巴道受阻出现逆行转移及跳跃式转移,即近处淋巴结尚未出现转移灶时,远处淋巴结已有转移。例如,胃癌发生肝门淋巴结及腹腔淋巴结转移,而胃大、小弯淋巴结未发生转移。胃癌发生淋巴道转移后,经过淋巴回流最终通过胸导管进入血液循环导致血道转移。

2. 血道转移 胃癌的血道转移大多发生在胃癌晚期,而且较淋巴道转移少。据全国胃癌病理协作组360例胃癌尸检材料统计,器官转移率为62.4%(淋巴道转移率为86.7%),以肝脏(38.1%)、肺脏(32.2%)最多,其次为胰、肾上腺、骨、肾等部位。

胃癌血道转移过程与淋巴道转移类似,即胃癌细胞首先从癌组织上脱落下来,浸润和破坏癌旁的小静脉或毛细血管并侵入血管。癌细胞侵入血液循环后,一般顺血流方向流动而发生器官转移。其转移途径包括:①侵入体循环静脉的癌细胞经右心到达肺部毛细血管,阻塞于肺内而增殖形成转移瘤;②侵入门静脉系统的癌细胞,首先到达肝脏毛细血管,于肝内继续增殖形成肝转移瘤;③侵入肺静脉的癌细胞或肺内转移癌通过肺内毛细血管而进入肺静脉,再经左心随主动脉到达全身各器官,如脑、骨、肾等处。

胃癌的血道转移以肝、肺最多,并常见肝、肺转移同时伴发。据全国胃癌病理协作组统计,胃癌肺转移伴肝转移者为70.6%,不伴肝转移者仅为29.4%。

3. 种植性转移 种植性转移也是胃癌的一种常见转移方式。是指胃癌组织侵出浆膜或浸润至相连的腹膜或转移淋巴结破裂时,由于胃肠的不断蠕动以及与其他脏器的互相摩擦,使癌细胞脱落至腹腔在腹膜或在腹腔脏器浆膜形成种植性转移癌。胃癌种植性转移的常见转移方式有:①腹膜种植性转移:腹膜转移发生频率我国为28.6%(103/360),国外文献报道为30.5%~40.0%。如果癌细胞在腹腔内广泛播散,临床上称为癌性腹膜炎,患者常伴有大量血性腹水。②卵巢种植性转移:胃癌发生卵巢转移较多见,据统计,我国其发生率为15.6%,占女性胃癌患者的43.6%。伴腹膜种植者为52.7%,伴淋巴或血道转移者为

43.6%。临床表现多为两侧卵巢同时受累。肉眼观卵巢增大,包膜完整,切面呈实体性或黏液样,镜下多为印戒细胞癌,也称 Krukenberg 瘤。关于胃癌转移至卵巢的途径尚不完全清楚。有人认为,卵巢转移可通过血道及淋巴道逆流,但主要是由腹膜种植性转移所致。卵巢转移癌常见于右侧或右侧先于左侧,这是由于癌细胞脱落到腹腔后,因肠系膜根部解剖学从左上向下倾斜,易于向盆腔后侧汇集,卵巢位于盆腔深处,表面为腹膜的一部分,易于接纳脱落于腹腔内癌细胞的种植。周期性排卵在卵巢表面留下小裂口可提供癌细胞入侵的门户,裂口修复可使转移瘤在卵巢内生长而表面保持光滑。③盆腔种植性转移:当胃癌组织侵出浆膜或发生腹膜播种时,由于重力原因腹腔的癌细胞易下沉至盆腔,于直肠膀胱陷凹内或直肠子宫陷凹内发生种植性转移。我国统计,胃癌的盆腔种植性转移发生率为8.6%(31/360),因此临床医生对可疑胃癌患者进行肛门指诊是非常必要的。

(三)早期胃癌的浸润转移

未经治疗的早期胃癌扩散是其发展的必然结果。由于癌瘤的类型、生物学特性、机体免疫状态、内外环境等复杂因素的影响,扩散的速度、方式、后果等也不尽相同。

胃黏膜上皮细胞癌变后,癌细胞增殖突破腺管基底膜侵入黏膜固有膜内,首先在黏膜内蔓延,且沿着水平方向扩散,大致可分为增殖型(压迫周围组织)与浸润增殖型(在组织间隙弥漫浸润)两类。组织学上,前者多为管状腺癌,后者多为印戒细胞癌或低分化腺癌。由于肿瘤生物学特性及黏膜肌的屏障作用,这种黏膜内癌可长期停留在黏膜内,不向深层组织浸润。

理论上讲,早期胃癌应少有淋巴结转移,但实际上早期胃癌的淋巴结转移占有相当的比率。有研究指出,早期胃癌的转移率为16.0%~41.7%;Takekazu 等报道黏膜内癌近3%,黏膜下癌达20%;我国统计1 477 例早期胃癌中,其转移率为9.9%。

早期胃癌手术时存在血道转移的病例极少,日本国立癌中心15 年间手术切除早期胃癌1 486 例,术中发现肝转移的仅2 例,其他文献报道也在1%以下。早期胃癌可以出现血道与脏器转移,而脏器转移中,主要多见于肝脏(也有少数为骨转移)。

(四)进展期胃癌的浸润转移

最初的扩散主要是在胃壁内进行,当胃黏膜某一处或几处发生癌变后,癌细胞不断增殖发展,向周围组织或邻近器官直接浸润,或沿淋巴管、血管向引流区淋巴结或远隔脏器转移。扩散与转移不是孤立进行的,常常是互相交错的。

1. 直接蔓延 胃癌细胞在胃壁内直接浸润是胃癌的主要扩散方式。在胃癌进展过程中,癌细胞可连续不断地沿着组织间隙、淋巴管、血管或神经束衣侵入并破坏癌灶周围的组织,在胃壁内扩散,严重者可破坏和穿越胃壁侵犯邻近的组织和器官。胃癌可侵袭食管、肝、胰腺、总胆管、横膈、脾脏、十二指肠和横结肠。胃癌细胞在胃壁内可沿水平和垂直两个方向同时扩散,水平方向的扩散使胃壁内的癌灶逐渐扩大,弥漫浸润性生长的癌可累及大部分胃壁,形成"革囊胃"。癌向胃壁深部的浸润比水平方向的扩散有更重要的预后意义。

大量证据表明,胃癌的预后主要不是取决于癌的面积,而是取决于癌的浸润深度。胃癌组织浸润超过幽门环、浸润幽门环和未及十二指肠的5 年存活率分别为8%、22%和58%。癌组织仅限于黏膜或黏膜下层,患者的5 年存活率大约为95%;侵及黏膜固有肌,5 年存活率为60%~80%;侵及浆膜下时,5 年存活率约50%。

2. 淋巴道转移 胃壁各层具有丰富的淋巴网,胃癌细胞可沿淋巴管扩散,从胃周到远处淋巴结的转移顺序为:①贲门、小弯、大弯、幽门上下和胃左动脉旁;②肝动脉旁、腹腔动脉旁和脾动脉旁;③肝十二指肠韧带内淋巴结;④胰十二指肠后;⑤肠系膜根部;⑥结肠中动脉旁;⑦腹主动脉旁;⑧胸腔和胸导管周围淋巴结;⑨左锁骨上(Virchow 淋巴结)。胃癌细胞在淋巴管内扩散一般都是由癌灶向引流区淋巴结转移,但有时第一站淋巴结尚未出现转移时而在远处的淋巴结内却出现了转移,即所谓“跳跃式转移”。此种转移方式可能与胃癌的淋巴流发生改变有关,由于第一站淋巴结已有严重破坏,致使淋巴管内的癌细胞迂回转移。另一种特殊的转移,即淋巴道内的“逆行性转移”。由于引流区淋巴管严重破坏,癌细胞在淋巴道内堆积,在压力或重力作用下癌细胞脱落或下坠到盆腔淋巴道内,可在宫旁及子宫颈发生转移。淋巴结转移是评价患者预后的一个重要指标,美国癌症联合会和国际抗癌联盟 1997 年提出了以淋巴结转移数目为基础的预后评价标准,Roder 等最近报告,1 ~ 6 个淋巴结转移患者的 5 年存活率为 44% ,7 ~ 15 个淋巴结转移患者的 5 年存活率为 30% ,当 15 个以上的淋巴结转移时,患者的 5 年存活率降至 11% 。

3. 血道转移 晚期胃癌可经血道转移至全身,最常见的部位是肝脏,是经门静脉而至。其他部位可见于肺、骨、肾上腺、肾、脑和皮肤等处。

4. 种植性转移 当癌组织侵出浆膜或浸润至相连的腹膜或转移淋巴结破裂,由于胃肠蠕动以及与其他脏器的互相摩擦,使癌细胞脱落至腹腔或在腹膜或在胃下方的腹腔脏器面形成种植性转移癌灶。盆腔种植性转移于直肠膀胱陷窝内或直肠子宫陷窝内。卵巢是胃癌转移的常见器官,而卵巢 Krukenberg 瘤的转移途径及机制尚不完全清楚,除种植转移,可能与淋巴道或血道转移均有关。

二、胃癌浸润转移的分子生物学基础

目前认为肿瘤浸润经历三个过程:即黏附、降解和移动,并且提出了肿瘤浸润与细胞间质降解之间的关系。肿瘤从原发灶到转移灶主要包括以下几个步骤:①肿瘤细胞失去极性和黏附能力脱离原发瘤;②肿瘤细胞运动和侵袭能力增强侵入周围组织;③肿瘤细胞进入循环系统,在循环系统中生存;④肿瘤细胞通过循环系统进入远隔组织;⑤在新的部位克隆性分裂增殖形成转移瘤。

胃癌浸润和转移过程非常复杂,涉及多基因多分子的复杂调控,主要包括黏附分子、细胞外基质降解酶类、动力因子、血管生成因子等,这些分子在胃癌的浸润转移过程中起到至关重要的作用。因此,从分子水平深入认识胃癌浸润转移,有利于筛选获得与胃癌浸润转移相关的功能性基因,从而为胃癌的分子靶向治疗提供有重要价值的分子靶标。目前已发现许多侵袭、转移相关基因,但许多基因作用机制仍不明了。研究这些基因的功能,并将其作为靶点进行靶向治疗是今后研究的热点之一。

(一) 细胞黏附分子

胃癌的浸润和转移是肿瘤细胞内在特性与细胞外基质(ECM)相互作用的结果。细胞黏附在肿瘤细胞的浸润和转移中起双重作用,一方面肿瘤细胞必须从原来黏附的原发灶脱离;另一方面肿瘤细胞又需借助黏附才能移动和转移。黏附作用主要是由存在于细胞表面的细胞黏附分子所介导,它们是细胞膜上的糖蛋白,可介导细胞与细胞之间以及细胞与细胞外基质的选择性黏附。目前发现的细胞黏附分子可分为五大类：整合素、免疫球蛋白超家族、上皮钙黏蛋白、CD44 以及选择素。

1. 整合素 整合素(integnin)是一类由 α、β 两个亚单位以 1∶1 比例通过二硫键连接构成的异二聚体跨膜糖蛋白，其作用依赖于 Ca^{2+}。α 亚单位的分子量为 120kD～210kD，β 亚单位的分子量为 90kD～130kD。不同的亚单位氨基酸序列有不同程度的同源性，β 亚单位的同源性很高(40%～48%)，依据 β 亚单位的不同将整合素分为若干个亚族，即 β1、β2、β3 等。这些整合素在结构上有其共同特点，即均由胞外区、跨膜区和胞质区组成。①胞外区是整合素与其配体特异性结合部位。整合素的大多数配体是 ECM，如纤维粘连蛋白(FN)、胶原蛋白、层粘连蛋白(LN)等，个别还能与可溶性配体如纤维蛋白原和一些细胞表面分子如细胞间黏附分子-1(ICAM-1)等结合。②跨膜区多种细胞因子及可溶性调节因子通过与此作用调节整合素的功能。③胞质区与细胞骨架蛋白连接可引起细胞的形态变化，与连接蛋白结合可激活胞内酶链系统，引起信号转导。

目前已经确认的有 18 种 α 亚单位和 9 种 β 亚单位，至少组成 24 种整合素。而整合素 β 中以 β1 与胃癌转移关系最为密切。它可介导细胞与细胞、细胞与基质之间的反应，参与细胞信号传递，细胞黏附、迁移，控制细胞分化、增殖及调节等各个生理过程。研究表明，整合素 β1 的表达与胃癌细胞的分化程度，侵袭性以及淋巴转移有关。胃癌细胞中整合素 β1 的表达显著强于邻近正常胃黏膜，并且分化较差的和穿透浆膜层的分别强于分化较好的和未穿透浆膜层的胃癌。淋巴组织中转移性癌组织整合素 β1 的表达程度明显强于邻近正常胃黏膜。Ura H 等研究发现，胃癌组织整合素 α2β1 的表达与淋巴结转移及肝转移相关，整合素 α3β1 的表达与肝转移及腹膜转移具有相关性。

2. 免疫球蛋白超家族 免疫球蛋白超家族(immunoglobulin superfamily，IgSF)包括分子结构中含有免疫球蛋白(Ig)样结构域的所有分子，一般不依赖于 Ca^{2+}。免疫球蛋白样结构域系指借二硫键维系的两组反向平行 β 折叠结构。除免疫球蛋白外，还包括 T 细胞受体，B 细胞受体，MHC 及细胞黏附分子(CAM)等。细胞黏附分子包括：细胞间黏附分子(ICAM)、血管细胞黏附分子(VCAM)、神经细胞黏附分子(NCAM)及血小板-内皮细胞黏附分子(Pe-CAM)。细胞间黏附分子和血管细胞黏附分子是细胞因子诱导的细胞表面黏附糖蛋白，具有介导细胞细胞间黏附、参与细胞间信息传递、免疫调节等功能。采用酶免疫吸附法测定健康成人和早期及进展期胃癌患者血清可溶性 ICAM-1(sICAM-1)浓度，结果表明，进展期胃癌患者 sICAM-1 浓度显著高于早期胃癌和正常对照组。动态观察 sICAM-1 结果发现，肿瘤未完全切除或复发者血清 sICAM-1 及 sVCAM-1 水平胃癌组显著高于对照组，并且 sICAM-1 浓度与肿瘤的进展、转移有关。sICAM-1 在局部肿瘤和转移瘤患者均升高，认为与患者血清 IL-1 及 IL-6 升高诱导有关。还有研究表明，胃癌患者 VCAM-1 的表达显著高于胃良性病变组织。由于 VCAM-1 与胃癌细胞表面整合素 αvβ3 结合，并且胃癌细胞分泌 VCAM-1 促进肿瘤组织血管生成，利于肿瘤生长、转移，而肿瘤快速增长膨大又能分泌更多 VCAM-1，形成一个恶性循环，促进肿瘤生长、浸润及转移。

3. 上皮钙黏蛋白 上皮钙黏蛋白(E-adherin，E-cad)是一种钙依赖性细胞黏附分子，其分子量为 120kD，广泛分布于上皮组织，主要介导同种亲和性细胞-细胞间黏附，并维持上皮细胞的形态，其表达下降时细胞间黏附作用减弱，使肿瘤细胞易于脱离原发灶发生浸润及转移，而 E-cad 过表达可引起细胞黏附性增强。当胃癌上皮细胞的 E-cad 表达下降或缺失，细胞间的相互黏附力减弱，造成肿瘤细胞容易分散而向外侵袭生长，脱离原发灶而发生转移。研究表明,17%~92%胃癌的E-cad表达减弱。E-cad mRNA在胃癌中的表达阳性率及强度明显低于正常胃黏膜上皮。E-cad低表达与胃癌组织分化差、TNM分期高及淋巴结转移者比较差异有高度显著性。我们的研究表明,E-cad的阳性表达率胃癌(81.2%)明显低于慢性胃炎(100%),而且弥漫型胃癌(66%)明显低于肠型胃癌(96.1%)。

E-cad基因(CDH1)定位于人类染色体16q22.1,这一区域在晚期胃癌中常出现杂合性缺失(LOH),在许多肿瘤包括胃癌中,其常与生存率缩短、预后差和转移有关。CDH1表达异常的原因主要有CDH1基因突变、转录和翻译异常、启动基因甲基化等。胃癌中CDH1异常表达率从32.2%~83.0%不等,但CDH1的表达下调和胃癌浸润、转移、复发和预后均有密切关系。对E-ad在组织和血清中表达的研究可为临床分析肿瘤的复发及转移提供新的诊断指标。

4. CD44 CD44是一种细胞表面黏附分子,是细胞表面的一种跨膜性糖蛋白。其胞外区具有与透明质酸结合的功能,也是CD44发挥功能的重要结构;跨膜区由21个疏水氨基酸组成;胞质区可作为蛋白激酶C(PKC)的底物被磷酸化,参与信号转导过程。CD44具有高度异质性,可以整合ECM成分与细胞骨架,调节细胞移动和增殖,影响肿瘤浸润和转移。

CD44在体内分布广泛,其主要有以下功能:①与细胞外基质中的透明质酸(最主要体)、胶原蛋白、纤黏蛋白、层黏蛋白等基质分子结合,参与细胞与基质间的黏附;②作为导向性受体调节淋巴细胞在血液和淋巴液之间的运行(淋巴细胞归巢或再循环);③参与免疫调节,参与淋巴细胞的激活过程;④与细胞骨架蛋白结合,参与细胞的伪足形成和迁移运动;⑤介导白细胞与活化的内皮细胞结合,参与炎症反应;⑥CD44可在不同水平调节,参与肿瘤的浸润和转移。

CD44在胃癌的浸润转移中起着重要的作用。Mayer等研究发现正常胃黏膜组织中无CD44表达,而49%的胃癌组织中CD44阳性且与远处转移有关。Liu YJ等提出胃癌组织CD44s的表达明显高于癌旁正常组织,而且CD44v6在胃癌组织的表达与分化程度、浸润深度、淋巴结转移明显相关。CD44s促进胃癌转移的机制是由于CD44s淋巴细胞归巢的引导受体。异常表达CD44s的胃癌细胞可能利用了淋巴细胞回归淋巴结的正常生理机制而发生淋巴道转移。其具体机制包括:①CD44v6与透明质酸结合或改变CD44s与透明质酸的结合。CD44s与CD44v6是透明质酸的主要受体,通过与透明质酸结合发挥透明质酸促进肿瘤转移的作用;透明质酸介导原发性肿瘤生长及肿瘤细胞在转移灶中生长;帮助肿瘤细胞完成免疫逃逸,延长其在血循环中的存活时间;肿瘤细胞可以通过受体介导的吞噬作用将透明质酸在溶酶体中降解,使之更易进入血循环而发生转移。②使肿瘤细胞获得与活化的淋巴细胞相类似的生物学特性。活化的淋巴细胞与转移性肿瘤细胞具有许多相类似的生物学特性,包括黏附、迁移、外渗和浸润等,这些相似性很有可能基于完全相同或相似的分子特性。通常淋巴细胞接触抗原后,选择性活化和扩增并进入再循环,肿瘤细胞离开原发灶通过淋巴管进入外周淋巴器官的过程同淋巴细胞循环的运行过程相似。CD44v6与二者的共同联系,提示CD44v6可使肿瘤细胞获得与活化的淋巴细胞相类似的生物学特性,模仿淋巴细胞归巢过程,参与肿瘤细胞淋巴结转移。③影响细胞内骨架蛋白的构象和分布,改变肿瘤细胞的运动能力。细胞骨架是细胞质中一组由纤维网状物质组成的网架结构,具有维持细胞形状和运动能力的功能。肿瘤细胞内肌动蛋白的分布、结构和功能的变化与肿瘤的生物学行为和转移能力有关。CD44v6在CD44s胞膜外近胞膜区插入一段氨基酸序列,可能导致细胞内羧基端结构发生变化,影响细胞骨架分布。因此认为CD44v6可能通过细胞内羧基端结构影响细胞内骨架蛋白的构象和分布,从而改变肿瘤细胞的运动能力,参与肿瘤转移。

5. 选择素 选择素(selectin)也称凝集素样细胞黏附分子,是一类异亲性结合、Ca^{2+}依赖的穿膜糖蛋白,其结构分为胞外区、穿膜区和胞质区。选择素家族各成员胞外区有较高的同源性,结构类似,均由三个功能区构成:①氨基端外源凝集素结构域:位于功能区的最外侧,约由120个氨基酸残基组成,是钙离子依赖的结合碳水化合物的基团,是选择素分子配体结合部位;②表皮生长因子样结构域(epidermal growth factor like domain,EGF样结构域):紧邻外源凝集素结构域,约含35个氨基酸残基,是维持选择素分子构型必需的结构,但其不直接参与配体的结合;③补体结合蛋白(complement binding protein)重复序列:此序列靠近细胞膜,是由数个约60个氨基酸残基构成。各种选择素分子的穿膜区和胞质区没有同源性,其胞质区与细胞内骨架相联。

已知选择素有三种类型:L选择素、E选择素及P选择素。L选择素广泛存在于各种白细胞的表面,参与炎症部位白细胞游出血管过程。E选择素存在于活化的血管内皮细胞表面。炎症组织释放的白细胞介素1(IL-1)及肿瘤坏死因子(TNF)等细胞因子可活化脉管内皮细胞,刺激E选择素的合成。P选择素贮存于血小板的α颗粒及内皮细胞的Weibel-Palade小体。炎症时活化的内皮细胞表面首先出现P选择素,随后出现E选择素。因此,选择素在炎症及血栓形成过程中具有重要作用。

选择素除了与炎症相关外,还与恶性肿瘤的转移过程密切相关。选择素通过凝集素结构域来识别糖蛋白及糖脂分子上的糖配体。糖配体是一些寡糖基团,具有唾液酸化的路易斯寡糖(Sialyl-Lewis)或类似结构的分子,如癌细胞膜上的Lewis抗原就是已确认的配体之一。糖配体的一种寡糖基团可以存在于多种糖蛋白和糖脂分子上,并分布于多种细胞表面,因此,选择素分子配体在体内分布较为广泛。已发现白细胞、血管内皮细胞、某些肿瘤细胞表面及血清中某些糖蛋白分子上都存在有选择素分子识别的配体。E选择素及P选择素所识别与结合的糖配体为唾液酸化及岩藻糖化的N-乙酰氨基乳糖结构(sLeX及sLeA)。胃癌细胞表面也存在sLeX及sLeA结构。运用免疫组化方法对于60例胃癌术后的组织进行P选择素检测,肿瘤血管内皮上P-选择素阳性表达率有淋巴结转移者明显高于无淋巴结转移者,并且阳性表达者平均生存期及5年生存率显著低于阴性者,表明P-选择素阳性表达的胃癌易于浸润、转移,提示P-选择素参与了胃癌的转移过程。

(二)细胞外基质降解酶类

细胞外基质(extracellular matrix,ECM)是由胶原蛋白、蛋白多糖、弹性蛋白、糖胺多糖和蛋白多糖等组成的三维网状结构,是组成间质和上皮-血管基质的不溶性结构成分,是肿瘤浸润和转移的重要组织屏障。胃癌细胞通过其表面受体与ECM成分黏附,分泌多种蛋白水解酶,降解贴近肿瘤细胞的基质从而形成癌细胞移动的通道。据文献报道,胃癌细胞能产生多种水解酶降解细胞外基质,参与胃癌的浸润与转移。降解细胞外基质的蛋白水解酶包括:①基质金属蛋白酶(MMP-1,2,3,7,9,10,11);②富含半胱氨酸的酸性分泌蛋白;③丝氨酸蛋白酶(如纤溶酶原激活剂以及所激活的产物纤溶酶)。

1. 基质金属蛋白酶(matrix metalloproteinase,MMP) 胃癌细胞浸润转移过程中,降解和破坏细胞外基质是关键步骤,在这个过程中MMPs起重要作用。MMPs主要通过以下几种机制促进肿瘤的浸润性生长:破坏肿瘤细胞周围的细胞外基质屏障;重塑细胞间黏附力,使肿瘤细胞向周围生长；激发其他的一些潜在的生物活性，参与肿瘤的免疫过程；改建细胞外基质，促进肿瘤新生血管的形成。文献报道，在肿瘤组织中检测出 MMPs 和其激活物 CD147 的高表达，CD147 属于免疫球蛋白超家族成员，表达于造血及非造血细胞，主要刺激成纤维细胞和肿瘤细胞分泌 MMPs，属于 MMPs 的激活物。MMPs 激活后可破坏基底膜及导致细胞外基质的降解，为癌细胞的浸润、转移打开通道，还可使内皮细胞迁移和进入细胞外基质，促进肿瘤新生血管的生成。

基质金属蛋白酶是一组锌离子依赖性内切酶，目前证实该家族有 26 个成员。与胃癌浸润转移关系最为密切的有 MMP-2，MMP-7，MMP-9 等。近年研究表明，MMP-2 的高表达与多种肿瘤的转移有关。Wu 等通过 RT-PCR、HE 染色、免疫组化等方法检测了 30 例胃癌患者的 850 个淋巴结中 MMP-2 的表达情况，结果表明 MMP-2 与胃癌的浸润和淋巴结转移密切相关。Momigsp 等观察 114 例胃癌患者，其中 93 例癌组织 MMP-2 表达阳性，并且 MMP-2 表达与胃癌进展及其淋巴结转移正相关。且随着浸润程度由黏膜层至浆膜，MMP-2 的阳性表达逐渐增加。MMP-7 是 MMPs 家族中最小的一个，可降解胶原、明胶、层粘连蛋白、纤粘连蛋白等构成基底膜和 ECM 的重要成分。MMP-7 具有广泛的底物特异性和强大的基质降解能力，从而促进肿瘤细胞在基质中的侵袭。有研究表明 MMP-7 基因表达与胃癌门静脉血道转移密切相关。除此之外，MMP-7 还能破坏在肿瘤细胞间发挥黏附作用的 E-cadherin，从而使肿瘤细胞间的黏附下降，促进胃癌的浸润转移。MMP-9 是 MMPs 家族中最大的一个，是Ⅳ型胶原酶，降解、破坏 ECM 中最主要的组成成分 IV 型胶原、V 型胶原和明胶，破坏基底膜完整性，导致肿瘤细胞脱落，在肿瘤向周围组织浸润并侵入血管、淋巴管远隔转移中起重要作用。TanSY 等用酶联免疫吸附法（ELISA）测量 63 例胃癌患者外周血中的 MMP-9 的水平，用免疫组化和原位杂交技术测量胃癌组织中 MMP-9 蛋白的表达，结果显示 MMP-9 在外周血中的含量与 MMP-9 蛋白和 MMP-9mRNA 在组织中的含量一致，并且与胃癌侵袭程度和淋巴结转移密切相关。

MMPs 基因家族成员在肿瘤侵袭转移过程中的作用相互关联，很多研究表明，MMP-2 和 MMP-7，MMP-7 和 MMP-9 在胃癌组织中阳性表达呈正相关。而且 MMPs 与其他肿瘤转移相关因子的关联作用也很明显。近年来有研究发现 VEGF 与 MMP 存在相互作用，VEGF 改变了内皮细胞的活化形式，增强了 MMP-2 的释放，加快基底膜的降解和内皮细胞的迁移，促进了血管形成；MMP-2 在降解细胞外基质的过程中，能够将一些与细胞外基质结合的生长因子如 bFGF、TGF-β 等释放出来，这些生长因子不但能促进 MMPs 酶原的合成，而且能够上调 VEGF 的表达，更有利于肿瘤的浸润和转移。

2. 富含半胱氨酸的酸性分泌蛋白（SPARC） 富含半胱氨酸的酸性分泌蛋白（secreted protein acidicand rich in cysteine，SPARC）是一种由多种细胞分泌的具有多种功能的钙结合糖蛋白，属于基质细胞蛋白家族。SPARC 在体内分布广泛，通过与细胞外基质相互作用而表现出各种生物活性。它在胚胎发生、组织重塑、损伤修复、细胞分化和移行以及血管发生中发挥重要作用。已有研究显示，SPARC 与多种肿瘤相关，但在各种肿瘤中的作用不尽相同，具有组织特异性。如在黑色素瘤中 SPARC 高表达，其表达水平与黑色素瘤的恶性程度相关，且可促进黑色素瘤的侵袭和转移；在胶质瘤中可以促进胶质瘤细胞侵袭，但抑制肿瘤细胞的生长增殖；而在卵巢癌中则抑制肿瘤细胞的增殖而不促进迁移。Wang 等用基因芯片在胃癌中检测出 SPARC，其在癌组织中的含量远高于周围正常组织。而且胃癌中 SPARC 的表达随肿瘤病理分级上升而升高，而且过表达与淋巴结转移、淋巴管浸润和神经侵犯高度相关,提示它可能致细胞外基质中的蛋白成分水解。反之,胃癌中 SPARC 低表达的患者 3 年存活率要高于 SPARC 高表达的患者,因此它可作为评价胃癌治疗效果的生物指标。

3. 丝氨酸蛋白酶 丝氨酸蛋白酶是一类以丝氨酸为活性中心的重要的蛋白水解酶,是一个蛋白酶家族,它们的作用是断裂大分子蛋白质的肽键,使之成为小分子蛋白质。纤维蛋白酶原激活剂(plasminogenactivator PA)是一种特殊的丝氨酸蛋白酶,能催化无活性血纤溶酶原转化为纤溶酶。PA 有两种存在形式,一种为组织型纤维蛋白酶原激活剂(tissue-typeplasminogen activator,TPa),另一种为尿激酶型纤维蛋白酶原激活剂(urokinase-typeplasminogen activator,uPA)。与细胞外基质蛋白降解和肿瘤转移有关的大多数是 uPA。尿激酶型纤维蛋白酶原激活剂系统是由 uPA 及其特异性受体(uPA receptor,uPAR)和抑制剂(uPAinhibitoru,PAI)组成。各因子间通过复杂的相互作用共同参与 ECM 的降解。近年来,用原位杂交及免疫组化等方法研究,发现胃癌组织细胞高表达 uPA、uPAR 和 PAI-1,且 uPA、uPAR 及 PAI-1 表达愈高的胃癌病人其预后愈差、生存期愈短,而 PAI-2 在大多数高侵袭和转移胃癌组织表达水平低,PAI-2 表达高提示胃癌病人的预后良好。在体外实验中,恶性肿瘤细胞系中 uPA/uPAR 系统的表达水平也与肿瘤细胞的侵袭能力正相关,uPA 在肿瘤浸润转移中具有重要作用。其机制是由于肿瘤细胞分泌的 pro-uPA 与 uPA-R 结合后转变成有活性的 uPA,uPA 激活结合在细胞表面的纤溶酶原,使其转化为纤溶酶。纤溶酶降解肿瘤细胞外基质如纤维蛋白、纤维连接蛋白、层黏蛋白,并通过激活胶原酶原降解基底膜的主要成分胶原。uPAR 将 uPA 限制、固定在肿瘤细胞表面,通过相互作用,不断地改变细胞表面的蛋白水解活性区域,为肿瘤细胞浸润转移提供最佳环境。

(三) 动力因子

肿瘤细胞的运动是肿瘤局部浸润及远处转移的基本条件,而动力因子在这个过程中具有重要作用。动力因子是指既能影响细胞运动又能影响细胞生长的细胞因子。目前发现与肿瘤相关的动力因子大致可分为三类:①刺激肿瘤细胞动力和浸润的因子,如动力刺激因子、单核细胞衍生分散因子、神经胶质衍生活力因子及自分泌运动因子(AMF)。②刺激肿瘤细胞运动和生长的动力因子,如肝细胞生长因子(HGF)或分散因子(SF)、上皮生长因子(EGF)、白细胞介素(IL-1、IL-3、IL-6)。③刺激肿瘤细胞动力但抑制生长的因子,如转化生长因子(TGF)及干扰素等。

目前在胃癌中研究较多的运动因子是 AMF 和 HGF。AMF 是 1986 年 Liotta 等从人黑色素瘤细胞株中分离出的由肿瘤细胞产生并分泌的刺激细胞迁移及运动的细胞因子,通过参与磷酸肌醇的代谢,刺激癌细胞从原发灶脱落,引导癌细胞定向移动,也可介导细胞体外运动。AMF 在许多肿瘤组织中表达上调,尤其在胃癌浸润或转移中上调表达更明显。Gong 等对 86 例胃癌组织的研究发现,AMF/ AMFR 在原发胃癌组织和淋巴结转移灶中的表达水平显著高于癌旁和正常胃黏膜组织,AMF 高表达的胃癌患者淋巴结转移率明显增加,且其存活率显著低于低表达者。HGF 基因定位于第 7 号染色体上,HGF 蛋白由 α 链和 β 链通过二硫键相连接,对肝细胞有很强的促有丝分裂作用及对内皮细胞有很强的促运动作用。HGF 是一种多功能的细胞因子,与其受体原癌基因 c-Met 结合可导致细胞分裂增加,细胞运动能力增强,细胞连接消失。Park 等研究发现在胃癌细胞株 SNU2484 中,存在 HGF/ c-Met 自分泌现象,即癌细胞分泌大量活化的 HGF,与癌细胞膜上的 c-Met 结合后能促进胃癌细胞运动和迁移。Wang 等用 RT-PCR 检测了 34 例胃癌标本组织中的 c-Met mRNA 表达及患者血清中 c-Met 水平，结果显示胃癌组织和患者血清中 c-Met 过表达与胃癌淋巴结转移和 TNM 分期有显著的正相关性。HGF 与 c-Met 结合后导致 c-Met β 链酪氨酸 Tyr21234 和 Tyr21235 残基磷酸化，构象发生改变进而激活受体胞质蛋白激酶结构域中的 PTK，活化的 PTK 使受体自身磷酸化，激活 Ras/ MAPK 和 PI3K/ PKB 等信号转导通路，通过细胞骨架的肌动蛋白作用，增强细胞的运动能力。另外，胃癌细胞分泌细胞因子可促进基质细胞分泌 HGF，HGF 与受体结合使癌细胞黏附分子表达下降，易从瘤体脱落，从而促进其运动和转移。

（四）肿瘤血管生成因子

胃癌组织的快速生长需要大量的营养物质，而肿瘤新生血管的形成为肿瘤细胞提供养分，这是肿瘤可持续性生长的基础。由于肿瘤诱导产生的新生血管，其基底膜薄且易断裂，肿瘤细胞很容易进入这些血管，因此，新生血管为癌细胞侵袭和转移创造了条件。肿瘤血管生成依赖于肿瘤细胞及宿主细胞释放的促血管生成因子，包括血管内皮生长因子（VEGF）、成纤维因子（FGF）、表皮生长因子（EGF）、转化生长因子（TGF）、血管生成素等。其中最重要的生长因子是 VEGF，无论是在生理还是病理血管生成，VEGF 都起着至关重要的作用，参与血管内皮细胞的增殖、移动及血管构建。

在所有血管生长因子中，研究最多的是 VEGF 家族，它们结合并激活内皮细胞表面的酪氨酸激酶受体，通过一系列信号通路诱导内皮细胞增生、迁移、细胞间质蛋白水解等，从而参与血管和淋巴管的生成。VEGF 家族包括 5 种类型：VEGF-A、B、C、D 和胎盘生长因子（PIGF），主要由肿瘤细胞和巨噬细胞分泌。①VEGF-A 又称为血管渗透因子，是一个 45kDa 的糖蛋白，根据其末端氨基酸长度分为 4 种亚型：VEGF121、VEGF165、VEGF189 和 VEGF206。它们具有相同的生物学活性，但在组织中的分布各不相同。VEGF-A 主要与 VEGFR-1 和 VEGFR-2 结合发挥作用，是血管生成中最典型的信号通路。VEGF-A 还能动员一些骨髓源细胞和单核细胞到肿瘤血管中，参与血管生成、诱导 MMP 生成、促使内皮细胞释放生长因子等。近来还有一些研究显示 VEGF-A 还能与 VEGF-C 协同促进胃癌淋巴管的生成和转移。②VEGF-B 大多表达在心脏、骨骼肌、脑和肾脏，常与 VEGF-A 共表达，仅与 VEGFR-1 结合。VEGF-B 的作用机制尚不清楚，但有研究显示，VEGF-B 通过激活 VEGFR-1，抑制一些与细胞凋亡或死亡有关的基因。③VEGF-C 也称为 VEGF 调节剂，在成人中主要表达在心脏、胎盘、肺、肾脏、肌肉、卵巢和小肠。VEGF-C 主要与 VEGFR-2 和 VEGFR-3 结合。目前许多研究显示 VEGF-C 是最重要的淋巴管生长因子，与某些肿瘤的淋巴管密度，淋巴结转移密切相关。④VEGF-D 也称为 c-fos 诱导生长因子，主要表达在成人肺、心脏、小肠及婴儿肺中。其主要与 VEGFR-1 和 VEGFR-2 结合，VEGF-C 和 VEGF-D 共享有 23% 氨基序列同源性，故 VEGF-D 也参与一些正常或肿瘤淋巴管的生成及转移。⑤PIGF 主要表达在胎盘中，在心脏、肺、甲状腺也有少量表达。它是一种二聚体糖蛋白，主要与 VEGFR-1 结合，和以上 VEGF 类型有许多相同的结构和功能，分为 PIGF-1，-2，-3 三种类型。

VEGF 的主要生物学功能包括：①增加微血管通透性，VEGF 是已知最强的血管渗透因子，其作用是组胺的 5 万倍。VEGF 可以增加许多血管床的通透性，包括皮肤、胸膜、腹膜及肠系膜等，促进血浆纤维蛋白外渗，为血管形成过程中多种细胞的迁移提供一个纤维网络。②特异性促进血管内皮细胞增殖，改变内皮细胞基因的活化方式，诱导内皮细胞产生蛋白网的水解酶、间质胶原酶和组织因子，这些作用共同促进血浆纤维蛋白外渗，导致纤维蛋白在肿瘤间质中沉积，促进巨噬细胞、纤维母细胞、内皮细胞生长，从而在原位诱导血管生成。③内皮细胞存活，有研究显示 VEGF 基因与骨肉瘤的凋亡和增生关系密切，用 VEGF-siRNA 可以诱导内皮细胞凋亡、抑制血管生长和肿瘤增生。④内皮细胞增生，VEGF 是内皮细胞的一种重要的有丝分裂促进剂，能促使动静脉和淋巴管的内皮细胞分裂增生，但对其他细胞没有促有丝分裂作用。⑤血管侵袭和转移，血管生成的早期需要降解基底膜，使内皮细胞迁移，向周围侵袭。VEGF 能够诱导基底膜降解，生成一些重要的酶和蛋白，如 MMP、MIC、uPA 和 TTPA 等。⑥内皮祖细胞(EPCs)归巢：目前 EPCs 在肿瘤血管生成中的作用尚存争论，研究认为，骨髓源性 EPCs 能够迁移到新生血管中参与血管生成过程。VEGF 信号通路对维持 EPCs 的存活、分化及迁移到新生血管处具有极其重要的作用，但造血细胞对肿瘤血管生成的作用是否仅依靠 EPCs，或是其他骨髓细胞亚群参与还不是很清楚。

（于秀文　董奇观）

参考文献

1. 刘倩，王文奇，毛海婷. 胃癌. 人民卫生出版社，2004.

2. He Y, Rajantie, Hmonen M, et al. Preexisting lymphatic endothelium but not endothlial progenifor cells are essential for tumor lymphagiogenesis and lymphatic metastasis. Cancer Res, 2004, 64(11): 3737-3740.

3. 苗智峰，林垚，李晓瑛等. 局限型与浸润型胃癌临床病理特点及预后对比分析. 中国肿瘤临床，2010，37(11)：643-646.

4. Osinsky S, Bubnovskaya L, Ganusevich I, et al. Hypoxia, tumour-associated macrophages, microvessel density, VEGF and matrix metalloproteinases in human gastric cancer: interaction and impact on survival. Clin Transl Oncol, 2011, 13(2): 133-138.

5. Ura H, Denno R, Hirata K, et al. Separate functions of alpha2beta1 and alpha3beta1 integrins in the metastatic process of human gastric carcinoma. Surg Today, 1998, 28(10): 1001-1006.

6. Aoki R, Yasuda M, Torisu R, et al. Relationship between lymph node metastasis and E-cadherin expression in submucosal invasive gastric carcinomas with gastric-phenotype. J Med Invest, 2007, 54(1-2): 159-167.

7. Liu YJ, Yan PS, Li J, et al. Expression and significance of CD44s, CD44v6, and nm23 mRNA in human cancer. World J Gastroenterol, 2005, 1(42): 6601-6606.

8. Siewert JR. Kestlmeier R, Busch R, et al. Benefits of D2 lymph node dissection for patients with gastric cancer and PN0 and PN1 lymph node metastases. Br J Surg, 1996, 83: 1144-1147.

9. Pradeep CR, Sunila ES, Kuttan G. Expression of vascular endothelial growth factor(VEGF) and VEGF receptors in tumor angiogenesis and malignancies. Integr Cancer Ther, 2005, 4: 315-321.

10. Kondo K, Kaneko T, Baba M, et al. VEGF-C and VEGF-A synergistically enhance lymph node metastasis of gastric cancer. Biol Pharm Bull, 2007, 30: 633-637.

11. Hirakawa S, Brown LF, Kodama S, et al. VEGF-C-induced lymphangiogenesis in sentinel lymph nodes promotes tumor metastasisto distant sites. Blood, 2007, 109: 1010-1017.

12. Ny A, Koch M, Vandevelde W, et al. Role of VEGF-D and VEGFR-3 in developmental lymphangiogenesis: a chemicogenetic study in xenopus tadpoles. Blood, 2008, 112: 1740-1749.

13. Xiu-wen Yu, Qian Xu, Yue-hua Gong, et al. Detection In Situ of E-cadherin, β-catenin, TCF4 and CDX2 in Various Gastric Diseases. Chinese Journal of Cancer Research, 2009, 21(3): 189-193.

第二节　胃癌转移复发监控

手术是治疗胃癌的主要手段，但胃癌患者手术治疗后仍有相当高的复发转移率，这是患者术后致死的主要原因。大多数诊断为Ⅲ或Ⅳ期的胃癌，淋巴结转移率达到 50%～70%。因此，寻求有效途径监控及治疗胃癌的转移、复发对提高胃癌患者的生存率至关重要。

一、胃癌复发转移的分类

从胃癌复发转移的机制上看,可分为连续性与非连续性。连续性复发转移:肿瘤从残留的原发病变处连续生长、浸润,大多为胃切端及残留淋巴结复发,局限于手术视野内,多数能够采取手术进行干预处理。非连续性复发转移主要包括腹膜转移、淋巴结转移、肝转移等。这些微小癌灶在残留的淋巴系统中形成瘤栓,着床、增殖而引起复发,也可以通过血源或腹膜种植引起复发。

从胃癌复发转移的形式上看,日本胃癌规约将胃癌复发的形式分为:残胃复发、局部复发(手术野)、肝转移、肝以外血源性转移、腹膜播种、淋巴结转移、复合复发、其他。在临床工作中常常分为3种复发类型:残胃及手术视野局部复发、血源性复发转移、腹膜转移,往往以1种复发转移类型为主,并合并其他类型同时存在。

从胃癌复发转移的时间上看,可分为早期、中期和晚期。早期复发转移:术后1年以内出现。早期复发转移患者多以腹膜转移的形式为主,生物学行为恶劣,切除率低,预后较差。中期复发转移:术后2~5年内出现。患者多以残胃及胃床周围、手术视野局部淋巴结复发转移为主。晚期复发转移:手术5年以上出现。患者以术后血源性复发转移多见,通常生物学行为较好,手术切除较高,预后也较好。

近年来,肿瘤的微转移(micrometastasis)被广大学者认识并逐渐受到重视。微转移又称隐性转移(occult metastasis),是指直径≤1mm(约含10^6瘤细胞)的微小转移灶。微转移是一个复杂过程,包括:瘤细胞在血管内停驻;移出血管;种植于受累器官;增殖并常伴有间质反应。肿瘤微转移具有以下特点:指单个或簇状瘤细胞播散;见于肿瘤初期;具有转移状态的隐匿性或静止性;临床和常规病理检查很难发现;需通过免疫组化或PCR等特殊检测才能确定。目前,研究表明恶性肿瘤的临床转移是由微转移演变而来。微转移包括血液组织微转移、骨髓组织微转移、淋巴结微转移等。其中淋巴结微转移是其中较常见的微转移途径。

二、胃癌术后复发转移的原因

(一) 与癌肿的细胞类型有关

由于胃癌细胞的分化程度不同、对化疗的敏感性和抗药性不同,恶性程度也不相同。一般认为恶性程度由高到低的排序为未分化癌>印戒细胞癌>黏液腺癌>低分化腺癌>管状腺癌>乳头状腺癌。

(二) 与患者年龄有关

不同年龄的患者组织细胞的代谢旺衰不一。老年人的代谢率趋于低下,其患胃癌的恶性程度亦相对较低,与之相反,年轻患者的恶性程度相对较高,预后也差。

(三) 与癌肿分期有关

患者早期发现胃癌,及时手术治疗,疗效就比较理想,目前5年、10年的生存率已超过

90%，而处于中晚期（进展期）的胃癌，癌肿组织已穿透胃壁，侵及腹腔和邻近组织器官，如肝、胰、结肠、肠系膜或经淋巴管向远处转移，因此在手术中就难以彻底切除肿瘤组织，以致腹腔内残留数量不等的病灶，这样在术后不久便会出现复发转移，疗效就不尽如人意，其3、5年生存率分别下降到70%～50%和30%～20%左右。

（四）与癌肿残瘤有关

胃癌患者接受手术治疗后，如果腹腔内残留了少量肉眼难以发现的癌肿组织或转移淋巴结，可能留有复发隐患。

（五）与患者免疫力低下有关

由于癌细胞和毒素的作用，患者术前多有机体免疫能力下降的情况，即体内免疫细胞识别和杀伤癌细胞能力降低，加上手术创伤和麻醉的干扰，因此患者术后的免疫力普遍低下。若术后不及时提高患者免疫力，就易于复发转移。心理失衡、营养不良、过度劳累等都会进一步降低患者的免疫功能。

（六）与患者不良饮食生活习惯有关

如果患者对病前的不良饮食习惯未加改变，仍会对术后残存胃或吻合口产生不良刺激。当然，具体到某个胃癌患者术后复发转移的原因就更为复杂了，一个患者的复发转移可能是一种因素，而更多的可能是多种因素综合作用的结果。不同患者由于病情不同和个体差异，也往往表现出不同的复发转移迹象。

三、胃癌术后复发转移的预防

（一）术后定期复查

由于胃癌术后复发转移的症状常常缺乏特异性，而单靠患者的自身感觉往往难以觉察，故患者应按医生的嘱咐定期到医院进行复查。病人在复查时，需携带原有病历及检查资料，以作前后对照比较。复查医院最好是接受手术治疗的医院，以维持治疗方案的连续性。

（二）注意复发转移的自觉症状

胃癌患者术后如再次出现贫血、厌食、消瘦、黄疸、腹痛、腹水、黑便等症状以及肝肿大、腹部包块等体征或类似术前出现过的表现，都应及时到医院就诊，以求明确诊断及时治疗。

（三）重视胃癌的综合治疗

胃癌一旦确诊，患者要在正规医院接受科学的系统的有针对性的治疗。首先要尽可能及时作根治性的切除手术，并根据术中发现的癌肿类型、病变程度、患者身体条件等具体情况，积极采用各种综合治疗，术中或术后早期（通常在1周内）进行腹腔内化疗、全身化疗、免疫治疗、中医药治疗等后续治疗，尽可能地杀灭手术过程中难以去除、残留在腹腔内的游离癌细胞、微小癌栓等，彻底清除复发转移的隐患。

（四）提高患者机体的免疫能力

增加营养，多摄取易于消化吸收的高蛋白食物，如牛肉、鳗鱼、黑鱼、甲鱼、蛋类等，提高机体血浆蛋白的水平，这是增强机体免疫力的基础。由于患者术后的胃容量减小，故宜少食多餐。进行必要的免疫治疗，如应用干扰素、白细胞介素-Ⅱ、卡介苗等，以增强机体的免疫能力。中医中药，因其能益气养阴、健脾补胃、扶正固本，增强机体的细胞免疫和体液免疫功能，持续抑制体内残有的肿瘤细胞的复活和分裂，是预防术后复发转移的有效手段。

（五）养成良好的卫生习惯

患者在康复期间要保持良好的心理状态，既不能焦虑、消沉，也不能满不在乎、掉以轻心；要规律生话。早期以休息为主，以后在身体能耐受的条件下，适当活动锻炼，如散步、打太极拳、做气功等，但要劳逸适度，不能过度疲劳；要戒烟禁酒，不暴饮暴食，不过度食用刺激性食物，不食烟熏及腌制食品；注意保护机体内环境，尽量去除可能的致癌因素。总之，对于胃癌复发转移，一是尽量避免其发生，二是在万一发生之际，能尽早发现并及时治疗，以求得较好的治疗效果。

四、胃癌复发转移的监控

胃癌复发转移的诊断常常基于以下几个方面：既往手术情况及随访过程中的疾病状态、本次入院时的临床表现和辅助检查。以往手术情况不但与病情评估相关，也对包括手术方式在内的治疗方案选择有直接指导作用，术后病理分期与胃癌的复发转移直接相关。本次入院时的临床表现不但预示患者对化疗或手术的耐受能力，也提示疾病的进展程度。血清学肿瘤标志物检查、内镜或超声内镜及影像学检查等辅助检查也是诊断胃癌复发转移十分重要的手段。由于胃癌术后复发转移的患者无明显临床症状，临床医生要依赖于客观检查获得确诊。

胃癌微转移检测是近年来研究的热点。早期准确地检测微转移灶，使患者及时合理地接受综合治疗，有利于提高患者生存率，降低复发率。胃癌微转移的检测对胃癌患者选择术式、确定淋巴结清除范围、术后确立分期、建立个体化的化疗方案及判断预后均有帮助。目前已建立的微转移的检测方法包括形态学和分子生物学两种。形态学方法有组织连续切片 HE 染色法、免疫组织细胞化学及免疫荧光技术；分子生物学方法有流式细胞术、逆转录-多聚酶链反应（RT-PCR）以及免疫磁珠分离技术。应用这些技术主要检测血液或淋巴液中单个瘤细胞（ITC），骨髓中微转移灶及淋巴结中微转移灶。微转移的概念可让手术操作者意识到即使胃癌未侵犯到浆膜层，腹腔未见到转移灶，术中仍要坚持无瘤操作，以防肿瘤细胞脱落种植。而若能在术前及术中应用免疫组织化学、放射免疫及 RT-PCR 等检测肿瘤相关抗原及癌基因来确定胃癌微转移灶，将为术式选择及清除范围提供更客观、更直接的依据；若能在术后检测，可以指导患者及时的进行辅助治疗。对于外周血、骨髓中检测到微转移的胃癌患者，应密切追踪随访，定期进行检查，并积极给予针对性辅助或补救性治疗，如全身化疗、门静脉置管等措施。

（马 锐 李傲迪）

参 考 文 献

1. Isozaki H. Histological evaluation of lymph node metastasis on serial sectioning in gastric cancer with radical lymphadenectomy. Hepato Gastroenterology, 1997, 44(16): 1133.
2. Mori M, Minori K, Inoue H, et al. Detection of cancer micrometastasis in lymph nodes by reverse transcriptase-polymerase chain reaction. Cancer Res, 1995, 55: 3417-3420.
3. Noguchi S, Hiratsuka M, Furukawa H, et al. Detection of gastric cancer micrometastases in lymph nodes by amplification of keratin 19 mRNA with reverse transcriptase-polymerase chain reaction. Jpn J Cancer Res, 1996, 87(6): 650-654.
4. IshidaK, KatsuyamaT, SugiyamaA, et al. Immunohistochemical evaluation of lymphnode micrometastases from gastric careinoma. Cancer, 1997, 79(6): 1069-1079.
5. 沈威，王梦龙. 胃癌淋巴结微转移免疫组化检测方法的临床意义. 实用临床医学, 2006, 7(3): 65-67.
6. 蔡建辉，刘津，池口正英. 早期粘膜下胃癌微转移和微浸润的临床意义. 中华外科杂志, 2005, 43(3): 161-165.
7. Kubota K, Nakanishi H, Hiki N, et al. Quantitative detection of micrometastases in the lymph nodes of gastric cancer patients with real-time RT-PCR: a comparative study with immunohistochemistry. Int J Cancer, 2003, 105(1): 136-143.
8. 叶凯，许建华，郭启祥. 胃癌腹腔微转移的检测及其预后意义. 实用癌症杂志, 2004, 19 (4): 415-417.

第三节　胃癌康复指导及心理干预

对于每一位胃癌病人来讲，只有不断巩固治疗成果，防止复发和转移，达到痊愈，才算恢复了健康，这一过程就是康复。胃癌患者手术之后的康复指导是很重要的，在临床抗肿瘤治疗的同时，进行有效的综合康复治疗，能纠正胃癌患者不正确的认知，改善患者的心理健康状况，减轻不良情绪对患者躯体状态的影响，同时能增强体质，增加机体抗病能力，可延长患者的生命和提高患者的生活质量。

一、合 理 饮 食

胃癌手术后，大部分胃被切掉了，残胃体积变小，引起患者消化、吸收功能改变，做好胃癌术后护理及饮食指导，可减轻症状。一般排气后的第 1 ~ 2 天可以喝些开水、果汁、稀藕粉、蜂蜜水等无渣流质饮品，每 2 ~ 4 小时一次，每次 30 ~ 50 毫升，然后根据自身情况可逐步改为全流饮食，如大米粥、小米粥、肉松、鸡蛋汤、蒸蛋羹、鸡蛋面糊等，每天 5 ~ 6 次，每次 50 ~ 80 毫升，密切观察胃肠道反应，如无腹痛、腹胀等不适，可逐渐过渡到半流质的烂面条、面片、小米红枣（不吃枣皮）粥、面包、苏打饼干、烩豆腐、清蒸鱼、烩鲜嫩菜末等等以增加热能摄入和各种营养素的摄入量，循序渐进，逐渐过渡至米饭、包子等软食，少吃多餐，避免暴饮暴食，造成残胃或空肠过分膨胀，而致吻合口撕裂。

恢复期吃东西要细嚼慢咽，避免进食黏、凉、生、带皮的食物，以免堵塞吻合口，造成梗阻。还应注意干稀分食，避免将干的食物连同液体一起进入小肠，使其通过小肠慢些，促使食物进一步消化与吸收，而饮品宜在餐前或餐后 30 ~ 45 分钟时饮用。恢复期一般不宜食用产气的豆类以及含粗纤维多的食物，如芹菜、黄豆芽、韭菜、洋葱等。忌食辛辣刺激性、生冷、粗硬食物。严禁饮烈性酒或碳酸饮料。由于胃容量减小，胃酸减少，可适当吃些瘦肉、鱼虾、动物血、动物肝肾、蛋黄、豆制品以及大枣、绿叶菜、芝麻酱等富含蛋白质及铁质的食品，预防缺铁性贫血的发生。对于全胃切除的患者，发生大细胞性贫血时，还应当补充维生素 B_{12} 和叶酸。

认识和预防倾倒综合征也非常重要。一般说来，早期倾倒综合症主要是进大量流质饮食、甜食或站立进食后出现的面色苍白、脉搏加速、血压稍高、上腹胀闷、心悸、出汗、头晕、甚至呕吐及腹泻等临床症状，但平卧 30～45 分钟可自行好转消失。迟发倾倒综合症的性质与早期综合征不同，一般发生在术后半年左右，常于饭后 2～3 小时发作，表现为无力、出汗、饥饿感、嗜睡、眩晕等，又称低血糖综合症。原因与食物过快地进入空肠后，葡萄糖被迅速吸收，血糖过度增高，刺激胰腺分泌过量胰岛素而继发了低血糖。因此每餐糖类食物也应适当限制，延长吸收时间，防止“倾倒综合征”的发生。

恢复到正常饮食后还要注意胆汁返流。由于术后缺少了幽门，胆汁返流会刺激食管、吻合口黏膜，引起粘膜充血、水肿、糜烂等，预防措施主要有进食后静坐或半坐位 30～60 分钟，睡觉时垫 2 个枕头，使头部抬高等。

接受放化疗的患者，会伴有不同程度的恶心、呕吐等症状，合理地安排他们进食高热量、高蛋白、高维生素、易消化的食物，充分认识和了解营养摄取的重要性是非常必要的。

二、适量运动

无特殊情况，建议术后一周左右下床活动，无法下床走动者，可在床上做翻身和抬腿等运动。康复期患者多感虚弱和疲劳，根据具体病情，可循序渐进地选择个体化的有氧运动方式，比如慢跑、散步、太极拳、气功等。适当科学的运动，有助于改善和提高机体的免疫功能和抗病能力，增强体质，增加食欲，调节情绪，防止肌肉萎缩，从而提高整体生活质量。整个运动过程强调劳逸结合、避免过度劳累。

三、规律生活

癌症患者的日常生活与常人有所不同，除指导患者定期接受治疗外，还应合理安排生活饮食、起居、体能锻炼、娱乐活动、社会交往等，使生活规律。宽松、充满乐趣的生活，可增强患者身体的抵抗力。指导家属了解癌症的基本知识，教会观察常见的黑便、血便、腹胀等不良病情变化，给患者以安慰、鼓励，使其从精神上摆脱恐惧，增加对生活的希望。

四、随访复查

国家卫生部颁布的《胃癌诊疗规范 2011 版》规定胃癌患者应当通过监测症状、体征和辅助检查进行定期随访。目的是检测疾病的复发转移或治疗相关不良反应、评估改善营养状态等。随访应当包括血液学、影像学、内镜等检查项目。随访频率为治疗后 3 年内每 3～6 个月一次，3～5 年内每 6 个月一次，5 年以后每年一次。内镜检查每年一次。早期发现尽早治疗，才能最大限度地延长患者的生存期。

五、心理干预

心理干预是医生依据医学心理学理论，分析和了解患者心理与病理的动态变化，应用各种心理学技术，包括医护人员的语言、表情、行为或通过某些仪器及一定的训练程序，调动患者体内的代偿功能,增强患者抗病能力,达到改善或消除病理状态以及由此产生的各种身心症状,从而重新建立机体与环境之间的平衡。随着对现代生物-心理-社会医学模式认识的深入,如何全方位地帮助癌症患者以健康心态面对治疗的每一阶段,将是今后心理社会肿瘤学研究的重要部分。

(一) 胃癌患者的心理特点

有研究表明,胃癌的发生与精神情绪因素有一定的关系,特别是失去亲人后的过度悲伤、长期的紧张和焦虑抑郁、自我压抑与强烈的自卑等负性情绪。患病后通常会经历一系列复杂的心理过程,有学者曾将其总结为休克期、否定期、无奈期、平静期和焦虑期 5 个过程。表现为最初的头脑空白、不知所措;随后到处求诊,期望诊断错误;此后异常无奈和孤独无助,听天由命;当治疗效果好,情绪会相对平静,一旦确认复发,内心的焦虑又不可抑制。由于医生或家属对其病情的隐瞒而产生的误解和不信任感,化疗期间伴随的恶心、呕吐、体重下降及脱发等痛苦体验引发的焦虑、抑郁、恐惧等不良心理,都将影响治疗的进程及效果。

(二) 心理干预在胃癌治疗中的作用

随着抗肿瘤新药的不断涌现,有些肿瘤达到了临床治愈,还有更多的人群可以带瘤生存。据统计,我国癌症患者中大约 1/2 伴发抑郁情绪,近 1/4 伴发焦虑情绪,由此引发的心理痛苦在很大程度上影响着患者的生活质量,心理干预逐渐成为完善医疗必不可少的一部分。

在目前的临床医疗中,心理干预被认为是一种将教育、心理治疗、社会支持、技能培训和放松联合在一起的干预模式。心理干预介入的时间多集中于患者术后或放化疗住院期间,也有针对出院后的康复患者的心理干预。研究显示,心理干预可能会帮助患者了解疾病和治疗的相关知识,增加治疗的依从性,减少与疾病和治疗相关的不良症状,改善情绪,显著改善癌症患者的生活质量。有文章报道,大多数的患者认为需要心理干预,且很重要,希望将心理干预纳入常规的临床工作中。目前的研究认为心理干预对情绪的影响是肯定的,但是否能够延长生存期,改善患者的免疫指标还存在着争议。

(三) 胃癌心理干预常用方法

心理干预的方法很多,常见的有健康教育、支持性心理治疗、行为治疗、认知治疗、创伤心理治疗、家庭治疗及集体干预治疗、音乐治疗等。各种形式的心理干预都能一定程度缓解患者的心理痛苦、焦虑和躯体生理症状。

1. 健康教育 健康教育的内容包括提供癌症诊疗常识、防癌知识、如何去面对癌症,以及如何疏导情绪反应等。如 Jacobs 等对何杰金病病人进行了教育干预的随机对照研究,实验组 21 例病人各发放一本有关疾病知识的小册子。3 个月后与 26 例对照组病人比较,发现实验组病人不仅在知识水平上有提高,而且焦虑、抑郁水平和生活应激方面有减轻趋势,同时社会竞争压力也降低了。知识的增加可以帮助病人更多地认识自我,并在社会环境中有更强的适应能力。

2. 行为训练 目前的研究主要侧重二方面:减轻癌症病人的化疗副反应,降低病人一般性痛苦或苦恼情绪。如 Morrow 和 Morrell 用系统脱敏法来减轻病人化疗所致的恶心、呕吐,结果发现,接受系统脱敏的病人在副作用的频度、严重程度和病程上有显著改善。Gruber 等研究行为训练对10例癌症转移病人免疫系统的影响,在1年期间让病人接受想象和放松训练,每月抽血进行实验室检查,并与其基础数据比较,发现免疫系统功能在一年后显著改善,病人心理状态中的内在控制力提高,免疫和情绪变化与使用放松、想象技术呈平行关系。另外,其他研究者的结论也提示,心理治疗性干预可使得病人的抗癌治疗疗效维持长久。

3. 支持性心理治疗 支持性心理治疗是最常用的一种个别心理治疗技术。个别心理治疗能减轻癌症病人在知道诊断后所出现的苦恼和挫折情绪,已有多篇文献进行了个别心理治疗或心理咨询帮助癌症病人康复的临床研究。尤其是1994年Moorey等做了1年后随访研究,发现实验组继续呈现较少的焦虑和抑郁,证实了简单的辅助性心理治疗对于癌症病人有益和有效的结论。Maguire等研究探讨了由专业护士进行咨询能否预防乳腺癌病人乳房切除术后出现的精神异常,结果发现咨询并不能预防精神异常的发生,但实验组在乳房切除术后12至18个月中病人的异常心理水平有下降。作者指出认识和早期发现精神异常和及时提供治疗性服务能减轻癌症病人的苦恼情绪。Grossarth-Maticek等试图通过心理治疗纠正有关负性社会心理因素,并探讨在致癌危险因素中社会心理与病理性改变之间的相互作用。他们设计了二个研究:在第一个研究中,50例乳腺癌妇女被随机分入三个组,即行为治疗、短程心理治疗和由作者设计的“创新疗法”组。行为治疗使用想象和脱敏技术纠正“不良”行为,短程心理治疗着重把儿童时创伤体验作为适应障碍的原发因素。创新治疗则以认知行为治疗方法为主,通过矫正病人的不良认知来改变病人的不良行为。结果显示所有三种方法均使病人的生存期延长3.64个月,结合化疗者则平均增加22.40个月,其中创新疗法组生存期最长。在第二个研究中,作者进一步探讨了生存期和创新治疗的关系,98例局部淋巴结转移的癌症病人在放疗中加20次的创新治疗,生存期比对照组长9.4个月。

4. 集体干预 癌症病人进行集体干预的文献是在1970年出现的。Ferlic等在二周内向30例癌症病人进行了6次1.5小时集体干预,内容有病人健康教育、医疗和营养知识、如何与护士的配合,以及集体支持等。结果发现,干预组能改进病人在集体中的态度,改善对医院的适应性与相互关系,增加对肿瘤知识和对死亡的认识,以及对自我概念的认识。Weisman等使用结构干预法,即关心癌症病人、提供教育和放松技术,在6周内提供4次集体干预录像。59例癌症病人参加干预组,58例参加对照组,结果显示干预组病人在交流和应对技巧等方面有了明显改善。Spiegal等对癌症转移病人进行了前瞻性干预研究。实验组病人一年内每周参加心理支持小组活动,内容是启发式人际交流、开展死亡和临终的讨论,以及家庭间交流等;重点在于小组内聚力、相互支持、共同分担苦恼、自我疏泄和病人与病人在小组外的交流。1年后实验组病人紧张程度、疲劳、精神异常情况、抑郁、不良反应、疼痛程度较对照组明显减轻;10年的追踪随访发现,实验组生存期平均为36.3个月,而对照组为18.9个月。

随着传统的生物医学模式向现代的生物心理社会医学模式的转变,心理社会因素在疾病的发生及治疗中的作用越来越受重视。癌症是一种心身疾病,所以在癌症患者实施手术、放疗、化疗、中医中药治疗的过程中,配合心理治疗是非常必要的。但心理社会学干预的治疗方法在中国起步较晚,有关的研究报道不多,医务人员和病人对此了解甚少,在我国开展这项工作有很大的现实意义,可使更多的癌症病人得到帮助,达到更好的康复。

(朴 瑛)

参 考 文 献

1. 黄丽,罗健. 肿瘤心理治疗. 北京：人民卫生出版社,2000,47-89.

2. 唐丽丽,王建平. 心理社会肿瘤学. 北京:北京大学医学出版社,2012.

3. 张宗卫 社会心理因素与肿瘤(二). 中国慢性病预防与控制,1995,3(5):235-238.

4. 高丽萍,翁长水,赵宏,等. 抑郁与焦虑情绪与癌症患者生活质量的关系. 中国康复理论与实践,2006,12(3):192-193

5. 瞿晓理,童辉杰. 心理干预对癌症治疗效果的 Meta 分析. 中国卫生统计,2007. 24(2):214-215.

6. Sallie Anne Newell, Rob William Sanson-Fisher, Nina Johanna Savolainen. Review-systematic review of the National Cancer Institute, 2002, 94(8):558-584

7. 王建平. 癌症患者心理干预的效果及影响因素. 心理学报,2002,34(2):200-204

8. Rossman ML. Interactive Guided Imagery as a way to access patient strengths during cancer treatment. IntegrCancerTher, 2002, 1(2): 162-165.

9. Fialka-Moser V, Crevenna R, Korpan K, et al. Cancer rehabilitation: particularly wich aspects onphysical impairments. J Rehabil Med, 2003, 35:153-162.

10. Dimeo FC, Thomas F, Reabe-Menssen C, et al. Effects of aerobic exercise and relaxation training on fatigue and physical performance of cancer patients after surgery: a randomized controlled trial. Support Care Cancer, 2004, 12:774-779.

第四篇　胃癌防治研究资源平台及方法学

君子善假于物，智者借力而行

随着医学理论知识的不断更新，现代医学诊疗手段迅速发展，特别是大量新技术、新平台的开发和应用，使临床医生和科研人员在临床实践及科学研究中越来越多的依赖于这些研究工具。医学研究进入了一个崭新的以分子生物医学为主导的时代。系统地、高质量地、大规模地收集人类组织标本并建设相应的遗传资源平台，已成为分子肿瘤学发展的基础。正确运用流行病学方法，通过肿瘤基因组学、蛋白组学、表观组学等高通量手段以及生物信息学方法去探索和解释所发现的现象和结果，可以帮助确定肿瘤病因和诱因，正确评价肿瘤预防措施的真实效果，以期找到更为有效的肿瘤防治方法并在临床实践中实施。本章主要介绍目前肿瘤遗传资源平台建设情况，及新的/常用的研究方法及技术手段在肿瘤（胃癌）防治研究中的应用。

第十八章　肿瘤遗传资源平台及其应用

人类遗传资源是指含有人体基因组、基因及其产物的器官、组织、细胞、血液、制备物、重组脱氧核糖核酸（DNA）构建体等遗传材料及相关的信息资料。人类遗传资源不但是开展人类基因组生物多样性、了解人类的起源和进化的基础材料，而且是研究人类遗传性疾病和许多重大疾病的物质基础。人类遗传资源平台是采集和保存相应的人类学、民族学、医学生理学以及疾病临床体征等数据和信息，以正常健康人群、亚健康人群和重大疾病人群为研究对象，以实物标本为基础所建立的专有生物遗传信息库。随着恶性肿瘤死亡率不断上升，其研究成为医学研究的热点和重点。近年来恶性肿瘤的研究已经取得了一定的进展，但依然存在一些不尽人意的现象，如研究的重复性较差，研究周期长，进程较慢等。作为恶性肿瘤研究材料的肿瘤组织标本在促进肿瘤研究进展过程中扮演了重要的角色，成为了肿瘤研究工作的重要支撑。如何合理地获取及利用肿瘤遗传资源，对人类攻克肿瘤这一疾病起着举足轻重的作用。

第一节　肿瘤遗传资源平台建设概述

在肿瘤研究中，高质量的生物标本的保存及完整而健全的病例信息和资料数据库的建立尤其重要，是研究的基础和重要保障。因为每一份组织标本均可被视作一个小型的遗传信息平台，经过标准、规范的保存并且拥有完整病例信息的组织标本不仅是现在研究计划的资源保障，而且在未来基础和临床研究中可继续扮演信息资源库的角色。

一、肿瘤组织标本库概述

（一）肿瘤组织标本库的概念

对于肿瘤生物样本库有肿瘤标本库、肿瘤组织库和肿瘤资源库等不同的提法，其中提得最多的是肿瘤组织标本库或肿瘤组织库。2004 年《天津科技》在“中美强强合作本市建亚洲最大肿瘤组织库”中作了这样的表述：“肿瘤组织库是系统收集和存储手术切除的肿瘤组织和血液样品以及有关病理类型治疗效果等信息的平台”。2008 年又有学者从广义的角度对肿瘤组织库的概念进行了拓展，认为“每一套完整的样本主要应该包括人体或动物的组织、全血、血浆/血清重要的生物体液或经初步处理过的 DNA、RNA 等生物样本，以及与这些生物样本相关的病史临床与病理资料”。而另有学者认为“肿瘤组织标本库（tumor tissue bank，TTB）是系统收集和存储肿瘤组织和血液样品，以及组织相关病理类型、临床分期和治疗效果等方面相关信息的平台”。同时指出，“TTB 是专门收集储存管理和分配利用人类肿瘤组织标本和正常组织标本的一个机构”。近来，分别明确了肿瘤组织库和数据库的概念，认为“肿瘤组织库是系统收集和存储手术切除的肿瘤组织血液样品及相关提取物的机构，为科研工作提供可靠的肿瘤研究资源。肿瘤数据库具有收集临床资料随访资料管理组织库信息整合、分析、查询和数据存储等众多功能”。其实无论是 “肿瘤标本库”还是“肿瘤组织库”，不同的提法反映了研究者所处不同的时期在不同的研究领域和不同的研究角度对研究对象的认识上的差异。

（二）肿瘤组织标本库的现状

1973 年意大利免疫学家因帕拉脱教授在一次会议上做了《肿瘤和免疫》的报告，建议外科切除的肿瘤组织若保存起来做进一步的研究，对抗肿瘤研究将大有裨益，这是 TTB 建立的最初来源。自二十世纪末期以来国外兴起了标准化肿瘤标本库的创建。国外先后建立起了单病种和多病种的 TTB，并逐渐规范化，形成了标准化的操作体系。1987 年由美国国家癌症研究所牵头，建立了一个国家级的肿瘤组织库（National Cancer Institute Cooperative Human Tissue Network，CHTN），由 6 所分散存在的大型教学医院病理科负责进行统一标准化的标本采集、储存和数据资料信息化管理。到目前已拥有 70 万个组织、病理标本，并为 1000 多位科研工作者提供了高质量的病理组织标本和资料。美国其他大型肿瘤资源库还包括 CBCTR（乳腺癌组织合作资源库）、SPORE banks（美国国立癌症研究所癌症中心/研究组核心资源库）、Cooperative Trials Groups Banks and Familial Cancer Registries（合作试验组和家族性癌症登记项目）以及 TARP（组织芯片研究项目）。2009 年 9 月，美国国家癌症研究所（NCI）开始筹划建立美国国家级肿瘤生物银行。该样本库建设被认为是美国医学研究领域一个重要的里程碑。欧洲自 1990 年起，也开始建立统一的肿瘤组织库。较大型的组织库包括目前欧洲的人类冰冻组织库（TuBaFrost）及英国的头颈部肿瘤组织库（head and neck cancer，HNSCC）。在此基础上，欧盟于 2008 年筹建了“泛欧洲生物样本库与生物分子资源研究设施”（BBMRI），旨在整合和升级欧洲已有的生物样品收集、技术和专家资源平台。此外，应科学界与患者要求，一些大规模的国家级组织标本库，如英国的 UK Biobank、瑞典的 Life Gene、爱沙尼亚的 Estonia Gene Bank 等的建立，也为肿瘤学的研究提供了丰富的生物样本资源。在亚洲,新加坡组织库网络是以疾病为基础的生物样本收集、运行模式,在该样本库中预留和保存了新加坡肿瘤患者的组织、血液、细胞及 DNA 等生物样本。我国台湾地区也于 2005 年启动了生物资料库可行性研究计划,计划针对包括肿瘤在内的地区性常见慢性疾病进行生物样本采集和长期追踪研究。日本的国家样本库 Biobank Japan 拟采集 30 万人的组织标本以及相关临床信息,为研究基因个体差异,发展"个体化"治疗提供基础数据。

我国是一个发展中的大国,从组织标本库建设的层面上说,我国也是生物医学资源的大国。我国对于遗传资源的保护起源于人类基因组计划(HGP),肿瘤生物样本库的建设在我国起步虽晚,但发展迅速。国内科研管理部门、部分学者已经充分认识到了组织库建设的重要性,并相继在自己的研究所(室)建立与他们从事研究相适应的单病种或多病种肿瘤组织库。近年来,随着我国生物医药领域科学研究的不断深入和发展,相继在诸多大型医疗机构尤其是肿瘤诊治中心建立起不同规模的肿瘤组织库。1996 年北京大学临床肿瘤学院率先成立了 TTB。2004 年天津医科大学附属肿瘤医院与美国癌症研究基金会(NFCR)签订合作协议,双方共同投资计划 5 年内建立拥有 5 万例标本的亚洲规模最大的 TTB。2008 年上海启动了"上海组织样本库"的建设,期望建设世界最大、共享度最高、运行最佳的生物样本库。

二、肿瘤组织标本库的发展趋势及存在的问题

(一) 国际肿瘤组织标本库发展趋势

1. 网络化　目前 TTB 建设总体朝着网络化发展,样本分散储存在多个加盟单位,而信息统一管理,通过信息化管理平台实现样本资源管理的数字化和电子化,不仅有利于信息查询,提高生物信息利用度,也极大地增加了样本库管理的工作效率。例如美国国家癌症研究所的 CHTN 样本库和欧洲的 BBMRI 样本库都采用了加盟单位的形式,分散保存组织样本实体,而管理人员经由网络可以很方便地查询每一个样本的储存、流动、使用信息。在北美、欧洲等地还出现了一些全国性的样本库联合会以规范和协调样本库的技术、发展和成员单位间的相互合作,比如以 America Association of Tissue Banks 、British Association for Tissue Banking 等为代表的全国性样本库联合会,对于规范样本库技术、协调成员单位间的相互合作、促进行业发展起到积极作用。

2. 规模化　各类高质量的基础或临床研究均依赖于大量的生物样本资料,传统的小规模样本库已不能满足日益增长的转化医学研究对于样本资源的需求。高质量、高标准生物样本库的建立和应用将给生命科学的基础研究、临床研究以及生物医药产业提供强有力的支撑。因此,在世界范围内各国均已逐渐接受了 TTB 高通量、规模化的趋势和理念。通过采用统一的管理和技术规范,实现不同来源临床样本资源的标准化及可兼容性,从而达到大规模临床样本资源的战略性保护和市场化利用。

3. 规范化　TTB 的规范化建设包括生物样本采集、储存、质控、使用等多个环节。国际著名的大型 TTB 均制订有严格、细致的样本库管理标准或最佳实践规范。组织库主要采用的标准化运转程序最早由 TuBaFrost 提出,以后世界各国根据本国国情及样本库的特点予以修正、改良。这些管理标准保证了样本库从开始建设起就遵循统一的操作规范,从样本的入库到出库都必须做到有章可循,从根本上保证标本质量和高效率地利用。标本的收集关键在于标本取材的准确性,操作过程避免交叉污染,严格控制标本离体时间;标本的保存

要根据标本的用途采取最优的保存方法，保存过程中要定期进行质量控制，同时对标本的相关资料要保存完整；标本的利用要严格把关，申请者必须满足一定资质，经样本库管理委员会确认后方可使用，从而保证样本资源物尽其用。

4. 共享性 TTB 的建设目的是为肿瘤的临床转化研究提供基础数据服务，因此评价 TTB 建设成功与否的标准并非其规模，而在于其提供的服务水平。世界各国的 TTB 管理者已经注意到这一问题，通过制定生物样本流转处理的精细操作标准及样本表型的统一医学数据标准，从而保证生物样本的状态一致性，并利用样本数据库信息管理平台实现样本信息数字化及远程共享。这种共享方式兼顾了临床样本来源不同、科研体制和管理机制制约等诸多因素，极大地提高了有限的生物样本的利用效率。

5. 伦理性 TTB 的建立涉及多种人类遗传资源的采集、处理、利用和保存，所以 TTB 从建设之日起就会遇到复杂的伦理问题，伦理问题的考虑也必然贯穿整个 TTB 建设的始终。制订规范的样本库伦理学条例和规则，不仅可以规范人类遗传资源的收集、保存、使用和共享，也有助于实践者更好地处理人类遗传资源以及生物制药领域的知识产权保护等问题。在各种问题中，知情同意和生物信息使用问题是 TTB 相关伦理规范的核心，保证样本捐赠者对于样本收集和使用的知情权，保护相关信息不被滥用或商业化使用，是当前 TTB 管理者的共识。

（二）我国肿瘤组织标本库建设面临的挑战

尽管近年来 TTB 的建设在我国受到广泛重视，但一些体制性、结构性问题依然存在。我国 TTB 的建设多为满足自身或局部区域研究及其应用需求所建立，TTB 多隶属于某一医院的某一学科，由于缺乏相应的协调机制，肿瘤资源的共享存在相当的困难，主要表现在数据库实行封闭式管理，一个系统资源不能和其他系统进行数据交换，数据库和组织库服务对象也仅面向医疗机构内部工作人员，数据库无法实现网络化，难以实现有效资源共享和交流；样本库管理缺乏与国际接轨的统一运行标准及标准化流程，质控体系和信息化管理水平落后；由于数据库的维护和建设缺少长效机制，受人力、物力和组织样本量的限制，组织库、数据库难以得到持续建设和发展；TTB 的研究对象不仅包括肿瘤组织，还有与之相关患者的临床资料和家族资料，国内样本库普遍存在临床资料收集不全、治疗和随访数据流失等问题，直接导致了肿瘤样本的应用价值大大降低；肿瘤样本是不可再生资源，缺乏高端、顶层设计的低效使用造成了本已稀缺的生物样本资源的浪费。

针对样本库建设过程中出现的问题，加强样本库建设的制度规范性、开放共享性和信息管理统一性已成为当务之急。我国已着手制定与国际通用标准接轨的全国性肿瘤生物标本库建设共同标准，这一标准的实施将促进我国在肿瘤早期预防、早期诊断和新型治疗模式探索方面实现突破。肿瘤研究的进一步加深伴随着相关技术平台的搭建，必然要求肿瘤遗传资源平台的建立朝着规模扩大化，管理规范化、科学化、信息化、交流频繁化的方向发展。先是建立区域性的 TTB，进一步壮大规模建立国家性的肿瘤遗传资源平台。为达到这一目标，需要相关机构提供技术支持及资金资助，不断完善平台的网络化管理，以及对伦理道德问题的深入探讨及相关管理条例、法律法规的健全。这样，才能最大限度地发挥肿瘤遗传资源平台的效能，为我国肿瘤研究的发展及与国际化接轨提供坚实的基础。

第二节　肿瘤遗传资源平台建设规范

虽然近年来肿瘤研究已经取得了一定的进展，但是依然存在着一些不尽人意的现象，如研究的重现性较差，研究周期长，进程较慢等。肿瘤研究和服务的最终对象是人体，故肿瘤研究也必须从动物和细胞株的研究逐渐转向人体肿瘤组织标本的研究。中国人口众多，临床疾病种类居世界首位，每年手术切除的肿瘤标本之多没有任何国家可与此相比，合理地获取这些宝贵的人体肿瘤资源并将其充分利用于肿瘤研究具有重大意义。近年来在分子水平对肿瘤基因进行研究的需要不断增长，对 TTB 提供的标本完整性，尤其在分子水平提出了更高要求。为了满足对高质量的组织标本的需求，在 TTB 之间使用一套规范化操作程序至关重要。国外先后建立起了单病种和多病种的 TTB，并逐渐规范化，形成了一些标准化的操作体系（standard operating procedures，SOPs）。SOPs 的各个环节涉及许多具体的规定，适合我国肿瘤遗传资源平台建设的 SOPs 有待进一步探讨和完善。

一、肿瘤组织标本库建立的工作流程

TTB 的建立涉及医患双方，需要医师、护士、技师、工勤人员及计算机辅助人员等多方面协作参与。按照国际标准化操作程序 SOPs，TTB 建立的基本工作流程如下：①所在医疗机构伦理委员会批准；②组织标本或血液等体液标本获取前需经患者知情同意；③需向手术室与病理室递交收集标本的申请，并标注标本留取与存放的注意事项；④确保手术切除标本离体后在最短时间内行低温冻存；⑤手术切除的大体标本应先由病理医师检查外观，并作初步测量记录，然后再切取组织；⑥患者生物样本应当优先确保外科病理诊断需求，标本直径≤1cm 时不宜切取组织冻存，只能用 4% 甲醛溶液固定后进行 HE 染色诊断；对于直径>1cm 的肿瘤，则分别切取肿瘤和尽量远离肿瘤的正常区域（视外科手术切除范围而定空腔器官手术可取距切缘至少 3cm 以上的非肿瘤组织），同时，应留取一部分组织采用 4% 甲醛溶液固定后作 HE 染色，以供冻存标本的质控分析；⑦高质量的组织样本库要求病变组织从手术离体到冷冻保存的时间间隔不应超过 30 分钟，这对于保持生物大分子 DNA、RNA 和蛋白质的完整性及对激素受体等研究十分重要；⑧切取的组织最好先放入液氮罐内，然后转入深低温冰箱内储存；⑨所有入库组织或血液等体液样本均应同时收集患者的各种临床病理学等详尽个人信息；⑩建立电子化数据库及用户友好型阅读与输入界面，但因患者信息属需要保护的隐私，故信息库的使用与管理需经授权；⑪标本与数据信息要编号管理，实现科学及电子化，当样本使用或耗尽时要及时更新数据信息；⑫各单位可根据自身研究与学科建设需要制定收集标本的种类，如可建立多肿瘤标本库，头颈部肿瘤标本库，肝胆胰肿瘤标本库，胃肠道肿瘤标本库，乳腺癌或卵巢癌标本库等。国外各标本库在建立初期主要收集大量肿瘤及对应的正常组织，之后逐步增加体液如血液、尿液及脑脊液等样本；⑬最好不要采集 HIV、HBV 或 HCV 感染者的组织样本。

二、肿瘤遗传资源样本收集、整理及保存的技术规范及质量控制

（一）获取患者的知情同意

获得患者的知情同意是收集组织样本的前提，所有组织标本的取材均需事先向病人及

(或)家属详细解释,征得病人及(或)家属的同意后签署知情同意书。在征求患者事先的、自愿的、知情的和明确的知情同意时,应向其提供清楚、公正、充分和适当的信息。知情同意书应包括参与的具体程序及相关的利益与风险,具体说明从生物标本提取遗传资源以及保存和利用这些资源的目的,便于处理在 TTB 建立过程中遇到的有关伦理和法律问题。收集前要向患者及其家属详细说明收集标本的目的及意义,获取患者的同意后,让患者或其家属签署知情同意书,这项任务一般由护士完成,护士拿到同意书后,立即告知相关的外科医生,随后对患者抽取静脉血。

(二) 肿瘤组织的收集获取

取得患者知情同意书后,医生在手术室内切取患者的肿瘤组织及瘤旁组织,注意记录切除的时间,随后将切取的组织放入一个标记好的消过毒的袋子中,置于冰上,由专门的运送人员迅速送往病理科。病理医生对组织进行登记及常规取材,取材时注意优先于病理诊断,填写病理报告单,编好病理号,然后进行镜检。病理医生要在无菌台上处理组织,注意切开正常组织与病变组织时要冲洗或更换器械,优先选择有代表性的部分作病理诊断,最好选择能代表病变、正常组织和癌前病变的部位送往实验室用于制作组织标本。应用于不同目的的标本取材时间的限定有所不同。用于电镜观察的标本,应在离体 1 小时之内进行保存;用于 DNA 提取等分子生物学研究的标本应在离体 2 小时之内进行保存;用于 RNA 等特殊要求的标本应在离体 30 分钟内进行保存;用于活细胞培养及观察的标本,应在离体 4 小时之内进行保存;用于普通染色及观察的标本,最长不应超过 24 小时进行保存。标本离体之后应在生理盐水中存放,保证其渗透压相对平衡。欧洲的人类冰冻组织库(TuBaFrost)建议尽可能地在切取组织后 30 分钟内将组织置于冰上送往实验室。

(三) 组织样本的处理

1. 组织的切割 在标本离体后的最短时间内对组织进行测量、称重、拍照及时记录数据,确认肿瘤的部位、范围,最后切割组织。使用清洁的手术器械,将组织在一个标准的低温容器表面切开,应注意区分正常组织与病变组织。掌握好组织切成的大小,冰冻组织的大小一般以 $0.5cm^3$ 为宜,目前 TuBaFrost 及英国的头颈部肿瘤组织库(HNSCC)均采用此标准。为了在切割过程中防止交叉污染,可从无菌包裹中取出无菌刀及无菌手套,铺开布料来创造一个无菌区域,旁边要准备一个装有消毒剂的大口杯,供器具的消毒。组织表面尽量切割得整齐、光滑以便于冰冻保存。如果情况允许,可以做病变组织的冰冻切片来确认切割采样的精确度。

2. 组织的冰冻 TTB 的工作人员经常遇到库内的设备不符合要求及冰冻材料不足的问题。可以选择冷却至-20℃的异戊烷,比起液氮冰冻组织,异戊烷产生很少的气泡。事先要准备好异戊烷,将装管的异戊烷悬浮于液氮中或向管中添加干冰冰冻。接下来给冻存管编号,一般使用条形码标识符,此标识符就是样本信息录入数据库目录清单中的标识符,一定要与相关的病理号、日期、组织类型及其他的标识符相互区别。随后将切割好的组织直接放入冻存管中或包埋于理想的介质中再放入管中,在完全冰冻好之前不要轻易移动冻存管,确保样本不会裂开。冰冻的时间一般为不超过 5 分钟,取决于样本的大小。

3. 组织的固定保存 为了较好地保存组织的形态学特征,目前较多使用的是 4% 中性甲醛溶液,经病理医生取材和标记后,将组织依次进行冲洗、脱水(用递升浓度的乙醇等)、透明(用二甲苯等)和浸蜡(用石蜡)处理,然后用石蜡将组织包埋成蜡块,再经切片和 HE 染色,制成病理切片。福尔马林固定石蜡包埋切片可以很好保持组织的形态学稳定性,其中可取得含有大量生物信息的小分子 RNAs(miRNAs),长达 10 年以上的储存才出现低水平 miRNAs 的损失。制作成的蜡块及切片需分别归档保存,HE 染色的切片要求在显微镜下照相,便于存入数据库。此外,RNAlaterTM 作为组织样本的稳定剂,可确保从样本中提取高质量的 RNA,满足分子生物学研究的需要。因此,推荐以 RNAlaterTM 作为组织样本的稳定剂,整齐规则地切割组织后将其放入装有 RNAlaterTM 的冻存管中,为便于稳定液渗入组织,在 1 小时内将冻存管置于 4℃ 的冰箱内搁置 4 小时,再置于-80℃ 的液氮中保存。

(四) 血液样本的处理

取得患者的同意后用真空采血管采集静脉血 6ml,其 3ml 为非抗凝血,3ml 用乙二胺四乙酸(EDTA)抗凝。采集后 2 小时内离心,分别吸出上层的血浆和血清,各分装 5 管,每支管 200μl。血清的分离是临床样本收集中的一项重要内容,所得血清可用来直接检测样本中肿瘤抗原和(或)抗体;分析血清中某种标记物以及相关蛋白质表达,进行细胞因子、DNA、蛋白质的定性和定量分析。采用葡聚糖-泛影葡胺梯度离心法分离血细胞,用生理盐水混悬已吸去血浆的血细胞,使两液间形成界面,再离心后吸取白色界面处的细胞,离心后弃上清,用生理盐水冲洗 1 次,加入 RNAlaterTM 稳定液中 4℃ 过夜,取出置于-80℃ 的低温冰箱或液氮中保存。血清标本的标识是通过贴签活动实现的,确保每一份标本均可通过条形码追溯到被采血者基本信息资料、健康状况、采血过程、运送、接收、存放地点、目前使用情况以及在使用中产生的该份标本其他信息资料。血清标本贴好标签后,立即置于-20℃ 或更低温度;若现场无该低温条件则应尽量低温保存,在 48 小时内转移至-20℃ 或更低温度。将分装好的血清和血浆置于-80℃ 或-180℃ 的液氮保存,可确保生物大分子数年不降解。

(五) 不同组织标本的低温保存

TTB 建立中一个非常重要的问题是生物样本对于储存温度的要求。低温冻存被公认为是组织与器官长期保存最有效的方法之一,其原理是通过降低细胞的代谢率起到保护组织细胞的作用。肿瘤组织库建立中一个非常重要的问题是生物样本对于储存温度的要求。理论上讲,组织储存温度越低越好。组织样本应安全地保存在液氮罐或-80℃ 的低温冰箱中。理想的组织储存环境是大型液氮罐,但并非所有医疗中心均有这样的设备。因此,目前仍以低温冰箱储存为主。肿瘤组织样本一般在离体后应尽快收集,并保存于-80℃ 的深低温冰箱内;血液样本与其他临床检验项目应一起采集,采集后先置于 4℃ 冰箱内保存,尽量在 3 ~5h 内离心,分离血清、血浆,最长不得超过 12h。分离获得的血清、血浆则需储存于-40℃ 的环境中,血清或血浆分离时一般予 2500 r/min 离 15min 血液的离心沉淀物或提取后的 DNA 样本可长期储存-145℃ 下,将组织样本存放于-196℃ 的液氮中则可储存多年,但若置-80℃ 下,则其生物大分子活性保持时间会明显缩短。由于多数医疗机构手术取材地点与组织标本库并不在同一楼内,组织标本的转移、运输也需一定时间,故各单位可酌情配备一些不太昂贵的组织储存设备,如活检组织在-20℃ 环境中至少可保存 6 个月;在-40℃ 的环境中则可保存 3 年;若将组织保存在高浓度甘油中,则在-10-0℃ 的条件下也可保存 2 年。若将组织保存在高浓度甘油中,再储存于-80℃ 的低温冰箱中,则可长期保存,但这些组织不适用于 RNA 等研究。

三、肿瘤组织标本长期保存的质量控制

肿瘤组织标本的质量与研究者试验的成败密切相关,质量控制无疑是 TTB 正常运作的关键。TTB 需要构建质量管理系统,此系统包括质量控制的项目和途径,涉及 TTB 规范化运作程序及其附加说明,实验室设备的保养和维修,数据库的规范化管理,TTB 相关人员的培训项目及达标标准等。生物样本长时间储存后要求依然保证其 DNA、RNA 及蛋白质的质量,质量控制就必须做到高效、全面、合理。病理医生需对提取的组织先进行病理切片观察,若其中肿瘤成分超过 75% 则认为质量良好,如不足 65% 则应从研究中剔除。对样本得以储存的病例应进行定期临床随访,以便获得疾病治疗效果、临床进展及是否生存等重要资料。

当前发展起来的分子生物学新技术大多要求研究样本中的核酸或蛋白质保存完好,故对于组织样本质量要求很高。使用液氮保存是保存 RNA 活性的最理想方法,当温度降至液氮温度时,细胞组织中所有的生物化学、生物物理过程均处于停止状态。但限于空间及经费等原因,大型液氮储藏罐或液氮冰箱尚难以推广普及。目前,国内外大型肿瘤组织库以采用-80℃深低温冰箱储存为主,但在这样的低温环境下生物大分子活力究竟能保存多久仍无定论。众多研究显示,长期冻存对于 DNA 大分子的稳定性影响不大,甚至石蜡包埋组织块中的 DNA 也可进行分子生物学分析。RNA 分子则易被广泛存在于细胞内、皮肤、唾液、汗液及周围环境中的 RNA 酶所降解。对于组织 RNA 的质量分析主要依据 28S 与 18S 的比值进行,比值如在 2 左右认为质量好,比值小于 1 则认为 RNA 已降解。有关长期低温冻存对于蛋白质分子的影响还缺乏系统性研究报道,需各生物样本库在今后的质量控制分析研究中不断积累经验加以阐明。

TuBaFrost 进行质量控制的做法为:评估的内容包括生物组织样本、相关的数据记录及使用的仪器设备。首先是形态学检测,对石蜡包埋的组织及组织芯片随机抽样后 HE 染色,评估其质量,不符合要求的予以去除,结果尚不能确定的加以特殊说明。研究显示印记细胞学的方法可对肿瘤组织是否出现坏疽及其数量进行测定,以此来决定是否剔除此组织。蛋白质的完整性可通过 Western blot 进行检测通过分析印迹条带来判断蛋白量是否有变化。至于 DNA、RNA 的完整性检测,可以通过测定 OD260/OD280 的值和进行 PCR 管家基因的扩增来判断其质量。另外需详细检查样本的记录内容,包括样本的标识符、存放的位置及样本使用记录。

四、肿瘤组织标本的信息化管理

肿瘤组织标本的信息化管理至关重要,大量的生物标本及其相关数据如果不采用信息化管理将无法得到有效的利用。生物样本信息系统是一种提供给科研人员组织样本及相关数据的重要工具。此信息系统要有连接样本的标识符或条形码与相应数据信息的功能,能够科学地检测及报道组织样本的质量,可提供有效的系统统计及各种进入受保护的信息的审计标识,同时存在合理的数据录入及输出方案来应付信息系统运作过程中遇到的一些不确定因素。肿瘤组织标本信息系统的开发依赖于组织库的类型和大小。

因此，信息系统中需要构建的数据库类型有：病例资料数据库，包括患者的人口统计学相关信息及诊治经过、病理资料、预后资料；标本储藏数据库，包括每个样本的标识符、库存位置、数量以及取用记录；提取标本数据库，包括标本的提取数量、质量、分装情况及研究者使用情况；动态背景资料数据库，包括所有使用者的审计追踪，取得的研究成果，该病例的分子遗传背景资料等。

肿瘤组织标本的信息管理系统的开发应坚持以下原则：①先进性，系统使用的硬件设备、软件技术应具有一定的先进性，避免因技术落后影响性能或使系统过早淘汰；②实用性，坚持经济实用为主，避免盲目追求先进性而不计成本；③可靠性，选择可靠的软件和硬件产品，保障系统长期稳定运行；④开放性，充分留有本系统与其他系统的接口；⑤兼容性，保障与其他信息系统和应用软件兼容，利于升级；⑥实时性，硬件、操作系统或应用软件必须在规定的时间内完成指定的操作；⑦扩展性，在更新换代时减少重复投入，充分保证现有设备利用率，尽量延长系统使用寿命；⑧安全性，从硬件设备、操作系统、应用软件方面采取多重保护措施，建立有效的信息安全体系。保护科研机密和个人隐私；⑨友好性，人性化界面设计，做到易操作、易维护。

第三节　肿瘤遗传资源平台的共享和应用

随着高通量技术的发展，大量的肿瘤遗传资源和相关信息可以被用于癌症研究。然而，各资源收集保存单位的资源描述规范和数据标准自成体系，缺乏有效的信息沟通渠道，各部门、各单位之间资源数据标准不一致，缺乏可比性，影响着肿瘤遗传资源数据的原始质量，使得资源难以实现整合和共享。在新的遗传资源平台开发和应用中，一个关键的因素是资源的通用性和持续性，它们决定了肿瘤国际化研究中的资源信息共享。

目前，肿瘤资源信息大多是由各收集单位独立保存，各单位都有其专有的数据格式，且相互之间不能完全兼容和整合。因此，互用性对于肿瘤遗传资源平台的共享和应用至关重要。互用性是指各独立系统的语义和语法可以彼此覆盖和包含。语法的互用性保证了共享界面的数据交换能力，而语义的互用性则使系统能够访问并解释共享的数据。各种肿瘤资源数据库和分析计算工具都提供了网页访问检索平台，研究人员只需要登陆到相应网站就可以提交检索信息，利用网站的服务器计算检索，然后获取结果。但是如果研究人员需要一个比较复杂的生物信息学检索，就需要先后在不同的网站中进行检索，效率很低，因此，将多个分散分布且格式不统一的数据库整合在一起，构建成为一个综合的、一体化的集成环境，可以给研究者提供相关的数据查询、数据处理的服务平台。近来，对通用生物信息结构平台的迫切需要已经促使很多团体致力于开发新的整合性技术和软件系统以便用于肿瘤研究。一些国际性的肿瘤研究组织也为此做出了很多努力，促进协作性的肿瘤信息资源挖掘和癌症资源样本储备库建设。

一、主要的国际性肿瘤遗传资源共享平台

随着各种“组”学的革命性进展，肿瘤研究已经由传统的独立性方法研究逐步发展为全球性的合作研究。为了整合这些研究结果，必须克服各研究间缺乏兼容性、交流性和合作性的障碍。因此，一些国际性的癌症研究项目纷纷启动，对人类癌症进行系统全面的研究。

这些项目通过信息挖掘和整合使人们对肿瘤的诊断、治疗和预防有了更为深入的了解。

（一）癌症基因组解剖计划（Cancer Genome Anatomy Project，CGAP）

美国癌症研究所（National Cancer Institute，NCI）在1996年发起了癌症基因组解剖计划（Cancer Genome Anatomy Project，CGAP），在随后的几年中建立了人类癌细胞（包括癌前、恶性肿瘤）表达基因索引，同时发展快速分析癌细胞的技术，目的在于创建一系列工具以获知与癌症相关的基因、蛋白质及其他生物标记物，最终为癌症研究提供信息（数据与分析工具）、资源（克隆和文库）及技术和方法学平台。

CGAP第一个目标是建立各种不同类型癌症在不同发展阶段，包括正常、癌前病变、癌细胞的基因表达数据库，为今后的癌症研究描绘出完整的癌细胞分子特征。但在癌组织中各个癌细胞恶性程度不同而且含有正常的细胞，从总体组织中取样，并不能得到精确的结果。因为它混合有不同的细胞类型，基因表达谱是各类细胞的总和，不能作为正常、癌前病变、低侵袭性和高侵袭性癌细胞的基因表达特征。利用激光捕获显微切割技术可以选择性的获得特定类型的细胞群体，再结合cDNA文库构建技术及高通量的自动测序，使得鉴定各种不同类型癌症的完整分子特征得以实现。NCI利用基因表达系列分析（serial analysis of gene expression，SAGE）图谱作为公共数据库用以存储、检索和分析基因表达的工具。因为SAGE能定量基因表达水平并易于对数据进行统计比较分析。

CGAP的另一目标是建立一套完整的基因及其变异目录，这些目录不仅有利于评价癌症的危险程度，而且可以根据遗传变化确定预防或治疗策略，最终根据分子特征达到治疗的目的。目前CGAP建立的注释基因索引包括利用表达序列标签（expressed sequence tags，EST）及基因注释等途径建立的人和小鼠的癌症基因索引和用于区分鉴定与癌症有关的基因的遗传变异的遗传注释索引。CGAP还建立了许多cDNA文库，不仅包括有全瘤组织文库，也包括癌症发展过程中不同阶段的细胞cDNA文库。同时，CGAP也提供了诸多资源如克隆、BAC及技术方法和检索工具等，为癌症研究提供了一个多学科的综合平台。

（二）癌症基因组图谱（TCGA）

TCGA计划（http://cancergenome.nih.gov/），是由美国国立癌症研究所（NCI）和国家人类基因组研究所（NHGRI）共同开发的。它是一个大范围的，全国性的研究项目，致力于研究癌症发生发展过程中特征性的分子遗传学改变。最初，TCGA试点项目主要研究脑部、卵巢和肺部的癌症，在未来5年内，TCGA将会扩展的超过20种癌症的研究。

目前TCGA的官方入口是它自己的数据门户，可以从TCGA的首页进入。这个入口是一个基于网络的语法互用性平台，从这里，使用者可以访问、查询和下载TCGA的数据。通过相同的方式，癌症分子分析门户（CMA）提供了分析工具的入口，用户可以使用它对TCGA的临床和基因组数据进行挖掘、整合和预测。通过癌症生物医学信息网络（caBIG®），TCGA建立了数据挖掘的基础设施，使其达到了兼容性的标准。例如，采用caBIG®连接和协调参与研究的单位，所有生成的数据必须遵照caBIG®的数据标准。CMA门户作为caBIG®计划的一部分，也可用于连接、收集和共享符合系统要求的信息。

TCGA数据现在也可以通过中间软件服务设施获得，如caGrid，它可以很快的获得TCGA的数据和通路相互作用数据库（PID）中的数据，使数据集的可获得性和整合性更为强大。这个链接允许将TCGA和PID获得的信息进行组合，这样，科学家们可以通过这种网络工具同时探索潜在的信号通路,并构建通路间相互作用的网络图。这些资源间的高度连接性提高了数据传播的可能性,使癌症研究获得了更高的效率。

(三) 国际癌症基因组协作组(ICGC)

ICGC(http://www.icgc.org/)是最新开发的,对 TCGA 起补充性作用的资源。国际癌症基因组协作组(International Cancer Genome Consortium,ICGC)于 2008 年 4 月 29 日在伦敦成立,组建了由来自全球癌症临床与基础研究和基因组学领域科学家的科学技术委员会和工作小组。ICGC 的目标是对人类常见的 50 种癌症(或亚型)进行全基因组变异分析,明确癌症发生发展过程中基因型与表型变异的关系,为全面解析癌症的生物学特性与机制提供基础数据。ICGC 通过协调和监督包括癌症基因组计划(CGP)在内的行动网络来达到这个目标。如 TCGA 可以通过共享信息参与到 ICGC 中,但每一项资源仍作为单独实体继续独立运行。ICGC 的数据协调中心(DCC)充当了伞式组织结构的角色,它可以将各个参与单位的项目研究的复杂数据进行汇总,然后将这些数据作为公共可获得信息发布给所有的研究团队。

由于 ICGC 计划的地理分布特征和生成数据的多样性,协作组最近宣布采用联邦 BioMart 技术用于其数据控制体系结构的建设。这样可以保证所有参与的肿瘤遗传资源标本储存库建立各自的数据模型。每个参与的机构可以对特异的癌症或其亚型进行广泛的研究,同时确保其数据符合 ICGC DCC 的标准化指南。在信息检索时可能存在跨系统的异质性,但 ICGC DCC 为从各个研究单位获得的信息提供了一个公共的平台,无论这些信息来自哪一个机构,都可以通过一个简单的门户获得。现在,通过 ICGC 的网络门户就可以获得开放数据,使用者可以对现有的数据进行互动查询和分析检测,对于感兴趣的部分,还可以下载数据文件。在不久的将来,这个查询系统将为使用者提供更多的选择。

(四) OECI-TuBaFrost 交换平台

欧洲癌症研究所组织(OECI)病理学工作组通过 OECI-TuBaFrost 交换平台支持了欧洲生物银行的基础设施建设。TuBaFrost 始建于 2002 年末,由欧洲委员会资助了 3 年。该计划致力于冰冻组织病理库的网络化建设,为欧洲的癌症转化医学研究作出了贡献。

TuBaFrost 的成果包括开发了一套完整的冰冻肿瘤样本交换平台,涵盖了:①组织收集程序的标准化;②基于欧洲法律法规的、用于肿瘤研究的人类组织样本交换的编码系统;③为保护利益相关群体制定了地方组织标本收集者的访问规则;④以网络为基础的数据库应用的访问规则;⑤各单位之间样本交换的规则;⑥通过数据库的应用进行以网络为基础的交流,使访问者在注册后可以任意选择参与计划的生物组织库中并对其保存样本提出开放访问的请求。

该计划推进了以临床为基础的生物样本库,尤其是冰冻肿瘤组织样本库的和谐化和标准化,不仅使数据库得到了更好的应用,也使欧洲内部及世界各国的冰冻肿瘤组织样本的收集和交换变得更加广泛。

二、肿瘤遗传资源平台共享应用的伦理学及保密性要求

肿瘤遗传资源平台的共享和应用力求在保护参与者个人信息和共享数据推动肿瘤研

究之间寻找微妙的平衡。数据的访问政策一方面尊重捐赠人的权利,同时将由样本获得的数据面向广泛的研究机构进行伦理基础上的共享。由于人类遗传资源的特殊性质,涉及伦理学问题,因此应在遵守国际和国内相关的公约和法规基础上,对资源信息的保密性和用户进行分级,并对信息的共享利用方式进行相应界定。

(一) 资源共享的生物伦理学规范

ICGC 分别对前瞻性研究和回顾性研究制定了共享的生物伦理学规范。对于前瞻性研究,ICGC 成员应告知可能的参与者:①ICGC 是一项协调世界各地正在进行中的相关科学研究项目的计划;②参与 ICGC 及其组成计划是自愿性行为;③收集的样本和数据将用于肿瘤研究,包括全基因测序等;④患者参与的决定不会影响他们的护理保健;⑤样本收集会限定在有限的量;其获取要严格依照 ICGC-成员计划的政策与实践的要求。样本的一小部分将会与其他国家的实验室分享,用于进行质量控制研究;⑥来源于样本的数据和 ICGC 成员研究获得的数据将会向 ICGC 成员和其他国际性的研究者开放,在遵守条款和条件规定的参与者保密最大化的前提下,使用者可通过开放或受控访问方式获取这些数据;⑦要求获取数据和样本的研究者保证不会试图确定参与者的身份;⑧存在通过数据库获得的数据识别出参与者身份的远期风险;⑨一旦数据被放到开放数据库中,这些数据就不能再撤回;⑩在受控访问数据库中,对于那些可识别个体身份的数据将通过撤回数据取消链接,其他的数据将继续被使用;⑪ICGC 成员同意不向原始数据库的 IP 地址提出访问请求;⑫最终的商业产品利润不会返还给样本捐赠的受试者。

对于回顾性研究,以上的条款仍然适用,除了当个体不再是患者时,将不会继续关注其护理保健是否收到参与决定的影响。

对于涉及患病个体的样本和数据:①依照法律和伦理学要求,如果要使用患者的样本和数据,必须先获得其家属的同意;如果不要求获得同意,那么伦理学审查必须充分。②所有适用收集的样本和数据的研究都必须经过伦理委员会的审查。③现有的样本是非常有价值但是也非常有限的,对它们的使用要严格控制。

(二) 肿瘤遗传资源共享和利用的保密性要求

1. 肿瘤遗传资源信息保密性分级 肿瘤遗传资源具有保密性,很多资源信息不能在网络上发布,但是这部分信息又是许多研究者非常感兴趣的部分,对肿瘤遗传资源信息进行分级共享是必需的。就信息系统使用和安全出发,确定了三级信息保密级别。

第一级为完全公开,这部分数据主要是面向公众开放的,开放的数据是按照共性信息描述规范收集的信息数据,这部分数据可以在肿瘤遗传资源平台上免费获取和共享,不存在任何资源保密的信息,用户无需网上注册即可查询。第二级为部分公开,这部分数据存在肿瘤遗传资源共享信息系统数据库中,用户必须通过网络注册,提供详细的个人资料,并在网络数据管理员对提交的个人资料核实后,通过其身份验证,然后方可查询这部分数据。这部分数据信息为资源获取提供了可靠的线索,获取这部分信息后,可以通过信息系统与资源保藏单位联系,与资源保藏单位达成协议,通过不同的共享方式进行资源共享。第三级为完全保密,该部分数据提供了资源采集时的用于研究或利用的许多信息,这部分信息对资源研究具有非常重要的价值,用户只有通过书面协议的方式获取身份验证后方能获取,这部分数据在网络只提供少量示例或整体上的统计学分布描述,不能直接通过网络直接获取全部的信息。

2. 肿瘤遗传资源信息共享用户分级　第一类为普通网络浏览者，这部分浏览者可以通过网络平台或者肿瘤遗传资源信息系统浏览到共性描述的字段数据库信息，无需通过身份验证。第二类为肿瘤遗传资源研究者，这部分使用者在通过共性描述字段获取信息后，可以通过网络注册肿瘤遗传资源信息系统，通过数据库管理者身份验证后查询自身感兴趣的资源信息，通过信息联系资源保藏单位进一步获取资源。第三类为对资源信息系统的个性数据感兴趣的使用者，这部分使用者须通过信息系统提供的联系方式，直接与平台管理办公室联系，在获取研究资源样本的同时，获取详细的资源研究部分信息。第四类为资源保藏单位和资源信息提供者，这部分人群均为资源研究使用者，他们能通过信息系统完全看到本资源领域的详细资源信息，同时享有比其他资源使用者优先获取使用资源的权力。第五类为资源数据管理者，这部分对数据的存储结构，保存现状，以及对数据管理都有权限，并担负维护数据库网络信息系统运行的职责，同时对注册用户信息进行身份验证。

3. 肿瘤遗传资源信息利用　肿瘤遗传资源平台提供的信息包括四类，一是共性信息，此类信息向全社会公众开发，提供我国肿瘤遗传资源种类、数量、分布、保存机构以及共享方式等一般性信息；二是特性信息，提供有关肿瘤遗传资源特征特性的详细信息，主要供科技人员查询；三是专题信息，提供有关肿瘤遗传资源科研设计等信息，供科研人员评价这些资源的利用价值；四是课题信息，提供有关遗传资源初步开发利用的信息，特别是生物信息，这些信息本身就具有研究开发价值。研制开发的肿瘤遗传资源共享信息系统提供以下三类信息利用的方式。第一类是肿瘤遗传资源信息的一般性查询，了解肿瘤遗传资源数量、资源种类、共享方式等一般信息。第二类为肿瘤遗传资源的研究性查询，研究者根据资源的描述信息判断资源可研究利用的价值，为资源共享利用的实用性提供依据。第三类为肿瘤遗传资源信息数据的研究，即整合的肿瘤遗传资源研究课题数据通过研究合作、赠送等共享方式，进行资源个性数据共享利用研究，为资源研究利用提供全面的课题研究数据，并在此基础上，获得样本作进一步的研究。

第四节　胃癌遗传资源平台的建设和应用

胃癌是全世界最常见的恶性肿瘤之一，我国是胃癌高发国家。在国际肿瘤基因组协作研究计划的推动下，我国从事肿瘤学和基因组学的科学家携手组建了“中国肿瘤基因组研究协作组（CCGC）”。CCGC 的主要目标是协调和推动我国肿瘤基因组学研究，建立并指导规范化的临床研究队列及生物样本采集、开发基因组学研究的新技术平台、建立标准化的数据分析流程、完善相关的医学伦理学问题及通报该领域的研究进展。CCGC 以胃癌作为首选肿瘤类型开展深入的研究工作并参与国际合作。保护、保存并充分利用胃癌遗传资源，提高我国胃癌防治水平具有重要意义。

一、临床胃癌组织标本的采集与保存

（一）人员组成

由医院科研所牵头负责，联合病理科、手术科室、手术室、腔镜室、检验科等，由手术室

配备 1 名资深护士执行具体操作。

（二）知情同意

所有组织标本的取材均需事先签署知情同意书，并进行相关信息登记，内容包括姓名、性别、年龄、民族、职业、联系方式、住院号、临床诊断、拟施手术名称、术前病理诊断等。同时，标本采集一般在手术室、腔镜室进行，必须得到相关管理人员的许可，争取得到相关人员的积极配合以保证标本的及时获得。

（三）胃癌组织及血液标本采集

在标本离体后的最短时间内（一般小于 15 分钟），先对大体标本进行观察、拍照、测量，确认肿瘤的部位、范围，注意与周围组织及坏死组织相鉴别。然后分别将癌肿、癌旁组织和正常组织切取成多块（3 ~ 5 块）直径为 0.2 ~ 0.5cm 的组织块，装入已编号的灭菌冻存管中，迅速放入液氮转移罐并旋紧盖子。同时，抽取病人外周血 10ml，经低温高速离心机离心后取血清分成 10 份，一并置于液氮转移罐中。

（四）样本的存放与信息化管理

同一病人的所有标本（包括组织标本和血清标本）存放于同一个标本盒内，2 小时之内由液氮罐转移至标本库-80℃深低温冰箱中长期保存。取材护士再将临时登记内容逐一全部录入计算机，采用统一设计的信息管理系统进行管理。内容包括：病人一般资料、标本资料（入库编号、入库时间、病变部位、标本描述、附上相片等）。标本入库时，管理员填写入库登记表；临床病理资料（肿瘤体积、组织类型、分级、浸润深度、切缘情况、免疫表型等）；存放位置资料（入库编号、存放位置、标本数量、存放坐标等）；标本使用情况（出库编号、出库时间、使用单位、使用人、审批单位、审批人等）。标本出库时，使用者递交申请单，经管理委员会审核批准后方可使用标本质控信息（入库编号、实验内容、实验结果、实验人、实验日期等）；标本废除信息（废除序号、入库编号、标本原始位置、废除日期、废除原因、经手人等）。

二、胃癌高发现场胃癌组织标本的采集与保存

（一）解读知情同意书及登记编码

采用集中宣讲及专人答疑两种方式向样本采集对象告知样本采集的目的、参加样本采集的获益和可能带来的危险。同意参加样本采集者签署知情同意书并登记编码。

（二）采血

已登记编码者抽血，乙肝病毒检测，分离血清和血凝块并分装标注，-20℃冰箱储存，冷链系统运输至实验室，进行血清胃蛋白酶原含量检测。

（三）胃黏膜组织标本采集

使用电子胃镜进行检查，诊断标准参照中国慢性胃炎共识意见（2006，上海）2002 年巴黎早期胃癌分型进行诊断，按要求定点钳取胃黏膜组织可疑病变处加取活检，常规固定标

本后,当日送往病理室,对胃镜下高度怀疑的标本特殊标记。

(四) 现场质控

现场样本采集设有专门质控人员,负责样本采集各环节。样本采集对象完成所有检查项目完成后,由质控人员根据其检查信息表填写质控表,同时再次核实受检对象身份。包括顺序号,个人识别号及姓名,有无知情同意书及基线信息调查表,是否接受胃镜检查,有无胃黏膜活检标本等。

(五) 样本的运输

样本运输时,必须使用警示性标志贴附于样本运输包装的显著位置上,提醒样本具有潜在危险。建议使用亮橙色贴于组织样本容器外,提醒他人内含物有潜在的生物公害和感染性,使用亮黄色附于组织样本内包装上,提醒使用者必须熟知人类组织的标准操作。新鲜样本必须在冰块全部融化之前送达目的地,冷冻样本必须在干冰全部挥发之前运抵。原则上都要尽快送达。

(六) 样本的保存

血清标本贴好标签后立即置于-20℃或更低温度;若现场无该低温条件则应尽量低温保存,在 48 小时内转移至-20℃或更低温度。血清标本可在-20℃贮存 2 个月;-80℃贮存多年;可在液氮中永久保存。

组织可以在液氮中速冻,或者使用冷冻包埋介质如 OCT,并置于液氮或者-80℃长期保存。由于液氮有挥发性,所以一定要定期检查液氮的损耗情况,做到及时补充,保证充足供应。此外,还可以对组织进行石蜡包埋处理,制作石蜡切片,可用于 HE 染色分析(通过镜下观察,做出临床病理诊断)、DNA 及 RNA 的原位杂交分析、蛋白质分析、核酸提取用于病原微生物的诊断或其他分子生物学研究。

(七) 信息化管理

参见临床胃癌组织标本的采集与保存的信息化管理。

(袁　媛　景晶晶)

参 考 文 献

1. 徐骎. 肿瘤生物样本库与转化医学. 中国实用口腔科杂志,2012,5(12):720-723.
2. 周姝汇,刘继斌,沈康,等. 临床肿瘤资源库的定义及其价值. 中国肿瘤,2012,21(11):833-835.
3. 丛宪玲,孙然,王涵,等. 国内外组织标本库发展的现状及启示. 中国实验诊断学,2010,14(1):148-149.
4. 李莉华,魏福祥,王丰,等. 肿瘤库(用于分子生物学研究)的建立及管理. 肿瘤,2004,24(6):578-580
5. Thomas GA,Williams ED. Chernobyl thyroid tum our tissue and nucleic acid bank. Radiat Ras,2001,156(3):333
6. Suh KS,Remache YK,Patel JS,et al. Informatics guided procurement of patient samples for biomarker discovery projects in cancer research. Cell Tissue Bank,2009,10(1):43-48.
7. Yu YY,Zhu ZG. Significance of biological resource collection and tumor tissue bank creation. World J Gastrointest Oncol,2010,2(1):5-8.
8. Morente MM,Mager R,Alonso S,et al. TuBaFrost 2:Standardising tissue collection and quality control procedures for a European virtual frozen tissue bank network. Eur J Cancer,2006,42(16):2684-2691

9. Vermeulen E, Schmidt MK, Aaronson NK, et al. Obtaining ' fresh consent for genetic research with biological samples archived 10 years ago. Eur Cancer, 2009, 45(7): 1168-1174

10. Mager SR, Oomen MH, Morente MM, et al. Standard operating procedure for the collection of fresh frozen tissue samples. Eur J Cancer, 2007, 43(5): 828-834

11. Szafranska AE, Davison TS, Shingara J, et al. Accurate molecular characterization of formalin- fixed, paraffin-embedded tissues by microRNA expression profiling. J Mol Diagn, 2008, 10(5): 415-423

12. 中国人类遗传资源疾病石蜡包埋组织收集整理保存技术规程

13. Elliott P, Peakman TC. The UK Biobank sample handling and storage protocol for the collection, processing and archiving of human blood and urine. Int J E pidemiol, 2008, 37(2): 234-244

14. 中国人类遗传资源平台人体血清资源库建设技术规范

15. Ericsson C, Franzn B, Nistr M. Frozen tissue biobanks. Tissue handling, cryopreservation, extraction, and use for proteomic analysis. Acta Oncol, 2006, 45(6): 643-661

16. Boudou-Rouquette P, Touibi N, Bolle PY, et al. Imprint cytology in tumor tissue bank quality control: an efficient method to evaluate tumor necrosis and to detect samples without tumor cells. Virchows Arch, 2010, 456(4): 443-447

17. Molnar MJ, Bencsik P. Establishing an eurological- psychiatric biobank: banking, informatics, ethics. Cell Immunol, 2006, 244 (2): 101-104

18. Bell WC, Sexton KC, Grizzle WE. Organizational issues in providing high-quality human tissues and clinical information for the support of biomedical research. Methods Mol Biol, 2010, 576: 1-30

19. 中国人类遗传资源平台人类遗传资源信息管理技术规程

20. 段刘剑, 张杰等. 肿瘤组织库规范化操作程序的探讨. 医学与哲学(临床决策论坛版). 2010; 31(5): 28-30

21. Ambrosone CB, Nesline MK, Davis W. Establishing a cancer center data bank and biorepository for multidisciplinary research. Cancer Epidemiol Biomarkers Prev, 2006, 15(9): 1575-1577

22. Emanuela G, Nicholas R, Lemoine CC. Online resources of cancer data: barriers, benefits and lessons. BRIEFINGS IN BIOINFORMATICS, 2010, 12(1): 52-63

23. Strausberg RL, Buetow KH, Emmert-Buck MR, et al. The cancer genome anatomy project: building an annotated gene index. Trends Genetics, 2000, 16(3): 1032- 1036

24. Riggins GJ, Strausberg RL. Genome and genetic resources from the Cancer Genome Anatomy Project. Hum Mol Genet, 2001, 10 (7): 663-667

25. The Cancer Genome Atlas. http://cancergenome. nih. gov(25 February 2010, date last accessed)

26. Hanauer DA, Rhodes DR, Sinha-Kumar C, et al. Bioinformatics approaches in the study of cancer. CurrMol Med, 2007, 7: 133-141

27. Cancer Molecular Analysis portal(CMA). http://cma. nci. nih. gov(25 February 2010, date last accessed)

28. Schaefer CF, Anthony K, Krupa S, et al. PID: the Pathway Interaction Database. Nucleic Acids Res, 2009, 37: D674-679

29. International Cancer Genome Consortium. www. icgc. org(25 February 2010 last accessed)

30. Stratton MR, Campbell PJ, Futreal PA. The cancer genome. Nature, 2009, 458: 719-24

31. The Cancer Genome Project. www. sanger. ac. uk/genetics/CGP/(25 February 2010, date last accessed)

32. International Cancer Genome Consortium, Hudson TJ, Anderson W, et al. International network of cancer genome projects. Nature, 2010, 464(7291): 993-998

33. Riegman PH, de Jong BW, Llombart-Bosch A. The Organization of European Cancer Institute Pathobiology Working Group and its support of European biobanking infrastructures for translational cancer research. Cancer Epidemiol Biomarkers Prev, 2010, 19(4): 923-926

34. Riegman PH, Bosch AL, OECI TuBaFrost Consortium. OECI TuBaFrost tumor biobanking. Tumori, 2008, 94(2): 160-163

35. 曹宗富, 曹彦荣, 马立广等. 中国人类遗传资源共享利用的标准化研究. 遗传, 2008, 30(1): 51-58

36. Yu YY, Zhu ZG. Significance of biological resource collection and tumor tissue bank creation. World J Gastrointest Oncol, 2010, 2(1): 5-8

37. Swede H, Stone CL, Norwood A R. National population- based biobanks for genetic research. Genet Med, 2007, 9(3): 141-149

38. Mishra A, Pandey A, Shaw R. Initiating tumor banking for translational research: MD Anderson and Liverpool experience.

Indian J Cancer,2007,44(1):17-24

39. Zhang JN, Yu YY, Ji J, et al. Effect of thne of freeze-preserving on biological macromolecules of tumor tissue. Zhenduanxue Lilun Yu Shijian,2009,8:38-42

40. 王晓蔚,沈康,吴银芳等. 恶性肿瘤组织标本的采集与保存. 护理研究,2010,24(5):1281

41. 温淮,王茜,黄河等. 辽宁庄河胃癌早诊早治工作进展. 中国肿瘤,2009,18(9):735-736

42. 中国人类遗传资源标本采集、运输和保存技术规程

43. 赵娟,李锋,李思源. 生物样本库的建立与管理. 现代生物医学进展,2010,10(5):999-1000

第十九章　肿瘤生物信息学资源及其应用

目前,肿瘤尤其是恶性肿瘤的诊断与治疗是医学界讨论最多的问题,同时肿瘤学也是生物医学界投入人力物力最多的研究领域。迄今为止,肿瘤在病因和发病机制上尚无突破性的进展,但已经掌握了大量的基础和临床肿瘤学资料,这些海量的肿瘤信息资源中必然蕴含着重要的信息,如何把所需的有用信息找寻出来,应用到临床、教学和科研实践中,成为目前迫切需要掌握的课题。

本章将主要介绍国内外几个著名的肿瘤专业网站,肿瘤学方面的国际、国内顶级期刊,可免费利用的专著、讲义、指南、图谱、辞典与百科全书等工具书。其中美国国立癌症研究所网站(National Cancer Institute,NCI)提供了丰富的癌症信息,值得充分利用。

第一节　肿瘤专业网站

一、国际性肿瘤专业网站

(一) 美国国立癌症研究所(National Cancer Institute,NCI)主页(http://www.cancer.gov/)

NCI 成立于 1937 年,是美国癌症研究和资助的主要机构,是美国国立卫生研究院(National Institutes of Health,NIH)所属的 27 个研究所中历史最为悠久的研究所。NCI 主要任务是推动国家癌症研究计划的执行,采用多元化的运作模式,其内容包括相关人员培训、健康资讯传播、拟定探讨癌症致病原因、进行早期诊断和临床治疗的计划以及关注癌症病人的康复等工作。其主要特色是既面向肿瘤学专业医生、相关基础研究人员及保健专家,同时也为普通癌症患者服务。所提供的肿瘤学相关信息内容全面,具有较强的专业性、权威性(图 19-1)。

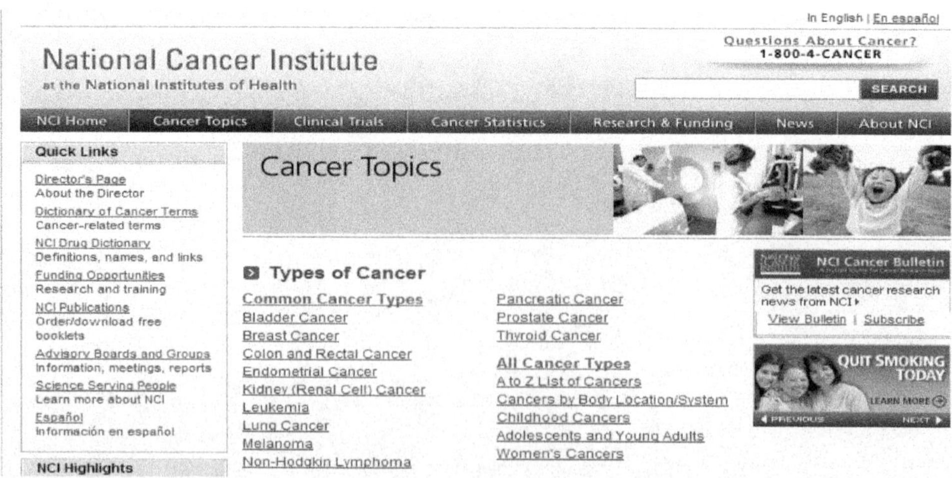

图 19-1　NCI 主页

主要栏目有：

1. Cancer Topics 介绍了每种癌症的治疗(treatment)、预防、遗传学、病因学(prevention, genetics, causes)、筛查与检验(screening and testing)、临床试验(clinical trials)、在PubMed数据库中可以获取的癌症文献(cancer literature)、研究及相关信息(research and related information)、统计数据(statistics)等信息。所有癌症类型(all cancer types)可以按字顺、身体部位或系统查看相应的信息。

2. Clinical Trails 提供肿瘤治疗临床试验方案、最新研究进展、临床试验结果及相关教育资源等,具体描述见本章第五节。

3. Cancer Statistics 介绍NCI的肿瘤统计工作、NCI肿瘤死亡率统计报告,按照不同类型提供特定肿瘤的发病率及死亡率等统计数据。

4. Research & Funding 提供了NCI计划和优先资助的研究项目、NCI的研究资源、NCI支持的研究与培训项目、NCI的基金通知、申请、政策等信息。可以按类目浏览到100多个关于癌症研究的资源。

5. News 发布癌症研究的最新进展、NCI的新近消息等。

(二) 美国癌症协会主页(American Cancer Society, ACS) http://www.cancer.org/index

美国癌症协会(图19-2)于1913年在美国成立,是一个全球性的卫生组织,其宗旨是通过各项活动和项目,推动全球癌症研究、教育、病患服务、科普、康复等多个层面的工作。在Learn About Cancer、Stay Healthy、Find Support & Treatment、Explore Research等栏目中都可以获取很多详尽的健康教育信息。

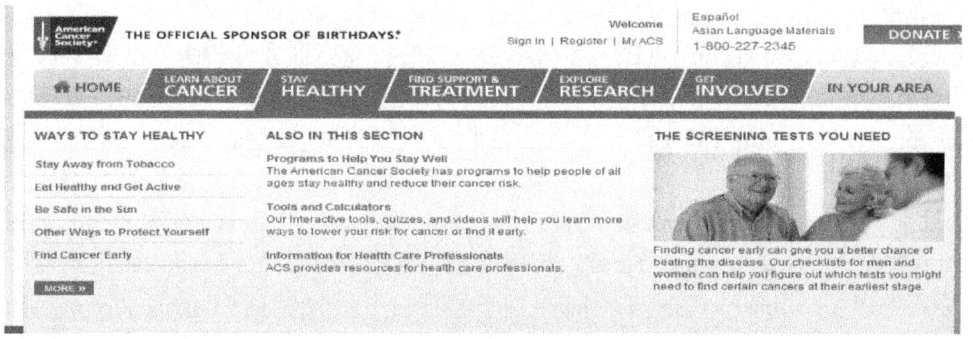

图19-2 美国癌症协会主页

(三) Oncolink主页(http://www.oncolink.com)

Oncolink(图19-3)是由美国宾西法尼亚大学Abramson癌症中心于1994年创建的,免费为专业医生、癌症患者、家庭保健专业人员及大众提供肿瘤相关信息。它是因特网上的第一个多媒体肿瘤学信息资源,其使命是向癌症患者、家庭、卫生保健专业人员、公众免费提供肿瘤学的相关信息。

Oncolink的栏目主要设置有：

1. Cancer Types(Types of Cancer) Cancer Types提供各种癌症的发病率、预防、筛查、症状、诊断、治疗和支持方面的信息。其中一些信息转载于美国国立癌症研究所的PDQ。

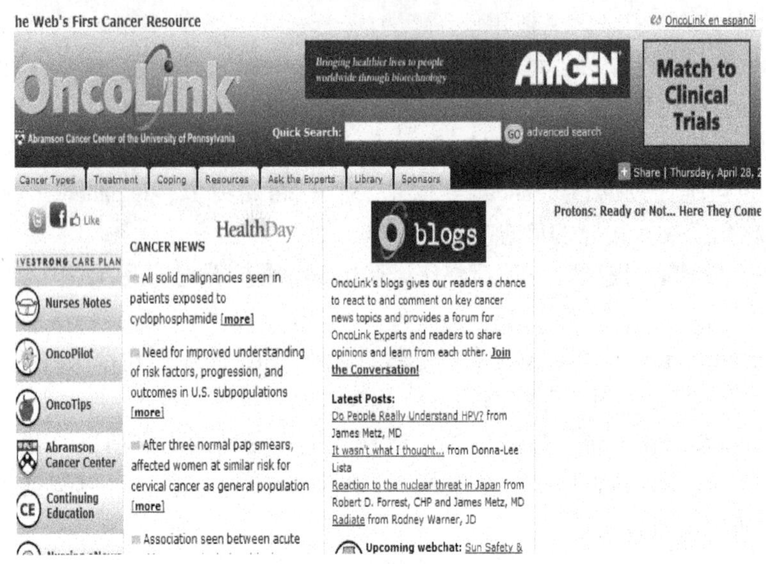

图 19-3 OncoLink 首页

2. Treatment(Cancer Treatment Information) Treatment 提供了各种癌症治疗的相关信息,包括手术、化疗、放疗、临床试验、质子疗法、替代医学及一些尖端技术。

3. Coping(Coping with Cancer) Coping 为癌症病人、医护人员提供癌症处理、副作用、营养、一般癌症支持等问题的方法,分享生存者的经验。

4. Resources(Cancer Resources and News) Resources 包括来自路透社新闻、Abramson 癌症中心以及 OncoLink 每周新闻快报的最新信息、特殊癌症事件、为医学生提供的特殊癌症相关教育指南、癌症病因、会议等内容。

点击 Oncolink University,可进入为医学生提供的特殊癌症教育指南及肿瘤学核心课程 MD2B。MD2B 是针对医学生需要的肿瘤学综合资源。MD2B:Core Courses 栏目有一些核心的课程,分实体癌(Solid Tumors)和血液恶性肿瘤(Hematologic Malignancies)两个大部分。MD2B:Electronic Cases 栏目结合一些肿瘤的实际病例,图文并茂,并于最后附上丰富的参考文献,目前共有额叶多形性胶质母细胞瘤(Brain Tumor, Glioblastoma Multiforme, Frontal Lobe)、结肠直肠癌(Colorectal Cancer)、转移性黑色素瘤(Metastatic Melanoma)、原发性中枢神经系统淋巴瘤(Primary CNS Lymphoma)、子宫癌合并视网膜病(Retinopathy in a Patient with Uterine Cancer)、尿道癌(Urethral Cancer)六个病例。OncoLink CME 提供了一些在线继续医学教育。在 OncoLink University 中有虚拟课堂(Virtual Classroom),可以在线学习相关的知识。

5. Library(OncoLink Library) Library 提供肿瘤学相关图书的书评、论著摘要及其他多媒体资料。

Oncolink 最大的特色是提供了大量的肿瘤学相关文献综述,且可以免费浏览全文。

二、中文肿瘤专业网站

中国抗癌协会临床肿瘤学协作专业委员会成立于 1997 年,是由临床肿瘤专业工作者和有关的企事业单位自愿组成的全国性专业学术团体。中国抗癌协会临床肿瘤学协作专业委员会主页(http://www.csco.net.cn/)提供了肿瘤常识、肿瘤预防、治疗方法、化验检查、癌痛评估、抗癌药物、医疗机构、专家观点、中药抗癌等栏目,为健康教育提供了许多信息。

第二节　期　　刊

一、国际性肿瘤专业期刊

(一) 癌(CA-A Cancer Journal for Clinicians)http://caonline.amcancersoc.org/

1950 年创刊,每年出 6 期,是美国癌症学会机关(American Cancer Society)刊物之一。该刊的栏目有:新闻与观点(Review articles)、小综述(Mini-review)、编者/特约述评(Editorials/Guest Editorials)、读者来信(eLetters/Letters to the Editor)、论文(Department Articles)、补充与替代方法(Complementary & Alternative Methods(CAM))、环境致癌物(Environmental Carcinogens)、基础科学新兴趋势(Emerging Trends in Basic Science)、病人版块(Patient Pages)。该刊 2011 年 JCR 的肿瘤学杂志中按 IF 值排名第 1(101.78),表明其学术吸引力极强,如每年第一期美国癌症统计资料(Cancer statistics)和美国癌症学会癌症早期检测指南就是备受关注的文献。在其网站上可以免费查看其全文。该杂志网络版还提供了论文的引文图(Citation Map)。利用引文图,读者可清晰了解目前某一研究课题最重要的论文、作者、杂志的情况。例如,综述"Cancer Epigenetics"(肿瘤表观遗传学)(CA Cancer J Clin,2010;60:376-392)的引文分析图如图 19-4。

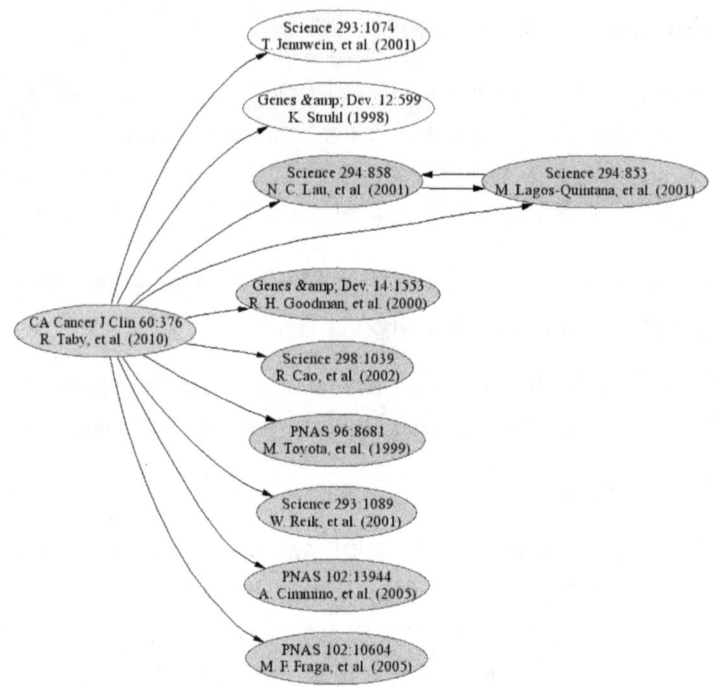

图 19-4　"肿瘤表观遗传学"取 10 个 Citation 的引文图

（二）自然评论：癌症（Nature Reviews Cancer）http://www.nature.com/nrc/index.html

2001 年创刊，是 Nature 的分支杂志之一，设有 Highlights、Reviews、Perspectives 等栏目。部分免费论文可在 Medscape 上获得（http://www.medscape.com/viewpublication/1045_index）。该刊偏重癌症的基础研究。

（三）癌细胞（Cancer Cell）http://www.cancercell.org/

癌细胞是 Cell 的分支刊，2002 年创刊，月刊，无学会背景。该刊涉及癌症研究的方方面面，侧重于癌症的基础研究，如：基础癌症生物学的分子和细胞机制、癌症治疗研究、用于癌症分类诊断及预后的新标记物的鉴定、肿瘤模型的开发与分析等等。其栏目主要有 Research papers，包括 Articles 和 Reports，还有其他一些栏目，Previews、Reviews、Primers、Minireviews、Commentaries、Letters to the editor 等。在其网站上可免费看到文献摘要以及近 30 天内下载最多的前 20 篇文章的全文。

（四）临床肿瘤学杂志（Journal of Clinical Oncology）http://jco.ascopubs.org/

创刊于 1983 年，是美国临床肿瘤学会（ASCO）的官方出版物，刊载肿瘤预防、诊断、治疗与护理的研究论文。其栏目主要有 Editorials、Comments and Controversies、Original Reports、Diagnosis in Oncology、Correspondence 等，侧重于临床研究。

（五）柳叶刀：肿瘤学（Lancet Oncology）http://www.thelancet.com/journals/lanonc/issue/current

1826 年，英国科学家 Thomas · Wakley 创立了《柳叶刀》杂志，目前其旗下的三本专题性研究期刊（Lancet Neurology、Lancet Oncology、Lancet Infectious Diseases）在国际相关领域里极负盛名。其中的 Lancet Oncology 创刊于 2000 年，刊载临床导向和基础研究方面的论文，报道该领域最新发展动态、肿瘤学新书评论以及相关网站信息，为有争议问题提供讨论空间。

（六）国立癌症研究所杂志（Journal of the National Cancer Institute）http://jnci.oxfordjournals.org/

1940 年创刊，半月刊，在 1988 年吸收了期刊 Cancer treatment reports，主要栏目有 Editorials、News、Articles、Review、Brief Communications、Correspondence、Commentaries 等。

（七）癌症研究（Cancer Research）http://cancerres.aacrjournals.org/

1941 年创刊，半月刊，是美国癌症研究协会（American Asso-ciation for Cancer Research，AACR）的机关刊物。美国癌症研究学会创建于 1907 年，是癌症基础理论研究影响最大的学术机构，会员包括来自美国和其他 60 多个国家的 24000 多名实验室、成果转化研究和临床领域的科学家，他们活跃在肿瘤研究的所有领域。该学会的宗旨是通过研究、教育、交流和辩论来促进对肿瘤的预防和治疗。

《癌症研究》刊登肿瘤及肿瘤相关生物医学的基础、临床、转化、流行病学、预防研究方面的原始研究。包括：Molecular and Cellular Pathobiology，Tumor and Stem Cell Biology，Therapeutics and Targets, Microenvironment and Immunology, Prevention and Epidemiology 和 Integrated Systems and Technology 等栏目。该刊出版一年后可在网上免费查看全文。

此外,从 AACR 主页(http://www. aacr. org/)(图 19-5)还可链接到该协会另四种专刊:《临床癌症研究》(Clinical Cancer Research),《分子癌症治疗学》(Molecular Cancer Therapeutics),《分子癌症研究》(Molecular Cancer Research),及《癌症流行病学,生物标记与预防》(Cancer Epidemiology, Biomarkers & Prevention),这些期刊均可免费获得文摘及出版一年后的全文。

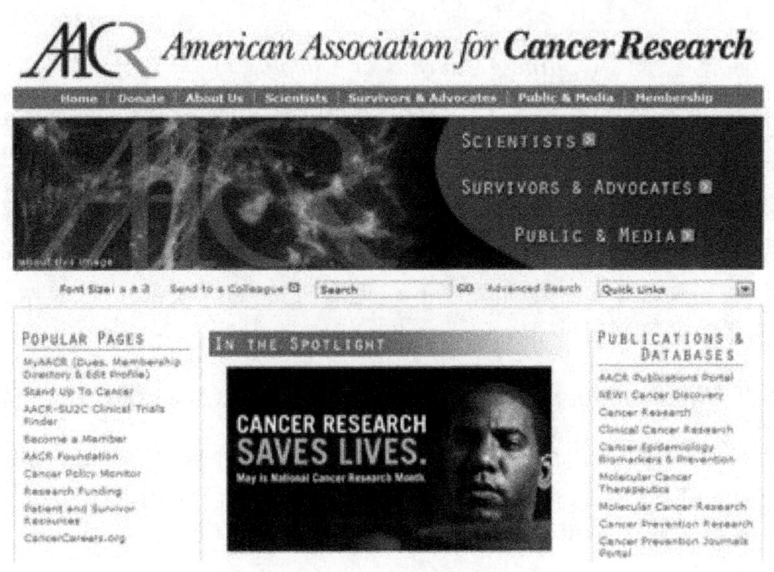

图 19-5　AACR 主页

(八) 癌症(Cancer: A Journal of the American Cancer Society) http://www3. interscience. wiley. com/cgi-bin/jtoc/28741/

1948 年创刊,半月刊,每年出版两卷。是美国癌症学会(American Cancer Society)出版的杂志之一。该杂志的目的是为交流适用于临床的肿瘤学及与癌症相关的信息提供一个跨学科的论坛,目前侧重于临床肿瘤学。主要的栏目有:Original Articles、Accelerated Publications、Book Reviews、Review Articles、Editorials、Commentary、Communications、Letters to the Editor 等。在其网站上可以免费获得其文摘。

(九) 生物化学与生物物理学报-癌症评论(*Biochimica et Biophysica Acta-Reviews on Cancer*)

Elsevier Science(荷兰科学)出版,1974 年创刊,季刊。该刊的综述覆盖癌症的生物学及生物化学的全部领域,强调癌基因、肿瘤抑制基因、生长相关细胞周期控制信号、癌发生机制、细胞转导、免疫控制机制、人类(哺乳动物)癌症遗传学、细胞生长控制、机体发育的遗传和分子控制、抗肿瘤药设计。总之,该杂志刊登关于分子水平肿瘤研究新发展的综述。

（十）美国疾病控制中心（CDC）HugeNet中的肿瘤基因组流行病学原始论文与综述（http://www.cdc.gov/genomics/hugenet/reviews_arch.htm#Cancer）

是HugeNet与PubMed合作，把肿瘤遗传学的原始论文与综述汇集，专设窗口。

二、中文肿瘤专业期刊

（一）中华肿瘤杂志（*Chinese Journal of Oncology*）

1979年创刊，月刊，中华医学会主办的肿瘤学专业学术期刊，Medline收录。以广大肿瘤专业医师为主要读者对象，重点报道肿瘤领域领先的科研成果和临床诊疗经验，以及对肿瘤临床有指导作用且与肿瘤临床密切结合的基础理论研究。所反映的内容概括了中国肿瘤工作的现状和全貌，是中国最具权威性的肿瘤专业期刊。设有肿瘤学基础理论研究、临床研究、临床应用及边缘学科等研究的论著、论著摘要、病例报告、方法技术、会议（座谈）纪要、国内外学术动态等栏目。

（二）癌症（*Chinese Journal of Cancer*）http://www.cjcsysu.cn/

1982年2月创刊，月刊，由国内规模最大、学术力量最雄厚的肿瘤学医教研基地之一，世界卫生组织癌症研究合作中心的中山大学肿瘤防治中心主办，Medline收录。主要刊载肿瘤学及其相关学科创新性的研究论著。设有快速报道、基础研究、临床研究、述评、技术与方法、综述、个案报告、简讯等栏目。可在其网站上获得免费的全文。

第三节　著作与讲义

一、权威著作

（一）现代肿瘤学

汤钊猷主编，复旦大学出版社，2011年第3版。

初版于1993年，2000年、2011年再版。该书主要反映了国内外肿瘤学的最新研究成果和发展方向，囊括了近年来肿瘤学领域的新理论、新技术和新时期的诊断及治疗方法。编排体例分基础篇、临床总论篇、常见肿瘤篇与其他肿瘤篇。常见肿瘤篇详细论述了9种我国常见肿瘤，这些肿瘤分别是：鼻咽癌、食管癌、胃癌、原发性肝癌、大肠癌、乳腺癌、肺癌、宫颈癌、白血病。

（二）癌症医学（*Cancer Medicine*）

加拿大Decker出版社出版。是内科肿瘤学家、放射肿瘤学家、内科医师、外科肿瘤学家及其他肿瘤工作人员的完备的参考资源，知识覆盖面广泛。每章提供了每种癌症的相关基础知识和临床知识。

该书分为九个部分：Cardinal Manifestations（主要表现）、Scientific Foundation（科学基础，

包括癌症生物学、免疫学、病因学、流行病学、预防与筛查、临床试验与结果评估)、Cancer Diagnosis(癌症诊断,包括癌症病理学、影像学)、Therapeutic Modalities(治疗方法,包括肿瘤外科学、放射肿瘤学、肿瘤内科学、化疗、化疗药物、生物疗法、内分泌疗法、基因疗法、骨髓移植)、Multidisciplinary Management(多学科治疗,包括精神肿瘤学、肿瘤护理、癌症康复学、多学科治疗、疼痛与减痛、社会肿瘤学)、不同部位的肿瘤治疗(中枢神经系统、眼、内分泌腺体、头颈部、胸部、消化道、泌尿生殖器、女性生殖器、乳腺、皮肤、艾滋病相关肿瘤、原发部位不详的肿瘤)、Pediatric Oncology(儿科肿瘤学)、Complications(并发症,包括癌症及其治疗的并发症、癌症病人并发感染、肿瘤急救)、Informatics(肿瘤信息学)。在 NCBI 的网站上(http://www. ncbi. nlm. nih. gov/books/bv. fcgi? call = bv. View.. ShowTOC&rid = cmed6. TOC&depth = 10)可以免费查看该书的章节设置情况及每部分引用的参考文献。2005 年 10 月,该书的 7 版已经问世,7 版的编委会成员来自享有世界声誉的医学中心,编入了肿瘤的生物学、免疫学、病因学、流行病学、预防、筛查、病理学、影像、治疗等方面的最新进展。把科学原理很好的运用到临床实践中。其特点是有大量的 4 色插图、照片、表、图表、运算法则,为识别病人和组织的特征表现提供了无价的临床工具。一共分 6 部分,I CARDINAL MANIFESTATIONS OF CANCER(癌症的主要表现),II SCIENTIFIC FOUNDATIONS OF CANCER(癌症的科学基础),III PRINCIPLES OF CANCER DIAGNOSIS(癌症的诊断原则),IV PRINCIPLES OF THERPEUTIC MODALITIES(治疗原则),V PRINCIPLES OF MULTIDISCIPLINARY MANAGEMENT(多学科治疗的原则),VI CANCER MANAGEMENT(癌症的治疗),包括 143 章。

(三)癌症:肿瘤学原理与实践(*Cancer:Principles & Practice of Oncology*)

Lippincott Williams & Wilkins 出版,1982 年初版,2005 年第七版,该书已经成为肿瘤学家主要的参考书。每次改版,都增加新的内容和编者。该书分为 4 个部分:第一部分是癌症的分子生物学,首先讲述了一些目前用于研究和诊断的技术,包括聚合酶链反应、微阵列技术、细胞遗传学。还讨论了生物信息学这门正在成长的学科。第一部分的后一半是关于肿瘤学的分子靶向问题,介绍了信号转导、细胞周期和凋亡的调节。第二部分是肿瘤学的原理部分,首先介绍了肿瘤的病因学,包括导致肿瘤的病毒性与非病毒性因素。接着介绍了外科肿瘤学、放射肿瘤学、内科肿瘤学的原理。然后对于一些主要化疗药物的药理学进行了讨论,包括较新的药物如吉非替尼(gefitinib)、伊马替尼(imatinib)、表皮生长因子受体抑制剂酪氨酸激酶。还介绍了生物疗法:干扰素、白细胞介素、抗体的生物学与作用。第三部分是肿瘤学实践。首先介绍了癌症的预防,接着介绍了影像技术、介入放射学、胃镜的作用。第三部分主要集中介绍了器官特异的癌症,按照头颈部、肺、消化道、泌尿生殖道、乳腺、内分泌、肉瘤、间皮瘤、黑色素瘤和皮肤、中枢神经系统、儿童肿瘤的顺序安排。还讨论了血液恶性肿瘤,提供了淋巴肿瘤的最新世界卫生组织分类,同时特别介绍了皮肤 T 淋巴细胞瘤和原发性中枢神经系统淋巴瘤。各章按照分子生物学、肿瘤病理学、病因学、流行病学、分期、治疗的顺序编排,概括了每种治疗方法的作用,提供了相关的参考文献及适宜的治疗标准。其他章节介绍了肿瘤学家在实际工作中可能遇到的一些问题,如:原发部位未知的癌症、腹腔癌症广泛侵袭、免疫抑制相关的恶性肿瘤、各种肿瘤急症等。新增了有关转移癌治疗的章节,特别有用。该部分还提供了癌症护理的内容。第四部分提供了癌症研究与治疗方面的前沿知识。7 版反映了每种类型癌症的分子生物学、预防、多学科治疗的最新突破。共计 3120 页，有 850 个插图。新的章节包括了一些分子生物学技术，包括蛋白组学、基因组学、靶向治疗、RNA 干扰、DNA 阵列、组织阵列。新的部分还讨论了肿瘤学的生物信息学及社会问题，包括肿瘤学的调节问题、远程医学、国际差异等。还包括关于功能和代谢的影像学、疫苗、抗血管生成剂的一些新信息。

（四）癌症治疗（*Cancer Treatment*）

Saunder 出版社出版，该书提供了各种癌症的病因、流行病学、生物学、治疗等内容。还提供了乳癌、基因治疗、软组织肉瘤、骨肿瘤、血液生长因子、病人支持等最新信息。重点集中地讨论癌症的治疗和处理，是临床实践理想的参考书。全书共分两大部分，第一部分包括癌症的预防、筛查、治疗原理，第二部分讨论了各种肿瘤的自然史、分期、预后与治疗。

（五）癌症治疗：多学科方法（Cancer Management：A Multidisciplinary Approach）

由美国肿瘤学出版集团管理的癌症网提供。该书是癌症治疗的指南，其提供的治疗方法是美国声誉很高的综合癌症中心的诊断、内科、放射线、外科专家的实践总结。体例编排简明易懂，每年更新，提供从肿瘤的原始筛查到治疗的最新知识。目前已是第五版。该版首先介绍了多学科治疗的原理，然后介绍各个部位肿瘤的治疗方法（各部位肿瘤的章节编排顺序为：流行病学、发病原因与危险因素、症状与体征、诊断、筛查与监测、病理学、分期及预后、治疗、建议阅读的文章），讨论了癌症相关并发症及治疗并发症、癌症化疗、生物反应修饰物、骨髓移植、以及当前感兴趣的主题。该书附有丰富的图表和彩色照片，用于展示逐步筛查和适宜的癌症治疗方法。

（六）医学肿瘤学：全面综述（Medical Oncology：A Comprehensive Review）

2 版对白血病、肺癌、头颈部癌、胃肠道肿瘤、乳腺癌、妇产科恶性肿瘤、泌尿生殖器肿瘤、混合瘤的病因、流行病学、生物学、病理学、临床表现、分期、预后、诊断、治疗等方面做了系统的综述，最后在 Therapeutic Modalities & Supportive Care 部分总结了治疗方法和支持医疗的知识。

（七）eMedicine 上的肿瘤学综述

在 http://www. emedicine. com/specialties. htm 的页面点击 Internal Medicine 下的 Oncology 或者 Pediatric Medicine 下的 Oncology 链接，即可获得处于不断更新的肿瘤学综合信息，各类癌症按字顺排列。

二、网络重要讲义及其他重要资源

（一）Medscape 上的肿瘤学与血液学信息资源（http://www. medscape. com/hematology-oncology-home）

CME 栏目提供了肿瘤与血液学的继续医学教育信息；资源中心（Resource Centers）收集了一些重要的肿瘤学的临床内容；病人教育（Patient Ed.）栏目帮助病人理解肿瘤疾病的筛查、检测、和治疗；杂志与参考工具（Journals & Reference）栏目提供了肿瘤学的一些期刊列表，点击相应的期刊名，可以阅读免费论文集的全文。

(二) 康奈尔大学威尔医学院的关于肿瘤形成的讲义(NEOPLASIA of Weill Medical College of Cornell University) http://edcenter. med. cornell. edu/CUMC_PathNotes/Neoplasia/Neoplasia_TOC. html

该讲义共有十章内容:1. General Nature of Neoplasia(肿瘤形成的一般性质)、Biological Characteristics of Benign and Malignant Neoplasms(良恶性肿瘤形成的生物学特性)、Grading and Staging of Cancers(癌症分级和分期)、Etiology of Cancer:Carcinogenesis(癌症病因学:癌症发生)、Biological Properties of Neoplastic Cells(肿瘤细胞的生物学特性)、Tumor-Host Interrelations:Clinical Relevance(肿瘤-宿主相互关系:临床相关性)、Cancer Statistics and Predisposition to Cancer(癌症统计学和癌症易患体质)、Chromosomal Abnormalities in Cancer(癌症染色体异常)、Tumor Markers(肿瘤标记物)、Procedures in Tumor Diagnosis and Staging(肿瘤诊断和分期程序),其中一些章节附有图片。

第四节　标准与指南

一、美国临床肿瘤学会(American Society of Clinical Oncology, ASCO)的实践指南

ASCO 专家组为医生提供了实践指南(http://www. asco. org/ac/1,1003,_12-002009,00. asp),为癌症保健这一特殊领域做出了实践的推荐与建议,概述了治疗与护理的适宜方法。其中的指南和技术评估发表在《临床肿瘤学杂志》(Journal of Clinical Oncology)上。实践指南主要包括临床实践指南(Clinical Practice Guideline)、技术评估(Technology Assessments)、病人指南(Patient Guides)三个方面。临床实践指南涉及乳癌(Breast)、胃肠道癌症(Gastrointestinal Cancer)、泌尿生殖器癌症(Genitourinary Cancer)、血液恶性肿瘤(Hematologic Malignancies)、肺(Lung)、支持疗法与生命质量(Supportive Care and Quality of Life)几个部分。

二、美国综合癌症网(National Comprehensive Cancer Network, NCCN)的肿瘤学临床实践指南(The NCCN Clinical Practice Guidelines in Oncology)

NCCN 的成员协会支持指南的发展,不为任何商业目的。指南(http://www. nccn. org/professionals/physician_gls/default. asp)覆盖面广,包含了 95% 以上癌症的临床实践指南。其中的治疗建议很有特色。此外,NCCN 的指南工作组强调癌症监测、发病率评估与降低、支持保健领域如:恶心、呕吐、疼痛、癌症造成的衰弱和癌痛等症状的治疗。指南共分三大类:①Guidelines for Treatment of Cancer by Site(各部位癌症的治疗指南,按字顺排列),②Guidelines for Detection, Prevention and Risk Reduction(检测、预防、降低危险指南),③Guidelines for Supportive Care(支持治疗指南)。指南先用分类、层次等图表的形式描述,使读者清晰易懂,图表之后是相应的文稿描述,后面附参考文献。

三、加拿大安大略省癌症医疗网(Cancer Care Ontario)的实践指南

其实践指南是遵循证据的综述,按照癌症的发生部位排列,点击相应部位癌症可以获得与之相关的一些指南(http://www.cancercare.on.ca/index_practice-GuidelinesandEvidencesummaries.htm)。各指南全文的编排体例基本相同,主要包括 Question(问题)、Choice of topic and rationale(课题与基本原理的选择)、Methods(方法)、Results(结果)、Interpretive summary(解释性总结)、Ongoing trials(正在进行的试验)、Disease site group consensus process(疾病部位组讨论过程)、External review of the practice guideline report(该实践指南报告的外界评价)、Practice guideline(实践指南)、Journal reference(期刊参考文献)、Acknowledgements(致谢),其中各部分给出了一些新近更新的内容。

第五节　数　据　库

一、美国国立癌症研究所的临床试验数据库(Clinical trials)

美国国立癌症研究所网站上提供的临床试验数据库(http://www.cancer.gov/clinicaltrials),检索方法比较简单(图 19-6)。首先在 Type of Cancer 的下拉菜单中选择癌症的类型,Stage/Subtype of Cancer 将自动显示此种癌症的分期和亚型,可以选择其中一个或多个分期/亚型,如果不知道癌症的分期或亚型,选择“All”。然后选择试验的类型(Type of Trial),共有 6 种试验类型:Treatment trials(治疗试验)、Screening trials(筛查试验)、Genetic trials(遗传学试验)、Supportive care trials(有关支持疗法的试验)、Prevention trials(预防试验)、Diagnostic trials(诊断试验),可以选择一种或多种试验类型。还可以选择试验的地点(Location of Trial),在 Zip Code 后面的检索框中输入邮政编码,检索的地点会自动限制在输入的邮政编码对应地区的 20 英里范围内,如果想加大范围,还可以选择 50miles、100miles、200miles 和 500miles,如果不知道美国的邮政编码,可以使用其下的“ZIP Code Lookup”查找。如果想限定为美国卫生研究院临床中心的试验,单击 Only trials at the NIH Clinical Center(Bethesda,Md.)前面的方框。例如:查斯坦福市 500 英里范围内各种分期亚型的小细胞肺癌治疗的试验,在 Type of Cancer 中选择“Lung cancer,small cell”,在 Stage/Subtype of Cancer 中选择“All”,在 Type of Trial 中选择“Treatment”,在 Zip Code 后的检索框中输入斯坦福市的邮政编码“94305”,选择“500miles”,结果检索到 9 个临床试验。单击试验的题目(title),可以看到该试验的详细信息,包括 Alternate Title(交互题名)、Basic Trial Information(试验的基本信息)、Trial Description(试验描述)、Trial Contact Information(试验者的联系方式)。

二、美国癌症研究所的医师数据查询 PDQ®(Physician Data Query)

PDQ(图 19-7)是美国癌症研究所独有的综合癌症事实性数据库(http://

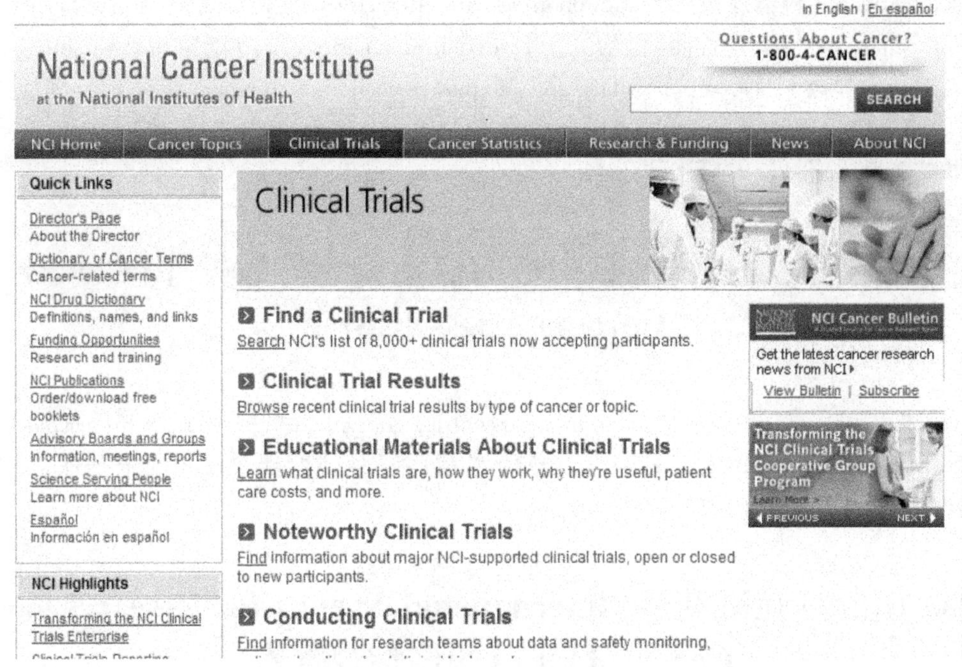

图 19-6 NCI 的临床试验数据库

www. cancer. gov/cancertopics/pdq)，主要提供了：①各种癌症治疗、筛查、预防、遗传学、支持

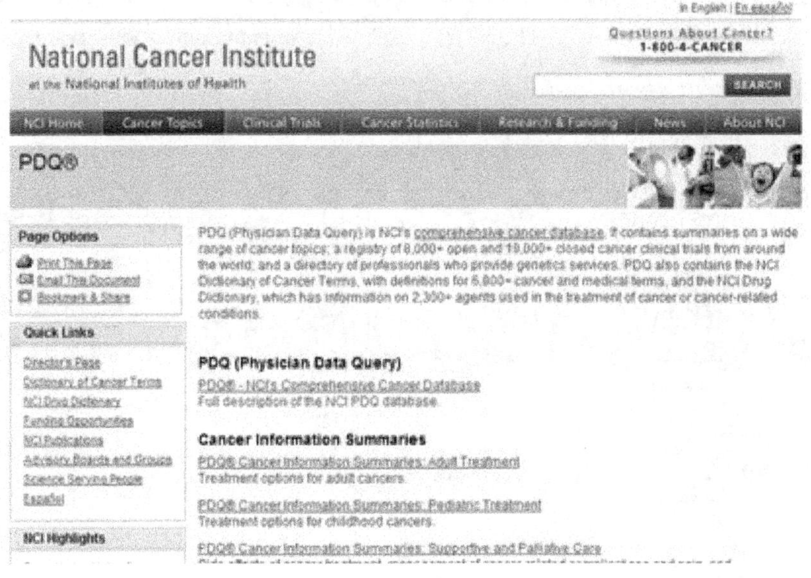

图 19-7 美国癌症研究所医师数据查询 PDQ®

疗法、补充与替代医学等方面的同行评议性摘要(PDQ Cancer Information Summaries)；②来自全世界约 2000 个正在进行的和 13000 个已经结束的临床试验(Clinical Trials)；③医师、遗传专业人员、癌症护理组织的地址录。

癌症信息的摘要每月更新，内容来源于 70 多种生物医学期刊，其中许多摘要可以用西班牙语显示。共有七类文摘：①Adult treatment summaries(成人治疗概述)；②Pediatric treatment summaries(儿科治疗概述);③Supportive care summaries(支持疗法概述);④Screening/detection summaries(筛查/检测概述);⑤Prevention summaries(预防概述);⑥Genetics summaries(遗传学概述);⑦Complementary and alternative medicine summaries(补充与替代医学概述)。点击“health professional”可以获得针对卫生专业人员的概述;点击“patient”,癌症病人可以获得通俗易懂的概述。

三、美国生物技术信息中心的癌症染色体数据库(Cancer Chromosomes-NCBI)

该数据库(http://www.ncbi.nlm.nih.gov/entrez/query.fcgi? db=cancerchromosomes)由NCI/NCBI的SKY/M-FISH&CGH数据库、NCI的癌症染色体变异Mitelman数据库、NCI癌症再发变异数据库整合而成的。

四、国际癌症研究署(International Agency for Research on Cancer, IARC)的癌症数据库

IARC癌症数据库主页(http://www.iarc.fr/ENG/Databases/index.pH.%20 pylori)(图19-8)主要包括:①IARC Cancer Epidemiology Database;②IARC Monographs Database on Carcinogenic Risks to Human;③IARC TP53 Database;④European Cancer Observatory;

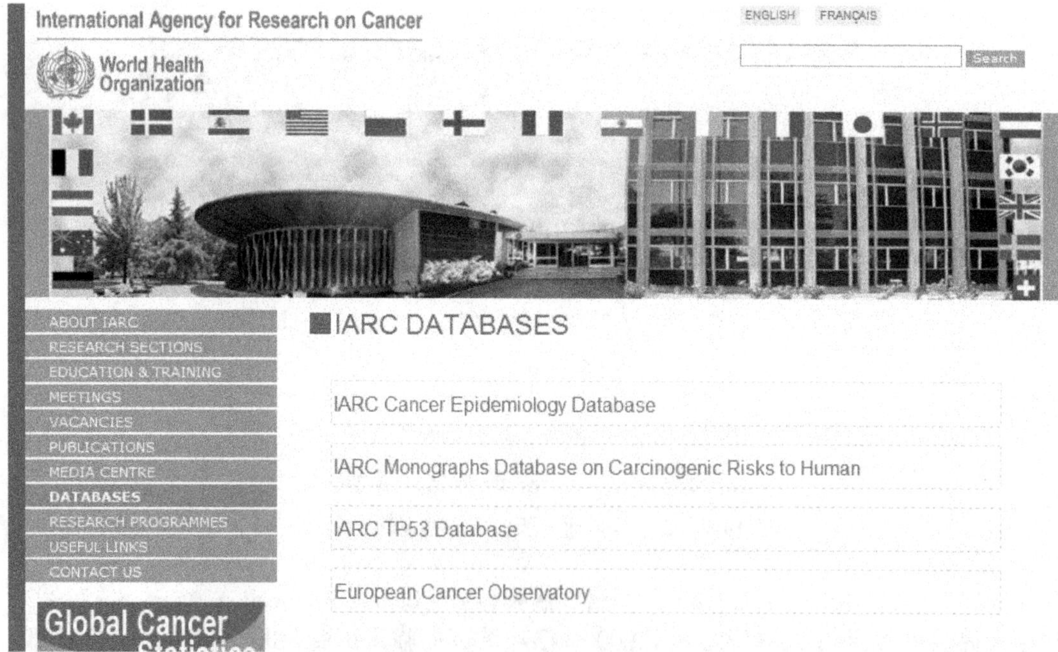

图19-8 IARC癌症数据库主页

第六节　辞典与百科全书

一、辞　　典

（一）美国癌症研究所的癌症术语辞典（http://www. cancer. gov/dictionary/）

该辞典含有4000多个与癌症和医学相关的词条。可以在检索框中输入词或短语，点击"GO"按钮查找。如果不确定词的拼法，可以输入几个字母，然后点击"GO"按钮查找。也可以点击字顺表的字母，通过浏览的方式查找。

（二）加拿大癌症学会的术语表（http://info. cancer. ca/e/glossary/glossary. html）

该词表可以输入英文和法文。查找方法有两种：①点击Contents按钮，选择该词的开头字母，通过浏览找到该词；②点击Search按钮，在检索框中输入单词，点击"GO"按钮或按回车键，查出的词是输入词的所有相关词。点击某词，可以得到该词的词义。

（三）NCI的药品词典（NCI Drug Dictionary）（http://www. cancer. gov/drugdictionary/）

该词典收录了500多个治疗癌症和癌症相关疾病的药品的定义和同义词。可以在检索框中输入药品的通用名、美国商品名、IND号、NSC号、化学结构名，点击"Go"即可。如果不确定药品的全称和拼法，可以输入几个字母和（或）数字。可以在检索前选择"以……开头"（Starts with）或"包含"（Contains）。还可以按照开头字母或点击"All"浏览的方式进行查找。

二、百科全书

加拿大癌症百科全书（The Canadian Cancer Encyclopedia™，CCE）（http://www. cancer. ca/ccs/internet/standard/0，3182，3172_369365_langId-en，00. html）是一个癌症信息综合数据库，其内容包括降低发病率、筛查、诊断、治疗、支持疗法等方面，并且定期评论和更新。主要包括胆囊（bladder）、乳腺（breast）、宫颈（cervical）、结直肠（colorectal）、急性淋巴细胞白血病（leukemia（acute lymphoblastic-ALL））、急性髓性白血病（leukemia（acute myelogenous-AML））、慢性髓性白血病（leukemia（chronic myelogenous-CML）、慢性淋巴细胞白血病（leukemia（chronic lymphocytic-CLL））、肺（lung）、非霍奇金氏淋巴瘤（non-Hodgkin's lymphoma）、卵巢（ovarian）、胰腺（pancreatic）、前列腺（prostate）、皮肤黑色素瘤（skin（melanoma））、皮肤非黑色素瘤（skin（non melanoma））、胃（stomach）等肿瘤。CCE的内容是由安大略湖癌症研究网提供，由安大略湖政府提供资金支持。

第七节　图谱与影像资源

一、美国癌症研究所的视觉在线（NCI Visuals Online）

该网站（http://visualsonline. cancer. gov/）图片来源于NCI的交流部交流服务分部和大

众媒体办公室,除了癌症相关的解剖、病理等图片外,还有一些人物、诊断和治疗等场景图片。点击页面最下面的 Browse,可以从 Topic(主题)、People(人名)、DateAdded(图片添加日期)、Date Created(图片形成日期)的任一下拉菜单中选择图片。也可以点击 Search,输入一个或两个检索词,并可进行组配检索,结果可以按照题名、图片添加日期和图片形成日期排序。

二、肿瘤学与血液学的遗传学和细胞遗传学图谱(Atlas of Genetics and Cytogenetics in Oncology and Haematology)

该网站(http://www.infobiogen.fr/services/chromcancer/)受到了 CDC 的 HuGeNet 和其他重要导航站点的推荐。按照主题,可以从基因(GENES)、白血病(LEUKAEMIAS)、实体癌(SOLID TUMOURS)、癌症倾向疾病(CANCER PRONE DISEASES)四个分类途径查找相应的影像、病理、遗传等图片和图表。还可以按照染色体的途径查找与该染色体相关的白血病、硬癌、癌症倾向疾病、基因的图片和图表。

三、生命科学前沿网的肿瘤学图谱(Tumor Atlas-Frontiers in Bioscience)

此图谱平台(http://www.bioscience.org/atlases/tumpath/index.htm)包含人类肿瘤的大体、显微镜下及超声的图片。在相应部位下点击"Images",然后再点击各部位具体的肿瘤名称,即可看到相应的图片。

该网站互动性很强,可链接 NCI 等许多资源,但 1996 年以后尚未见更新补充。

四、威斯康星细胞遗传学服务网(University of Wisconsin Cytogenetic Services Laboratory)

该网站网址是 http://www.slh.wisc.edu/cytogenetics/,其中的 Chromosomal Abnormalities in Cancer 收藏癌症中的异常染色体图片。

(张　晔)

参考文献

1. 陈伟洪. 医学信息检索及常用网站. 中外医疗,2008,(10):74-76
2. 刘惠萍,化范例,高松等. Medline(Pubmed)血液学杂志文献搜索引擎开发研究. 医学信息学杂志,2007,28(5):454-457
3. 罗高兴,吴军. 如何指导学生查阅科技文献. 山西医科大学学报基础医学教育版,2010,12(2):220-222
4. 代涛. 医学信息检索与利用. 北京:人民卫生出版社,2010

第二十章 实验动物在胃癌研究中的应用

胃癌是最常见的恶性肿瘤之一,其发生是一个多病因、多阶段的复杂过程。如果仅以胃疾病患者作为研究对象来深入探讨胃癌的发病机制、预防及治疗措施等,则存在病例数、时间、地域等局限性,并且许多试验方法也受到医学伦理学的限制,而胃疾病实验动物模型可以克服人体研究的不足。它采用人为方式使动物在物理、化学或生物等致病因素的刺激下发生胃损伤,出现类似人类胃疾病的功能、代谢、形态结构等方面的变化。在建立动物模型的过程中,可以排除一些自然患病条件下的干扰因素,从而更方便、更准确的观察实验结果,并与人类疾病进行比较研究,通过这种手段来研究人类胃疾病的发生、发展规律,以及胃疾病的预防、治疗(包括新药筛选)提供实验依据。因此,动物胃疾病模型的建立,在为胃癌的研究中占有十分重要的地位。目前已在猴、猪、大鼠、小鼠等许多种动物中成功地制备了胃炎、胃溃疡、胃癌等疾病动物模型,并应用于胃癌发病机制、预防、治疗等领域的研究之中。

较为理想的胃疾病模型应具备以下特点:①与人类胃疾病相似:这就要求首先选择合适的实验动物,还要考虑病因、病理过程等因素的影响。②重复性好:即在一定条件下应能够重复再现所研究的人类胃疾病。这就要求在动物品系、性别、年龄、体重、健康状况、饲育管理、实验条件和方法等诸多方面保持一致。③简单易行:胃疾病动物模型应力求可靠地反映人类胃疾病,方法简单易行,便于控制其疾病发展,以利于进行研究。

第一节 实验动物的选择

建立胃癌动物模型的最终目的是为了防治人类胃疾病,因此胃疾病动物模型应尽可能再现所要研究的人类胃疾病。但动物与人种属不同,在解剖结构、生理、生化等方面存在差异。因此,为了尽量做到胃疾病模型与人类疾病相似,在建立动物模型前,要注意实验动物的选择。

建立胃癌模型时,对动物的要求一般是胃癌发生率高、饲养方便、动物容易获得。大部分哺乳类动物均能用于建立胃癌动物模型,要依据研究目的、实验方法、科研条件来决定。总的来说,用大动物(如猴、犬、猪等)作胃癌模型的优点是胃容量较大,组织结构与人胃相似,便于进行X线钡餐透视及胃镜等辅助检查,可以动态随访观察。但大动物尤其是灵长类动物,动物来源较少,饲育管理比较困难,诱发癌变需较长时间,使其应用受到限制。啮齿类动物由于成本低,易饲养和诱发癌变周期较短,适用于需要动物数较多的实验研究。但不同品系、性别、周龄的动物对致癌物的敏感性不同,直接影响造模时间和胃癌发生率。

一、非人灵长类动物

按照动物学分类属于哺乳纲、灵长目、猴科、猕猴属动物。其中恒河猴、食蟹猴在医学研究领域应用较广泛。灵长类动物与人类在解剖学、生理学上高度相似,遗传学基因型分析与人类高度同源,胃内生理结构亦与人类高度相似,复制的胃疾病模型也很相似,可行胃镜检查,是最符合逻辑的动物模型。Liu 等将 23 只恒河猴分为对照、幽门螺杆菌(H. pylori)

处理组、乙基硝基亚硝基胍(ethyl-nitro-niyrosoguanidine,ENNG)处理组、H. pylori 和 ENNG 共同处理组,用源于人的 H. pylori 菌株和 ENNG 对恒河猴进行灌胃。结果发现,接种后,H. pylori 处理组和共同处理组表现出 H. pylori 持续感染和胃窦胃炎。2 ~ 5 年间,H. pylori 和 ENNG 共同处理组成功诱发了 3 例胃腺癌。

随着胃癌研究的深入,对实验动物的选择也有了更高的要求。与其他实验动物相比,非人灵长类动物的优越性在于与人类具有高度的相似性。在国外,非人灵长类动物的应用非常广泛,取得了丰富的科研成果,积累了丰富的实验经验。但此类动物价格昂贵,受科研经费等条件的制约,在国内难以普及应用。

虽然非人灵长类动物是胃癌研究的理想模型动物,但由于部分动物有可能自发感染海尔曼螺杆菌样(Helicobacter heilmannii-like,HHLO)微生物或 H. pylori 等,实验前需进行根除治疗。进行 H. pylori 疫苗研究时要考虑 H. pylori 自然感染对免疫效果评价造成的影响。

二、犬 或 猪

犬或猪胃生理结构与人胃大体相似,在实验过程中能进行多次钡餐造影,胃镜检查及活检,能对癌变的整个过程进行监测。但动物价格昂贵,饲育成本高,诱癌时间长,不便于大批量进行实验研究。用猪建立的 H. pylori 感染动物模型表明,H. pylori 定植模式与人类相似,能诱发胃炎、胃溃疡,应用猪模型验证了 H. pylori 的几种致病因子,如尿素酶、细胞毒素等的致病作用。近年来,有学者将猪模型用于胃疾病药物治疗的评价及胃镜切除治疗的培训项目,获得了比较好的效果。

三、雪 貂

雪貂胃的解剖和生理结构与人类相似,是雪貂螺杆菌(H. mustelae,Hm)的自然宿主。该模型已用于比较和评价药物疗效,筛选有效抗菌药物和选择治疗方案,此外还可用于研究 H. pylori 致癌机理。Fox 利用该模型验证了 Hm 的致癌作用,给感染了 Hm 的 10 只雪貂喂饲含 50mg/kg 的甲基硝基亚硝基胍(MNNG)的橄榄油,90% (9/10)诱发出胃腺癌。这是首次用致癌剂联合螺杆菌所做的研究,但该实验未设立雪貂 Hm 阴性对照组,此外细菌用的是 Hm,并非 H. pylori。由于感染菌株与人类不同,该模型不能完全模拟人感染 H. pylori 后的病理改变,这也是此类模型的最大缺陷。

四、猫

Simpson 等观察了自然感染 H. pylori 的猫,其病理学改变与人类相似,H. pylori 在幽门、胃底、贲门的定植密度相似,细菌在腺腔内紧贴着上皮细胞,黏膜炎症反应与人类及灵长类动物相似,伴有单核细胞浸润,淋巴滤泡增生,腺体萎缩、纤维化,幽门病变最严重。IL-8 水平上调,并且不依赖于 cagA 和 picB。这种建模方式为非侵入性,易重复。但其胃内存在猫胃螺杆菌(H. felis,Hf)和海尔曼螺杆菌样微生物(HHLO),可能影响实验结果。

五、啮齿类动物

裸鼠因先天缺乏胸腺,T 细胞免疫功能接近于零,所以当人体肿瘤移植到裸鼠体内时无排斥反应。移植后的人体肿瘤保持其原有的组织形态、免疫学特点、特有的染色体组型以及对抗肿瘤药的敏感性。因裸鼠无毛,易于动态观察肿瘤的生长状态,且通过接种方式、部位的选择可达到较满意的转移效果,因此目前多选择裸鼠进行人胃癌细胞异体移值。但裸鼠对饲育条件要求高,造模成本高,无法大规模推广使用。

Lee A 等用 H. pylori 悉尼株(sydney strain,SS1)感染 C57BL/6、BALB/c、DBA/2、C3H/He 等不同品系的小鼠,发现其能在小鼠体内定植。其中在 C57BL/6 小鼠中定植密度高于其他品系。但总的来说,H. pylori 在小鼠胃中定植力较差,且胃部病理变化不具备人类 H. pylori 相关胃炎典型病理特征。

Shomer 等用 H. pylori 悉尼菌株感染豚鼠,15 周后 PCR 和细菌培养均证实感染成功,主要表现为多灶性、轻中度淋巴细胞性胃炎,伴淋巴滤泡形成。Sturegard 等从人胃活检组织中分离新鲜菌株感染豚鼠成功,镜下观察到重度炎症,糜烂,伴中性粒细胞和淋巴细胞浸润,与其他小型动物相比,豚鼠在解剖和生理结构上与人类更相似,其最大的特点在于豚鼠的食谱中也需要摄取维生素 C,故具备维生素 C 转运系统,而维生素 C 可抑制致癌物质亚硝胺的形成,在 H. pylori 的致病机制中具有重要的作用,故该模型可用于研究 H. pylori 感染与胃癌之间的关系及维生素 C 的干预作用。

蒙古沙土鼠因自然感染胃炎概率小,存活期长于小鼠,感染人 H. pylori 后易出现胃部的组织学病变,所以适用于 H. pylori 感染的胃癌模型建立。其与人感染 H. pylori 后的病理变化相似,胃黏膜感染后能观察到慢性活动性胃炎、胃溃疡和腺癌的发生。该动物对 H. pylori 易感,感染后能长时间定植,适合长期观察,是目前认为最理想的研究胃黏膜 H. pylori 感染及药物治疗的动物模型。但目前蒙古沙土鼠尚无品系,且缺乏免疫学试剂,限制了更深入的研究。

六、转基因或基因敲除的动物模型

近年来,学者们将转基因或基因敲除的动物模型应用于胃癌的基础研究。研究发现转基因小鼠感染 H. pylori 后其病理改变较非转基因小鼠严重。但由于 H. pylori 不能长期定植在小鼠胃内,因而限制了该模型的使用。Piazzi G 等利用 INS-GAS 小鼠发现胃癌中 Notch1 活性受配体 DLL1 表观基因沉默的调控,Notch1 抑制与弥漫性胃癌有关。此类模型也可用于研究 H. pylori 的致病机制和开发研制高效安全的疫苗。

第二节　动物模型的建立方法

建立良好的动物模型是基础医学研究中的重要课题,成熟稳定的动物模型在疾病病变机理前瞻性研究及药物的药理研究中占据十分重要的地位。不同的模型制作方法均有其优缺点,在选择动物模型的时候,应根据研究的方向、目的而定,建立理想的实验动物模型。

一、化学诱导胃癌动物模型

流行病学调查研究发现胃癌发病率高的人群中饮水和食物中的硝酸盐、亚硝酸盐和酰胺摄入量也高。亚硝基化合物(如乙基硝基亚硝基胍,ENNG)及其前体化合物是导致胃癌高发的主要原因之一,并且胃对其转化失活能力差。亚硝基化合物致癌性强,可以直接破坏 DNA,易渗透胃幽门部和胃底黏膜,因而其诱发胃癌具有特异性。目前,诱癌剂验药方式主要为经口给药法,包括口服和灌胃两种方法,适用于小鼠、大鼠、豚鼠、兔、狗等动物。口服法可将药物掺入饲料或饮用水中让动物自由摄取,此法操作简便,排除了对胃的某些非特异性损伤,也不会因操作失误而导致动物死亡。模型与人胃癌的自然发生机制相似,但由于动物摄食及饮水量不同,很难准确掌握给药量。灌胃法是借助灌胃针将药物直接灌到动物胃内,此法能够保证准确掌握给药量及给药时间,但会造成动物食管及胃黏膜的机械性损伤,甚至会误灌入肺,要求试验人员熟练掌握灌胃技术。此外,还有胃黏膜注射法和挂线法,主要通过手术将胃切开后,把药物直接注射于胃黏膜层或浸泡在棉线结上并紧贴于胃黏膜。

通常使用单一因素诱导胃癌的实验周期长,癌变率低,给药方式、时间、药物浓度等对成瘤率影响很大。增大给药浓度、延长给药时间,癌发率相应增高。目前多采用数个胃癌相关因素对动物进行联合诱导,使胃癌模型与临床胃癌或癌前病变的发病机制更为接近,癌发率较高,但动物的死亡率也相应升高。

二、H. pylori 感染动物模型

H. pylori 感染胃癌动物模型的成功建立,进一步证实了 H. pylori 的致胃癌作用。目前,用于建立胃部疾病的动物模型有许多种,蒙古沙土鼠(Mongolian gerbils,MG)能持续感染 H. pylori,病变与人类相似,是研究 H. pylori 与胃部疾病较理想的实验动物模型。

1998 年,日本学者 Watanabe 等首次报道单独用 H. pylori TN2GF4 菌株接种雄性 MG,在第 62 周有 37% 的 MG 发生高分化肠型腺癌。首次在实验动物上直接证实了 H. pylori 与胃癌发生有关。H. pylori 感染 MG 可致其发生正常胃黏膜→慢性胃炎→萎缩→肠化生→异型增生的转变过程。

小鼠也是研究 H. pylori 感染的另一重要的动物模型。小鼠的遗传背景明确,个体差异小,在研究 H. pylori 感染损伤机制、H. pylori 防治措施和疫苗研制的探讨等方面有着广泛的应用。

此外,Drazek 等提出自然感染 H. pylori 的恒河猴也可作为人类 H. pylori 感染的动物模型。单独用 H. pylori 感染法主要缺点是诱发胃癌周期长,所以目前国内外多用 ENNG 等致癌剂与 H. pylori 共同作用建立模型。

建立 H. pylori 感染动物模型一般采用灌胃法:

(一) 灌胃用 H. pylori 复苏培养

灌胃前将菌株从-70℃冰箱取出,在含 7% 除纤维羊血的脑心浸液琼脂培养基,三气培养箱内微需氧条件(50ml/L O_2,100ml/L CO_2,850ml/L N_2)37℃中复苏培养 3 ~ 5 天。收集培养基上的 H. pylori 分离株,WS 染色阳性,形态呈 S 形、螺旋形、杆状、暗视野下有活力,不含杂菌。在生理盐水中调整成 1×10^8 CFU/ml。

(二) 经灌胃接种 H. pylori

所有动物在接种前 16 小时禁食、禁水,实验组经胃管注入含(1×10^8 CFU)H. pylori 的生

理盐水 1ml,每日一次,连续三天,对照组仅饲喂生理盐水,接种后禁食 12 小时。

三、胃癌自发瘤动物模型

自发性肿瘤是未经人工处理而自然发生的肿瘤,瘤株可以来自动物。肿瘤的发病率和动物种属、品系有关。自发性肿瘤通常比用实验方法诱发的肿瘤与人类所患的肿瘤更为相似,有利于将动物实验结果推用到人;并且由于肿瘤是自然发生,可以分析遗传因素在肿瘤发生上的作用。但自发性肿瘤多发于老龄动物,实验周期长,费用高,并且肿瘤生长缓慢,发生情况参差不齐,难以在短时间内获得大量肿瘤学材料。

瘤株也可以来自致癌剂诱发的肿瘤,无论是原位诱发还是异位诱发,要注意致癌剂的选择、动物的种属差异及易感性。

四、胃癌细胞株移植动物模型

胃癌细胞株移植动物主要方法有皮下接种、腹腔注射和原位种植。其中皮下接种和腹腔注射操作简单、肿瘤表浅、便于观察且潜伏期短,常被应用于胃癌的动物模型建立。接种一定量肿瘤细胞后,可以使一群动物带有同样的肿瘤,生长速率较一致,个体差异较小,接种存活率近 100% 。而且可在同种或同品系动物中连续移植,长期保留供试验之用,试验周期一般均较短。但是这类肿瘤生长速度快,增殖比率高,体积倍增时间短,这些都是与人体肿瘤的显著不同点,特别是与人的实体瘤差别更大。

但由于裸鼠饲养条件、种植肿瘤细胞数量及状态等影响因素,成瘤率不是很高,有时种植瘤形成后很快就发生出血及坏死。而原位种植则特异性高、定位准确、成瘤率高,但操作困难。

五、人胃癌异种移植动物模型

利用免疫缺陷动物建立人胃癌异种移植模型,能保持人胃癌的生物学特性,对于研究人胃癌的发生机制、侵袭转移规律及对药物的敏感性有较大的帮助,日益受到研究者的重视。

无胸腺裸鼠(Nude,简称裸鼠)主要表现为无毛以及缺乏正常胸腺,仅有胸腺残迹或异常的胸腺上皮,这种胸腺上皮不能使胸腺依赖淋巴细胞(T 细胞)正常分化,T 细胞免疫功能接近于零,不排斥来自异种动物的组织移植,因此可作移植人类恶性肿瘤的接受体。由于裸鼠无毛,易于动态观察肿瘤的生长状态,同时浸润与转移是人类恶性肿瘤的两个重要特征,在裸鼠上可以通过接种方式、部位的选择,达到较满意的转移效果,因此目前多选择其进行人胃癌细胞异体移植。移植后的人体肿瘤生长良好,仍保持其原有的肿瘤细胞形态、免疫学特点、特有的染色体组型、同功酶水平,说明未发生细胞选择和细胞杂交现象,细胞动力学和生物化学特征也未变,故成为胃癌研究中较为理想的模型。

裸鼠的饲育管理比较严格,饲养条件为屏障系统或隔离系统,对其饲育环境控制、笼具和垫料的清洁消毒、供食和供水方法均有严格要求。

六、转基因动物模型

转基因动物是指将特定的外源基因导入动物受精卵或胚胎,使之稳定整合于动物的染色体基因组并能遗传给后代的一类动物。根据外源基因导入的方法和对象的不同,目前制作转基因动物的方法主要有显微注射法、反转录病毒法、胚胎干细胞(embryonic stem cell,ES 细胞)法、电脉冲法、精子载体导入法等。其中显微注射法是最常用且成功率较高的方法。

转基因胃癌模型是直接将调控胃癌的相关基因转染到动物胚胎中而形成肿瘤。通过向受精卵插入癌基因或原癌基因培育转基因动物,可在整体水平上研究癌基因对细胞正常分裂分化的影响,从而可以准确地研究癌基因与肿瘤形成的关系。如用癌胚抗原促进剂 SV40T 抗原经转基因构建的胃癌小鼠,癌肿位于幽门部,传代成瘤率达 100%。转基因动物形成的肿瘤与人自然发生的肿瘤在病理学形态上极为相似,且组织特异性强。转基因胃癌模型的出现,为人类精确地研究胃癌与基因的相关关系提供了可能,是一种较为理想的胃癌模型。随着分子生物学的高速发展,载体、受体、基因导入等技术不断成熟,转基因法将成为未来胃癌模型制作的主要方向。

第三节　成瘤动物的观察

胃癌模型在观察和检测上尚未达到理想的程度,目前常用的检测方法主要是动物自行死亡或定时处死后的病理检查、内镜、钡餐、X 线以及活体组织病理学检查。由于肿瘤模型个体之间存在差异,癌的演变过程各不相同,对活体模型的连续性动态观察比杀死动物后单一时间观察更有意义。如果能人工控制,活体动态观察,跟踪各种促癌和抑癌因素作用,则能大大提高其研究应用价值。

一、成瘤动物的观察

对于大动物模型,多在其存活期间进行胃镜、X 线钡餐检查及病理活检,便于连续动态观察胃癌的演变过程。而对于小动物模型,多依赖于计划解剖或自然死亡后的病理学检查,主要包括病理解剖学大体观察、HE 染色切片病理组织学镜检、电镜观察、免疫组织化学检查。

以蒙古沙土鼠为例,解剖前禁食、禁水 24 小时,操作者用拇指和另外 4 指从动物背部分别绕到动物的两侧腋下,将大鼠抓起。把面罩罩在动物的口鼻处,持续通入 CO_2 与 O_2 的混合气体(CO_2 浓度约为 50% ~ 80%),调节通入气体流量,麻醉至适当程度(动物呼吸深而缓、身体松弛)。将动物仰卧位固定于解剖台上,提起下腹部皮肤,从耻骨联合上方向上作 V 字状剪开,使胃充分暴露。从食管下段及十二指肠部位切断,取出全胃,将胃沿大弯剖开,用生理盐水轻轻冲洗掉食物残渣,对胃进行大体观察。鼠胃分为前胃和腺胃两部分,注意观察出血、糜烂、溃疡、肿物等情况。将胃组织在纸板上展开、铺平,用 10% 中性福尔马林缓冲液固定。取材时从前胃、腺胃至十二指肠纵向切成 3 ~ 5mm 宽条块,石蜡包埋,用于制作 HE 染色或免疫组织化学染色切片。

研究证实,在人胃癌进展过程中发生的炎症、胃黏膜糜烂、萎缩、溃疡、肠上皮化生、腺体单纯性增生、异型增生、腺瘤样息肉、原位癌(上皮内癌及黏膜内癌)、腺癌及神经内分泌起源的类癌等病理改变在动物模型中均可以观察到。诱发的鼠胃肿瘤主要发生于腺胃部,组织学类型主要是高分化的腺癌,极少数为未分化癌及其他恶性肿瘤。

值得注意的是,任何一种动物模型都不能完全复制人类疾病的真实情况,模型实验只是一种间接性研究,只可能在一个局部或几个方面与人类疾病相似。因此,将模型动物的实验结论外推至人类时需要非常慎重,结论的正确性最终必须在人体得到验证。要注意观察模型与人类疾病的差异,分析差异的性质和程度,以正确评估模型的价值。

二、动物成瘤率的影响因素

(一) 致模因素的影响

1. 化学致癌剂 已在"应用化学致癌剂建立胃癌动物模型"中说明,不再赘述。

2. H. pylori 菌株 我国是 H. pylori 人群感染率较高的国家(50% ~ 70%),并且 H. pylori 感染和慢性胃炎、消化性溃疡及胃癌的发生密切相关。但 H. pylori 感染后,只有极少数人罹患 H. pylori 相关性胃癌,少数人患 H. pylori 相关性胃炎及溃疡,绝大多数人群感染后无任何症状。已有许多学者建立了 H. pylori 感染蒙 MG(Mongolian gerbil,MG)的动物模型,人工接种 H. pylori 后,MG 患 H. pylori 相关性胃病与胃病患者最相似,是一个公认的人类胃病的动物模型。采用不同 H. pylori 菌株感染 MG,经常会导致不同的 H. pylori 相关性胃病的发生,其原因可能与 H. pylori 致病菌株密切有关。

研究发现 ATCC43504 菌株是致病性较强的菌株,很多学者用 ATCC43504 菌株接种 MG,观察到随着接种时间增加,胃黏膜出现炎症细胞浸润、溃疡、肠化生、慢性萎缩性胃炎、增生性息肉、高分化腺癌、低分化腺癌甚至发生转移等病变。

虽然与 ATCC43504 菌株一样,均表达 CagA + VacA +,但 NCTC11637 菌株的毒力比 ATCC43504 菌株弱。Yan 等和 Takahashi 等用 NCTC11637 菌株接种 MG,前者仅观察到胃黏膜发现轻度的炎症细胞浸润,后者观察到出血性胃炎和溃疡等病变。

比 ATCC43504 菌株具有更强致病能力的是 TN2GF4 菌株,Watanabe 等和 Ohkusa 等用 TN2GF4 菌株接种 MG,观察到胃炎和溃疡,而且发生十二指肠炎、肠化生、高分化腺癌的风险更高。

不同菌株致病性千差万别可能与其携带不同的毒力基因型有关,有研究认为 vacAs1 + vacAm1b+菌株体外产毒活性高,在体内可以引起胃上皮更严重的损伤。同一菌株家族中野生型和突变株致病能力不同,提示同一家族不同菌株致病基因可能存在较大差别,致癌性也千差万别,譬如 TN2GF4 菌株、TN2(WT)和 TN2△vacA 菌株属于同一家族,但用 TN2GF4 菌株感染 MG 后,可观察到重度活动性胃炎、溃疡和肠化生、高分化腺癌,而 TN2(WT)和 TN2△vacA 菌株可导致 MG 发生高分化腺癌和类癌。另一个例子就是用 7.13 菌株 oipA-突变株和 7.13(WT)菌株接种 MG,均可观察到高分化腺癌,但胃癌的发生率不尽相同。即使使用相同菌株感染同一品系 MG,病变出现的时间、严重程度及病变发生率不尽相同。分析原因可能首先是 H. pylori 感染时间明显不同,而 H. pylori 感染时间是胃癌形成的必要条件,长期 H. pylori 感染可以刺激黏膜细胞增生。其次,MG 的来源和饲育条件不同,实验动物对饲育条件要求较为苛刻,不同条件下病变发生率明显不同;再次,菌株的传代次数不同,不同实验使用的菌株传代次数不可能完全一致,有的可能是原代培养,有的菌株可能传过若干代,菌株毒力无法保证,因而导致结果不同。

H. pylori 感染后临床结局不同,也要考虑 MG 的宿主因素及 H. pylori 与宿主之间的交互作用。

(二) 其他因素的影响

此外,致癌剂与 H. pylori 的剂量设计、实验技术(麻醉深度、手术及给药)等亦影响动物模型的复制,还要考虑动物的种类、品系、性别、年龄、体重、健康状况的影响。要根据不同要求设置对照组,以免造成实验失败或导致错误结论。

(王　莹　柳云恩)

参考文献

1. Hui Liu, D. Scott Merrell, Cristina Semino-Mora, et al. Diet Synergistically Affects Helicobacter pylori-Induced Gastric Carcinogenesis in Non-human Primates. Gastroenterology, 2009, 137(4): 1367-1379.
2. 孙桂华,詹纯列. 中国 1 号小型猪建立幽门螺杆菌相关性胃炎模型. 新消化病学杂志, 1997, 5(12), 767-768.
3. Kaithwas G, Majumdar DK. Evaluation of antiulcer and antisecretory potential of Linum usitatissimum fixed oil and possible mechanism of action. Inflammopharmacology, 2010, 18(3): 137-145.
4. Ho KY, Phee SJ, Shabbir A, et al. Endoscopic submucosal dissection of gastric lesions by using a Master and Slave Transluminal Endoscopic Robot(MASTER). Gastrointest Endosc, 2010, 72(3): 593-599.
5. E. Vázquez-Sequeiros, D. Boixeda de Miquel, J. R. Foruny Olcina, et al. Training model for teaching endoscopic submucosal dissection of gastric tumors. REV ESP ENFERM DIG, 2009, 101(8): 546-552.
6. Fox JG, Wishnok JS, Murphy JC, et al. MNNG-induced gastric carcinoma in ferrets infected with Helicobacter mustelae. Carcinogenesis, 1993, 14(9): 1957-1961.
7. Simpson KW, Strauss-Ayali D, Straubinger RK, et al. Helicobacter pylori infection in the cat: evaluation of gastric colonization, inflammation and function. Helicobacter, 2001, 6(1): 1-14.
8. Lee A, O'Rourke J, De Ungria MC, et al. A standardized mouse model of Helicobacter pylori infection: introducing the Sydney strain. Gastroenterology, 1997, 112(4): 1386-1397.
9. Shomer NH, Dangler CA, Whary MT, et al. Experimental Helicobacter pylori infection induces antral gastritis and gastric mucosa-associated lymphoid tissue in guinea pigs. Infect Immun, 1998, 66(6): 2614-2618.
10. Tsukamoto T, Mizoshita T, Tatematsu M. Animal models of stomach carcinogenesis. Toxicol Pathol, 2007, 35(5): 636-648.
11. Masaaki Kodama, Kazunari Murakami, Ryugo Sato, et al. Helicobacter pylori-infected animal models are extremely suitable for the investigation of gastric carcinogenesis. World J Gastroenterol, 2005, 11(45): 7063-7071.
12. Chao-Hung Ku, Huang-Ming Hu, Pei-Yun Tsai, et al. Short-term Celecoxib intervention is a safe and effective chemopreventive for gastric carcinogenesis based on a Mongolian gerbil model. World J Gastroenterol, 2009, 15(39): 4907-4914.
13. Hiraku Itadani1, Hiroko Oshima, Masanobu Oshima, et al. Mouse gastric tumor models with prostaglandin E2 pathway activation show similar gene expression profiles to intestinal-type human gastric cancer. BMC Genomics, 2009, 10: 615.
14. Björkholm B, Guruge J, Karlsson M, et al. Gnotobiotic transgenic mice reveal that transmission of Helicobacter pylori is facilitated by loss of acid-producing parietal cells in donors and recipients. Microbes Infect, 2004, 6(2): 213-20.
15. Pohl MA, Romero-Gallo J, Guruge JL, et al. Host-dependent Lewis(Le) antigen expression in Helicobacter pylori cells recovered from Leb-transgenic mice. J Exp Med, 2009, 206(13): 3061-3072.
16. Ock CY, Kim EH, Choi DJ, et al. 8-Hydroxydeoxyguanosine: Not mere biomarker for oxidative stress, but remedy for oxidative stress-implicated gastrointestinal diseases. World J Gastroenterol, 2012, 18(4): 302-308.
17. Karasawa F, Shiota A, Goso Y, et al. Essential role of gastric gland mucin in preventing gastric cancer in mice. J Clin Invest,

2012,122(3):923-934.

18. Piazzi G, Fini L, Selgrad M, et al. Epigenetic regulation of Delta-Like1 controls Notch1 activation in gastric cancer. Oncotarget, 2011,2(12):1291-301.

19. Mei LJ, Yang XJ, Tang L, et al. Establishment and identification of a rabbit model of peritoneal carcinomatosis from gastric cancer. BMC Cancer, 2010, 10:124.

20. Maruyama C, Tomisawa M, Wakana S, et al. Overexpression of human H-ras transgene is responsible for tumors induced by chemical carcinogens in mice. Oncol Rep, 2001, 8(2):233-237.

21. Plummer M, van Doorn LJ, Franceschi S, et al. Helicobacter pylori cytotoxin-associated genotype and gastric precancerous lesions. J Natl Cancer Inst, 2007, 99:1328-1334.

22. Motta CR, Cunha MP, Queiroz DM, et al. Gastric precancerous lesions and Helicobacter pylori infection in relatives of gastric cancer patients from Northeastern Brazil. Digestion, 2008, 78:3-8.

23. Batista SA, Rocha GA, Rocha AM, et al. Higher number of Helicobacter pylori CagA EPIYA C phosphorylation sites increases the risk of gastric cancer, but not duodenal ulcer. BMC Microbiol, 2011, 11:61.

24. Kato M, Asaka M. Recent knowledge of the relationship between Helicobacter pylori and gastric cancer and recent progress of gastroendoscopic diagnosis and treatment for gastric cancer. Jpn J Clin Oncol, 2010, 40:828-537.

25. Taddesse G, Habteselassie A, Desta K, et al. Association of dyspepsia symptoms and Helicobacter pylori infections in private higher clinic, Addis Ababa, Ethiopia. Ethiop Med J, 2011, 49:109-116.

26. Chang CC, Chen SH, Lien GS, et al. Anti-Helicobacter pylori therapy significantly reduces Helicobacter pylori induced gastric mucosal damage in Mongolian gerbils. World J Gastroenterol, 2005, 11:982-985.

27. Baek HY, Lim JW, Kim H. Interaction between the Helicobacter pylori CagA and alpha-Pix in gastric epithelial AGS cells. Ann N Y Acad Sci, 2007, 1096:18-23.

28. Chen Y, Wang Y, Xu W, et al. Analysis on the mechanism of Helicobacter pylori-induced apoptosis in gastric cancer cell line BGC-823. Int J Mol Med, 2005, 16:741-45.

29. Yan J, Luo YH, Mao YF. Establishment of Helicobacter pylori infection model in Mongolian gerbils. World J Gastroenterol, 2004, 10:852-855.

30. Ohkusa T, Okayasu I, Miwa H, et al. Helicobacter pylori infection induces duodenitis and superficial duodenal ulcer in Mongolian gerbils. Gut, 2003, 52:797-803.

31. Gonzalez-Obeso E, Fujita H, DesH. pyloriande V, et al. Gastric hyperplastic polyps: a heterogeneous clinicopathologic group including a distinct subset best categorized as mucosal prolapse polyp. Am J Surg Pathol, 2011, 35:670-677.

32. Cao X, Tsukamoto T, Nozaki K, et al. Severity of gastritis determines glandular stomach carcinogenesis in Helicobacter pylori-infected Mongolian gerbils. Cancer Sci, 2007, 98:478-483.

33. Yang C, Ling H, Zhang M, et al. Oxidative stress mediates chemical hypoxia-induced injury and inflammation by activating NF-κb-COX-2 pathway in HaCaT cells. Mol Cells, 2011, 31:531-538.

34. Yamaoka Y, Yamauchi K, Ota H, et al. Natural history of gastric mucosal cytokine expression in Helicobacter pylori gastritis in Mongolian gerbils. Infect Immun, 2005, 73:2205-2212.

35. Yamaoka Y. Mechanisms of disease: Helicobacter pylori virulence factors. Nat Rev Gastroenterol Hepatol, 2010, 7:629-641.

36. Farnbacher M, Jahns T, Willrodt D, et al. Sequencing, annotation, and comparative genome analysis of the gerbil-adapted Helicobacter pylori strain B8. BMC Genomics, 2010, 11:335.

37. Sugimoto M, Ohno T, Graham DY, et al. Gastric mucosal interleukin-17 and -18 mRNA expression in Helicobacter pylori-induced Mongolian gerbils. Cancer Sci, 2009, 100:2152-2159.

38. Futagami S, Hiratsuka T, Suzuki K, et al. gammadelta T cells increase with gastric mucosal interleukin (IL)-7, IL-1beta, and Helicobacter pylori urease specific immunoglobulin levels via CCR2 upregulation in Helicobacter pylori gastritis. J Gastroenterol Hepatol, 2006, 21:32-40.

39. Kawai M, Furuta Y, Yahara K, et al. Evolution in an oncogenic bacterial species with extreme genome plasticity: Helicobacter pylori East Asian genomes. BMC Microbiol, 2011, 11:104.

第二十一章　细胞培养在胃癌研究中的应用

细胞培养的提出是相对于人体组织标本而言的，是人体内环境的体外模拟，是研究人体生理和病理状态的模式生物。细胞培养技术创建百年，近年来已经进入广泛实际应用的阶段，其在组织细胞工程中的应用，是在实际应用中最典型的体现。

第一节　组织细胞的原代培养

原代培养也叫初代培养，是从供体采集到组织后，在体外进行的首次培养。由于组织刚刚离体，生物学特性未发生太大变化，仍具有二倍体遗传特性，最接近并能反映体内生长特性，因此较适于做药物测试、细胞分化等实验。

用于原代培养所获取的组织由多种细胞组成，成分比较复杂，因此即使生长出同一类型的细胞如成纤维样细胞或上皮样细胞，细胞间也存在很大差异。如果供体不同，即使组织类型、部位相同，个体差别也可以在上皮细胞中反映出来。例如，人胃癌细胞株，组织学分型同样是中分化腺癌，SGC-7901 和 BGC-823 细胞株在生物学特性上即有所不同，这是由于供体的个体差异造成的。

一、原代培养方法

（一）组织块法

1. 原理　组织块法是一种简便易行且成功率高的原代培养方法。将组织剪切成小块后，接种于培养瓶。组织细胞小块贴壁培养 24 小时后，细胞就从组织块四周游出。但由于反复剪切和接种过程中对组织块的损伤，并不是每个小块都能长出细胞。组织块法特别适合于组织量少的原代培养，如牙髓细胞培养等。

2. 注意事项　如果预先涂以胶原薄层，可利于上皮样细胞等的生长；涂以多聚赖氨酸可有利于雪旺细胞的生长等。如果原代培养细胞后续实验准备做组织染色、电镜等检测，可在原代培养前先放入培养瓶内一个小盖玻片，注意盖玻片应浸泡过酸并高压消毒烤干，以利于细胞爬行。在盖玻片放入组织块前可预先用 1 ~ 2 滴培养液湿润瓶底，使之固定。

3. 材料、试剂及器材

（1）Hanks 液、培养液。

（2）培养瓶（可以放小盖玻片）、吸管和胶帽、小烧杯（20ml）或青霉素小瓶。

（3）眼科剪、眼科镊、直径 5cm 培养皿或 25、75mm^2 培养瓶。

4. 方法及操作步骤

（1）取组织后修剪冲洗。

（2）剪切成 1mm^3 小块：剪切过程中可于组织块中滴加 1 ~ 2 滴培养液，以保持湿润。

（3）移入培养瓶：用眼科镊送入培养瓶内。

（4）分布组织小块间距 5mm：使用弯头吸管将组织块在瓶壁上均匀摆置，每小块间距

5mm 左右。如 50ml 培养瓶,放置 20～30 块组织小块为宜。如瓶内有盖玻片,其上也放置几块。

(5) 翻转培养瓶并加适量培养液,使培养瓶底向上。37℃静置 2～4 小时。

(6) 翻正培养瓶进行培养:此过程要轻巧,让液体缓缓覆盖组织小块。动作过快液体产生冲力可使粘贴的组织块漂起,而造成原代培养失败。若组织块不易贴壁可预先在瓶底涂薄层血清或鼠尾胶原。

组织块培养也可不用翻转法,即在摆放组织块后,向培养瓶内仅加入少量培养液,以能保持组织块湿润即可。盖好瓶盖,放入 37℃培养箱培养 24 小时后再补加培养液。原代培养 1～3 天需换液,因漂浮于其上的组织块和残留的血细胞含有有害物质,影响原代细胞的生长,应及时清除。

(二) 消化培养法

1. 原理 采用前述的组织消化分散法,将妨碍细胞生长的细胞间质包括基质、纤维等去除。如果将细胞分散,形成悬液,将易于从外界吸收养分和排出代谢产物,可以得到大量活细胞,细胞也可能在短时间内生长成片。本方法适于培养大量组织,原代细胞产量高;但步骤繁琐、易污染,且各种消化酶价格较为昂贵,实验成本较高。

2. 材料、试剂及器材 同组织块法。

3. 方法及操作步骤

(1) 按消化法收获细胞。

(2) 在消化过程中,可随时吸取少量消化液在镜下观察。如果发现组织已分散成细胞团或单个细胞,立即终止消化。大组织块不易消化完全,可加新的消化液后继续消化。

(3) 已过滤的消化液 800～1 000rpm/min 低速离心 5 分钟后,去除上清,加含血清培养液,使用吸管轻轻吹打形成细胞悬液。如果消化酶的配方中含有胶原酶或 EDTA,尚需用 Hanks 液或培养液洗 1～2 次后再加培养液,细胞计数后,接种培养瓶,置于细胞培养箱培养。

4. 注意事项 某些特殊类型细胞如内皮细胞、骨细胞需用特殊手段进行。对悬浮生长的细胞如白血病细胞、骨髓细胞和胸水、腹水等含有的癌细胞可不经消化,直接离心分离,或经淋巴细胞分离液等梯度离心分离后,直接接种培养。

二、原代培养实验实例:正常胃黏膜上皮细胞

1. 原理 人的正常胃黏膜上皮细胞可进行离体后的原代培养,笔者所在实验室经过实践摸索,形成一套基于论著汇总并改进的实验方案。

2. 注意事项 原代培养标本,离体时间越短,成活率越高,手术标本一般均在离体半小时内,立即置于冰上,从手术室至培养间在保温盒内保存;培养间一切准备工作均已就绪。标本的供体年龄和身体状况对原代培养的成活率有很大影响,一般 80 岁以上病人不宜选用,60 岁以下病人成活率基本已可以保证,60～80 岁病人有一定成活率。据报道,胎儿的黏膜上皮成功率较高,因其细胞生命力旺盛,且永生化的胃黏膜上皮细胞系 GES-1 即是由胎儿上皮作为供体,经 SV-40 转化建系成功的,但胎儿胃黏膜上皮较难得到。

3. 材料、试剂及器材

(1) D-hanks 液:D-hanks 粉末 1.9g,加 $NaHCO_3$ 粉末 0.035g,于 200ml ddH_2O,高压灭菌,待晾凉后加双抗。

(2) 需高压的物品:吸管筒,玻璃吸管;盖玻片;小镊子,小剪刀。50ml 大离心管;注射器若干;小烧杯或小皿若干;2ml 离心管若干。

(3) 消化酶的配制:L-15 粉末 0.3425g,Ⅱ型胶原酶 0.025g,分散酶 0.0375g,牛血清白蛋白 BSA 0.03125g,加入 25ml ddH_2O。搅拌均匀后,过滤除菌。

(4) F12 培养液:F12 1.06g,加 $NaHCO_3$ 粉末 0.1176g,于 90ml ddH_2O 中搅拌均匀后,调 pH 至 7.4,定容至 100ml,过滤除菌。加入双抗。

(5) PBS 液:0.01mol/L PBS(pH 7.4):NaCl 8.0g,KCl 0.2g,Na_2HPO_4 1.44g,KH_2PO_4 0.24g,加入 1000mlddH_2O 中,高压灭菌。现采用改进版 D-PBS 配方,取 D-PBS 商品化粉末溶于 ddH_2O,实践证明,D-PBS 对培养的清洗更有帮助。

4. 方法及操作步骤

(1) 紫外照射无菌间及超净台。用 75% 乙醇擦拭超净台。

(2) 将术中取回的胃黏膜置于小皿中。

去除黏液:取出 5~6 个小皿,在第 1 个放入 D-hanks 液,用一个镊子夹住黏膜,另一个镊子刮去黏液。

(3) 剪去多余组织:用镊子夹住黏膜,剪刀剪去黏膜周围多余的疏松结缔组织。

(4) 在其余若干小皿中,倒入 D-hanks 液,依次将黏膜清洗干净。

(5) 在小皿中,倒入消化酶,在消化酶中,将组织块剪成 $1mm^3$ 小块。剪时注意将组织尽量浸泡在消化酶中。

(6) 将组织随消化酶放入水平振荡器上,37℃ 160rpm 1 小时。

(7) 1 小时后,将组织倒入 50ml 大离心管中,室温 1000rpm 离心 10 分钟。

(8) 弃上清,取 20mlPBS 溶液洗组织,取玻璃吸管轻轻吹打均匀。

(9) 室温 1000rpm 离心 10 分钟。

(10) 弃上清。再次 PBS 清洗,离心 10 分钟。弃上清后,将 F_{12} 培养液加入大离心管中。将组织分装至一次性培养皿中。37℃ 5% CO_2 培养过夜。

(11) 第二天,换液。PBS 清洗小皿 2 次,每个小皿加入 3mlF_{12} 培养液。

(12) 第 3~4 天,收集培养上清液。用胰酶将组织消化下来,进行细胞计数,收集细胞裂解液,或继续培养,或加处理因素。

第二节　细胞的传代培养

原代培养后由于细胞游出数量增加和细胞的增殖,单层培养细胞会相互汇合,整个瓶底会逐渐被细胞覆盖。这时需要进行分离培养,否则细胞会因生存空间不足或密度过大而造成,营养障碍,将影响细胞生长。这就需要对细胞进行传代培养。

一、传代细胞的培养

(一) 原代培养细胞的首次传代

细胞由原培养瓶内分离稀释后,传到新培养瓶的过程叫作传代。进行一次分离再培养称之为传一代。

注意事项：原代培养若想传代成功，首次传代是很重要的，是建立细胞系关键的时期。①细胞没有覆盖瓶底80%以前，不要急于传代。②原代培养时细胞多为混杂生长，上皮样细胞和成纤维细胞并存的情况很多见，传代时不同细胞有不同的消化时间。早期传代的培养细胞较已建系的培养消化时间相对较长。吹打细胞时动作要轻巧以减少对细胞的损伤。

（二）细胞传代的方法

培养细胞传代依据细胞的不同而异。贴壁生长的细胞用消化法传代；部分贴壁生长但贴附不牢的细胞也可用直接吹打传代；悬浮生长的细胞可以采用直接吹打或离心沉淀后再分离传代，或直接用自然沉降法吸除上清后，再吹打传代。一般来讲，细胞系传50代以上，其形态结构或生物学特性即有所改变，因此细胞传代要记下所传代数，方便管理。

1. 材料、试剂及器材

（1）0.25%胰蛋白酶或其他消化液、培养液、Hanks液。

（2）吸管、离心管、培养瓶（皿）、培养瓶盖、注射器、计数板、橡皮乳头。

2. 方法及操作步骤

消化法传代

1）吸除或倒掉瓶内旧培养液，注意如果吸除，动作要轻柔，如果倒掉，动作宜快速利落，不宜将瓶口碰到他处以免污染。

2）以25cm^{2}培养瓶为例，向瓶内加入1ml消化液（胰蛋白酶或与EDTA混合液）轻轻摇动培养瓶，使消化液流遍所有细胞表面，然后立即吸掉或倒掉消化液，再加1ml新消化液，轻轻摇动后再倒掉大部分消化液，仅留少许消化液。也可以采取另一种方法：直接加1～2ml消化液进行消化，但要注意尽量减少消化液的剩余量，因为消化液过多对细胞有损伤，也需要较多的含血清培养液去中和。

3）消化最好在37℃或室温25℃以上环境进行，消化2～5分钟后把培养瓶放置显微镜下进行观察，发现胞质回缩，细胞间隙增大后，应立即终止消化。

4）如仅用胰蛋白酶，可直接加含血清的培养液。如有EDTA，需加Hanks液，轻轻摇动培养瓶，把残存EDTA消化液冲掉，再加培养液。如果细胞此时已脱壁则消化液不能倒掉，以免细胞丢失。要加入Hanks液或培养液终止消化，吹打收集细胞悬液，离心漂洗去除EDTA。

5）使用吸管，吸取瓶内培养液，反复吹打瓶壁细胞，吹打要注意保证所有底部都被吹到。吹打时动作要轻柔，尽可能不出现泡沫。这些对细胞均有损伤。

6）细胞计数，并接种于新的培养瓶内。

（三）细胞系的维持

细胞系的维持是通过换液、传代、再换液、再传代和细胞冻存实现的。

注意事项：

（1）细胞系档案要记录好，如组织来源，生物学特性，培养液要求，传代、换液时间，细胞的遗传学标志，生长形态，常规病理染色的标本等。无论是索取的细胞系，还是自己建立新细胞系，都要尽可能把上述资料收集齐全。

（2）细胞系传代和换液，都有自身规律，因而要注意在传代时保持稳定的规律性，这样可以减少由于传代时细胞密度的频繁增减或换液时间不规律,导致细胞生长特性改变。

(3) 防止细胞产生交叉污染。且每种细胞都要有充足的冻存储备,防止由于交叉污染造成细胞系绝种。如果细胞暂时不用,最好冻存以免传代太多,造成细胞衰老和生物学特性改变。

(四) 培养细胞的纯化

培养细胞纯化的原理是体外培养源于动物或人体,而机体细胞都是混杂生长的。每种组织都有自己的血管和间叶组织,因而从体内取得的培养材料所做的原代培养,绝大多数都呈各种细胞混合生长。在体外培养细胞中,即使都是纤维样细胞或上皮样细胞,他们种类也不同,如纤维样细胞包括成纤维细胞、肌细胞、骨细胞、滑膜细胞等。而利用体外培养细胞进行实验研究都要采用单一细胞。因而培养细胞的纯化是至关重要的。

1. 自然纯化 多种细胞混杂在一起培养,某一种细胞增殖快,在细胞群体中所占比例就越来越高,而其他细胞就会越来越少,最终消失。自然纯化是一种自然选择,是利用一种细胞的增殖优势,去除其他细胞,以达到细胞纯化的目的。但这种方法,得到的优势增殖细胞往往是成纤维细胞。部分恶性肿瘤细胞可以通过此方法,建立细胞系。

2. 人工纯化 原理:利用人为手段造成对某一细胞生长有利的环境条件,抑制其他细胞生长,从而达到纯化细胞的目的。包括酶消化法、机械刮除法、反复贴壁法、克隆法和流式细胞仪法。

(1) 酶消化法

1) 原理:由于上皮细胞和成纤维细胞对胰蛋白酶的耐受性不同,在消化细胞时,常是成纤维细胞先脱壁,而上皮细胞要消化相当长的时间才脱壁,特别是原代培养和早期培养的细胞,因而可以利用这种差异多次差别消化,将上皮细胞和成纤维细胞分开。

2) 材料、试剂及器材:与消化法传代用品相同。

3) 方法及操作步骤:采用普通消化法传代。将胰蛋白酶注入培养瓶 2 次,每次加 1ml 消化酶($25cm^2$ 培养瓶),稍加摇动让胰蛋白酶流过所有细胞表面,倒掉。盖好瓶盖,镜下观察,如果发现纤维样细胞变圆,部分脱壁,立即加入 2ml 含血清培养液终止消化。用吸管吹打纤维样细胞生长的区域,吹打过程中不要用力,尽可能不要吹打上皮细胞生长区域。吹打结束后收集细胞,再用少量培养液漂洗 1 遍。隔日或下次传代时,再进行上述操作。经过几次处理,就可能将成纤维细胞去除或将两者分开。

(2) 机械刮除法

1) 原代培养后,上皮细胞和成纤维细胞可同时出现,混杂生长。但其往往呈片状,每种细胞都以小片或区域性分布的方式,长在培养瓶底壁上。因此可以采用机械方法,刮去不需要的细胞,留取需要的。

2) 材料、试剂及器材:与传代用品相同。橡皮细胞刮子。

3) 方法及操作步骤:培养瓶放镜下观察,用橡皮细胞刮子在不需要的区域推刮,使细胞脱壁悬浮在培养液中,注意不要伤及所需细胞。冲洗 2 次,再加培养液培养。数日后可重复此操作。经过几次处理,就可能将两者分开。

(3) 其他方法:反复贴壁法适用于成纤维细胞的分离;克隆法适于生物工程实验;流式细胞仪分离法可分离任意细胞。

二、已建系细胞的培养

笔者所在实验室,多年来对常规已建系的细胞,参阅论著,稍作修改,形成了一套实验方案,作为常规培养的实验指南如下。

1. 材料、试剂及器材　以培养肿瘤细胞为例。

(1) 培养液1640(或DMEM或F12):取1640(或DMEM或F12)粉末1袋,按包装袋含量,加入1000mlddH$_2$O中,调pH至7.4左右。

(2) PBS溶液:0.01M PBS(pH 7.4):NaCl 8.0g,KCl 0.2g,Na$_2$HO$_4$ 1.44g,KH$_2$PO$_4$ 0.24g,加入1000ml ddH$_2$O中,高压灭菌。

(3) 0.25%胰酶:0.25g胰酶粉末,0.02g EDTA,加入100mlPBS溶液中,以滤器过滤除菌。

(4) 冻存液:9ml血清,以滤器过滤除菌,再加入1ml DMSO(二甲基亚砜)。

2. 方法及操作步骤

(1) 无菌操作:将超净工作台与细胞培养间紫外线照射15~20分钟。入室后更换无菌衣,戴无菌手套。用酒精棉球擦拭超净工作台的台面、加样器等。

(2) 细胞的复苏

1) 取出冻存细胞,手不要碰到冻存管管壁。迅速放入37℃水浴箱内,摇晃,使细胞在1分钟内融化。

2) 1 000rpm离心10分钟,弃上清。加入1mlPBS液,轻轻吹打混匀。注意动作要轻柔,不要将液体吹打出去。

3) 1 000rpm离心10分钟,弃上清,加入1ml培养液,吹打混匀。

4) 1 000rpm离心10分钟,弃上清,加入1ml培养液,混匀后,吸入培养瓶中。再加1ml培养液冲洗离心管,加入培养瓶。

5) 补足培养瓶内的培养液量。37℃,5% CO$_2$培养。

(3) 细胞的换液

1) 显微镜下观察细胞。培养瓶开盖后,瓶口过火,弃去培养液。吸取PBS3ml,轻轻晃动培养瓶,弃去PBS。重复3次。

2) 向培养瓶中加入4ml培养液(25cm^{2}培养瓶用量),轻轻摇晃混匀。放入37℃,5% CO$_2$培养。

(4) 细胞的传代

1) 显微镜下观察细胞。培养瓶开盖后,瓶口过火,弃去培养液。吸取PBS3ml,轻轻晃动培养瓶,弃去PBS。重复3次。

2) 取4ml胰酶(25cm^{2}培养瓶用量),一过后弃去。使用未弃净的胰酶,37℃消化3~5分钟,至显微镜观察到细胞已变圆,尚未完全飘起时,加入4ml培养液终止消化反应。用手轻轻拍下细胞。

3) 将上述液体,倒入高压过的15ml离心管中,瓶口过火,1 000rpm离心10分钟。弃上清。再加入3ml PBS液体,吹打混匀后,瓶口过火,1 000rpm离心10分钟。弃上清。此步骤可选择省略。

4) 将离心管内的液体,加入培养瓶中,轻轻摇晃混匀。放入37℃,5% CO$_2$培养。

(5) 细胞的冻存

1) 步骤同传代的第1、2步,第3步可以选择使用或省略。

2) 将细胞1 000rpm离心10分钟,弃上清后,加入1ml冻存液。吸入高压过的冻存管中。标记好。4℃放置片刻。-20℃放置2小时。-70℃放置一天。放置入液氮中长期冻存。液氮要定期检查,挥发后要及时灌入,确保细胞浸泡入液氮中。

第三节 细胞三维培养

上述培养细胞,均为单层培养细胞,其特点是具有增殖能力,却不能进行分化。单层培养细胞是机体组织移到体外进行培养,很难保留体内的结构和环境,并丧失了原来的细胞外基质(ECM)成分。ECM成分被视为填充于细胞间起支持保护作用的成分,它与细胞分化、增殖、信号转导、细胞凋亡、免疫活动有关。这也就是为什么体外培养细胞不能进行分化的原因。实验证明,如果在培养中创建立体的ECM环境(模拟支架),细胞便可发生分化,从而成为当前组织工程中实施三维培养的基础。三维培养技术,使组织培养技术发展到了一个新阶段。单层培养仍然是组织培养的主要方法,但单层培养不能体现体内细胞分化的真实样貌,三维培养在体外创建出立体的环境,因此近年来倍受关注(表21-1)。

表21-1 不同培养方法的条件和要求

培养要求	培养方法	
	单层培养	三维培养
细胞性状	增殖、生存	增殖、分化、生存
细胞潜能	有增殖能力,分化不显著	有增殖和分化的能力(干细胞)
空间	二维	三维
营养和环境	静态	动态
一般生长因子	需要	需要
特异生长因子	可有可无	需要
分化因子	可有可无	需要

一、细胞三维培养外基质的替代材料

三维培养中代替细胞外基质的成分是支架材料。支架具有的基本特征是:①无毒性,有组织相容性,不引起炎症反应;②有可控生物降解性:即随细胞在体内生长、增殖和分化,替代材料应逐步降解,最后完全被吸收或排除体外,避免在体内滞留引起有害反应;③多孔性:具有丰富的、如海绵或泡沫状的孔隙,以供细胞生长和增殖;④有加工可塑性:患者缺陷发生的部位和组织结构不同,支架应能任意塑造成各种形状和大小,以便于加工制作成适应临床需要的移植物。

三维培养即立体培养,目的在于模拟体内细胞的生存方式,支持物是三维培养成功的必需材料。20世纪70年代,有学者曾研究过无支架的球体培养法。该法先利用单层培养,待细胞增殖成单层后,用划痕法把细胞膜分割成小片,以后细胞片就会卷起来生长,最后形

成立体球形细胞群。但此研究由于没有支持物,球体细胞增大后,内部细胞不便获取营养,很难进一步增殖,球体并未长大,且发生了坏死。因此以失败告终。

现代三维培养将细胞深入支架中,与支架一起形成细胞/支架复合物(Cells/Scaffold,简称 CSC),更好的模拟了体内环境,为今后发展为组织替代物提供了实验依据。

二、三维培养细胞需具备的性质

干细胞性质的细胞才能进行三维培养,因其具有增殖和分化潜能。在培养增殖细胞的同时,应尽量避免干细胞过早发生分化。因细胞增殖和分化具有一定的拮抗关系,增殖能抑制分化,分化也能影响增殖。细胞分化过早,往往影响细胞进一步增殖,达不到向支架上接种细胞所需的数量。但细胞在培养中的时间不能过长,因反复传代,可能使细胞提前分化,最终导致细胞关键表型特征的丧失,比如病毒敏感性、形态学、表面受体等,导致失去原有的性状,影响下一步三维培养的效果。

人的组织工程细胞有自体和异体之别,最好是使用自体,可免除免疫抵抗。异体细胞中胎儿细胞最好,主要是干细胞增殖和分化力强,活力比成人细胞大、耐受冻存,对缺氧耐受性也大。困难是材料难于获得。

三、三维培养细胞的制备方法

间充质细胞为起源于胚胎中胚层的干细胞,广泛存在于机体各处。从骨髓中分离出的间充质干细胞,分化潜能最大,其能分化为骨骼、骨骼肌、平滑肌、软骨及脂肪组织。用于分离间充质干细胞的方法有三种:密度梯度离心、贴壁筛选或流式细胞仪分离的方法。密度梯度离心法,是根据间充质细胞与其他细胞的密度不同,采用分离液分离的方法。贴壁筛选法则是根据间充质细胞能在塑料组织培养瓶中贴壁生长的特性进行分离;而流式细胞仪分选的方法,则是根据间充质细胞体积小、相对缺少细胞器的特点进行分选。最常用的方法是密度梯度离心法,因此重点介绍。

(一)制备密度梯度液

1. 分层液法

(1)调整 Percoll 培养液密度到 1.10g/ml 和渗透压到 290mol/L。

(2)Percoll 和常规培养液混合,形成各种不同比例混合液的密度梯度范围(1.020~1.100),构成 10 到 20 个密度范围。

(3)用 25ml 离心管制备阶段性密度,制备好后,可直接应用,或过夜。

2. 离心法

(1)应用 Percoll 培养基密度为 1.085g/ml 的管。

(2)离心 20 000g,1 小时。

(3)离心导出“乙”字形梯度,其形态是由 Percoll 起始浓度、离心力和持续时间、管的性状,以及离心类型共同决定的。

3. 梯度样板法　借混合 1.08g/ml Percoll,能导出一个连续线状 1.020g/ml 的梯度样板。

（二）间充质细胞密度梯度离心分离程序

1. 按临床活检取材法，获取骨髓 10～20ml，去除大块碎骨渣；将骨髓悬于 Percoll 液（1.08g/ml），间充质细胞被分层于 1.03g/ml 群中。

2. 1 000g 离心 20 分钟，间充质细胞则位于低密度层中。

3. 用长针头注射器，吸取间充质细胞，重悬于 DMEM 培养液中。

4. 接种细胞，密度为（1.5～6）×10^6 细胞/皿。间充质细胞能迅速贴壁，而大多数皿内的细胞仍悬浮，更换培养液时，其就可被除掉。

5. 单个细胞长成 30～100 个细胞的克隆后，就可以挑选单个克隆，用胰蛋白酶将其消化下来，转至 24 孔培养板中扩增。细胞扩增后，可做不同方向诱导分化处理。

第四节　胃上皮细胞及肿瘤细胞的培养鉴定

肿瘤细胞一旦培养成功，无论是原代还是传代，都需要鉴定，其目的在于，证明该培养细胞是否来自原来的肿瘤细胞；说明其肿瘤组织类型；描述其生物学特性。

一、胃上皮细胞的培养及鉴定

（一）正常胃上皮细胞的培养鉴定

胃上皮细胞的培养对于胃部的生理及病理的研究是至关重要的。细胞初离机体，对细胞生长必须的生长因子需要另外补加，甚至有些细胞代谢必需的酯类及 Ca^{2+} 浓度也应调整。另外，成纤维细胞的掺入易污染胃上皮细胞。且对于本来存在于有菌环境中的胃黏膜，不可避免存在细菌污染，因此一定要清洗干净，并配青链霉素。

1. 材料、试剂及器材　DMEM/F12/1640，加青链霉素。Ⅳ型胶原，透明质酸酶，纤连蛋白，层粘连蛋白。

2. 方法及操作步骤

（1）取材：取正常胃黏膜少许。

（2）清洗：用含青链霉素的 D-Hanks 液漂洗后，用钝器剥离黏膜，剪成 $1mm^3$ 大小。

（3）在Ⅳ型胶原和透明质酸酶中，37℃消化 60 分钟。

（4）离心：收集细胞悬液，1 000rpm/min 离心后 10 分钟，Hanks 液漂洗两次。

（5）接种：末次离心后，加入含有胎牛血清的培养基，接种培养。待 24 小时后，细胞呈多角形，岛状或片状生长，之后可连接成片。胃上皮的初代培养可维持 2～3 周，第一周末达高峰，以后逐渐衰落。

（6）克隆培养：胎儿胃上皮细胞，经 SV-40 转化，建立了人胎儿胃上皮细胞永生性细胞系 GES-1。

3. 胃黏膜上皮细胞的鉴定　胃黏膜上皮细胞的鉴定有化学染色、免疫组化染色、形态结构观察等方法。

化学染色：胃黏膜表面上皮为单层柱状上皮，主要由分泌黏液的表面黏液细胞组成，其顶部细胞质内充满黏原颗粒，PAS 染色呈绛红色，因酸碱程度不同也可显桃红色。经此法检测,上述各物种分离细胞阳性率多在 85% 以上,证明其基本上为分泌黏液的胃黏膜上皮细胞。黏蛋白卡红、黏原氧化苏木精和 HE 染色也可用于胃黏膜表面上皮和腺上皮中颈黏液细胞的鉴定。

免疫组化染色:刚分离的胃黏膜上皮细胞中往往混有非上皮细胞成分,应用特异性中等纤维蛋白亚基波形蛋白(vimentin)抗体可鉴定纤维母细胞,血管假性血友病因子和第Ⅷ因子抗体可鉴别血管内皮细胞和毛细胞血管碎片。角蛋白抗体免疫荧光染色可鉴定上皮细胞成分。

形态结构观察:胃黏膜上皮细胞为单层贴壁生长,光学显微镜下呈梭形或多角形,细胞质透明,核大呈卵圆形。电子显微镜下可见细胞游离面有短的微绒毛样突出物,细胞质内散在分布线粒体,有界限清楚的嵴;核蛋白体丰富,粗面内质网明显;高尔基复合体较多,并与较多分泌小管为邻,提示其具有分泌作用;大部分颗粒显示高电子密度(糖原颗粒),与 PAS 染色所见一致;少部分细胞含丰富的线粒体,可能是未分化的壁细胞。

(二) 目前已建系的胃癌细胞系

除了正常胃永生化上皮细胞系 GES-1 外,用于胃疾病研究的胃癌细胞系还有很多。表 21-2 列出了目前国内外已有的胃癌细胞系。

表 21-2　目前国内外的胃癌细胞系

细胞系名称	库来源	器官来源	分离器官/组织	组织分化
AGS	ATCC	胃		中分化腺癌
NCI-N87	ATCC	胃	肝转移灶	
SNU-1	ATCC	胃	腹水	
SNU-5	ATCC	胃	腹水	
SNU-16	ATCC	胃	腹水	
KATO Ⅲ	ATCC	胃	胸腔积液	印戒细胞癌
Hs746T	ATCC	胃	左腿	
MKN45	Japan	胃	胃淋巴结	印戒细胞癌
MKN28	Japan	胃		高分化腺癌
MKN7	Japan	胃		高分化腺癌
TMK-1	Japan	胃		低分化腺癌
HSC-39	Japan	胃		印戒细胞癌
SGC-7901	中科院	胃	淋巴结转移灶	低分化腺癌
BGC-823	中科院	胃		未分化癌
MGC-803	中科院	胃		低分化粘液腺腺癌
HGC-27 *				未分化癌

* 参照刘玉琴,卞晓翠,实验细胞资源目录,人民军医出版社,2010 年,27-163

二、肿瘤细胞的培养及鉴定

(一) 肿瘤细胞的生物学检查项目

1. 组织起源　对培养材料应说明起源于哪个胚层,何种器官的何种组织;供体来源及患何疾病。

2. 形态学观察 如细胞形状、核浆比例、染色质和核仁大小及多少，细胞骨架的排列等。癌细胞多呈多角形，大小异型性明显，核浆比例失调，有丰富的有丝分裂，核仁清晰，微丝微管排列紊乱。

3. 细胞生长特性 检测细胞生长曲线、细胞核分裂指数、倍增时间以及细胞周期。癌细胞由于失去正常的接触抑制，细胞呈多层生长，细胞倍增时间较短，细胞生长的密度增加，细胞核分裂指数较高，有无限增殖的能力，且具有侵袭能力较强等特性。

4. 软琼脂培养 癌细胞在软琼脂中可形成细胞克隆。

5. 细胞核型分析 检测核型特点，染色体数量、有无标记染色体、染色体带型等。

6. 动物致瘤实验 以$(1\sim20)\times10^6$个/ml 细胞密度的癌细胞悬液接种裸鼠背部皮下，能够生长成为实体瘤，其组织学形态应与原发瘤相似。

（二）人类肿瘤细胞系的特征标志检测

某些肿瘤具有特殊的生物学特性，据此可以对其相应的细胞系进行鉴定。

1. 一些内分泌腺肿瘤能产生激素，其细胞系仍能保持这一特性 例如，胎盘的绒毛性瘤产生胎盘性促性腺激素（HCG），绒毛膜癌分泌人 HCG、孕酮和雌激素。垂体瘤分泌生长激素，乳腺癌分泌雌二醇和孕酮受体。

2. 产生异位激素的肿瘤 未分化肺癌燕麦细胞癌，有的能产生 5-羟色胺和促肾上腺皮质激素（ACTH），甲状腺癌也能产生 ACTH。肝癌产生绒毛膜促性腺激素如促黄体激素（LH）。这些功能性肿瘤的细胞系也可以检出异位激素。

3. 癌胚抗原（CEA） 结肠癌、胰腺癌、食管癌均能产生癌胚抗原，其可用来鉴定上述组织来源的细胞系。

4. 腺癌可用过碘酸希夫染色（PAS）和黏液卡红染色或 PAS 和阿新蓝染色，胞质中有细滴状颗粒。电镜下有电子密度高的分泌颗粒。

5. 中间纤维可鉴定人类肿瘤细胞系的来源，包括：角蛋白，提示癌来源；神经丝提示神经节神经母细胞瘤；结蛋白提示横纹肌肉瘤；酸性神经胶质纤维蛋白提示神经胶质瘤；波形丝蛋白提示非肌肉肉瘤。

第五节 细胞转化及其生物学特性鉴定

培养细胞除了常规在光镜下观察，尚可以通过相关技术检测其生物学特性，包括增殖、分化、凋亡、侵袭情况。以下以五个实验说明细胞的转化及恶性程度等生物学特性检测方法。

实验一 MTT 检测细胞增殖

1. 实验原理 MTT 全称为 3-(4,5)-dimethylthiahiazo，汉语化学名为 3-(4,5-二甲基噻唑-2)-2,5-二苯基四氮唑溴盐，商品名：噻唑蓝。是一种黄颜色的染料。MTT 比色法，是一种检测细胞存活和生长的方法。其检测原理为活细胞线粒体中的琥珀酸脱氢酶能使外源性 MTT 还原为水不溶性的蓝紫色结晶甲臜并沉积在细胞中，而死细胞无此功能。二甲基亚砜（DMSO）能溶解细胞中的甲臜，用酶联免疫检测仪在 490nm 波长处测定其光吸收值，可间接反映活细胞数量。在一定细胞数范围内,MTT 结晶形成的量与细胞数成正比。该方法已广泛用于一些生物活性因子的活性检测、大规模的抗肿瘤药物筛选、细胞毒性试验以及肿瘤放射敏感性测定等。它的特点是灵敏度高、经济。

2. 方法及操作步骤

(1) 收集对数期细胞,调整细胞悬液浓度,每孔加入 100μl,铺板使待测细胞调密度 1000～10 000 孔(边缘孔用无菌 PBS 填充)。

(2) 5% CO_2,37℃孵育,至细胞贴壁,加入浓度梯度处理因素,原则上,细胞贴壁后即可加药,或两小时,或半天时间,但我们常在前一天下午铺板,次日上午加药,一般 5～7 个梯度,每孔 100μl,设 3～5 个复孔。建议设 5 个,否则难以反应真实情况。

(3) 5% CO_2,37℃孵育 24～72 小时,倒置显微镜下观察。

(4) 每孔加入 20μlMTT 溶液(5mg/ml,即 0.5% MTT),继续培养 4 小时。若药物与 MTT 能够反应,可先离心后弃去培养液,小心用 PBS 冲 2～3 遍后,再加入含 MTT 的培养液。

(5) 终止培养,小心吸去孔内培养液。

(6) 每孔加入 150μl 二甲基亚砜,置摇床上低速振荡 10 分钟,使结晶物充分溶解。在酶联免疫检测仪 OD490nm(570nm)处测量各孔的吸光值。以时间为横坐标,吸光值为纵坐标绘制细胞生长曲线。

(7) 同时设置调零孔即空白组(培养基、MTT、二甲基亚砜),对照孔(细胞、相同浓度的药物溶解介质、培养液、MTT、二甲基亚砜)。

(8) 计算细胞存活率(%)=[(实验孔-空白孔)/(对照孔-空白孔)]×100%

实验二　TUNEL 法检测细胞凋亡

1. 实验原理　脱氧核糖核苷酸末端转移酶介导的缺口末端标记法,称 TUNEL。DNA 双链断裂或只要一条链出现缺口,就可以产生一系列 DNA 的 3′-OH 末端,在脱氧核糖核苷酸末端转移酶(TdT)的作用下,将脱氧核糖核苷酸和荧光素、过氧化物酶、碱性磷酸化酶或生物素形成的衍生物标记到 DNA 的 3′-OH 末端,即可以进行凋亡细胞的检测。其可以用于石蜡包埋组织切片、冰冻组织切片、细胞或从组织中分离的细胞的细胞凋亡测定。这里以过氧化物酶标记测定法为例。

2. 材料、试剂及器材

(1) 磷酸缓冲液 PBS(pH7.4):磷酸钠盐 50mmol/L,NaCl 200mmol/L。

(2) 蛋白酶 K(200μg/ml,pH7.4):蛋白酶 K 0.02g;PBS 100ml。

(3) 含 2% H_2O_2 的 PBS 缓冲液(pH7.4):H_2O_2 2.0ml;PBS 缓冲液 98.0ml。

(4) TdT 酶缓冲液(新鲜配):Trlzma 碱 3.63g 用 0.1mol/L HCl 调节 pH 至 7.2,加 ddH_2O 定容到 1000ml;再加入二甲砷酸钠 29.96g 和氯化钴 0.238g。

(5) TdT 酶反应液:TdT 酶 32μl;TdT 酶缓冲液 76μl,混匀,置于冰上备用。

(6) 洗涤与终止反应缓冲液:氯化钠 17.4g;柠檬酸钠 8.82g;ddH_2O 1000ml。

(7) 0.05% 二氨基联苯(DAB)溶液:DAB 5mg;PBS 10ml,pH7.4,临用前过滤后,加过氧化氢至 0.02%。

(8) 0.5% 甲基绿(pH4.0):甲基绿 0.5g;0.1mol/L 乙酸钠 100ml。

(9) 100% 丁醇,100%、95%、90%、80% 和 70% 乙醇,二甲苯,10% 中性甲醛溶液,乙

酸,松香水等。

(10) 过氧化物酶标记的抗地高辛抗体(ONCOR)。

3. 方法及操作步骤

(1) 标本预处理

1) 石蜡包埋的组织切片预处理:将组织切片置于染色缸中,用二甲苯洗两次,每次 5 分钟。用无水乙醇洗两次,每次 3 分钟。用 95% 和 75% 乙醇各洗一次,每次 3 分钟。用 PBS 洗 5 分钟加入蛋白酶 K 溶液(20μg/ml),于室温水解 15 分钟,去除组织蛋白。用蒸馏水洗 4 次,每次 2 分钟,然后按下述步骤(2)进行操作。

2) 冰冻组织切片预处理:将冰冻组织切片置于 10% 中性甲醛中,于室温固定 10 分钟后,去除多余液体。用 PBS 洗两次,每次 5 分钟。置乙醇∶乙酸(2∶1)的溶液中,于-20℃处理 5 分钟,去除多余液体。用 PBS 洗两次,每次 5 分钟,然后按下述步骤(2)进行操作。

3) 培养的或从组织分离的细胞的预处理:将约 5×10^7 个/ml 细胞于 4% 中性甲醛室温中固定 10 分钟。在载玻片上滴加 50~100μl 细胞悬液并使之干燥。用 PBS 洗两次,每次 5 分钟,然后按下述步骤(2)进行操作。

(2) 色缸中加入含 2% 过氧化氢的 PBS,于室温反应 5 分钟。用 PBS 洗两次,每次 5 分钟。

(3) 用滤纸小心吸去载玻片上组织周围的多余液体,立即在切片上加 2 滴 TdT 酶缓冲液,置室温 1~5 分钟。

(4) 用滤纸小心吸去切片周围的多余液体,立即在切片上滴加 54μl TdT 酶反应液,置湿盒中于 37℃反应 1 小时(注意:阴性染色对照,加不含 TdT 酶的反应液)。

(5) 将切片置于染色缸中,加入已预热到 37℃的洗涤与终止反应缓冲液,于 37℃保温 30 分钟,每 10 分钟将载玻片轻轻提起和放下一次,使液体轻微搅动。

(6) 组织切片用 PBS 洗 3 次,每次 5 分钟后,直接在切片上滴加两滴过氧化物酶标记的抗地高辛抗体,于湿盒中室温反应 30 分钟。

(7) 用 PBS 洗 4 次,每次 5 分钟。

(8) 在组织切片上直接滴加新鲜配制的 0.05% DAB 溶液,室温显色 3~6 分钟。

(9) 用蒸馏水洗 4 次,前 3 次每次 1 分钟,最后 1 次 5 分钟。

(10) 于室温用甲基绿进行复染 10 分钟。用蒸馏水洗 3 次,前两次将载玻片提起放下 10 次,最后 1 次静置 30 秒。依同样方法再用 100% 正丁醇洗三次。

(11) 用二甲苯脱水 3 次,每次 2 分钟,封片、干燥后,在光学显微镜下观察并记录实验结果。实验应设立阳性和阴性细胞对照。阳性对照的切片可使用 DNaseI 部分降解的标本,阳性细胞对照可使用地塞米松(1μM)处理 3~4 小时的大、小鼠胸腺细胞或人外周血淋巴细胞。阴性对照不加 TdT 酶,其余步骤与实验组相同。

实验三、Transwell 小室检测细胞侵袭

1. 材料、试剂及器材 Transwell 小室,无血清培养液(需加 BSA),基质胶,FBS 培养基,细胞培养板,正置显微镜。肿瘤细胞迁移实验常用 8.0μm 聚碳酸酸膜。

2. 方法及操作步骤

(1) Transwell 小室制备

1) 无基质胶 Transwell 小室制备:包被基底膜:用 50mg/L Matrigel 1∶8 稀释液包被 Tr-

answell 小室底部膜的上室面,4℃风干。水化基底膜:在上室的聚碳酸酯膜上加入稀释后的 Matrigel(3. 9μg/μl)60 ~ 80μl(注意体积不可太大,以刚把聚碳酸酯膜浸湿为最好),置 37℃ 30 分钟使 Matrigel 聚合成凝胶。

2) 有基质胶的 Transwell 小室制备:将小室放入培养板中,在上室加入 300μl 预温的无血清培养基,室温下静置 15 ~ 30 分钟,使基质胶再水化。再吸去剩余培养液。

(2) 制备细胞悬液

1) 制备细胞悬液前可先让细胞无血清状态饥饿 12 ~ 24 小时,进一步去除血清的影响。

2) 消化细胞,终止消化后离心弃去培养液,用 PBS 洗 1 ~ 2 遍,用含 BSA 的无血清培养基重悬。调整细胞密度至$(1 \sim 10)\times10^5$。

(3) 接种细胞

1) 取细胞悬液 100 ~ 200μl 加入 Transwell 小室。

2) 24 孔板下室一般加入 500μl 含 FBS 或趋化因子的培养基,这里要特别注意的是,下层培养液和小室间常会有气泡产生,一旦产生气泡,下层培养液的趋化作用就减弱甚至消失了,在种板的时候要特别留心,一旦出现气泡,要将小室提起,去除气泡,再将小室放进培养板。

3) 培养细胞:常规培养 12 ~ 48 小时(主要依癌细胞侵袭能力而定)。时间点的选择除了要考虑到细胞细胞侵袭力外,处理因素对细胞数目的影响也不可忽视。

(4) 结果统计:"贴壁"细胞计数

1) 擦去基质胶和上室内的细胞。

2) 染色:常用的染色方法有结晶紫染色、台盼蓝染色、Giemsa 染色、苏木精染色、伊红染色等。以 0. 1% 结晶紫染色为例,这种方法有如下优势:①不需要固定细胞,直接染色即可;②配制简单方便;③染色后可以用 33% 醋酸脱色,将结晶紫完全洗脱下来,洗脱液可在酶标仪 570nm 检测其 OD 值,间接反映细胞数。使用结晶紫染色要注意,染色前要将膜风干,否则可能会不着色。

3) 细胞计数:使用 Leica DC 300F 正置显微镜进行观察和拍照,把 Transwell 小室反过来底朝上就可清楚看到小室底膜上下室侧附着的细胞。也可以用手术刀将膜切下后染色,再贴在玻片上,滴二甲苯,再盖上盖玻片,可长期保存。

实验四　流式细胞术

1. 方法及操作步骤

1. 以流式细胞仪检测细胞周期为例。收集对数生长期细胞,1 000rpm 离心 10 分钟,去上清,移入离心管,制成 5×10^5 个/ml 细胞悬液。

2. 室温下 1 000rpm 离心 5 分钟,弃上清。PBS 洗涤一次,吹打混匀,室温下 1 000rpm 离心 5 分钟,弃上清,重新悬浮于 75% 冰乙醇中,4℃固定过夜。

3. 次日晨,室温下 1 000rpm 离心 10 分钟,离心后制成 400μl 的细胞悬液,加碘化丙淀染液(PI)于 37℃避光孵育 30 分钟后,流式细胞仪检测,ModFitLT3. 0 软件分析细胞周期。

4. 计算增殖指数(PI)=(S+G2M)/(G0/1+S+G2M)

实验五　集落形成实验

1. 平板克隆形成试验

(1) 取对数生长期的单层培养细胞,用 0. 25% 胰蛋白酶消化并吹打成单个细胞,把细胞悬浮在 10% 胎牛血清的 RPMI1640 培养液中备用。

(2) 将细胞悬液作梯度倍数稀释,以适当的细胞密度(根据增殖能力)接种于 37℃ 预温培养液的皿中,并轻轻转动,使细胞分散均匀。置 37℃ 5% CO_2 及饱和湿度的环境下,静置培养 2 ~ 3 周。

(3) 经常观察,当培养皿中出现肉眼可见的克隆时,终止培养。弃去上清液,用 PBS 小心浸洗 2 次。加纯甲醇或 1 : 3 醋酸/甲醇 5ml,固定 15 分钟。然后去固定液,加适量 Giemsa 应用染色液染 10 ~ 30 分钟,然后用流水缓慢洗去染色液,空气干燥。

(4) 将平皿倒置并叠加一张带网格的透明胶片,用肉眼直接计数克隆,或在显微镜(低倍镜)下计数大于 10 个细胞的克隆数。最后计算克隆形成率。

克隆形成率 = 克隆数/接种细胞数×100%

平板克隆形成试验方法简单,适用于贴壁生长的细胞。适宜底物为玻璃的、塑料瓶皿。实验成功的关键是细胞悬液的制备和接种密度。细胞一定要分散得好,不能有细胞团,接种密度不能过大。

2. 软琼脂培养克隆形成试验

(1) 取对数生长期细胞,用 0. 25% 胰蛋白酶消化并轻轻吹打,使之成为单细胞,作活细胞计数,用含 20% 胎牛血清的 DMEM 培养液调整细胞密度至 1×10^6 细胞/ml。然后根据实验要求作梯度倍数稀释。

(2) 用蒸馏水分别制备出 1. 2% 和 0. 7% 两个浓度的低溶点琼脂糖液,高压灭菌后,维持在 40℃ 中不会凝固。

(3) 按 1 : 1 比例使 1. 2% 的琼脂糖和 2×DMEM 培养基(含有 2×抗生素和 20% 的小牛血清)混合后,取 3ml 混合液注入直径 6cm 平皿中(10cm 平皿加 7 ~ 10ml),冷却凝固,可作底层琼脂置 CO_2 温箱中备用。

(4) 按 1 : 1 比例让 0. 7% 的琼脂糖和 2×DMEM 培养基在无菌试管中相混以后,再向管中加入 0. 2ml 的细胞悬液,充分混匀,注入铺有 1. 2% 琼脂糖底层平皿中,形成双琼脂层。待上层琼脂凝固后,置入 37℃ 5% CO_2 温箱中培养 10 ~ 14 天。

(5) 把平皿放置在倒置显微镜下,观察细胞克隆数。计算形成率。

软琼脂培养法常用检测肿瘤细胞和转化细胞系。实验中琼脂与细胞相混时,琼脂温度不宜超过 40℃。接种细胞的密度每平方厘米不超过 35 个,一般 6cm 的平皿接种 1 000 个细胞。正常细胞在悬浮状态下不能增殖,不适用于软琼脂克隆形成试验。

(徐 倩 康 丹)

参 考 文 献

1. 司徒镇强,吴军正主编. 细胞培养. 兴界图书出版公司. 2007 年 1 月:57-164.

2. 李甘地主编. 组织病理技术. 人民卫生出版社. 2002 年 9 月:48-190.

3. 赵欢. 幽门螺杆菌对原代培养人胃黏膜细胞胃蛋白酶原蛋白表达的影响. 2009,中国医科大学硕士学位论文.

4. 鄂征主编. 组织培养技术及其在医学研究中的应用. 中国协和医科大学出版社. 2004 年 8 月.

第二十二章　幽门螺杆菌培养在胃癌研究中的应用

从罗宾·沃伦和巴里·马歇尔首次提出细菌感染是胃十二指肠疾病的最重要病因至今已走过整整30年，该理论不仅颠覆了长期以来学术界一直认为应激和生活方式导致胃炎和消化性溃疡的理论，而且也在世界范围内激起了一波研究热浪。人们为证实或否认这一理论，做出了不懈的努力，从流行病学及病理、生理、免疫和分子层面认识到幽门螺杆菌(H. Pylori)感染的确是慢性胃炎、消化性溃疡甚至胃癌的最重要环境致病因素。在这一过程中，人们在细菌基因组研究、体内动物实验研究及体外作用细胞研究等方面都为感染性疾病的研究积累了丰富而宝贵的经验。

第一节　常用体外培养幽门螺杆菌菌株

一、Genbank 中已知基因组序列的 H. pylori 菌株

不同 H. pylori 菌株间基因组差异很大，用同一种限制性内切酶很难有效地切割多种 H. pylori 基因组 DNA。用多种内切酶同时切割同一 H. pylori 菌株基因组 DNA，从得到的限制性片段长度多态性(RRP)酶切图谱中，可以看到几乎每一菌株都有独特的酶切图谱，但同一菌株基因组 DNA 在培养过程中却相对稳定。最早被测序的2株菌株，26695和J99，分别来自胃溃疡和十二指肠溃疡的患者，目前其标准株可以从美国菌种保存库(America Type Culture Collection，ATCC)中购买使用。

表22-1列出目前在 NCBI Genbank 中可以查询到的全部已测序的 H. pylori 基因序列信息。

表22-1　NCBI Genbank 中全部已测序 H. pylori 菌株列表

序号	菌株名称	Genbank 号	长度(bp)	杂志	第一作者
1	2017	NC_017374	1548238	J. Bacteriol. 193(13),3385-3386(2011)	Avasthi,T. S.
2	2018	NC_017381	1562832	J. Bacteriol. 193(13),3385-3386(2011)	Avasthi,T. S.
3	G27	NC_011333	1652982	J. Bacteriol. 191(1),447-448(2009)	Baltrus,D. A.
4	ELS37	NC_017063	1664587	Direct Submission	Bertoli,M. T.
5	908	NC_017357	1549666	J. Bacteriol. 192(24),6488-6489(2010)	Devi,S. H.
6	B8	NC_014256	1673997	BMC Genomics 11,335(2010)	Farnbacher,M.
7	P12	NC_011498	1673813	Nucleic Acids Res. 38(18),6089-6101 (2010)	Fischer,W.
8	XZ274	NC_017926	1634138	Direct Submission	Guo,Y.
9	PeCan4	NC_014555	1629557	Direct Submission	Kersulyte D.
10	SJM180	CP002073	1658051	Direct Submission	Kersulyte D.
11	Cuz20	NC_017358	1635449	Direct Submission	Kersulyte D.
12	Gambia94/24	NC_017371	1709911	Direct Submission	Kersulyte D.

续表

序号	菌株名称	Genbank 号	长度(bp)	杂志	第一作者
13	HUP-B14	NC_017733	1599280	Direct Submission	Kersulyte D.
14	India7	NC_017372	1675918	Direct Submission	Kersulyte D.
15	Lithuania75	NC_017362	1624644	Direct Submission	Kersulyte D.
16	PeCan18	NC_017742	1660685	Direct Submission	Kersulyte D.
17	Puno120	NC_017378	1624979	Direct Submission	Kersulyte D.
18	Puno135	NC_017379	1646139	Direct Submission	Kersulyte D.
19	Sat464	NC_017359	1560342	Direct Submission	Kersulyte D.
20	Shi112	NC_017741	1663456	Direct Submission	Kersulyte D.
21	Shi169	NC_017740	1616909	Direct Submission	Kersulyte D.
22	shi417	NC_017739	1665719	Direct Submission	Kersulyte D.
23	SNT49	NC_017376	1607577	Direct Submission	Kersulyte D.
24	SouthAfrica7	NC_017361	1653913	Direct Submission	Kersulyte D.
25	Shi470	NC_010698	1608548	PLoS ONE 5(11), E15076(2010)	Kersulyte, D.
26	52	NC_017354	1568826	Direct Submission	Kim, S.
27	v225d	NC_017355	1588278	J. Bacteriol. 192(12), 3078-3092(2010)	Mane, S. P.
28	J99 *	NC_000921	1643831	Infect. Immun. 71 (11), 6510 - 6525 (2003)	Merrell, D. S.
29	83	NC_017375	1617426	Direct Submission	Muzny, D.
30	35A	NC_017360	1566655	Direct Submission	Muzny, D.
31	HPAG1	NC_008086	1596366	Proc. Natl. Acad. Sci. U. S. A. 103 (26), 9999-10004(2006)	Oh, J. D.
32	26695 *	NC_000915	1667867	PLoS ONE 3(5), E2259(2008)	Raymond, J.
33	ATCC 51449	NC_004917	1799146	Proc. Natl. Acad. Sci. U. S. A. 100 (13), 7901-7906(2003)	Suerbaum, S.
34	B38	NC_012973	1576758	BMC Genomics 11, 368(2010)	Thiberge, J. M.

* Available from ATCC

二、H. pylori 菌株在胃癌研究中的应用

H. pylori 作为人胃十二指肠疾病发生发展中重要的致病菌,由于其奇特的生存方式、多变的基因结构特征、感染结局的多样性、与人类共生和进化的密切关系等,使得 H. pylori 成为目前消化病学及微生物学等领域研究的主要热点之一。H. pylori 的基因组结构具有明显的地域起源及分布特征,其基因结构的多态性可反映人类的种系地理特征和迁徙史。H. pylori 菌株的地理起源反映了人类居留史上的重要事件,譬如 H. pylori 菌株的地理起源研究结果反映出玻里尼西亚和美洲的殖民地化、非洲班图人的迁徙等人类居留史上的重要事件。针对 H. pylori 种系的地理起源分析显示,H. pylori 的地域起源差异与不同临床结局相关。Mane,Kersulyte 等针对美国印第安人来源的 H. pylori 菌株 v225d 和南美洲秘鲁菌株 Shi470 的分析研究显示,相对于其他地域来源的 H. pylori 菌株,v225d 和 Shi470 与东亚菌株

亲缘性更为接近，被认为在15000年前随人类从亚洲迁移到美洲大陆，并代表着被欧洲征服前美国印第安人来源的菌株。另一项研究也显示，H. pylori 菌株 Sat464，Cuz20，Shi470，v225d 等与亚洲菌株的遗传距离较近，东亚韩国的52、51和日本的F57菌株，远离其他南亚、欧洲、非洲菌株，与非洲的 SouthAfrica7 菌株和猫科动物来源的 Sheeba 菌株的距离最远。

目前，对 H. pylori 全基因组序列分析使人们对其致病性有了进一步的了解，通过对基因组研究还能确定许多新的毒力因子，但 H. pylori 的研究工作已进入了后基因组时期，并在酵母双杂交、质谱技术和生物信息学等方面都有了新的突破，这将是今后几年 H. pylori 研究的重点，由此可发现 H. pylori 感染引起胃十二指肠疾病新的机制。

第二节 幽门螺杆菌培养方法

细菌的分离培养是研究 H. pylori 的基础方法，目前，临床诊断 H. pylori 感染的“金标准”为 H. pylori 的分离培养，从患者胃黏膜中分离培养 H. pylori 可确定感染，而且通过对 H. pylori 菌株进行药敏试验，可有效指导临床用药，尤其对耐药菌株的根治有重要作用。但由于 H. pylori 生长条件严格，培养过程中杂菌较多，因此从患者中分离 H. pylori 的阳性率较低，大约仅有40%～70%。下面从临床标本采集、运输、培养、鉴定几个方面介绍目前常用的 H. pylori 培养方法。

一、胃黏膜活检标本的采集及运输

研究发现 H. pylori 在人胃内呈局灶性、不均匀分布，一般近期未用抗 H. pylori 药物的病人 H. pylori 多分布于距幽门2～5cm处的胃窦部，用药后 H. pylori 会从胃窦转移到胃体、胃底。因此对后者要同时采集胃底、胃体黏膜标本。不同消化道疾病 H. pylori 分离培养阳性率不同：近4周用抗 H. pylori 药物(包括奥美拉唑)的低于未用药的；活动性炎症的高于非活动性的。不同消化道病种 H. pylori 分离培养阳性率不同：胃炎为40%～85%、胃溃疡为57.5%～85.7%、十二指肠活动性炎症高达100%、十二指肠溃疡为86%～96%。溃疡、糜烂性病灶部位采样，分离培养阳性率高于非病变部位。此外，其还与胃黏膜上 H. pylori 菌量、采集胃黏膜组织的数量有关。

胃黏膜活检标本采集后要经过运输阶段，才能在实验室中顺利进行 H. pylori 培养。常用的胃黏膜标本保存介质有：胰蛋白消化的大豆培养基、布氏肉汤培养基等。在以往的 H. pylori 培养过程中，不能排除由于运送过程中的不利环境而使培养阳性率降低的可能性，所以有效的改善运送基的成分将有利于 H. pylori 的生长，提高 H. pylori 在运送过程中的存活率，从而提高 H. pylori 的检出率。

H. pylori 属严格微需氧菌，空气中氧不利其存活，因此标本采集后要么立即培养，要么及时处理：隔绝空气湿润低温保存，一般保存于介质中0～4℃ 3小时内立即接种，否则降低分离培养阳性率。H. pylori 分离培养阳性率与保存介质、保存温度、保存时间有关，标本采用的保存介质不同，H. pylori 分离培养阳性率不同；同种保存介质采用的保存温度不同培养阳性率不同；相同保存介质和温度，保存时间不同，分离培养阳性率也不同。

标本4℃条件下在生理盐水中能保存1天；在30%甘油的布氏肉汤中，-20℃能保存7天，-70℃能保存3个月以上。据报道：胃黏膜在50%卵黄生理盐水中-70℃能保存4周，

30℃生理盐水保存3小时部分结果转阴。在含酵母提取物、马血清及混合抗生素(两性霉素、万古霉素)的脑心浸液(BHI)中保存5~9天,H. pylori的分离培养阳性率为76%~46%。胃黏膜标本常用的低温保存方法包括:低温冰箱(-20~-30℃,-50~-80℃)、干冰快速冻结(约-70℃)和液氮(-196℃)等法。

二、H. pylori的分离培养

H. pylori体外培养是研究H. pylori的基本方法。经过多年的实验研究,我们认为固体培养基培养H. pylori的最佳条件为:脑心浸液琼脂200ml待温度降至45~50℃时加入羊血14ml,培养基添加剂800ul和混合抗生素,均匀混合后快速浇板,将其放入三气体培养箱中,混合气体(85% N_2、10% CO_2、5% O_2),温度37℃,湿度90%以上,培养72小时,能较高质量的培养出H. pylori菌种。

H. pylori培养基可分为非选择性培养基和选择性培养基,又可分为固体培养基和液体培养基,应用于H. pylori分离培养或增菌培养。由于各实验室条件不一,所选择的培养基也不同。由于H. pylori生长条件要求高,而且受多种因素的影响,因此在H. pylori培养中特别重视培养基的理化条件如微需氧环境、温度、湿度、pH、渗透压以及能量等,同时还要避免抗H. pylori药物、抑酸药物、局麻药物以及杂菌对H. pylori培养的影响。

把采集到的保存在胃黏膜保存液中的标本在超净台上用无菌接种环挑取组织块,将其黏膜面在7%羊血脑心浸液琼脂平皿直接划线接种后,迅速放入微需氧培养箱中,37℃,湿度>90%,72小时培养(若有杂菌生长,应分纯培养48小时)。取经过上述培养获得的典型H. pylori菌落,经单菌落挑取后,再次接种于固体培养基上,进行划线培养,2~3天后,处于对数生长期时可以进行实验研究或长期保存。

H. pylori的分离培养阳性率与培养基、气体、仪器、操作技术等有关。H. pylori生长营养要求高,在一般的培养基上不生长,必须在营养丰富且加有血液的培养基上才可生长。常用的有血培养基可在哥伦比亚琼脂(CBA)、BHI、巧克力琼脂、skirrow、空肠弯曲菌培养基等基础上加5%~10%绵羊血(马血或兔血)、两性酶素B、盐酸万古霉素、磺胺增效剂以抑制杂菌生长。此外,常在平皿中加入培养基添加剂(iso enrichment)以提高培养的阳性率。由于血液易污染、不便保存、来源受限,目前已研制出无血培养基:用环糊精、卵黄、水解酪蛋白、西红柿汁、酵母提取物和马血清替代血液的H. pylori分离培养基。

液体培养基常常由于气体条件难于满足而对培养设备要求高,培养过程复杂。目前H. pylori分离培养基正在从无血代替有血、从固体往液体发展。但迄今为止,H. pylori的液体培养仍存在许多问题,其生长特点并未完全清楚。在液体培养基上培养比较复杂,其培养成功与否主要取决于气体能否在培养基中充分弥散。液体培养主要有两种方式:①静态培养:在组织培养瓶中加入少量液体培养基,形成一个大面积的气液面,使环境中气体更易弥散于培养基中;②震荡培养:使用带侧口的三角烧瓶,利用抽气换气法,放于摇床中震荡培养。液体培养的影响因素较多,如气体条件、振摇转速、瓶子的形状和装量、培养基成分、菌株类型、培养基起始pH等,但以上因素不能根本解释H. pylori液体培养产量低的问题。有学者研究发现起始接种浓度是影响H. pylori生长的重要因素。不同起始接种浓度决定着H. pylori的最终产量,在10^4~10^7cfu/ml的接种范围内,接种量越大,H. pylori的最终产量越大,并且起始浓度与最大终浓度呈正相关。但H. pylori的终浓度最大只能达10^8cfu/ml左右，随着起始接种浓度进一步增加，H. pylori 产量增加并不明显。

H. pylori 生长的气体条件苛刻，在空气中、无氧条件都不生长，一般采用：5% O_2、10% CO_2、85% N_2，湿度约为 90%，最适生长温度为 37℃，低于 27℃ 高于 42℃ 均不生长。H. pylori 在恶劣条件下容易发生变异：菌体从弯曲杆菌变为球型、丝状型。球型变一般呈非可培养状态，L 型、丝状型一般难于再培养。恶劣条件包括：培养时间延长、培养基水分、营养成分损失、培养基在空气中放置时间过长、气体条件不适、温度不适、抗生素作用等不适宜 H. pylori 生长的条件。

据报道，H. pylori 培养 2～3 天，菌株形态、生化性状典型，培养至 4～5 天有球形变，培养至 7～14 天全部变为球形。CBA 上生长的 H. pylori 菌株，暴露在空气中 1.9 小时开始出现球形，8.2 小时后失去生长能力，33.2 小时全部发生球形变，84.3 小时后尿素酶全部阴性。Citterio B 等研究发现，H. pylori 发生球形变时先由螺旋状变为 U 形，然后变为 V 形，最后变球形。

用于 H. pylori 培养的设备有：抽换气厌氧培养箱、三气培养箱、CO_2 培养箱、产气袋等。其培养效果取决于气体、湿度、温度是否适宜 H. pylori 生长。如果抽换气装置的抽气泵功率太小，使培养罐内 O_2 张力过大，那么操作者即使再注意无菌操作，空气中需氧菌（包括霉菌）污染的机会也会增加，从而降低 H. pylori 分离培养阳性率。

三、H. pylori 培养的鉴定

经划线接种培养后 24～72 小时可看到呈无色、半透明、针尖状、湿润有光泽的菌落，可以继续传代增菌培养。若培养 7 天后未见明显典型菌落生长，终止培养。

在血脑心浸液琼脂培养基上生长的细菌培养 3 天时形态最为典型，细菌尿素酶、氧化酶、触酶均呈阳性，涂片呈海鸥展翅状，S 状或短杆状，随培养时间延长，会见到球形体，7 天后基本都为球形体。

此外，还可以利用收集到的 H. pylori 菌株经酚-氯仿方法提取基因组 DNA，进行 H. pylori 基因检测，如 16srRNA，ureB，cagA，vacA 检测等。

H. pylori 是一种挑剔的微需氧菌，因为它需要营养丰富的培养基和特殊的气体环境。对于普通的实验室来说，H. pylori 初次从胃活检组织里的分离是一个困难的过程，这可能是由于一系列难以控制的因素，例如它在胃黏膜里分布的不均匀，活检钳的污染或者在转送过程中发生了球变而丧失了培养活性等。这些因素综合在一起导致了 H. pylori 培养时的困难，培养法现在仅仅被用在科研方面。尽管如此，因为其 100% 的特异性，培养法被许多人认为是诊断 H. pylori 的金标准。由于对甲硝唑和大环内酯类药物的耐药性已经在世界范围内出现，而且成为治疗上的新问题，培养法是目前唯一一种能检测对药物敏感性的方法。虽然现阶段许多培养基都被发现能够培养 H. pylori，但是没有研究数据显示这些培养基的各个组分在 H. pylori 的生长中到底起到怎样的作用，所以对于以上这些存在的问题还有待于更深入的研究。

第三节 幽门螺杆菌培养在胃癌研究中的应用

目前，已建立了大量体外细胞培养模型可以用于研究各种微生物致病菌的感染机制。

来自于胃肠道、泌尿生殖器、呼吸道系统与疾病相关的黏膜上皮细胞培养模型已经为研究宿主与致病菌的相互作用提供了帮助，为病毒、寄生虫、致病菌的研究奠定了基础。在 H. pylori 研究中，体外培养及感染动物模型是两项重要的研究方法和实验工具，下面从这两个方面介绍一下 H. pylori 培养在胃癌研究中的应用。

一、H. pylori 体外与胃上皮细胞相互作用模型

（一）单细胞模型

研究 H. pylori 与胃黏膜上皮细胞相互作用的模型，常采用胃癌细胞系，如 AGS、MKN28、KatoⅢ及 SGC7901 等。有学者采用双向凝胶电泳分离 H. pylori26695 株与 AGS 细胞相互作用 0.5、2、4 小时时间点的细胞的全蛋白样品，考马斯亮兰染色，Image Mster2D 图像分析软件比较分析，识别差异蛋白，将差异蛋白点进行胶内酶解，经基质辅助电离解析飞行时间质谱（MALDI-TOF-TOF/MS）获得肽质量指纹图谱（PMF）。通过搜寻蛋白质数据库完成对差异蛋白的鉴定，结果显示，H. pylori 与 AGS 细胞相互作用过程中，细菌和细胞蛋白表达均存在明显时序性变化，早期相互作用则主要表现为以与黏附等有关的蛋白表达变化，后期向有利细菌存活和增殖的方向发展，并呈现出与免疫逃逸和病理损伤相关的变化。Sepulveda 等以 Affymetrix U95A 芯片检测 H. pylori 感染胃癌细胞株基因表达谱的变化，证实存在 c-jun、jun-B、c-fos 和细胞周期蛋白（cyclin）D1 基因表达上调，并报道了 H. pylori 感染可诱导丝氨酸苏氨酸激酶 pim-1 和 ATF3 表达。

AGS、MKN28、KatoⅢ及 SGC7901 细胞等在进化过程中可能形成了自身的受体系统，其遗传背景与正常胃黏膜上皮细胞相比可能有很大的差别，因此有学者认为采用这些细胞株很难客观反映胃黏膜上皮细胞与 H. pylori 相互作用的规律。SV40 转化的永生化的人胃黏膜上皮细胞株 GES-1，是 1996 年柯杨等人建立的，它与正常的胃黏膜细胞有相似的基因型，当接种到裸鼠中后，在裸鼠中不形成肿瘤，而且此细胞株还可以像肿瘤细胞那样，长期传代，不像原代细胞那样难以培养。因此采用此细胞株能更准确地反映 H. pylori 作用于胃黏膜上皮细胞后的致病机理，该细胞也是研究 H. pylori 与胃黏膜上皮细胞相互作用的比较理想的模型。本组前期研究发现，利用 H. pylori 与 GES-1 或 SGC-7901 细胞株共培养，H. pylori 能够诱导细胞 DNA 氧化性损伤显著增加；GES-1 细胞株 8-OHdG 表达量的增加程度显著高于 SGC-7901 细胞株。结果提示，在 H. pylori 氧化损伤的相关研究中，更适宜选择对损伤作用敏感的 GES-1 细胞株作为研究对象。

（二）多细胞模型

近年来，在感染性疾病研究中，出现了多细胞培养模型，即在单细胞培养模型中加入淋巴细胞、单核细胞、巨噬细胞、自然杀伤细胞等。在宿主对感染因素的应答反应中，淋巴细胞、单核细胞、巨噬细胞、自然杀伤细胞发挥重要作用，许多共培养模型研究了这些类型细胞之间的相互作用。上皮细胞与多种细胞类型共培养，同时伴有细菌感染，模拟了体内与临床相关宿主反应的发生。将上皮细胞与其他类型的细胞共培养能够影响细胞因子的合成，诱导细胞信号事件及细胞分化。仔细挑选用于与上皮细胞共培养的细胞类型并能够维持细胞生长对于细胞共培养模型的建立是非常重要的。共培养的一个重要特点是除了感

染因素外还可以跨越多种生物系统。对于感染性研究,共培养模型复制了体内宿主对外来分子、细胞信号分子、微生物抗原的反应。Anja Bernhardt 等利用 H. pylori 菌株 SS1 感染共培养的上皮细胞和巨噬细胞分析组织蛋白酶、细胞因子和黏附因子的表达情况,认为这样的体外培养模型体系能够模拟体内的状况进一步分析细菌感染对与免疫细胞的影响。

在未来的研究中更多地利用共培养模型可以发现更多新的、更准确的体外协同效应以解释体内复杂的生物现象。这些模型也将提供一个更加完整的体外实验工具为下游的临床应用转化研究提供实验及理论依据。

(三) 其他模型

利用单细胞培养模型时,还可以同时加入微生物成分作为处理因素,如膜蛋白、脂多糖、培养滤液或细胞毒素以研究细菌的毒力或致病性。有研究使用 cagA 基因阳性 H. pylori 培养滤液成功诱导了 GES-1 细胞出现肿瘤化特征,发现 H. pylori 诱导 GES-1 细胞恶性转化过程中发生了 CD44 基因的差异表达,CD44 基因异常剪接事件可能是 H. pylori 致胃癌发生的重要分子机制。近年来国内外学者也开始利用克隆重组技术,制备真核、原核表达细菌重组蛋白,作用于体外培养细胞研究细菌蛋白的毒力或致病性。笔者所在研究室前期研究中,制备了 H. pylori SlyD 原核表达蛋白,通过对蛋白分离纯化,体外作用于 AGS 细胞观察细胞生物学效应的变化。结果发现,SlyD 蛋白作用细胞后,可以促进细胞增殖、抑制细胞凋亡、诱导细胞转化、加速细胞迁移。在笔者所在研究室另一项研究中,构建了 SlyD 真核表达稳转细胞系,采用二维电泳-MALDI-TOF-MS 进行 SlyD 稳定转染细胞系蛋白质组学研究,通过 Ludeci-Redfin 软件分析,找到 109 个差异蛋白点,经 MALDI-TOF-MS 质谱分析,鉴定出 28 个蛋白质。其中,SlyD-GFP-AGS 稳定转染细胞系中高表达的有 21 个,低表达的有 7 个。其功能分类包括蛋白质翻译、核糖体结构相关,翻译后修饰、蛋白折叠,细胞骨架蛋白,钙离子运输蛋白等。利用细菌某种组份作用于细胞,虽然有利于研究单一组份的功能及作用机制,但在整体微生物细菌细胞中,体外作用的结果不一定与细菌整体中的作用相一致。

二、H. pylori 体内感染动物模型

在 H. pylori 致病机制、治疗方法以及疫苗研究中,H. pylori 感染动物模型是重要的研究工具。许多动物如猴、猪、狗、猫和沙土鼠以及 H. pylori 及其近缘菌如猫螺杆菌(HF)和海曼螺杆菌(HM)被应用于感染模型的建立。由于动物不同、菌种不一,感染的成功率及病理变化特征也不完全相似,与人 H. pylori 感染的特征也存在一定距离;而且有的动物价格昂贵,不容易获取。

蒙古沙土鼠(Mongolian gerbils,MGs)腺胃结构和功能与人类极其相似,极少患自发性胃炎,且不是 H. pylori 的自然宿主,是目前已知的研究人类胃疾病唯一的动物模型。大量研究资料表明不同 H. pylori 分离株致 MGs 胃黏膜损伤能力存在较大差异,即使是同一家族菌株因某一关键基因突变,致病能力也明显不同。利用 MGs 模型研究不同来源 H. pylori 致病变能力是当前研究的热点。此外,有学者认为 H. pylori 通过对免疫系统的长期慢性刺激,不仅可导致人类胃部病变,还可能与胃外多脏器病变的发生相关。Watanabe 等用 TN2GF4 菌株(胃溃疡分离株)接种 MGs,26 周后,MGs 出现重度活动性胃炎、溃疡和肠化生,62 周后,37% (10/27)的动物发生了高分化腺癌。Romero-Gallo J 等用 7.13(溃疡患者分离株)菌株

接种 MGs,14 周后,33% MGS 发生了高分化腺癌,18 周后,50% 的 MGs 发生高分化腺癌,它的子代菌株 B128 仅能导致 MGs 发生轻度溃疡和胰腺炎。笔者所在研究室应用胃癌及胃炎 H. pylori 分离株长期感染 MGs,并比较观察两种菌株致 MGs 多脏器病变的作用差异,结果发现,不同疾病来源 H. pylori 菌株可以在 MGs 胃黏膜长期定植,随着感染时间延长,细菌定植能力逐渐下降;不同疾病来源的 H. pylori 菌株对 MGs 胃黏膜的致病作用不同,胃癌分离 H. pylori 菌株 4854 较胃炎分离株的致病能力更强,可以导致 MGs 发生黏膜相关淋巴组织淋巴瘤;可以引起胃外多脏器病理改变。

从国内外研究报道看,动物模型依然存在重复性差和稳定性差的问题。重复性差主要和以下因素有关:①研究者没有公开一些关键的实验步骤;②受实验条件的限制,如实验动物的清洁度、动物纯度和种类等;③所应用的细菌种类不同等。事实上,细菌的活性和毒力是决定能否定植的关键因素。而稳定性差主要是所选动物种类、年龄等方面存在差异,其自身的免疫力和对细菌的耐受均不同,造成细菌定植时间长短差异而影响动物模型的稳定性。另外动物模型病理学改变的差异性也是当前动物模型研究中存在的问题,病理学改变的差异主要取决于动物种类和 H. pylori 的毒性及预处理方法,但从对动物模型认识上看,目前尚不能从时间和程度上明确地把握 H. pylori 感染动物模型的病理变化。

(宫月华 徐 莹)

参考文献

1. TOMB JF, WHITE O, Kerlavage AR, et al. The complete genome sequence
2. of the gastric pathogen Helicobacter pylori. Nature, 1997, 388:539-547
3. Linz B, Balloux F, Moodley Y, et al. An African origin for the intimate association between humans and Helicobacter pylori. Nature, 2007, 445(7130):915-918
4. De Sablet T, Plazuelo MB, Shaffer CL, et al. Phylogeographic origin of Helicobacter pylori is a determinant of gastric cancer risk. Gut, 2011, 60(9):1189-1195
5. Mane SP, Dominguez Bello MG, Blaser MJ, et al. Host interactive genes in Amerindian Helicobacter pylori diverge from their old world homologs and mediate inflammatory responses. J Bacteriol, 2010, 192(12):3078-3092
6. Kersulyte D, Kalia A, Gilman RH, et al. Helicobacter pylori from Peruvian Amerindians: traces of human migration in strains from remote Amazon, and genome sequence of an Amerind strain. Plos one, 2010, 5(11):e15076
7. 刘炯,王忠灿,金鑫鑫等. AP-PCR 结合进化树分析在幽门螺杆菌地域起源特征研究中的价值. 中国微生态学杂志, 2012, 24(3):197-203
8. Tomb JF, White O, Kerlavage AR, et al. The complete genome sequence of the gastric pathogen Helicobacter pylori. Nature, 1997, 388:539-547
9. Douraghi M, Kashani SS, Zeraati H, et al. Comparative evaluation of Three supplements for Helicobacter pylori growth in liquid culture. Cur Mierobiol, 2010, 60(4):254-262
10. 谢天舜,章小玲. 不同部位活检检测幽门螺杆菌的结果分析。临床医学杂志, 2005, 12(25):301
11. 傅爽,祝雯雯,运珞珈。幽门螺杆菌培养方法的研究进展。中国卫生检验杂志, 2012, 22(6):1467-1468
12. Endimiani A, Carias AL, Hujer AM, et al. Presence of plasmidmediated quinolone resistance in Klebsiella pneumonia isolates possessing blaKPC in the United States. Antimicrob Agents Chemother, 2008, 52(7):2680-2682
13. Chmelnitsky I, Navon-Venezia S, Strahilevitz J, et al. Plamidmediated qnrB2 and carbapenemase gene bla(KPC-2) carried on the same plasmid in carbapenem-resistant ciprofl oxacinsusceptible Enterobacter cloacae isolates. Antimicrob Agents Chemother, 2008, 52(8):2962-2965
14. Anja Bernhardt, Doerthe Kuester, Albert Roessner, Thomas Reinheckel, and Sabine Krueger. Cathepsin X-deficient Gastric Epithelial Cells in Co-culture with Macrophages. The Journal of Biology Chemistry, 285(44):33691-33700

15. Benjamin L. Duell, Allan W. Cripps, Mark A. Schembri, Glen C. Ulett. Epithelial Cell Coculture Models for Studying Infectious Diseases: Benefits and Limitations. J Biomed Biotechnol, 2011, 852419

16. 柯杨, 宁涛, 王冰等. 人胃粘膜上皮细胞系 GES-1 的建立及其生物学特性. 中华肿瘤杂志. 1994(01); 7-10

17. 王艳丽, 宫月华, 徐莹等. 幽门螺杆菌致胃上皮细胞株 GES-1 和胃癌细胞株 SGC-7901 氧化性损伤的研究. 世界华人消化杂志, 2009, 17(35); 3590-3594

18. 朱延美. 幽门螺杆菌 PPIase 稳定转染细胞的生物学效应及蛋白质组学研究. 2012, 中国医科大学博士论文

19. 柳云恩. 不同疾病来源及高盐诱导 H. pylori 长期感染 MGs 致多脏器病变作用的研究. 2012, 中国医科大学博士论文

第二十三章　实验技术在胃癌研究中的应用

实验技术是完成科学研究的重要手段。通过实验,研究者不仅能提高实践动手能力和科学素质,更重要的是培养创新精神,在实验过程中能够发现新的现象,得到新的启迪,其对研究者经验的丰富和视野的开阔具有重要意义。

第一节　标本采集及制备

标本采集要注意保持组织形态的完整性。如果要进行免疫学后续实验,还需要保证抗原性不被破坏以利于抗原抗体的结合;如果要进行分子生物学后续实验,用于 DNA 的标本要避免蛋白的污染,用于 RNA 的标本要避免 RNA(RN ase)酶对标本的降解。因此,在取材时,要做到准确、迅速、完整、具有代表性。

一、标本的采集

标本的采集是实验的前期处理过程,决定着整个实验的质量,特别是后期实验的指标量。因此,重视标本的采集质量,快速采集标本,是对于后期实验的保障;安全的采集标本,也是对于采集者的保护。

(一) 实验动物标本

取材前先常规麻醉,将动物迅速处死,注意剪刀和刀片要锋利,取材不应太大,厚度不超 3mm 为宜。另见第二十章。

(二) 人体标本

1. 活检标本　常用活检钳钳取,材料一般较小,且常因挤压而变形。需注意的问题:活检钳的刀口要锋利,以减少对组织的挤压;钳取部位具有代表性,尤其是病变部位较大时。这与操作医师的认知水平有关。

2. 手术切除的标本　对于小标本,需先在固定液或保存液内浸泡,再修切成适宜大小,再继续固定或保存。对于大标本的处理,取材要包括主要病灶、病灶与正常组织交界处、病灶周围的正常组织以作对比。不同的临床科室对取材的要求也不尽相同。

3. 细胞标本

(1) 印片法:载玻片轻贴于暴露的病变区,使脱落的细胞黏附上。注意勿使细胞重叠在一起。

(2) 穿刺涂片:细针穿刺抽取病变区的液体,经离心后制成细胞悬液涂于载玻片上。主要用于淋巴结、肝、肾、肺。

(3) 体液细胞:对于血液、淋巴液、精液,可取少量液体直接涂片;对于无细胞成分的体液,如腹水、胸水、脑脊液等,应离心沉淀使细胞浓缩后涂片。

(三) 体外培养的细胞

将细胞消化、离心后,收集体外培养的细胞于 PBS 液中,以便进行后续实验。

二、标本的制备

无论是组织还是细胞,血清还是血凝块,都需要前期处理才能进入后续实验。组织需要匀浆才能进行原代培养或提取核酸及蛋白。细胞也需要破碎细胞膜,使胞质或胞核的内容物释放,才能提取核酸或蛋白。血清需要静置分离,避免溶血,可以检测血清中的蛋白成分或 RNA 成分。血凝块若提取 DNA,需将其充分捣碎,使用试剂将白细胞的细胞膜破碎从而使 DNA 释放出来。但肿瘤细胞还有自身特点,其与癌旁正常组织生物学特性不同,但将其匀浆捣碎往往存在间质细胞的干扰,使后续实验(如基因芯片)结果不能准确反映肿瘤细胞的真实情况。如何将细胞纯化是需要解决的问题。激光捕获显微切割技术(LCM)是目前最先进的组织纯化病理技术,是基于病理形态进行的细胞纯化,操作时间短,纯化目的细胞准确,保护核酸和蛋白质分子不受破坏。

(一) 组织匀浆和细胞破碎

1. 机械法　是通过机械切力使细胞破碎的方法,所使用的器械包括组织捣碎机、匀浆器、研钵等。

(1) 组织捣碎机:一般适用于动物组织、人体组织标本。国产的捣碎机最高转速达 1 万 ~ 2 万 rpm/分钟,由于旋转刀刃的机械切力很大,制备一些较大分子样品(如核酸)很少使用。

(2) 匀浆器:研磨球及其玻璃内壁之间间隔常保持在十分之几毫米距离,破碎细胞的程度比组织捣碎机高。

(3) 研磨:多用于细菌或其他硬质材料(如冻存肿瘤组织),如果研磨细菌,需要加研磨粉,将细菌与研磨粉调成糊状,每次加一小勺,研磨 20 ~ 30 秒可将细菌细胞完全破碎。如果研磨肿瘤组织进行 RNA 提取,需在液氮内进行,以防 RNA 降解。

2. 物理法　通过物理因素使组织破碎。

(1) 反复冻融法:将样品在低温冰箱内冷冻至-15 ~ -20℃使之冻固,再缓慢融化,反复多次可将大部分细胞破碎。此法多用于动物材料。

(2) 急热骤冷法:将样品投入沸水,维持 85 ~ 90℃数分钟,置冰上急速冷却,使细胞壁结构受到破坏。此法可用于细菌及病毒材料。但制备对热敏感的物质时慎用。

(3) 超声波处理:组织标本可采用超声破碎,注意破碎的时间不能过长,以免造成对后续实验的影响,如核酸链的断裂。

3. 化学及生物化学法　主要有自溶法,酶解法和表面活性剂处理法等。

(1) 自溶法:自溶法是一定 pH 和适当温度下,利用组织细胞内自身的酶系统将细胞破碎的方法。自溶法所需时间较长,可添加少量防腐剂如甲苯、氯仿等,以防止细胞的污染。

(2) 酶解法:利用各种水解酶如溶菌酶、纤维素酶、半纤维素酶、脂酶等专一性地破碎细胞,使细胞内所含物质释放出来。用于制备大分子核酸材料。

(3) 表面活性剂处理:如十二烷基硫酸钠、氯化十二烷基吡啶、去氧胆酸钠等均对细胞有一定破坏作用。

（二）激光捕获显微切割(LCM)

标本的制备过程不仅仅是前期匀浆及粉碎处理,组织纯化也是组织标本制备的一部分重要内容。

显微切割技术能对组织病理学确定的细胞群、一个特定的细胞、特定的细胞器、特定的染色体进行分子病理学研究,从而达到了高度敏感性和高度特异性的统一,尤其是在需要研究的细胞只占样本中细胞的少数以及需研究的细胞呈散在分布时,显微切割的重要性尤为明显,与免疫组织化学、原位杂交技术、高通量基因分析、蛋白分析技术结合,显微切割技术显示出良好的发展前景。

1. LCM 的原理 利用带有红外激光或紫外激光装置的显微镜为操作平台,在显微镜下选取目的细胞,利用激光进行切割,并把切割下来的细胞利用特制的装置收集起来,以便后续进行分子生物学实验。

适用材料:各种贴附于固相支持物上的组织细胞成分,石蜡组织切片、冰冻组织切片、细胞涂片、培养细胞、常规制备的染色体。如进行 RNA 分析采用冰冻组织切片、细胞爬片或涂片。如进行回顾性基因研究,一般采用石蜡组织切片。切割前要进行染色,如 HE、美蓝、免疫组化或免疫荧光。活的培养细胞不需要进行染色。

2. 石蜡组织切片的前期准备

(1) 切片放 60℃ 恒温干燥箱烘烤 30 分钟。

(2) 立即放二甲苯脱蜡 5 分钟。

(3) 放第二个二甲苯缸内脱蜡 5 分钟。

(4) 无水乙醇缸内脱蜡 5 分钟。

(5) 95% 乙醇缸内一次,30 秒钟。

(6) 蒸馏水洗 15 秒钟。

(7) 苏木素(每次用前都需过滤)洗 15 秒钟。

(8) 置入蒸馏水配置的 5% 碳酸锂 30 秒钟。

(9) 蒸馏水洗 30 秒钟。

(10) 70% 乙醇内 30 秒钟。

(11) 伊红(每次用前都需过滤)染色 30 秒钟。

(12) 95% 乙醇一次,15 秒钟。

(13) 无水乙醇两次,每次 30 秒钟。

(14) 二甲苯两次,每次 1 分钟。

(15) 空气中干燥 2 ~4 分钟。

3. LCM 的操作

(1) 打开显微镜和激光系统的电源开关,选择计算机软件,调好能量大小。

(2) 样品切片放显微镜下,选取适当位置。

(3) 样品收集盖置于显微镜载物台一侧的专用装置,并移至样品切片之上,放置牢固并密切接触组织。

(4) 调节激光束大小,在显微镜下选取目的细胞,按动激光按钮发射激光获取细胞。

(5) 切割一定数量细胞后,起下样品收集盖,置于微量离心管,提取标本的 DNA、RNA

或蛋白,进行后续实验。

4. LCM 在肿瘤研究中的应用

(1) 基因检测:包括基因突变或多态检测,基因表达的检测。应用 LCM 所获得的单个细胞作为模板可以进行完整的基因组扩增,或提取 mRNA,根据 cDNA 序列制成相应的探针。

(2) 蛋白质大分子分析:采用 LCM 从组织切片中获得单个目的细胞进行相应蛋白组学分析;或运用特异性免疫荧光抗体标记的方法,可以了解某一特定蛋白质大分子或细胞因子在肿瘤细胞中的分布。传统定量研究的方法是组织匀浆后采用流式细胞仪检测,但匀浆后细胞破坏较多,且不能保证检验细胞的单一性,应用 LCM 则可以在短时间内提供较多的比较纯净的细胞。组织蛋白进行 LCM 后可进行基质解析电离飞行时间质谱(MELDI-TOF-MS)和表面增强激光解析电离飞行时间质谱(SELDI-TOF-MS)检测。

(3) mRNA 及 cDNA 分析:在基因表达相关分析的研究中,组织的异质性对于以往由组织总 RNA 开始的 mRNA 水平的分析有很大干扰。与 DNA 相比,mRNA 很容易被 RNA 酶降解,因此样本处理需要一个严格的无 RNA 酶的环境。LCM 减少了准备中的许多环节,可以快速、高效的提供纯净细胞,为获取高质量的 mRNA 打下基础。

总之,标本是我们实验的宝贵资源,在制备过程中,对其充分爱护是至关重要的;且对所进行实验要充分了解和熟悉,才能对标本的处理有全局性的认识。如果对实验技术刚刚摸索,一定要从小量标本做起,一直进行到整个实验流程全部结束,再进行大量实验。否则,对后续实验的量未做到充分估计,未进行整个流程,就先将全部样本一步一步地实验,最后有可能酿成“悲剧”。

第二节 形态学观察技术

形态学观察是最直观地反映离体细胞或组织变化的手段,它对定位、定性,甚至半定量统计分析均有一定的好处,因此成为众多研究手段中,最常用的技术方法。

一、免疫组织化学技术

(一) 实验原理

免疫组织化学是使用标记的抗体对细胞或组织的相应抗原进行定性、定位或定量的检测,并经过组织化学的呈色反应,用显微镜、荧光显微镜或电子显微镜观察。

免疫组织化学技术在细胞、染色体或亚细胞水平可以原位检测抗原,是其他生物技术难以取代的,它能在细胞、基因和分子水平同时原位展示基因及其表达产物。免疫组化的评判应考虑抗体反应的着色强度和着色面积两个方面,在组织中仍要以细胞着色为计数依据。

(二) 材料、试剂及器材

(1) PBS 缓冲液

(2) 枸盐酸盐缓冲液

储存液 A 液:0.1mol/L 枸盐酸溶液。称取 21.01g 枸盐酸溶于 1000mlddH$_2$O。

储存液 B 液:0.1mol/L 枸盐酸钠溶液。称取 29.41g 枸盐酸钠溶于 1000mlddH$_2$O。

工作液:取 A 液 9ml 和 B 液 41ml,加入 450mlddH$_2$O 中,调溶液的 pH 至 6.0±0.1。

(三) 方法及操作步骤

(1) 准备载玻片:将用酸液浸泡过的载玻片,冲洗干净,擦干后,放入以 1∶10 ddH$_2$O 稀释的多聚赖氨酸溶液中,浸泡 5 分钟,60℃烤箱烤 1 小时或室温干燥过夜,装盒备用。

(2) 待检组织进行石蜡包埋,切片:70℃烤片 40 分钟,进行梯度脱蜡水化。100% 二甲苯Ⅰ10 分钟,100% 二甲苯Ⅱ10 分钟,100% 无水乙醇Ⅰ10 分钟,100% 无水乙醇Ⅱ10 分钟,75% 无水乙醇 10 分钟。

(3) PBS 冲洗 10 分钟,滴加 0.3% H_2O_2 阻断溶液,室温孵育 10 分钟,PBS 冲洗 3 次,3 分钟/次。

(4) 滴加非免疫血清,室温孵育 20 分钟,PBS 冲洗 3 次,3 分钟/次。

(5) 抗原修复:可以采用微波修复和高压修复。以微波修复为例,将切片置于 0.01mol/L 枸橼酸盐缓冲液(pH6.0),低档小火 3 分钟,间隔 10 分钟,反复 2 次。自然冷却,以 PBS 冲洗 3 次,3 分钟/次。滴加以 PBS 溶液配制的一抗,4℃过夜。

(6) 次日 PBS 冲洗 3 次,3 分钟/次,滴加生物素标记二抗,室温孵育 10 分钟,PBS 冲洗 3 次,3 分钟/次。

(7) 滴加辣根过氧化物酶,室温孵育 10 分钟,PBS 冲洗 3 次,3 分钟/次。

(8) 滴加 DAB 显色,镜下观察控制显色时间,自来水冲洗,苏木素复染。

(9) 常规系列脱水,75% 无水乙醇 10 分钟,100% 无水乙醇Ⅰ10 分钟,100% 无水乙醇Ⅱ10 分钟,100% 二甲苯Ⅰ10 分钟,100% 二甲苯Ⅱ10 分钟。中性树胶封固,显微镜观察结果。

二、免疫荧光化学

免疫荧光技术又称荧光抗体技术,是标记免疫技术中发展最早的一种。Coons 于 1941 年建立的荧光素标记抗体分子的技术,现在发展为结合免疫学、生物化学和显微镜技术的荧光抗体技术,利用抗原抗体反应进行组织或细胞内抗原物质的定位。

(一) 实验原理

免疫荧光技术分直接法和间接法。直接法是将标记的特异性荧光抗体,直接加在抗原标本上。间接法是检查未知抗原的方法,先用已知未标记的特异抗体(第一抗体)与抗原标本进行反应,用水洗去未反应的抗体,再用标记的抗抗体(第二抗体)与抗原标本反应,使之形成抗原—抗体—抗体复合物。现以笔者实验室进行的免疫荧光双标染色为例,具体介绍免疫荧光技术在胃癌研究中的应用。免疫荧光的材料,可选取组织标本、细胞爬片,进行免疫荧光后可进行定位分析,半定量统计分析。

用已知未标记的抗体(待检标本)加到已知抗原(待检标本)标本上,在湿盒中 37℃保温 30 分钟,使抗原抗体充分结合,然后洗涤,除去未结合的抗体。再加上荧光标记的抗球蛋白抗体或抗 IgG、IgM 抗体(通常为荧光标记的对应二抗)。如果发生了抗原抗体反应,标记的荧光标记的二抗就会和已结合抗原的抗体进一步结合,从而可鉴定被检测抗原。

（二）材料、试剂及器材

医用微波炉，恒温水浴箱、湿盒、PNP 笔等。

1. 抗体稀释液 BSA 1.0g，Tris X-100 0.4ml，叠氮钠 0.4g，0.05M PBS（pH7.2）调至 100ml。

2. 0.05mol/L PBS（pH7.2） Na_2HPO_4 15.4g，NaH_2PO_4 1.4g，NaCl 4.25g，加水至 1000ml。

（三）方法及操作步骤

（1）将细胞爬片 PBS 冲洗 3 次每次 3 分钟。

（2）0.3% Triton-100 PBS 作用 10 分钟，PBS 冲洗 3 次，每次 3 分钟。

（3）加血清 30 分钟，加一抗，过夜。

（4）次日晨 PBS 冲洗 3 次每次 3 分钟。加二抗避光 37℃1 小时。PBS 冲洗 3 次，每次 3 分钟。5% 甘油 PBS100μl 封片。

（5）荧光显微镜即时观察：观察标本的特异性荧光强度，一般可用“+”表示：（-）无荧光；（±）极弱的可疑荧光；（+）荧光较弱，但清楚可见；（++）荧光明亮；（+++～++++）荧光闪亮。待检标本特异性荧光染色强度达“++”以上，而各种对照显示为（±）或（-），即可判定为阳性。

注意事项：①对荧光标记的抗体的稀释，要保证抗体的蛋白有一定的浓度，一般稀释在 1∶（20～100）之间，要自行摸索最佳浓度，建立最好的稀释比例，抗体浓度过低，会导致产生的荧光过弱，影响结果的观察。②染色的温度和时间需要根据各种不同的标本及抗原而变化，染色时间可以从 10 分钟到数小时，一般 30 分钟已足够。染色温度多采用室温（25℃左右），高于 37℃可加强染色效果，但对不耐热的抗原（如流行性乙型脑炎病毒）可采用 0～2℃的低温，延长染色时间，低温染色过夜较 37℃30 分钟效果好的多。③为了保证荧光染色的正确性，首次验时需设置下述对照，以排除某些非特异性荧光染色的干扰。阴性对照：阴性血清+荧光标记物。荧光标记物对照：PBS+荧光标记物。如果标本自发荧光对照和特异性对照呈无荧光或弱荧光，待检标本呈强荧光，则为特异性阳性染色。④未知抗原标本片需在操作的各个步骤中始终保持湿润，避免干燥。

三、免疫电镜

免疫电镜技术包括抗体标记和非抗体标记两种。标记抗体法虽然具有许多优点，但也存在难以克服的问题，如标记抗体的分子增大，对细胞膜和组织的穿透力减弱；化学交联反应对抗体和酶的活性有所影响；结合物中未标记的抗体可与抗原竞争结合，影响检测方法的敏感性等。非标记抗体法可以避免上述的不利影响因素，通过一系列非标记抗体的免疫学反应，对组织中的抗原进行定位检测。这里重点介绍非标记抗体的免疫电镜。

（一）原理

非标记抗体法又可分为用标记物显示和不用标记物显示两种方法。前者利用基因工程方法制备双特异性抗体的 Fab 片段，一个 Fab 片段与标本中的抗原结合，一个 Fab 是抗体蛋白的结合片段。在抗体与标本作用后，再加入铁蛋白与抗体结合，从而显示组织内抗原的所在部位。后者则用磷酸钨负染后，直接电镜观察。

（二）材料、试剂及器材

1. 待检材料 一般采用组织培养液，除此外尚有粪便、气管分泌物、脑脊髓液等。

2. 器材 高速离心机。

3. 试剂 已知抗体、磷钨酸、琼脂糖。

（三）方法及操作步骤

1. 经典法

（1）将被检病毒材料 0.9ml，加 1 ∶ 5 ~ 1 ∶ 10 稀释的特异性免疫血清 0.1ml 充分混合。

（2）置 37℃作用 1 小时或 37℃1 小时后再置 4℃过夜。

（3）以 17 000 ~ 23 000r/min 离心 90 分钟。

（4）吸去上清，将离心管口倒置于滤纸上，吸去残留液体。

（5）沉淀物中加少量 H_2O 混悬，用 3% 磷钨酸（pH6.0）负染 20 ~ 30 秒钟，滴加于 400 目铜网 Fomnvar 膜上，用滤纸从铜网边缘轻轻吸去多余的负染液。

（6）在透射电镜下 4×10^4 倍观察。

2. 快速法（琼脂扩散法）

（1）同经典法（1）、（2）步骤，制备免疫复合物。

（2）以生理盐水或 pH 7.2 巴比妥缓冲液制备 1% 琼脂糖，趁热浇注于洁净的载玻片上，每片 3ml，待冷却凝固后，在凝胶面上等距离放置直径 4mm 玻璃珠数粒，再于凝胶面上浇注 1% 琼脂糖 2 ~ 3ml，冷却凝固后，取出玻璃珠，使凝胶形成凹孔。

（3）将普通滤纸剪成 2cm×3cm 大小，3 ~ 4 层重叠。用小刀将带有凹孔的琼脂糖切成小块，每块带有一个凹孔，平放在滤纸上。

（4）在凹孔内，加入制备好的含病毒的免疫复合物悬液。

（5）将电镜载网的 Fomnvar 膜面向下倒悬于液滴上。由于琼脂糖的吸水作用，20 ~ 30 分钟后，可将液滴的水分吸干，而浓缩的免疫复合物则黏附在载网膜上。

（6）在载网膜上滴加 3% 磷钨酸负染 20 秒钟，过量的负染液用滤纸在载网边缘轻轻吸去。

（7）透射电镜 4×10^4 倍观察。

四、多肽对照、自动化纳米免疫组化

多肽对照、自动化纳米免疫组化是一种更可靠，更可量化的新技术。其可以分析组织标本中生物标志物的表达量，还可以分析这些生物标志物在组织结构上的分布情况，可以在同一块组织切片上，同时定量检测线性范围内标记信号（光强度，而不是光密度）的多个生物标志物（5 个生物标志）。使用该方法，可以在一块小的活检组织上测量比传统免疫组化方法多 5 倍的生物标志物，以及更精确地检验多种生物标志之间的关系。

（一）原理

抗体多肽定量点样在浓度梯度微阵列点样的衍生切片上，这些多肽点经过免疫组化处理，可得到一个真正的定量浓度曲线，以此比较对照可得到测量结果。免疫组化检测中的任一试剂发生改变，操作步骤将会重新被检验和校对。在必要时可在组织染色前对多肽对照片加以恢复。此外，每次免疫组化操作时都可通过同时检测多肽对照切片来精确计算和统计区间变异。

（二）技术方法

由于组织标本是经乙醇固定的，所以不需进行抗原修复且若行修复可能会导致检测结果不准确。只有特异性抗体才可用于此检测。生物标志物免疫组化检测程序经过校准，以获得最强的生物标志物标记信号，而无非特异性染色或背景。先将切片用2%的牛血清白蛋白（2% BSA/TBS）封闭，再与一抗孵育，清洗后与生物素化标记二抗孵育，最后与特异性链霉素亲和素偶联的量子点孵育。每次检测均重复构建一个生物标志物-链霉素亲和素偶联量子点复合体。此外，每张切片均进行 Hoetsch 染色以助于图像分析时细胞核显像。每一轮染色可同时完成28例标本活检组织切片和阳性、阴性多肽切片的检测。切片扫描结果将组成一个标准组，同一批处理的全部切片组成一个组。所有图像将被存储在一个图像服务器内，每天自动备份。

本章所述形态学技术，从免疫组化—免疫荧光—免疫电镜，到最后多肽对照、自动化纳米免疫组化，体现了技术手段的进步。从肉眼判断计数，到荧光半定量，再到电镜进行更微细结构的定量，最后发展到结合计算机技术和纳米标记技术的免疫组化，通量由一个指标增长到五个，相信今后还会有更先进的技术出现，使观察检测更客观，统计分析更准确。

第三节 分子生物学技术

分子生物学技术已经渗透到生命科学研究的各个领域，从1953年 Waston 和 Crick 阐明了 DNA 的双螺旋结构开始，就开辟了分子生物学的新纪元。DNA 重组技术、PCR 技术和分子克隆技术被认为是20世纪最伟大的成就。本章介绍的是与胃癌研究有关的分子生物学技术。

一、DNA 提取技术

（一）实验原理

DNA 主要存在于细胞核中，只要将细胞核膜打破就能将 DNA 提取出来。而细胞中的 DNA 和 RNA 是分别与蛋白结合的，只要使用弱碱（Tris-HCl，pH8.0）和螯合剂（EDTA）溶解组织细胞中的胞膜与核膜，再用去垢剂（SDS）使蛋白质变性，让 DNA 分离出来，接着用 Tris 饱和酚、氯仿等有机溶剂抽提，去除蛋白。最后根据 DNA 不溶于有机溶剂的特性，使用无水乙醇即可将 DNA 沉淀出来。

(二) 材料、试剂及器材

1. 血凝块 抗凝血或新鲜组织；Tris 碱；EDTA；SDS；Tris-饱和酚；氯仿；无水乙醇；75%（体积分数）乙醇；乙酸钠。

2. 1mol/L Tris 碱（pH8.0） Tris 碱 12.11g 溶于 80mlddH$_2$O 中，加浓 HCl 约 4.2ml 调 pH，溶液冷却后测 pH 至 8.0，加 ddH$_2$O 定容于 100ml。高压灭菌后 4℃待用。

3. 0.5mol/L EDTA（pH8.0） EDTA NA$_2$ · 2H$_2$O 18.61g，加 ddH$_2$O80ml，搅拌溶解。使用 10mol/L NaOH（约 5ml）调 pH 至 8.0（pH8.0 时，EDTA 才能溶解）。加 ddH$_2$O 定容至 100ml。高压灭菌后 4℃待用。

4. TE 溶液（pH8.0） 1mol/L Tris 碱（pH8.0）10ml，0.5mol/L EDTA（pH8.0）2ml，加 ddH$_2$O 定容至 1000ml。高压灭菌后 4℃待用。

5. 3mol/L 乙酸钠 将 NaAC · 3H$_2$O 40.8g（或将无水 NaAC 24.6g）溶于 ddH$_2$O80ml，用 3mol/L 乙酸调 pH 至 5.2，补 ddH$_2$O 至 100ml。

6. 10% SDS 十二烷基磺酸钠（SDS）5g 加入高压灭菌 ddH$_2$O50ml，68℃水浴助溶，调 pH 至 7.2，无需高压灭菌（因降温后易析出，故每次使用前应加热助溶至透明）。

7. 蛋白酶 K 出厂蛋白酶 K（PK）为 1g/L，用高压灭菌 ddH$_2$O 溶为 20mg/ml，分装后-20℃贮存。

(三) 方法及操作步骤

1. 血凝块的 DNA 提取

(1) 采集受检者空腹静脉血，4℃沉降 2 小时（或 4℃10000rpm 离心 10 分钟）分离血清和凝血块后-20℃保存（如长期待用应-70℃保存）。

(2) 取血凝块 500μl 大小，置于 2ml 的离心管中，加入 800μl TE，正反颠倒混匀；4℃10000rpm 离心 3 分钟，弃上清，再次加入 800μl TE，正反颠倒混匀；4℃10000rpm 离心 1 分钟，弃上清，如此重复 3～4 次，直至血凝块全部溶解在 TE 中，无血色为止。

(3) 在弃去上清后的沉淀中加入 400μl TE，25μl 10% SDS，5μl 20mg/ml PK，37℃消化过夜。

(4) 次日从水浴箱中取出后，10000rpm 离心 10 分钟，小心吸取上层水相中的液体至新的 EP 管中，注意不要吸到下层有机相及中间的蛋白层。

(5) 向新 EP 管中的水相，加等体积酚，正反颠倒振荡 15 分钟，10000rpm 离心 10 分钟。

(6) 再次吸上清，向新离心管中的水相，加等体积酚：氯仿（1：1），正反颠倒振荡 15 分钟，10000rpm 离心 10 分钟。

(7) 再次吸上清，向新离心管中的水相，加等体积氯仿，正反颠倒振荡 15 分钟，10000rpm 离心 10 分钟。

(8) 再次吸上清，向新离心管中的水相，加 2 倍体积无水乙醇和 1/10 体积 3M 乙酸钠，-20℃沉淀 1 小时，10000rpm 离心 10 分钟。

(9) 弃上清，沉淀中加 75% 乙醇 800μl，10 000rpm 离心 5 分钟。

(10) 弃上清，室温干燥 20 分钟，100μl TE 溶解。

(11) 取 1μl（或适量）于紫外分光光度计测 OD 值。260nm 代表 DNA 吸收峰，280nm 代表 RNA 吸收峰，两者比值在 1.8～1.9 时 DNA 提取较好，大于 2.0 表明有 RNA 污染，OD 值过小表明蛋白杂质较多。

2. 抗凝血 DNA 的提取

(1) 采集受检者空腹静脉血于抗凝管中。

(2) 取抗凝血 500μl,置于 2ml 的离心管中,加入 500μl 生理盐水,正反颠倒混匀;4℃ 10000rpm 离心 5 分钟,弃上清,留下层血约 100～300μl。

(3) 在弃去上清后的沉淀中加入 445μl TE,50μl 10% SDS,5μl 20mg/ml PK,37℃消化过夜。此后的操作步骤与(三)1 中的(4)～(11)完全一致。

3. 组织 DNA 的提取

(1) 采集新鲜组织,绿豆大小。

(2) 将组织于 500μl TE 中清洗,反复洗涤至无血为止,置于 2ml 的离心管中。

(3) 将洗涤的组织剪成碎块,加入 400μl TE,25μl 10% SDS,5μl 20mg/ml PK,37℃消化过夜。此后的操作步骤与(三)1 中的(4)～(11)完全一致。

二、PCR 技术

(一) 实验原理

以 DNA 片段为模板,在 DNA 聚合酶作用下,以 dNTP 为原料,将特异性引物之间的 DNA 片段进行复制。循环 30 次后,DNA 片段的数量达到 2^{30} 拷贝(图 23-1)。

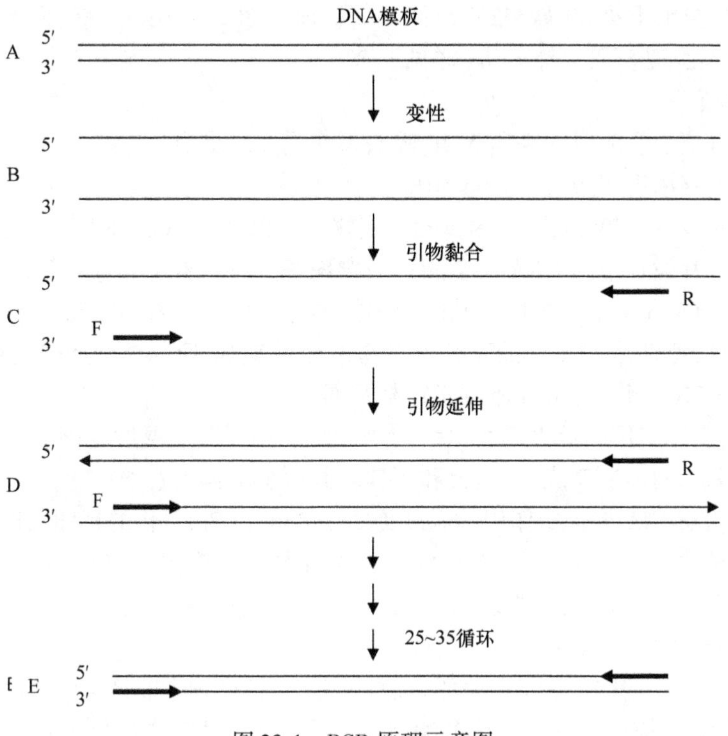

图 23-1　PCR 原理示意图

（二）材料、试剂及器材

1. 材料及试剂 模板 DNA；从公司购买的试剂：10×PCR 缓冲液；dNTP 混合物(2.5mmol/L)；Taq DNA 聚合酶(5IU/μl)；引物(10pmol/μl)。

2. 器材 DNA 扩增仪；PCR 小管；移液器及枪头。

（三）方法及操作步骤

1. 引物的预处理 例如，合成的引物为 20nmol，先将引物瞬时离心，取 10 倍体积的 TE 溶液(200μl)溶解引物，此时引物浓度为 100pmol/μl，-20℃分装贮存。使用前将 100p 引物使用 TE 稀释 10 倍，记为 10pmol/μl。

2. 反应体系

10×Buffer(含 MgC12 25mM)	5μl
2.5mMdNTP 混合物	4μl
引物	各 1.0μl
TaqDNA 聚合酶	0.5μl
模板 DNA(10～100ng)	1μl
加双蒸水至	50μl

离心 5 秒钟混匀。除样品外，设阳性对照(加入已知模板)和阴性对照(不加模板)。

3. 反应条件 将 PCR 小管放入 PCR 扩增仪。预变性 94℃ 3 分钟，再执行以下循环，94℃变性 60 秒，55℃退火 60 秒，72℃延伸 60 秒，循环 30 次。72℃再延伸 10 分钟。4℃保存。产物 10μl 琼脂糖凝胶电泳分析(详见下节)。

4. 注意事项

(1) 吸头和离心管应事先高压灭菌，吸头每次用完应更换。

(2) 引物的终浓度应为 1～2pmol/μl。

(3) 引物长度：15～30nt，通常为 20nt。引物扩增跨度以 500～800bp 为宜，更长片段应考虑使用适合长片段扩增的 DNA 聚合酶。引物碱基：G+C 含量 40%～60% 为宜，四种碱基最好随机分布，避免 5 个以上相同碱基的成串排列。避免引物内部出现二聚体，避免两条引物间出现二聚体，特别是 3' 末端的互补。引物 3' 末端碱基，应与模板严格配对，以避免碱基不匹配而致使 PCR 失败，而 5' 端不要求严格配对。

(4) 退火：实际采用的退火温度比引物 Tm 值低 5℃，退火温度越高，产物特异性越高。有些反应可以采用两步法完成，将退火和延伸合并(例如：94℃和 60℃)。

(5) 延伸：TaqDNA 聚合酶作用的温度为 20～85℃范围，引物的延伸在退火时即已经开始。一般每分钟约合成 2kb 长的 DNA，如果扩增样品的长度更长，应适当加长延伸反应的时间。一般在反应完成后，都需要较长时间的延伸反应(10～30 分钟)，以便获得完整的产物，且这对 PCR 后续的克隆和测序反应很重要。

(6) 循环次数：一般 25～35 个循环，次数过多，会使产物中非特异性产物大量增加。经 25～35 轮循环后，反应中 TaqDNA 聚合酶已经不足，如此时产物量仍不够，需进一步扩增，可将扩增的 DNA 样品稀释 10^3～10^5 倍作模板，重新加各种反应底物进行扩增。

三、电泳技术

（一）实验原理

核酸和蛋白质都具可电离基团，它们在电场的作用下，带电分子会向着与其所带电荷极性相反的电极方向移动。由于待测样品中各种分子所带电荷及分子本身大小、形状等性质的差异，使带电分子产生不同的迁移速度，从而对带电分子进行分离、鉴定和提纯的技术。

核酸是两性电解质，双链 DNA 分子在电场中向正极移动，其分子越大，迁移速率越慢，从而将不同的 DNA 分子由大到小分离开。低浓度的琼脂糖凝胶适合分离大片段 DNA 分子，高浓度的则适合分离小片段 DNA 分子，一般 2% 琼脂糖凝胶可以分离相差 50bp 的 DNA 分子。DNA 的构型对电泳的迁移率影响也较大，分子量相同的 DNA 分子，在同一浓度琼脂糖凝胶中泳动速度为：超螺旋环状>带切口环状>线性。

（二）材料、试剂及器材

1. 材料、试剂　标准分子质量 Marker；琼脂糖；Tris；EDTA；冰乙酸；硼酸。电泳仪；水平电泳槽；移液枪；微波炉；电子天平；三角烧瓶；自动凝胶成像仪。

2. 5×TAE 电泳缓冲液　24.2g Tris，5.71ml 冰乙酸，100ml 0.5mol/L EDTA（pH 8.0），定容至 1000ml。使用时用去离子水稀释 5 倍。

3. 10×TBE 电泳缓冲液　54g Tris，3.75g 硼酸，27.5g EDTA（pH 8.0），定容至 1000ml。使用时用去离子水稀释 10 倍。

4. 6×上样缓冲液　0.25% 溴酚蓝，0.25% 二甲苯青 FF，30%（质量体积比）甘油水溶液。4℃保存备用。

（三）方法及操作步骤

1. 制胶　依 DNA 片段大小确定琼脂糖凝胶的浓度（见原理），以 1% 琼脂糖凝胶电泳为例。称取 1g 低熔点琼脂糖凝胶，溶于 TAE 或 TBE 溶液中，制成 1% 琼脂糖凝胶。微波炉加热 3 分钟左右，注意短时多次溶解，防止液体扑溅使凝胶浓度改变。将制胶板与梳子摆好，待凝胶冷却至 65℃左右时将凝胶液小心倒入制胶板内。室温下静置 30 分钟左右，待凝胶凝固后，轻轻拔去梳子，在胶板上形成相互隔开的上样孔。

2. 加样　取一次性手套一片，将 6×上样缓冲液按样品数目，滴加每样品 1μl。取样品 5μl 与上样缓冲液混匀，逐一加到琼脂糖凝胶的上样孔中。加样时应防止碰坏样品孔周围的凝胶和凝胶底部，防止样品漏出。电泳时要带标准分子质量 Marker。

3. 电泳　加样后电泳槽即可通电进行电泳。当溴酚蓝移动至凝胶板下沿约 1cm 处停止电泳。将凝胶放入溴化乙锭（EB）工作液（0.5μg/ml）中染色约 20 分钟。EB 的使用方法有多种：①在凝胶和电泳缓冲液都加入；②只在凝胶中加入；③单独使用 EB 工作液染色。

4. 鉴定　采用自动凝胶成像仪拍照将凝胶电泳拍照保存。

四、RNA 提取技术

（一）实验原理

RNA 提取的关键是要防止细胞、实验器材、实验者汗液、唾液中 RNA 分解酶对其的降解。注意戴一次性手套，实验过程中手套有污染应及时更换；操作过程中戴口罩，避免讲话；另外，RNA 实验的所有器材和实验台应该专用，不能用于其他实验。使用的枪头和试管需用 0.1% DEPC（焦磷酸二乙酯）水溶液在室温浸泡 12 小时，然后 121℃，40 分钟高压、干燥后使用（高压后降解为无毒的 CO_2 和 H_2O）。实验台和移液枪用 75% 乙醇擦拭。

（二）材料、试剂及器材

裂解液；酸性酚；氯仿；异丙醇；-20℃预冷的 75% 乙醇（DEPC 处理水配置）、DEPC 处理水/RNase free H_2O、3mol/L 乙酸钠（pH=5.2，DEPC 处理水配置）。

（三）方法及操作步骤

（1）在液氮中将组织碾磨成粉末，趁液氮尚未全部挥发时，将粉末转移到 1.5ml 离心管中。细胞经计数后直接加入离心管，然后 5 000rpm 室温离心去上清。每 100mg 组织或 5×10^6 个细胞加 1.0ml 的 Trizol。注意：如果组织量（1～10mg）或细胞数很少（10^2～10^4），在样品中加入 800 μl 的 Trizol，用枪头反复抽吸混匀，再加入糖原（终浓度为 250 μg/ml），剧烈振荡或用匀浆器匀浆。

（2）用 1ml 针筒，26-G 号（6#）针头抽吸匀浆液两次以剪切基因组 DNA，然后直接从针筒中将样品转移到无菌 1.5ml 离心管中。

（3）加入 200 μl 氯仿/异戊醇（24∶1）或氯仿，剧烈振荡混匀 30 秒。

（4）台式离心机上，12 000rpm，室温离心 5 分钟。

（5）将上清液小心转移到 RNase-free 1.5ml 离心管里，加入等体积的异丙醇，室温下放置 5 分钟（注意：不要吸取任何中间层物质，否则会出现染色体 DNA 污染）。

（6）台式离心机上，12 000rpm，室温离心 5 分钟。

（7）小心移去上清液，防止 RNA 沉淀丢失。

（8）用 70% 酒精洗涤两次，每次 700 μl，12 000rpm，室温离心 2 分钟。

（9）尽可能彻底地吸走上清，防止 RNA 沉淀丢失。

（10）真空离心干燥 3～5 分钟，或放在室温下使酒精完全挥发。

（11）沉淀用 30～50 μl DEPC-H_2O 溶解。如发现沉淀难溶，68℃处理 10 分钟。对于胰腺，肾等组织中 RNase 含量很高，沉淀用 100% 去离子甲酰胺溶解。

（12）DNA 的分析和定量

1）测定样品在 260nm 和 280nm 的吸收值确定 RNA 的质量。

按 1OD=40 μg RNA 计算 RNA 的产率：$OD_{260/280}$ 在 1.8～2.0 视为抽提的 RNA 的纯度很高。若需精确量化，只有浓度在 4μg/ml 以上的样品适于用光度计测定。

2）进行甲醛变性琼脂糖电泳，确定 RNA 的完整性和污染情况。

注意：很少量的样品中加入糖原以提高 RNA 的产率。糖原（<4mg/ml）的存在，不影响

cDNA 第一链的合成，也不影响 PCR。

五、Real-time PCR 技术

（一）实验原理

real-time PCR 技术是指在 PCR 反应体系中加入荧光基团，利用荧光信号累积实时监测整个 PCR 进程，最后对未知模板进行相对或绝对定量分析的方法。根据 real-time PCR 的化学发光原理可以分为 2 大类：一类为探针类，包括 TaqMan 探针和分子信标，利用与靶序列特异杂交的探针来指示扩增产物的增加；一类为非探针类，其中包括如 SYBR Green I 或者特殊设计的引物（如 LUX Primers）通过荧光染料来指示产物的增加。

（二）材料、试剂及器材

1. 材料及试剂　RNA，反转录试剂，探针或荧光标记试剂，PCR 反应试剂。

2. 器材　实时荧光定量 PCR 仪。

（三）方法及操作步骤

以 Taqman 探针法为例：

1. 模板制备　RNA 提取（见四）。取 1.0～2.0μg RNA 按照反转录试剂盒的要求反转录成 cDNA。

2. 反应体系　25μl 反应体系包括 TaqMan Gene Expression Master Mix（2×）12.5μl，TaqMan Gene Expression Assay（20×）（探针引物）1.25μl，cDNA 模板 2μl，RNase free 水 9.25μl。并使用已知浓度的标准品制作 5 个点以上的标准曲线。

3. 反应条件　50℃ 2min，95 ℃ 10min，95℃ 15sec～60℃ 1min 40 cycle。每个样本设复孔，每次反应以 H_2O 做阴性对照。仪器使用 Applied Biosystems 7500 Real-Time PCR System。

4. 数据整理及分析

以 SYBR Green I 法为例：

1. 模板制备　RNA 提取（见四）。取 1.0～2.0μg RNA 按照反转录试剂盒的要求反转录成 cDNA。

2. 反应体系　25μl 反应体系包括 12.5μl SYBR Green Mix，8.5μl RNase free 水，上下游引物各 1μl，cDNA 2μl。

3. 反应条件　95℃ 30s，94℃ 15s，60℃ 30s，72℃ 20s，40 个循环。每个样本设复孔，每次反应以 H_2O 做阴性对照。Real-time PCR 仪为 Rotor Gene 6000。

4. 数据整理及分析

六、蛋白质印迹法

（一）实验原理

蛋白质印迹法（Western Blot）简言之，是一种在膜上进行的抗原、抗体反应。对目的蛋白进行 SDS-PAGE 后，通过转移的方法，将蛋白转到硝酸纤维素膜上，依次与特异性抗体、

标记二抗反应，然后显色，以判定目的蛋白的有无和大小。

（二）材料、试剂及器材

1. 1mol/L Tris-HCl（pH6. 8） Tris-HCl 121. 1g，加 ddH_2O 至 800ml，使用浓 HCl 调 pH 至 1000ml。

2. 1. 5mol/L Tris-HCl（pH8. 8） Tris-HCl 181. 65g，加 ddH_2O 至 800ml，使用浓 HCl 调 pH 至 1000ml。

3. 提蛋白裂解液 1mol/L Tris-HCl（pH8. 0）2. 5ml，NaCl 0. 438g，Triton X-100 0. 5ml，加 ddH_2O 至 50ml。4℃保存。

4. 30% 丙烯酰胺溶液 29g 丙烯酰胺，1g 甲叉丙烯酰胺，加 ddH_2O 至 100ml 定容。

5. 10×TBST（1 000ml） Tris（20mmol/L）24. 2g，NaCl（137mmol/L）80g，Tween－20 10ml。使用时稀释为 1×TBST。

6. 电泳缓冲液（10×Running Buffer） Tris（20mmol/L）30. 3g，甘氨酸 144g，SDS10g，加 ddH_2O 至 1 000ml。使用时稀释成 1×Running Buffer。

7. 转膜缓冲液（10×Transfer Buffer） Tris（20mM）30. 3g，甘氨酸 144g，甲醇（现用现加）200ml，加 ddH_2O 至 1 000ml。使用时稀释成 1×Transfer Buffer。

8. APS 过硫酸铵 1g，加 ddH_2O 至 10ml。

9. 其他 硝酸纤维素膜（NC 膜）或 PVDF 膜，电泳装置，转膜装置，滤纸、玻璃棒等。

（三）方法及操作步骤

1. 制胶 装好制胶板，加满 ddH_2O，检查是否漏水。配制分离胶，配好后立即用加样枪加入到制胶板中。上层加入 ddH_2O，以压平胶面。待分离胶凝固后，弃去上层 ddH_2O，配制浓缩胶，配好后加在分离胶上方，迅速将制孔用的梳子插入，加入后注意补胶。

2. 样品制备与上样

（1）制备：组织采用预冷 PBS 洗后，加入组织细胞裂解液，0℃研磨；细胞则采用离心收集细胞或向细胞培养瓶内加入细胞裂解液，超声破碎，5 000rpm 离心 5 分钟，取上清。加入 2×SDS 上样缓冲液，煮沸 10 分钟，立即放入冰水中，分装后，-20℃贮存，待用时取出。

（2）上样：将蛋白样品进行定量，取适量样品上样，并加入预染色的蛋白 Marker。

3. 电泳 上样完毕后开始电泳。当样品在浓缩胶处，电泳为 8V/cm；当样品进入分离胶时，电泳为 15V/cm。至溴酚蓝电泳至胶底部时停止电泳。

4. 转膜

（1）膜的预处理：在电泳结束前 20～30 分钟，将 PVDF 膜平铺于 ddH_2O 水面，靠毛细作用自然吸水后再完全浸入水中 10 分钟以排除气泡，随后浸入膜转移缓冲液中。PVDF 膜则在甲醇中浸泡 20 分钟，再转入转移液中，滤纸也浸泡入转移液中。此步应戴手套操作。

（2）取胶：将凝胶从电泳槽中取出，浸泡入转膜缓冲液中 10 分钟。

（3）制作“三明制”：以转膜缓冲液润湿，放置顺序如下，海绵、六层滤纸、凝胶、NC 膜（PVDF 膜）、六层滤纸、海绵。铺放每层时，均要将气泡全部赶出。

（4）转膜：凝胶面与负极相连，NC 膜（PVDF 膜）与正极相连。整个电泳槽置于冰水混合物中。以不同蛋白的不同要求，选择电流和时间，可以 400mA、4 小时。

5. 膜的封闭

（1）丽春红染色，此步可省：如有预染的蛋白 Marker 则可省略此步。丽春红染色（2% 乙酸、0.5% 丽春红水溶液）观察蛋白条带，再用 ddH_2O 和 TBST 将丽春红洗脱。

（2）封闭：NC 膜（PVDF 膜）放入 1×TBST 中清洗 3 次，每次 5 分钟。摇床摇动。浸泡于封闭液中缓慢摇荡 1 小时。

6. 孵育一抗

（1）确定一抗的稀释度（通过预实验）。

（2）配好 5% 的脱脂奶粉（TBST 溶解），按要求稀释好抗体。

（3）将稀释好的抗体和膜一起孵育，可以采用 37℃一小时，也可根据抗体的量和膜上抗原的量适当延长和缩短时间。

7. 洗涤　TBST 先快速洗涤 3 次，把脱脂奶粉尽快洗掉。再以 1×TBST 清洗 3 次，每次 5 分钟。

8. 孵育二抗　37℃孵育一小时。

9. 再洗涤　以 1×TBST 清洗 3 次，每次 5 分钟。洗涤要彻底。

10. 显色　ECL 发光法：试剂现用现配。试剂盒中 A 液 1ml 加 B 液 1ml，避光保存。

七、分子克隆技术

分子克隆是指分离一个已知 DNA 序列，并以活体内方式获得许多复制品的过程。这一复制过程经常被用于增加并获取 DNA 片段中的基因，但也可用来增加某些任意的 DNA 序列，如启动子、非编码序列、化学合成的寡核苷酸或是随机的 DNA 片断。

（一）材料、试剂及器材

1. LB 平板配方　胰蛋白胨 1g，酵母提取物 0.5g，NaCl 1g，琼脂粉 2g，溶于 ddH_2O 100ml，高温灭菌。

2. LB 液配方　胰蛋白胨 1g，酵母提取物 0.5g，NaCl 1g，溶于 ddH_2O 100ml，高温灭菌。

3. SOC 液配方　胰蛋白胨 1g，酵母提取物 0.5g，NaCl 1g，葡萄糖 0.36g，溶于 ddH_2O 100ml，高温灭菌。

（二）重组子的构建与筛选鉴定

1. DNA 提取（略）　利用酚-氯仿法提取人基因组 DNA（见本节技术一）；或进行质粒 DNA 的提取（见后）。

2. 目的片段扩增　采用 PCR 方法特异且高保真的扩增目的片段（PCR 技术见本节技术二）。

3. 扩增产物克隆、鉴定　扩增产物经琼脂糖电泳，并进行回收纯化。

PCR 产物 1%～2% 琼脂糖凝胶 160V 45 分钟分离片段。溴化乙啶染色 10 分钟，紫外成像仪成像后，将目的片段切胶，滤纸吸干，称重。加入 TE（pH8.0）约 200μl，再加等体积的 Tris 饱和酚于 70℃融化，10 000rpm 离心 10 分钟，取水相。依次用等体积的酚、酚：氯仿（1：1）、氯仿各抽提一次，最后加入 2 倍体积的无水乙醇和 1/10 体积 3mol/LNaAc（pH5.2）沉淀 DNA。室温静置 30 分钟，1 000rpm 离心 10 分钟，取沉淀。用 75% 乙醇清洗一次，自然晾干。将回收片段溶于 10μl ddH_2O 或 TE(pH8.0)。取 2μl 电泳以估计其含量。

4. 与载体连接,转化感受态大肠杆菌,蓝白筛选,鉴定出阳性克隆 与连接载体反应体系,以 pMD18-T 载体为例:pMD18-T 载体 1μl,回收片段 100ng,Solution Ⅰ 5μl,加 ddH_2O 至 10μl。反应条件:16℃ 16 小时。

转化感受态 DH5α:取连接产物 5μl(余 5μl 4℃继续反应以备转化失败重转),加感受态 DH5α 30μl,冰上 30 分钟。42℃加热(水浴或模块)45 秒,冰上 1 分钟。加 250μl SOC 液于 37℃恒温摇床 225rpm×1 小时。

蓝白筛选:将 SOC 液铺于含 100mg/ml Amp 的 LB 平板中,再分别将 40μl X-gal 贮存液(20mg/ml,以二甲基甲酰胺配制)和 10μl IPTG 溶液(100mg/ml)加入其中,用玻璃棒涂布均匀,待液体消失后,倒置平板 37℃恒温培养箱培养 16 小时。将平板 4℃放置 3 ~ 4 小时,可使蓝白斑充分显现(注意:理论上,白斑都是阳性克隆,但并非完全如此,还需要进一步酶切鉴定,测序证实)。

5. 挑选阳性克隆提取质粒

(1) 挑取质粒,酶切鉴定:挑大小适中、边缘毛糙的白色单克隆菌落,于 6ml 含 100mg/ml Amp 的 LB 培养液中。于 37℃恒温摇床 225rpm×16 小时。取菌液 600μl,加高温灭菌的 50% 甘油 400μl,于-70℃留菌种。取 3ml 菌液,提取质粒 20μl。

(2) 质粒小提:3ml 菌液于 3000rpm×10 分钟,弃上清,加 100ul 溶液Ⅰ 150mμ 葡萄糖,25nμTris-HCl(PH 8.0),10mM EOTA(PH 8.0)轻柔吹打。加 200μl 新鲜配制的溶液Ⅱ正反颠倒混匀,见溶液混浊,置于冰上 3 分钟。加 150μl 溶液Ⅲ正反颠倒混匀,见溶液澄清,置于冰上 3 分钟。加 225μl:216μl:9μl 的酚:氯仿:异戊醇,正反颠倒混匀 10 分钟,离心 12000rpm×15 分钟。吸上清,加 2 倍体积预冷无水乙醇沉淀,离心 12000rpm×10 分钟。弃上清,加 800μl 75% 乙醇清洗,离心 12000rpm×10 分钟。弃上清,于滤纸上晾干,加 20μl 含 20ng/ml Rnase A 的 TE 于 37℃水浴 30 分钟。

6. 酶切鉴定,进行测序证实 取 5μl 质粒酶切,反应体系为:质粒 5μl,10×共用 Buffer 2μl,限制性内切酶各 1μl,加 ddH_2O 至 20μl,37℃过夜。取全部酶切产物于 2% 琼脂糖凝胶 160V 45 分钟分离片段。溴化乙啶染色 10 分钟,紫外成像仪成像后,释放出阳性片段的质粒,送测序。

7. 将测序鉴定的 T 载体阳性克隆,构建为表达载体质粒 取测序鉴定的阳性菌液 5μl,接种于 5ml LB 培养液中,于 37℃恒温摇床 225rpm×16 小时。提取质粒,酶切过夜,电泳。将释放出的目的片段,切胶回收(回收过程同上)。以 pGL4 报告基因载体为例。连接反应体系:pGL4 Lnciferasereporter vector 1μl,T4 DNA 连续酶(NEB)0.5μl,T4 Buffer 1μl,ddH_2O 2μl,加回收片段至 10μl。连接反应条件:16℃ 16 小时。

转化感受态 DH5α,挑取质粒,酶切鉴定(过程同上)。选取释放片段的质粒进行测序确证。

(三) 目的基因在大肠杆菌中的表达与检测

BL21 细菌的基因表达产物能识别 T7 噬菌体基因 10 启动子,高效启动下游基因的转录表达。将表达载体转化入 BL21 中培养,当菌体达到一定密度时,在培养液中加入 IPTG(乳糖类似物),它与有活性的阻遏蛋白结合,使其失活,不再与操纵基因结合,解除了对 RNA 聚合酶的抑制作用,目的基因得以高效转录,合成大量蛋白。

（1）诱导表达：挑取大肠杆菌 BL21 转化后的单菌落，接种于 10ml 含相应抗生素的 LB 液中，于 37℃恒温摇床 225rpm 培养过夜。

（2）接种：将过夜培养物再按 1% 接种至含有相应抗生素的 LB 液中，37℃恒温摇床 225rpm 培养至 OD_{600} 为 0.6～0.8。

（3）加入诱导剂 IPTG，至终浓度为 1mmol/L，继续 37℃恒温摇床 225rpm 培养 6～8 小时。实验应设 BL21 空菌、不加 IPTG 诱导等组作为对照。

（4）表达产物以 SDS-PAGE 和 Western blot 检测。

八、萤光素酶报告基因系统

（一）原理

双报告基因系统通常偶联待研究的启动子，报告基因表达水平的相对改变，可反映启动子的转录活性改变。理想的双报告基因系统应能以萤光素酶的检测速度、灵敏度及线性范围来完成检测，且两个报告基因能同时检测。如萤火虫萤光素酶与海洋腔肠（海肾）萤光素酶结合使用，单管即可检测两种报告基因的含量。萤火虫萤光素酶是 61ku 单亚基蛋白，而海洋腔肠（海肾）萤光素酶是 36ku 单亚基蛋白，两者在翻译后均可作为报告基因检测。

（二）实验步骤

1. 样品准备　细胞培养的过程同第二十一章。按常规贴壁细胞培养方法进行培养，AGS 细胞在含 10% 胎牛血清的 F12 培养基中进行培养；细胞传代 24 小时后观察细胞形态，贴壁达 80% 左右，更换无血清培养基培养 2 小时。

2. 细胞转染（脂质体转染法）

（1）转染前一天将细胞按（3～4）×10^5 个细胞/孔接种于 24 孔板，待细胞生长 80%～90% 融合时换液，加入无血清 F12 培养基 100μl/孔，准备转染。设三个复孔，平行实验重复 3 次。

（2）每孔用 50μl F12 无血清培养基稀释 0.8μg 质粒 DNA。

（3）每孔用 50μl F12 无血清培养基稀释 2μl 脂质体 TM2000，孵育 5 分钟。

（4）将上述两种液体轻柔混匀，室温静置 20 分钟。

（5）将转染混合液以 100μl/孔滴入培养孔中，前后轻柔晃动培养板使其混匀。

（6）将培养孔板放入细胞培养箱中孵育，6 小时后更换培养基，加含 10% 胎牛血清的 F12 500μl/孔，继续培养。

（7）18～48 小时后收集细胞。依据细胞性质的不同，质粒在细胞中高表达的时间不同，此步时间需要摸索。如果与炎症感染有关的因子，可以加刺激，如 LPS。刺激组在 24 小时加处理因素刺激 6 小时。

3. 启动子活性检测

（1）将已转染若干小时的细胞弃去培养基，加足量 0.01mol/L PBS 漂洗孔板，去除死细胞。

（2）加入 1×PLB 80μl/孔，室温下轻轻摇动 15 分钟以裂解细胞，同时镜下观察细胞裂解状态。

(3) 化学发光检测

1) 室温平衡所有试剂,预先在化学发光管(或 1.5ml EP 管)里加入 10μl 细胞裂解液。

2) 设定化学发光仪。每样本间延迟 5 秒进行检测。

3) 加 20μl PLB 裂解物,混匀,立即检测荧火虫(Firefly)荧光素酶活性(F 值)。

4) 加 20μl 1×Stop&Glo 溶液,混匀,检测海肾(Renilla)荧光素酶活性(R 值)。

(4) 统计分析:Firefly 荧光素酶活性(F 值)与 Renilla 荧光素酶活性(R 值)比值为每孔荧光值。

九、电泳迁移率实验(EMSA)

(一) 原理

凝胶迁移或电泳迁移率实验是一种研究 DNA 与蛋白之间相互作用的技术,目的是检测 DNA 结合蛋白与对应的 DNA 是否结合。可用于定性和定量分析。这一技术也可用于研究 RNA 结合蛋白和特定的 RNA 序列的相互作用。通常将纯化蛋白、细胞粗提液和 ^{32}P 同位素标记的 DNA 或 RNA 探针一同保温,在非变性的聚丙烯凝胶电泳上,分离复合物和非结合的探针。当检测如转录调控因子一类的 DNA 结合蛋白,可用纯化蛋白,部分纯化蛋白,或核细胞抽提液。在检测 RNA 结合蛋白时,依据目的 RNA 结合蛋白的位置,可用纯化或部分纯化的蛋白,也可用核或胞质细胞抽提液。竞争实验中采用含蛋白结合序列的 DNA 或 RNA 片段和寡核苷酸片段(特异),和其他非相关的片段(非特异),来确定 DNA 或 RNA 结合蛋白的特异性。在竞争的特异和非特异片段的存在下,依据复合物的特点和强度来确定特异结合。

(二) 操作步骤

1. 核蛋白提取与定量 收集细胞,细胞计数每 10^6 ~ 10^7 个细胞,加入 1000ml 预冷的缓冲液 A 冰浴,超声破粹,放置冰上 30 分钟。12 000 rpm/分离心 10 分钟去上清(即胞浆蛋白)。加入 500μl 预冷的缓冲液 B,放置冰上 30 分钟,期间涡旋 5 次。12 000 rpm/分离心 10 分钟去,上清即为核蛋白。立即将上清移入预冷的离心管中。用 BCA 法测定蛋白浓度调整样品浓度,分装-80℃冰箱保存备用。

2. 凝胶配制

(1) 制备 6% 聚丙烯酰胺凝胶

5×TBE	1.2ml
30% 丙烯酰胺	2.4ml
50% 甘油	120μl
ddH_2O_2	16ml
10% 过硫酸铵	40μl
TEMED	20μl

(2) 固定电泳板后加入 6% 聚丙烯酰胺凝胶,将梳子插入凝胶中,等待凝胶聚合,适当的聚合时间为 30 分钟。

(3) 凝胶聚合后,小心拔除梳子,用注射针头把样品孔弄直,然后用 ddH_2O 反复冲洗上样品孔 5 次。

3. 预电泳　电泳槽中加入 0.5×TBE,100V 恒压预电泳 60 分钟。

4. 配置反应体系　室温下平衡反应体系的各组分。加样后于室温下放置 20 分钟,加 5×上样缓冲液 5μl,混匀,上样。

5. 电泳　上样完毕后于 160V 恒压条件下电泳,直到溴酚蓝指示剂泳动至凝胶下方 2/3 时停止电泳。

6. 转膜　正电子尼龙膜与崭新的滤纸一同浸泡于 0.5×TBE 转膜液中平衡 10 分钟以上,小心取下凝胶,按三层滤纸-正电的尼龙膜-凝胶-三层滤纸的顺序重叠各层,对齐各边,赶尽各层间的气泡,将有膜的一面置于电转仪正极,于 0℃ 环境下 390mA 转膜 30 分钟。

7. 交联　转膜结束后,取出膜置于吸水纸上一分钟吸去多余的液体(膜正面向上,避免膜完全干),将膜正面朝下置于紫外交联仪中交联 15 分钟,交联完毕后的膜可以在室温下干燥保存数天。

8. 封闭液和洗脱液的配置及封闭　50℃ 水浴 blocking buffer 和 4×wash buffer 至颗粒溶解。浸泡膜于 10ml 封闭液中 15 分钟,25℃,摇床轻轻振荡。

9. 孵育辣根过氧化物酶　封闭同时,配置辣根过氧化物溶液,将 25ml 辣根过氧化物溶于 8ml 封闭液中。弃去封闭液,将膜置于"生物素-亲和素-辣根过氧化物结合液"中孵育 15 分钟,25℃,摇床轻轻振荡。

10. 洗脱　40ml 4×wash buffer 中加入 160ml ddH_2O_2,配置成 11×wash buffer。弃去结合液,1×wash buffer 洗膜,25℃,5 分钟×5 次,摇床轻轻振荡。

11. 平衡　弃去洗脱液,底物平衡液浸泡膜 5 分钟,25℃,摇床轻轻振荡。

12. 与化学发光底物反应　发光底物的配置:将 3ml Lumino/Enhancer 溶液与 3ml Stable Peroxide 等体积混合(现用现配)。取出尼龙膜,轻轻吸干多余的液体,用化学发光底物反应物充分浸泡尼龙膜 5 分钟。为了让膜充分接触底物溶液,可以将膜的 DNA 面向下,同时不要摇晃。

13. 显影　用 GeLD0c2000 凝胶扫描仪进行扫描、成像。

十、染色质免疫共沉淀技术(ChIP)

染色体免疫共沉淀(Chromatin Immunoprecipitation,ChIP)是基于体内分析发展起来的方法,也称结合位点分析法,在过去十年已经成为表观遗传信息研究的主要方法。

(一) 原理

ChIP 的原理是在保持组蛋白和 DNA 联合的同时,通过运用对应于一个特定组蛋白标记的生物抗体,染色质被切成很小的片断,并沉淀下来。IP 是利用抗原蛋白质和抗体的特异性结合以及细菌蛋白质的"prorein A"特异性地结合到免疫球蛋白的 FC 片段的现象活用开发出来的方法。目前多用精制的 prorein A 预先结合固化在 argarose 的 beads 上,使之与含有抗原的溶液及抗体反应后,beads 上的 prorein A 就能吸附抗原达到精制的目的。

(二) 方法及实验步骤

1. 细胞的甲醛交联与超声破碎

(1) 取出 1 平皿细胞(10cm 平皿),加入 243 μl 37% 甲醛,使得甲醛的终浓度为 1%(培养基共有 9ml)。

(2) 37℃孵育 10min。

(3) 终止交联:加甘氨酸至终浓度为 0. 125M。450 μl 2. 5M 甘氨酸于平皿中。混匀后,在室温下放置 5min 即可。

(4) 吸尽培养基,用冰冷的 PBS 清洗细胞 2 次。

(5) 细胞刮刀收集细胞于 15ml 离心管中(PBS 依次为 5ml,3ml 和 3ml)。预冷后 2000rpm 5min 收集细胞。

(6) 倒去上清。按照细胞量,加入 SDS Lysis Buffer。使得细胞终浓度为每 200μl 含 2×10^6 个细胞。这样每 100μl 溶液含 1×10^6 个细胞。再加入蛋白酶抑制剂复合物。假设 MCF7 长满板为 5×10^6 个细胞。本次细胞长得约为 80% 。即为 4×10^6 个细胞。因此每管加入 400μl SDS Lysis Buffer。将 2 管混在一起,共 800μl。

(7) 超声破碎:VC×750,25% 功率,4. 5S 冲击,9S 间隙。共 14 次。

2. 除杂及抗体哺育

(1) 超声破碎结束后,10000g 4℃离心 10min。去除不溶物质。留取 300μl 做实验,其余保存于-80℃。300μl 中,100μl 加抗体做为实验组;100μl 不加抗体做为对照组;100μl 加入 4μl 5M NaCl(NaCl 终浓度为 0. 2M),65℃处理 3h 解交联,跑电泳,检测超声破碎的效果。

(2) 在 100μl 的超声破碎产物中,加入 900μl ChIP Dilution Buffer 和 20μl 的 50×PIC。再各加入 60μl Protein A Agarose/Salmon Sperm DNA。4℃颠转混匀 1h。

(3) 1h 后,在 4℃静置 10min 沉淀,700rpm 离心 1min。

(4) 取上清。各留取 20μl 做为 input。一管中加入 1μl 抗体,另一管中则不加抗体。4℃颠转过夜。

3. 检验超声破碎的效果 取 100μl 超声破碎后产物,加入 4μl 5M NaCl,65℃处理 2h 解交联。分出一半用酚/氯仿抽提。电泳检测超声效果。

4. 免疫复合物的沉淀及清洗

(1) 孵育过夜后,每管中加入 60μl Protein A Agarose/Salmon Sperm DNA。4℃颠转 2h。

(2) 4℃静置 10min 后,700rpm 离心 1min。除去上清。

(3) 依次用下列溶液清洗沉淀复合物。

清洗的步骤:

加入溶液,在 4℃颠转 10min,4℃静置 10min 沉淀,700rpm 离心 1min,除去上清。

洗涤溶液:

a. 低盐洗涤缓冲液 r-1 次

b. 高盐洗涤缓冲液-1 次

c. LiCl 洗涤缓冲液-1 次

d. TE 缓冲液-2 次

(4) 清洗完毕后,开始洗脱。

洗脱液的配方:100μl 10% SDS,100μl 1M NaHCO3,800μl ddH_2O,共 1ml。

每管加入 250μl 洗脱 buffer,室温下颠转 15min,静置离心后,收集上清。重复洗涤一次。最终的洗脱液为每管 500μl。

(5) 解交联:每管中加入 20μl 5M NaCl(NaCl 终浓度为 0. 2M)。混匀,65℃解交联过夜。

5. DNA 样品的回收

(1) 解交联结束后,每管加入 1μl RNaseA(MBI),37℃孵育 1h。

(2) 每管加入 10μl 0.5M EDTA,20μl 1M Tris-HCl(PH6.5),2μl 10mg/ml 蛋白酶 K。45℃处理 2h。

(3) DNA 片段的回收——omega 胶回收试剂盒。最终的样品溶于 100μl ddH_2O。

6. PCR 分析

(1) PCR 体系

TaKaRa Taq(5U/μl)	0.1μl
10×PCR Buffer(Mg^{2+} free)	2.5μl
dNTP Mixture(各 2.5 mM)	2μl
MgCl	2μl
上下游引物	1μl
模板 DNA	1μl
灭菌蒸馏水	16.4μl
总体积	25μl

(2) PCR 条件

95℃	4 min	
95℃	30 sec	
55℃	30 sec	25 Cycles
72℃	30 sec	

(3) 1% 琼脂糖凝胶电泳观察结果

十一、甲基化相关技术

DNA 甲基化是表观遗传学的重要组成部分,在维持正常细胞功能、遗传印记、胚胎发育以及人类肿瘤发生中起着重要作用,是目前新的研究热点之一。

(一) 原理

DNA 的甲基化是在 DNA 甲基转移酶(DNMTs)的作用下以 S-腺苷甲硫氨酸(sAM)作为甲基供体,使 CpG 二核苷酸 5'端的胞嘧啶转变为 5'甲基胞嘧啶。这种 DNA 修饰方式并没有改变基因序列,但是它调控了基因的表达,这是真核生物遗传物质化学修饰的一种方式,目前认为它是一种新的基因调控机制,即基因序列不发生变化而基因表达受影响。

在研究 CpG 岛甲基化中 MS-PCR 法(MSP 法)是应用最广泛的一种技术,利用亚硫酸氢盐修饰,CpG 中未甲基化的胞嘧啶将被转变为尿嘧啶,而甲基化的胞嘧啶则不发生变化。应用 PCR 反应通过设计两对特异性引物,区分修饰后的模板 DNA。若由甲基化特异性引物扩增出产物,则说明样品是甲基化状态,反之,非甲基化引物的扩增产物证实模板是未甲基化状态。

优点:高效、特异、敏感、快速的实验方法来检测甲基化状态。它被认为在人类肿瘤甲基化分析中是一种快速高效临床研究手段。

（二）材料、试剂及器材

1. 3.6mol/L 亚硫酸氢钠 避光，现用现配。称 1.88g 加 4ml 去离子水，然后加约 200μl 3mol/L NaOH，调 pH 到 5.0，补去离子水到 5ml(4℃保存)。

2. 10mmol/L 氢醌 称 0.011g 10ml 去离子水，不需调 pH，4℃保存，避光。

（三）操作步骤

（1）取 2μgDNA 于新 Ep 管中，加去离子水至 50μL，涡旋混匀。

（2）加入 5.5μl 2mol/L NaOH，涡旋混匀，37℃水浴 10min。

（3）加入 30μl 10mmol/L 氢醌(指示剂)，混匀，溶液颜色变为黄色。

（4）加入 520μl $NaHSO_3$ 混匀。

（5）加入 150μl 矿物油(石蜡油)，54℃ 16h，避光水浴。

（6）37℃ 水浴预热树脂 10min。

（7）取出 54℃水浴的 Ep 管，吸取下层混合物新 EP 管中。

（8）加入 1ml 已 37℃ 水浴预热 10min 的树脂。

（9）将全部液体移入已连接到真空泵的纯化柱内，真空抽干液体。

（10）用 2ml4℃预冷的 80% 异丙醇洗脱纯化柱 2 次，真空抽干液体后，14 000rpm，2min 离心。

（11）立刻向柱中加入 70℃预热的 50μl 去离子水，静置 1min 后，14 000rpm，1min，弃掉柱子。

（12）在离心后液体中加入 5.5μl 3mol/L NaOH，室温静置 5min。

（13）加入 2μl 10mg/ml 糖原，66 μl 5mol/L 醋酸铵，360 μl 无水乙醇 (3 倍体积)，-20℃保存过夜。

（14）次日，从-20 ℃中取出后，4℃离心 12 000rpm 30min。

（15）真空吸去上清，每管加 200μl -20 ℃预冷的 75% 乙醇。

（16）真空吸去上清，倒扣在纸上，滤干管中液体。

（17）每管加 50μl TE，65 ℃1h。

（18）4℃保存备用。

分子生物学技术是科研实验中最主要的技术，我们这里介绍的也并不全面，仅仅是常用技术，在技术之间有交叉或融合，但不影响不同指标运用相同或相似技术的融会贯通。

第四节 高通量组学技术

随着生物技术的发展，高通量组学技术已经融入我们研究的各个领域。就功能学研究角度来讲，有基因组学、转录组学、代谢组学、蛋白组学。就高通量技术角度来划分，有 DNA 测序技术、比较基因组杂交技术、微阵列芯片技术、二维电泳及质谱技术等。

一、基因组学：DNA 测序和比较基因组学杂交

随着人类基因组计划的完成，想获得基因组的信息已非难事。但要自行取得无论哪个

物种的基因组信息,都要进行测序。大规模的基因组测序策略有两种:随机法和鸟枪测序法。后者较为常见,现介绍后一种方法。

鸟枪测序法是将全基因组分解为小片段2~10kb,克隆至M13载体或质粒载体,构建具有均一表现度和各种插入片段长度的高质量文库。然后,大量克隆被分离出来并用标准载体特异性引物进行测序。每个插入片段都从两端测序,再根据每条序列数据拼接和组装,获得连续延展的序列片段,称毗连群。对鸟枪法测序后遗留的缺口,再用引物步行法,对桥连缺口的亚克隆或PCR产物再进行测序。

比较基因组杂交是在荧光原位杂交的基础上建立起来的细胞-分子遗传学技术。该技术无需细胞培养,只需1次检测即能筛查整个基因组DNA拷贝数的增减。其优点是检测周期短,效率高。可应用于染色体数目异常、染色体复杂结构异常及标记染色体来源的判定等方面,并可诊断或研究出生缺陷及遗传病的染色体致病位点和探索新的肿瘤相关基因及遗传综合征等领域。

二、转录组学:微阵列芯片

微阵列芯片,包括基因芯片和组织芯片。

(一)基因芯片

基因芯片采用平面载体,如玻璃片、尼龙膜等,以及载体上按照某种预先设计的位置高密度有序排列的成千上万核酸探针,如DNA寡核苷酸或基因片段,也称DNA芯片或DNA微阵列。

1. 基本原理 基因芯片技术通过微缩技术,可像集成电路制作过程中半导体光刻加工那样,将许多不连续的离散的分析过程,如样品制备、化学反应和定性、定量检测等手段集成于1cm^2大小的基片、硅片、玻璃和尼龙膜等。其上固定核酸、蛋白及多肽序列等大量探针分子,形成高密度点阵,与样品中的靶分子作用后,通过分子杂交技术在相同条件下进行反应,反应结果使用同位素法、化学发光法或酶标法显示,然后用精密的扫描仪或激光共轭聚焦CCD摄像技术记录,由计算机进行分析、综合,并使这些分析过程连续化和微型化。

2. 技术流程

(1)芯片的制备:包括原位合成法和直接点样法。原位合成法适用于寡核苷酸,点样法多用于大片段。原位合成法包括光导合成法和压电合成法,其优点是反应量大,探针密度高且可以和其他芯片制备方法结合使用。该方法的缺点是探针的长度较短,一般为20~50bp。点样法包括接触式点样和非接触式点样又称喷墨式打印,因点样法成本高,故适用于芯片上需要同一探针或探针是长链DNA。如果芯片的样品是RNA,那么RNA分离后仍旧可能残存的基因组DNA应该用没有RNA酶污染的DNA酶除去。

(2)样品制备与标记:从待检细胞或组织中分离出DNA或RNA经RT-PCR扩增、末端标记等操作。标记主要有荧光标记、生物素或同位素标记等,最常用的是荧光素标记,可提高检测的灵敏度和使用者的安全性。

(3)杂交反应:探针分子固定于芯片表面,与液相的靶分子进行反应。但杂交条件的选择需考虑多方面的因素,如杂交反应体系中盐浓度、探针GC含量和所带电荷、探针与芯片之间连接臂的长度及种类、检测基因的二级结构的影响。因基因芯片影响因素很多,故要合理设置异种核酸平行实验,核酸质量、检测对照、封闭对照、归整化对照,以保证结果的准确性和重复性。

(4) 信号检测和分析:常用的荧光标记法使用激光共聚集荧光扫描仪进行信号检测,其光源可产生激发不同荧光染料的光。当探针与待测核酸完全正常配对时,荧光信号强度是具有单个或2个错配碱基探针的5倍到35倍,且荧光信号的强度还与样品中靶分子的含量呈一定的线性关系。新发展的纳米金标记,通过银放大后可直接用肉眼观察,具有很好的灵敏度(超过荧光标记法100倍)和特异性。

3. 基因微阵列芯片的应用范围 DNA测序,基因表达分析,检测基因突变和基因组多态性,基因诊断,药学研究及环境保护领域。

(二) 组织微阵列

组织微阵列是1998年由Kononen等在cDNA微阵列的基础上发明的。其与基因微阵列合称为微阵列技术。

1. 原理 组织微阵列是将少量组织高密度地固定于固相载体上,然后用不同的基因、寡核苷酸、抗体与之进行杂交,以研究目的基因在不同组织之间的差异表达情况。

2. 技术流程

(1) 首先根据HE染色结果确定肿瘤的大小、类型、分级,再确定预计取样组织的位置,然后不锈钢针进行穿刺(内径为0.6mm),穿刺针附有支架,以确定X、Y轴方向,保证穿刺的准确性。穿刺的位置根据HE染色结果定位,一般恶性肿瘤组织在2~3mm之内结构变化不大,但正常组织、良性肿瘤、原位癌则可能有变化。因此,每隔一段距离要重新做HE染色以确定取材位置,一般每40张切片就重新做一次,取材深度为2~3mm。将此柱状物固定于一适当的模具上,每个标本间隔0.1mm,以0.4μm的厚度进行切片,将此薄片黏附于尼龙膜或玻片等固相载体上,就制成了组织微阵列。所以,每个模具可以连续作出许多个组织微阵列,保证了取材的准确性。

(2) 探针标记与杂交:探针标记上同位素(如^{32}P,^{33}P)、生物素或荧光染料后,再与微阵列进行严格条件下的杂交。

(3) 信号检测与结果分析:同位素标记的探针可通过放射自显影来检测;生物素标记探针简便易行,可直接在光学显微镜下检测;荧光标记的探针片段结合到相应的位置后,可通过氩离子激光共聚焦显微镜检测。荧光标记现已基本取代了同位素标记,其优点有实时、分辨率好、无放射性污染等。最后将结果输入计算机,并通过相应的软件来分析,例如比较正常组织与肿瘤组织之间的表达差异等。

三、代谢组学

同基因组、转录组学研究一样,代谢组学指纹或代谢组学实验也可能使用微阵列芯片实验,其蛋白代谢方面的研究,可以使用蛋白质组学的研究方法。对于数据结构,也会产生数千个数据点,从这些数据中提炼最有意义的因素是代谢组学研究的关键步骤。

代谢组学与基因组学、转录组学及蛋白质组学研究的不同在于,其还处于一个早期发展的阶段,研究它必须要有一个高度变化范畴中的生物分子,因此需要多个分析平台的交叉结合使用。同时,代谢组学表现了其他功能基因组水平(如转录组学和蛋白组学)的信号扩增和整合，体现了表型-基因型关联研究的前沿进展，因此，今后其研究仍要聚焦于已知代谢物浓度的精确测量上。代谢组学研究团队必然要开发出典型培养条件细胞中代谢物浓度的数据库，以便其数据能与其他功能基因组学数据整合。同时，代谢组研究的发展，可能弥补基因组学在实现个体化药物治疗上的不足。

四、蛋白质组学：二维电泳、质谱分析

蛋白质组学是应用高分辨率、高通量、高敏感度的质谱技术、蛋白芯片以及生物信息学技术对细胞中蛋白质及其相互作用的研究，是针对整体蛋白质组的分析。

（一）原理

1. 二维电泳（2-DE）　二维电泳技术是将复杂的蛋白质样品有效分离后，比较正常对照与癌症状态下蛋白质差异的技术，进而精确鉴定蛋白质。二维电泳第一向（垂直向）是根据蛋白质等电点的不同，第二向（水平向）是根据蛋白质分子质量的不同，而将蛋白质进行分离。

2. 质谱分析法（MS）　二维电泳本身只是一个单纯的描述性技术，必须和分析方法联用（例如质谱分析法 MS）。目前 MS 的基础方法包括：用序列特异性的蛋白酶（如胰蛋白酶）从 2D 胶上消化并提取蛋白质；然后将这些蛋白水解衍生的肽段进行蛋白质鉴定。质谱仪以质荷比（m/z）为基础，形成、分离和检测离子。两个最普遍的方法就是基质辅助激光解析电离（MALDI）技术和表面增强激光解析电离飞行时间质谱（SELDI）。

基质辅助激光解析电离飞行时间质谱（MALDI-TOF-MS）是近年来发展起来的一种新型的软电离生物质谱。仪器主要由两部分组成：基质辅助激光解析电离离子源（MALDI）和飞行时间质量分析器（TOF）。MALDI 的原理是用激光照射样品与基质形成的共结晶薄膜，基质从激光中吸收能量传递给生物分子，而电离过程中将质子转移到生物分子或从生物分子得到质子，而使生物分子电离的过程。TOF 的原理是离子在电场作用下加速飞过飞行管道，根据到达检测器的飞行时间不同而被检测，即测定离子的质荷比（M/Z）与离子的飞行时间成正比，检测离子。

SELDI 和 MALDI 的不同在于目的样品的构成、分析器的设计和分析即得数据的软件，其可被看做 MALDI-TOF-MS 技术的延伸。SELDI-TOF-MS 将蛋白质芯片与 MALDI-TOF-MS 结合起来。蛋白质芯片是 SELDI 技术的核心部分。芯片表面具有化学的或生物的诱饵，将蛋白质选择性的结合在其表面。不同的表面筛选不同性质的蛋白质，同时这也可以作为低丰度蛋白的预分离步骤。能量吸收分子加入到芯片上并结晶在其表面。激光发射后发生离子化然后气相离子进入质谱分析仪。每个样本都会产生独特的指纹图谱，通过比较峰强度可以从这些蛋白质中发现不同的表达。

二维电泳结合 MALDI 或 SELDI，可应用于肿瘤的早期诊断及药物的抗性筛选等方面。现以本实验室进行的蛋白质组学研究为例，介绍二维电泳结合 MALDI 鉴定差异蛋白和血清样本的 SELDI 实验筛选肿瘤相关标志物。

（二）材料、试剂及器材

1. 试剂　DMEM 细胞培养液；胎牛血清；青链霉素；细胞培养瓶/皿；0.25% 胰酶-

EDTA；尿素；CHAPS；Thiourea；Glycerol；SDS；Bromophenol Blue；DTT；Lodoacetamide；DPBS；Strip 胶条(24cm，pH3-10)；Clean up kit；Protein concertration assay kit；PhastGel Blue R350。

2. 器材 MALDI-TOF-MS；Typhoon；细胞培养箱；超净台；摇床；电泳仪。

(三) 方法和操作步骤

1. 蛋白裂解液准备

(1) 观察培养细胞的状态，状态良好时消化细胞；移去培养液，用 PBS 冲洗两次，加入 0.25% 胰酶-EDTA，37℃孵育 2～3 分钟；加入培养液终止反应，转移细胞至 50ml 离心管。

(2) 离心，1000rpm，3 分钟；弃上清，细胞置于冰上；4℃预冷的 1ml DPBS 重悬细胞，离心，1000rpm，3 分钟，弃上清；1ml DPBS 再次重悬细胞，离心，4℃，1300rpm，5 分钟，弃上清。

(3) 加入裂解液，吹打细胞，冰上放置 30 分钟；超声破碎 5 次，每次 20 秒，间隔 20 秒，间隔时置于冰上。

(4) 离心，4℃，14000rpm，30 分钟，2 次，取上清至新离心管中，做好标记，存放在-80℃冰箱中。

2. Clean-up 试剂盒处理蛋白样品

(1) 取 100μl 蛋白样品至 1.5ml 离心管中，加入 300μl 沉淀剂，震荡混匀，冰浴 15 分钟。

(2) 加入 300μl 共沉淀剂，震荡混匀；离心，1200rpm，5 分钟，弃上清；再次离心，用加样枪移去上清液；保持沉淀不变，加入 40μl 共沉淀剂，冰浴 5 分钟。

(3) 离心，12000，5 分钟，小心移去上清；加入 25μl 去离子水，震荡 5～10 秒，沉淀散开，但不溶解。

(4) 加入 1ml 洗涤缓冲液(10 倍体积于去离子水)(-20℃预冷 1 小时)和 5μl 洗涤添加剂，震荡至沉淀完全散开，但蛋白仍不溶解。

(5) 将样品放入-20℃培育 30 分钟，每 10 分钟震荡 20～30 秒；离心，12000rpm，5 分钟，4℃。小心移去上清，风干白色沉淀(<5 分钟)；

(6) 加入适量水化液(30～50μl)再次溶解沉淀。震荡至少 30 秒；4℃孵育过夜。

(7) 离心，12 000，5 分钟，4℃，去除所有不溶物和泡沫，-80℃保存。

3. 蛋白浓度测定

(1) 配制工作比色液，A 液：B 液=100：1。

(2) 取 2mg/ml BSA 各 0、5、10、15、20、25μl(0、10、20、30、40、50ug)，用于绘制标准曲线；待测样品各 1μl，加入 1.5ml 离心管中；每管加入 500ul 沉淀剂，震荡，室温孵育 2～3 分钟。

(3) 加入 500ul 辅助沉淀剂，短暂混匀；离心，12 000rpm，5 分钟。

(4) 弃上清，再次短暂离心，移去上清液。每管中加入 Cu^{2+} 100μl，去离子水 400μl，彻底震荡，使沉淀蛋白溶解。

(5) 每管加入 1ml 比色液，立即混匀。室温孵育 15～20 分钟。480nm 波长下检测吸光光度值；绘制标准曲线，计算蛋白浓度。

4. 一维电泳

(1) 取 800μg 蛋白，加入 6μl 20% DTT，2.4μl IPG buffer，将混合液加入 strip holder 中。

(2) 从-80℃冰箱中取出 strip 胶条，掀掉塑料膜，放置于 striph older 中，确保胶面向下，正负极方向与 holder 一致;在胶条表面加矿物油覆盖。

(3) 将 strip holder 放在电泳仪上,保证电极方向一致。

(4) 参数设定:

Rehydration:30V,25℃,12h;

IEF parameters:a. S1:300V　　900VH;

b. S2:Gradient 600V　　1350VH;

c. S3:Gradient 1000V　　2400VH;

d. S4:Gradient 8000V　　13500VH;

e. S5:8000V　　56000VH.

总共 31h,74510VH。

(5) 取出胶条,放于管中,小心不要让胶面碰触到任何东西;-80℃冰箱保存。

(6) 配置 12% SDS-PAGE 胶,上端留出 0.5～1.0 的空间,放置 strip 胶条。

5. 二维电泳:

(1) -80℃冰箱中取出平衡液,室温融化;取出 strip 胶条,室温放置 10 分钟左右;在 1.5mlEP 管中,分别称取 50mg DTT,125mg Lodoacetamide;配制 10mg/ml DTT 平衡液和 25mg/ml Lodoacetamide 平衡液;将 10mg/ml DTT 平衡液倒入装 strip 管中,摇床震荡 30 分钟;将水加热至 60℃,融化琼脂。

(2) 30 分钟后,弃去 DTT 平衡液,加入 25mg/ml Lodoacetamide 平衡液,摇床震荡 30 分钟;弃去 Lodoacetamide 平衡液,用电泳液润洗胶条,弃去电泳液;小心地将 strip 胶条放入空隙中,胶面向外。在 strip 胶条表面加琼脂封闭,注意琼脂的温度。

(3) 将胶板放在电泳槽中,加入电泳液,跑胶,约 12～16 小时。

(4) 小心取出 12% 胶,用去离子水冲洗 15 分钟。

(5) 配制固定液:10% 乙酸,40% 乙醇。

(6) 弃去去离子水,加入固定液,摇床震荡 30 分钟。

(7) 配制染色液:取一片 phastgel blue R350,加入 400ml10% 乙酸,25% 甲醇溶液溶解。

(8) 配制浓度为 0.1% 的染色液。

(9) 弃去固定液,加入 100ml 染色液,摇床震荡过夜。

(10) 弃去染色液,加入去离子水,摇床震荡 4～6 小时,至胶背景透明。

6. 用 Typhoon 仪器扫描胶

参数:Emission Filter:None

Laser:Red

Sensitivity:Medium

Pixel size:50 microns

7. 利用 Lusesi-Redfin(http://www.ludesi.com/redfin/)软件分析胶,找到差异蛋白;利用软件 Ludesi-Redfin 分析差异蛋白——每个样本均有三块胶用于分析,选择 P 值<0.05,倍数相差 2 倍的蛋白点做进一步分析。

8. 利用 GE Ettan Spot Picker 全自动斑点切取仪,切取差异蛋白点至 96 孔板中。

9. 采用胶上酶切法涤处理蛋白点

(1) 50μl 双蒸水洗涤两次,每次 10 分钟。

(2) 脱色液:50mmol/L NH_4HCO_3/乙腈 1∶1,取 50μl,37℃,20 分钟。

(3) 重复一次,至蓝色褪去。

(4) 加入 50μl 乙腈脱水,至胶粒变白。

(5) 吸去乙腈,室温晾干。

(6) 每孔加入 6μl 10ng/μl 胰酶,微离心,4℃,1 小时。

(7) 每孔加入 10μl 25mmol/L NH_4HCO_3,37℃,过夜。

10. 点靶的蛋白样品准备

(1) 基质:0. 4mg/ml HCCA(alpha-cyano-4-hydroxycinnamic acid)

700μl 乙腈+300μl 去离子水+1μlTFA+0. 4mg HCCA

(2) 每个蛋白样品取 2μl 加样于 MALDI 靶点上,晾干后再各加 2μl,晾干,加 1μl 基质于样品上晾干,将 MALDI 靶盘放入质谱仪内。

11. MALDI-TOF-MS 质谱仪分析差异蛋白点,并将得出的数据与 Mascot 数据库进行比对,鉴定差异蛋白。

(四) 表面增强激光解析电离飞行时间质谱(SELDI-TOF-MS)

1. 试剂

(1) U9(9mol/L 尿素,2% 3-[3-(胆酰胺基丙基)二甲氨基]丙磺酸盐,1% 二硫苏糖醇)缓冲液的配制:称取 5. 4g 尿素溶于 4 ml ddH_2O 中,完全溶解后加入 0. 2gCHAPS,0. 1g DTT,定容到 10ml。

(2) 乙酸钠(PH4. 0,50mM)的配制:称取 4. 1g 乙酸钠,加入 ddH_2O 至 900ml,调节 PH 值为 4,定容到 1L。

(3) 半饱和 SPA(芥子酸)的配制:首先配制含 50% 乙腈,0. 5% 三氟乙酸的溶液 200μl,先取 100μl 加入 SPA 粉剂中,震荡,12,000rpm 离心 2 分钟,取上清,在加入含 50% 乙腈,0. 5% 三氟乙酸的溶液 100μl。

2. 方法及操作步骤

(1) 取血清标本在冰上融解,10 000rpm 4℃ 离心 2 分钟。

(2) 将 96 孔板放置于冰盒上,每孔加 10μl U9 溶液,再分别加入 5μl 样本血清,放入层析柜,于 4℃600rpm 振荡 30 分钟。加入 200μl 缓冲液(50mmol/L pH4. 0 NaAc),振荡 5 分钟,甩掉液体。

(3) 将 96 孔板放置于冰上,加入 185μl 上样缓冲液,在层析柜中振荡 2 分钟,使液体混匀。

(4) 在 CM10(弱阳离子交换芯片)上加入 100μl 处理过的样本,4℃ 振荡 1 小时,甩掉液体,每 5 分钟加入 200μl Tris-HCl,振荡,重复 3 次,甩掉液体。

(5) 加 dd H_2O 200μl,洗涤 2 次,甩掉液体。

(6) 拆开 Bioprocessor,取出芯片,待芯片干燥后加入 50% 饱和芥子酸(SPA)1μL,5 分钟后再加入 50% SPA 1μl。

(7) 用蛋白芯片-飞行时间质谱仪检测。

(徐 倩 朱延美)

参 考 文 献

1. 李甘地主编. 组织病理技术. 人民卫生出版社 2002 年 9 月:48-190

2. Espina V, Wulfkuhle JD, Calvert VS, et al. Laser-capture microdissection. Nature protocols, 2006, 1(2): 586-603
3. Gutstein HB, Morris JS. Laser capture sampling and analytical issues in proteomics. Expert review of proteomics, 2007, 4(5): 627-637
4. 王文勇，黄晓峰，闫庆国等. 激光捕获显微切割技术新进展. 诊断病理学杂志，2010，17(3): 226-228
5. 于秀文. 幽门螺杆菌感染对胃癌组织学发生的影响及其机制的研究. 2009，中国医科大学学位论文
6. 刘维全，高士争，王吉贵主编. 精编分子生物学实验指导. 化学工业出版社 2009
7. 李萍. TLR4 通路基因多态性与胃癌及癌前疾病易感性的研究. 2012，中国医科大学学位论文
8. Saccone C, Pesole G. 比较基因组学手册——原理与方法. 化学工业出版社，2008: 121-145
9. 盛敏，胡娅莉. 比较基因组杂交技术的研究进展. 中国妇幼健康研究，2008，9(5): 499-501
10. 梁国栋. 最新分子生物学实验技术. 北京科学出版社，2001: 336-354
11. 陈志. 基因芯片技术的最新进展. 国际检验医学杂志，2006，27(3): 249
12. Sensen 主编 CW. 基因组研究手册——基因组学、蛋白质组学、代谢组学、生物信息学、伦理和法律问题. 科学出版社，2009，198-210
13. Park SJ, Taton TA, Mirkin CA. Array-based electrical detection of DNA with nanoparticle probes. Science (New York, N. Y 2002; 295(5559): 1503-1506
14. Kononen J, Bubendorf L, Kallioniemi A, Barlund M, Schraml P, Leighton S, et al. Tissue microarrays for high-througH. pyloriut molecular profiling of tumor specimens. Nature medicine, 1998, 4(7): 844-847
15. Hacia JG, Brody LC, Chee MS, et al. Detection of heterozygous mutations in BRCA1 using high density oligonucleotide arrays and two-colour fluorescence analysis. Nature genetics, 1996, 14(4): 441-447
16. 朱延美. 幽门螺杆菌 PPIase 稳定转染细胞的生物学效应及蛋白质组学研究. 中国医科大学学位论文，2012
17. Saeki N, Saito A, Choi IJ, et al. A functional single nucleotide polymorphism in mucin 1, at chromosome 1q22, determines susceptibility to diffuse-type gastric cancer. Gastroenterology, 140(3): 892-902

主编后记

2012年是我从事胃癌防治研究工作的第30个年头，也是从事研究生培养的第20个年头。三十年的工作积累，二十年的教学经历，写书的念头时不时在我心中涌动。年初，念头落实到笔头，编写期间每每有收获之喜悦，催生之期待。现在，《胃癌病因及早诊早治》终于要公开出版了。此时此刻蓦然发现，我已将青春年华献给了你……

二十世纪80年代初，在国家政策的引导和支持下，国内先后建立了数个胃癌高发研究现场。那时的我刚刚走出校门，满怀着年轻人的热情，跟随老主任张荫昌教授踏上了庄河现场胃癌防治的漫漫征程。为了了解当地胃癌发病情况，我们多次深入庄河农村调研。隆冬的天气，乡村的冻土，车子在没有路的“路”上艰难前行，夜晚头枕药箱入眠，但我们也因此取得了庄河胃癌流行病学的第一手信息。从此，我与胃癌研究结下了不解之缘，尤其与胃癌高发现场高危人群综合防治研究结下了不解之缘。三十年匆匆而过，我似乎就是这样一路走来，在未知的领域里开拓，在简陋的条件下摸索，艰辛有之，困苦有之，但却从未后悔过。岁月没有辜负我们的努力和付出，《胃癌病因及早诊早治》一书问世就是最好的回报。

转眼间，当年的青年学生，如今已当了二十年的研究生导师。一批批新人在我的身边逐渐成长起来，成为与我并肩战斗在胃癌防治第一线的中坚力量，吾以吾才育群英，薪火相传谱华章。三十年的研究经验，三十年的心血结晶，没有著作等身，唯有心得一语：胃癌是可以防治的。历经三十年，我的老师、我、我的学生三代人的努力或许不能尽言于书中，但我相信这只是一个开始，我们的团队将不断发展壮大，继续探索符合我国国情的胃癌防治之路！

衷心感谢我的老师张荫昌教授和何安光教授为本书作序，其中张荫昌教授受邀为本书撰写“癌前病变”及“胃癌病理分型”章节；感谢我的诸多学生参与本书撰写；感谢孙明军教授、邢承忠教授受邀为本书撰写“早期胃癌胃镜下治疗”及“胃癌外科治疗”等章节；感谢景晶晶为全书统稿所付出的辛勤劳动。

对本书编写中的不当之处，恳请不吝指教。

谨以此书献给我的老师及我的学生们！

袁　媛

2012年12月12日成稿于大学毕业三十周年之际

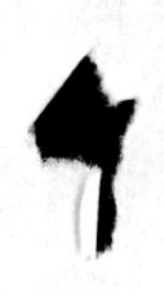